〈医歯薬アカデミクス〉

TECOM

あたらしい疾病薬学

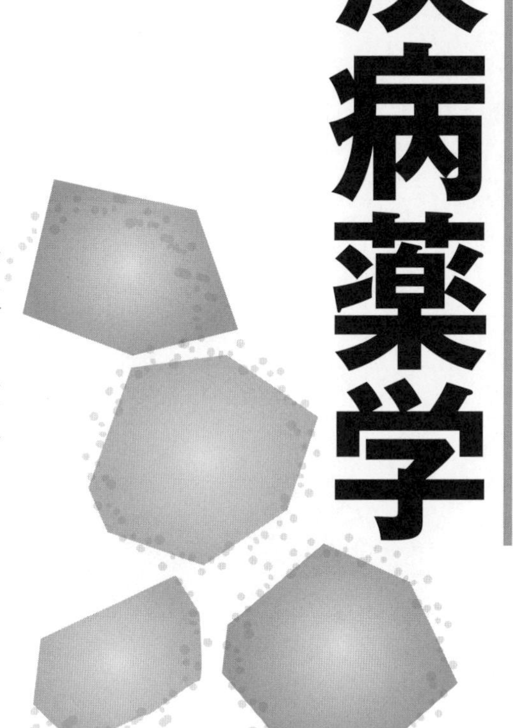

澤木 康平
篠塚 達雄
弓田 長彦
松田 佳和
小佐野博史
重山 昌人
……………［編集］

テコム

＊正誤情報，発行後の法令改正，最新統計，診療ガイドライン関連の情報につきましては，テコム出版事業部ウェブサイト（http://www.tecomgroup.jp/books/）にてお知らせいたします．

刊行にあたって

適切な薬物治療を行うためには疾患をよく理解し，患者情報に応じた治療薬の選択，用法，用量の設定が非常に重要です．そのためには薬理，病態，薬物治療に関する基本的なことや，医薬品の安全性，治療ガイドラインなどの知識を修得しておくことが必要です．

前書の『疾病薬学』は，薬学教育6年制がスタートした翌年（平成19年）に，医療薬学教育を行うにあたり，疾患の概念，症状，検査値，疫学や治療ガイドライン，治療薬などの知識を総括的に学ぶことができる教科書の必要性が求められ，病態生理学を通した疾病の理解と知識を総合的に学ぶことができる教科書の企画・編集が行われ，出版されました．

さらに，薬学教育6年制から10年余りが経ち，平成27年には薬学教育モデル・コアカリキュラムが改訂されました．その内容から医療薬学教育の充実と，患者情報を解析し，適正かつ最良の薬物治療を実施するための高い知識と優れた技能を身につけることの重要性がますます求められることになりました．

このような経緯から，今回，『疾病薬学』の全面的な書き直しを行い，『あたらしい疾病薬学』として出版することにしました．内容は，改訂薬学教育モデル・コアカリキュラムに沿って，「神経系の疾患と薬」から「病原微生物（感染症）・悪性新生物（がん）と薬」まですべての項目を網羅したものとなっています．また，多くの疾患について理解することは非常に大変ですので，本書では各疾患の「概念・病態」「症状」「検査・診断」「治療」の重要な点を簡潔明瞭に記述し，一読することで各疾患を効率的に理解できるようにしました．

薬剤師に求められる知識の中でも，薬物治療は重要な位置を占めています．本書が，将来，薬剤師として医療分野で活躍する薬学生にとって薬物治療の基礎から臨床にわたる幅広い専門知識の修得に役立つことを願っています．また，現在，薬剤師として医療現場で従事されている方々が参考図書として活用していただけることを，心より願っています．

最後に，本書の出版に多大なご尽力をしていただいたテコム出版事業部の方々に心から感謝を申し上げます．

2016年9月

編集者および執筆者一同

［監修者］

小野寺憲治　てんかん専門病院ベーテル
薬剤部部長・臨床薬理部門部長

［編集者］

澤木　康平　横浜薬科大学教授
篠塚　達雄　横浜薬科大学教授
弓田　長彦　横浜薬科大学教授
松田　佳和　日本薬科大学教授
小佐野博史　帝京大学薬学部教授
重山　昌人　横浜薬科大学教授

［執筆者］

友部　浩二　横浜薬科大学准教授
日塔　武彰　横浜薬科大学准教授
薬師寺史厚　東京都立墨東病院内科部長
廣井　直樹　東邦大学医学部教授
塚本喜久雄　金城学院大学薬学部教授
細野　哲司　横浜薬科大学准教授

（執筆順）

目　次

1 個別化医療

1.1 薬物治療・テーラーメイド医療

個人に合った医療は「テーラーメイド医療」とよばれている．

近年では研究が進歩し，病気の原因が遺伝子レベルで解明され，薬物感受性など個人の体質も明らかになりつつあり，「テーラーメイド医療」とは，これらの研究成果を医療に応用し，患者にとって最適な治療法を行うというものである．

投薬前から効果，副作用を予測できるので「テーラーメイド医療」の重要性に期待が高まっている．「テーラーメイド医療」は，患者の生理的状態や疾患の状態などを考慮して，各患者に最適な治療法を設定する医療である．年齢，性別，肝・腎機能などを考慮した薬物投与設計も，広い意味では「テーラーメイド医療」である．

1.2 薬効に影響を与える因子

薬物の投与によって最終的に現れる薬理作用は，次の3要因によって規定されている．

①薬物が作用点によって発揮する固有の薬理活性
②作用点における薬物濃度の推移
③生体の薬物に対する感受性ないし反応性

これらの要因の組み合わせが，ある条件を満たすことによって初めて作用の発現をみることになる．しかし，これらの要因は薬物の投与量，投与方法，年齢，体重，性別，人種，個体差，病態，外部環境，薬物の併用などの諸因子によって影響を受けて変動するので，薬物の使用に当たって，その作用を期待した強さで発現するように調節をすることは決して容易ではない．薬物は何種類か併用投与されることがある．その理由は，有効範囲の拡大，効力の増大と延長，有害作用の軽減のためである．

一方，複数の薬物を併用したときに重篤な有害事象が起きることがある．薬物相互作用は，薬物の血漿濃度の変化を伴う薬物動態学的相互作用と，濃度変化を伴わない薬力学的相互作用に分けることができる．

1.2.1 用 法

薬物の投与経路，投与期間，投与間隔などを用法という．用法は作用の発現に影響を与える．例えば，静脈内注射と経口投与では薬物の効果の現れ方に差異があり，経口投与では全く効果を示さない薬物もある．その例として，腸管から吸収される前に消化液で分解されるインスリンやアドレナリンなどがある．

1.2.2　用　量

一般に薬物の用量が増すと反応も大きくなる．薬物の効果に用量依存性があるということは，その効果がその薬物の薬理作用に由来していることの一つの証拠となる．同じアスピリンでも，用法によって用量が異なってくるので，注意が必要である．

1.2.3　身　体

a．年　齢

年齢が薬効に与える影響は，大きく新生児，小児，高齢者の場合で異なる．

新生児において，経口投与された薬物の吸収は，一般成人と比較して遅いことが知られている．乳児期以降でこれは成人とほぼ同等となる．また，末梢組織の血量も少なく，筋肉内投与や皮下投与した場合も吸収は遅い．しかし，新生児は成人が体における水の比率が6割程度であるのに対し，新生児は8割近くになる．そのため細胞外液が多くなり，薬物の分布量は成人と比較して多くなる．また，血液脳関門も新生児では未発達であり，脳への薬物の移行が容易であるため，副作用を発現する可能性が高い．その他，薬物代謝にかかわるCYPの活性も低く，新生児黄疸などを発症することがある．

小児において，新生児と比較すると薬物処理能は発達しているが，その能力は依然として成人よりも低い．このため，成人薬用量のままでは投与することは難しい．小児は肝臓の薬物代謝機能，腎臓の排泄機能，血液脳関門機能などが未熟であり，成人に比べ大きく異なる．臨床での小児の薬用量の算定においては，Augsbergerの式やvon Harnackの換算表が用いられる．体表面積から薬物投与量を換算して求める必要がある．一般に，小児は成人に比べて薬物感受性が高く，特にモルヒネなどの中枢神経系抑制薬に敏感である．

高齢者では，肝臓の薬物代謝機能，腎臓の排泄機能の低下などが認められるため，成人に比べ高い血中濃度が持続するので，投与量・投与間隔に注意が必要である．加齢による生理機能の低下と薬物動態への影響は以下のようになる．

①代謝：肝容積・肝血流量の減少，薬物代謝酵素活性の低下による肝初回通過効果の低下が起こり，薬物代謝低下によって血中濃度の上昇が起こる．

②分布：体脂肪率の増加と体内水分量の減少によって，脂溶性薬物の体内蓄積が起き，水溶性薬物は血中濃度の上昇が起こる．また，血中アルブミン濃度の低下によってタンパク質結合率が低下して，遊離型薬物が増加する．

③排泄：腎血流量や糸球体濾過率の低下によって腎クリアランスが下がり，薬物の血中濃度が上昇する．

④吸収：薬物代謝への影響は少ないが，消化管運動の低下，消化管面積の減少，胃腸管血流量の減少などによる．特に経口投与薬の最高血中濃度の低下と最高血中濃度の到達時間の延長が起こる．

⑤その他：アドレナリンβ受容体感受性低下によるβ遮断薬やβ作動薬の作用の減弱，ベンゾジアゼピン受容体感受性の増加によってベンゾジアゼピン系薬の効果が増大する．

高齢者において，成人と比較して胃液分泌能や消化管運動機能の低下がみられるため，**薬物の吸収能**は**低下**していると考えられる．また，**組織の血流量**も**低下**しているため，薬物の分布も変化している．血漿タンパク質濃度も低下しており，タンパク結合率が比較的高い疎水性薬物の蓄積や，それに伴う薬理作用の延長が引き起こされ副作用の原因となるおそれがある．薬物代謝にかかわるCYPの活性も低下するため，薬物の半減期は延長する．しかし，その程度は一様ではなく，個体差が激しいことを認識すべきである．

b．体　重

体重が薬効に与える影響は，体の体積増加や脂肪組織の増加に基づく薬物分布の違いなどがあると考えられる．同一の用量を投与したとしても，体重（または体の容積）が異なれば薬物の分布の密度が異なるので，作用部位での薬物の濃度も異なる．したがって動物実験の場合には，用量は体重1 kg当たりで示すのが通例である．

ヒトではこのような細かい設定ができないので，**1人当たりの用量**で示す．小児用量が成人用量に比べて少なく設定される最も大きな理由は体重差である．臨床での小児薬用量の算定には，単に体重だけでなく，体重と身長から算出した**Crawfordの式**が用いられる．

Young式

小児量　＝　(年齢)/(12＋年齢)×(大人量)

Crawford式

小児量　＝　(大人量)×(体表面積：[m^2])/1.73

※体表面積［cm^2］　＝　体重[kg]0.425×身長[cm]0.725×71.84

Clark式

小児量（2年以上）　＝　(体重：[ポンド])/150 ×(大人量)

Augsberger式

小児量（2年以上）　＝　(年齢×4＋20)/100×(大人量)

c．性　別

性差のある疾病を研究するのが**性差医療**である．性差の代表例として，動脈硬化があげられる．女性は，女性ホルモンが出ている間は動脈硬化になりにくい．年齢以外の冠危険因子をもたない60歳前後の女性と男性を頸動脈エコーで調べた場合，女性はほとんどプラークを認めないのに対し，男性は6〜8割の人にプラークによる硬化が進んでいるという．閉経後，女性のコレステロール値は，エストロゲンが出なくなるので，急激に上昇する．

表 1-1　小児薬用量計算法

平均体重

年齢	0か月	3か月	6か月	1歳	2歳	3歳	4歳	5歳	6歳
体重	3 kg	6 kg	8 kg	10 kg	12 kg	14 kg	16 kg	18 kg	20 kg

表 1-2　von Harnack

未熟児	新生児	6か月	1歳	3歳	7.5歳	12歳
1/10	1/8	1/5	1/4	1/3	1/2	2/3

また，女性の胸痛は，冠状動脈由来のものは少ない．太い冠動脈に異常がなくても心筋に入っている微小血管に何かが起こっているために，胸痛が起こる．これには，カルシウム拮抗薬が有効である．

また，女性の胃酸分泌量は男性よりも少なく，胃において薬物の溶解度に差が生じる．その他，脂肪組織量や性周期などが薬物分布の男女間の差に影響している．また，薬物代謝能は性ホルモンに影響を受けることが知られている．アミノ配糖体系抗菌薬は糸球体濾過によって排泄されるが，腎臓の糸球体濾過率は女性のほうが男性よりも若干低く，ここでも性差がみられる．このように，女性は男性よりも薬物に対し感受性が高いといわれるが，その詳細な機構は不明である．

d．妊婦に対する影響

妊娠時は，流産を起こす可能性のある薬物や胎児の生命・成長に危険を与える可能性のある薬物などの投与には，十分な注意が必要である．妊娠初期においては薬物により胎児奇形発生の危険があるので，特に薬物投与は慎重にすべきである．

薬物の妊婦すなわち胎児に対する影響であるが，まず薬物の種類と用量が問題となる他に，妊娠時期によりその影響は異なってくる．胎児に対する薬物の影響は表 1-3（p.5）に示すように妊娠のどの時期に薬物を服用したかにより異なる．ただし妊娠週数は最終月経からの算定とずれることもあり，残留性のある薬物もあるので，注意する必要がある．外因の影響を受けやすい妊娠時期（形態異常の発生しやすい臨界期）は，一般に，妊娠 5～11 週までが器官形成期であり，神経，呼吸機能，循環器系，消化器系などの主要な臓器が急速に発生してきて，11 週で一応の完成をみる．脳は妊娠 4 週から 13 週に影響を受けやすくなっており，眼や心臓は 5～9 週，聴力は 9 週から 19 週である．この時期に，奇形が発生しやすい．妊娠中の胎児に奇形を作る作用のことを「催奇性」とか「催奇形性」という．

他方，胎児の発育や機能に悪い影響を及ぼすことを「胎児毒性」という．胎児は，胎盤を通じて，母体から栄養分・酸素を受け取り，母体は，胎児から老廃物を受容する．また，様々な物質の移行を抑止する働きがある．非イオン型で脂溶性の高い物質の透過は容易である．タンパク結合した薬物は胎盤関門を透過せず，分子量 1,000 以上の水溶性物質は透過しにくい．胎盤内の薬物トランスポーターが，取り込みや排出に働く可能性が示唆されている．薬物の荷電が透過性に影響し，四級アンモニウム塩

表 1-3 妊娠の各時期による薬物の影響の変化

妊娠の各時期	薬物の影響
妊娠 4 週未満	まだ胎児の器官形成は開始されておらず，母体薬物投与の影響を受けた受精卵は，着床しなかったり，流産してしまったり，あるいは完全に修復されるかのいずれかである．ただし，残留性のある薬物の場合は要注意である．
妊娠 4 週から 7 週まで	胎児の体の原器が作られる器官形成期であり，奇形を起こすかどうかという意味では最も過敏性が高い「絶対過敏期」である．この時期には本人も妊娠していることに気づいていないことも多い．
妊娠 8 週から 15 週まで	胎児の重要な器管の形成は終わり，奇形を起こすという意味での過敏期を過ぎてその感受性が低下する時期．一部では分化などが続いているため，奇形を起こす心配がなくなるわけではない．
妊娠 16 週から分娩まで	胎児に奇形を起こすことが問題となることはないが，多くの薬物は胎盤を通過して，胎児に移行する．胎児発育の抑制，胎児の機能的発育への影響，子宮内胎児死亡，分娩直後の新生児の適応障害や胎盤からの薬物が急になくなることによる離脱障害が問題となる．
授乳期	多くの薬物が母乳中に移行する．児には消化管を通しての吸収に変わる．

＊妊娠週数については，最終月経からの計算でずれが生じる可能性に留意する必要がある．

のスキサメトニウムなどは胎児移行性が低いが，バルプロ酸ナトリウム（生理的 pH でアニオン型）は胎盤透過が高いことが知られている．

e．人種差

人種差があることが古くから知られているのが，**薬物代謝酵素活性**である．特に，薬物の効果発現に影響を与える例として，イソニアジド（抗結核薬），プロカインアミド（抗不整脈薬）の代謝を行う N-アセチル転移酵素（NAT2）活性が報告されている，**白人ではアセチル化が遅いヒト**（slow acetylator）が多く，日本人ではこの活性が少ないとされている．その表現型として，イソニアジドの副作用である多発性神経炎の発現率が slow acetylator で高いことが示されている．また，slow acetylator では，プロカインアミドの N-アセチル化活性も低い．また，全身性エリテマトーデスの発現率が高いという．

日本人を含むモンゴロイドのほぼ半数はアセトアルデヒド脱水素酵素の働きが弱い「低活性型」か，**全く働かない**「失活型」である．モンゴロイドには酒に弱く二日酔いになりやすいタイプが多く，全く酒を飲めないタイプも存在する．それに対しコーカソイド・ネグロイドはこの酵素がよく働く「活性型」であり，酒に強く二日酔いにもなりにくい体質の者が多い．元々，人類のアセトアルデヒド脱水素酵素のタイプは「活性型」が基本タイプであり，「低活性型」および「失活型」は突然変異によって生まれたハプロタイプである．日本人は白人に比べてアルコールに弱いことになる．

f．個体差

薬物の効果の個体差を遺伝学的に研究する分野として**薬理遺伝学**があり，先天的な生化学的異常を示す特異体質が報告されている．例えば，血清コリンエステラーゼ活性が異常に低いヒトの場合，筋弛緩薬スキサメトニウムの作用が異常に強く発現し，呼吸停止など重篤な事態に至ることがある．また，薬物アレルギー（過敏症）のように薬物に対する過敏症を後天的に獲得する場合もある．

1.3 テーラーメイド医療の専門家を目指すには

1.3.1 EBMに根差した治療

疾病の原因となる分子すなわち疾患関連遺伝子産物を特定し，原因となっているという証拠を固めた上で，その分子を狙い撃ちする方法で治療を行うことが**EBM**（**証拠に基づいた治療**）である．このEBMの考え方に沿った薬物が**分子標的薬**である．分子の特定にまでは至っていない場合にも，疾病の原因となる経路を明らかにした上でその経路を対象に行う治療や，網羅的発現パターンに基づいて複数の治療法から最適なものを選択するような医療を広義のEBMとよんでいる場合もある．

分子標的薬を用いた治療を**分子標的薬物治療法**という．この分子を狙い撃ちした分子標的薬物療法を行うことが究極の医療である．これは，疾患関連遺伝子産物に関する情報を把握し，がん細胞など疾患の原因分子だけを特異的に阻害することが可能になるので，副作用のリスクが軽減されるというメリットがある．

1.3.2 分子標的治療薬

現在，日本で承認されている分子標的治療薬は2種類に分けられ，低分子化合物である低分子薬と，抗体を用いた抗体薬がある．

日本で最も早く承認された分子標的治療薬は，2001年に承認されたリツキシマブ，トラスツズマブ，イマチニブで，それぞれ悪性リンパ腫，乳がん，白血病などの治療に使われる．2002年に肺の非小細胞がんの治療に用いられるゲフィチニブが承認され，その後さらに多くの分子標的治療薬が承認されている．

■分子標的治療薬の主な分子標的遺伝子と治療薬

① **HER2遺伝子**：乳がんで過剰発現している．トラスツズマブはHER2陽性の乳がんに有効である．

② **EGF受容体遺伝子**：ゲフィチニブの標的因子である．EGFRチロシンキナーゼの自己リン酸化を選択的に阻害し，腫瘍細胞のシグナル伝達を抑制する．非小細胞肺がんに有効である．

③ ***Bcr-Abl*遺伝子**：イマチニブは慢性骨髄性白血病の病因となる*Bcr-Abl*遺伝子を選択的に阻害する．

1.3.3 遺伝子多型と遺伝的酵素欠損

薬物の作用や副作用発現の個人差を支配する因子として，薬物代謝酵素の遺伝子多型が重要視されている．これはゲノムの塩基配列に個人差があることで，突然変異や相同染色体の組換えによって起こるものである．

疾患関連遺伝子情報と並んで，薬物の体内動態に関与する遺伝子情報，分子情報もテーラーメイド医療には欠かせない．薬物の体内動態にはOAT，OATPやOCTなどの取り込みトランスポーター，P450やN-アセチルトランスフェラーゼなどの代謝酵素，チオプリンメチルトランスフェラーゼやUDP-グルクロノシルトランスフェラーゼなどの抱合酵素，ABCトランスポーターファミリーに属するP糖タンパク質などの排出トランスポーターなどが関与している．

したがって，遺伝子多型によりこれらのタンパク質の発現量や活性が変化し，薬物の体内動態に影響を与えることにより治療効果や副作用の発現に関与する場合がある．

■主な遺伝的多型と遺伝的酵素欠損

一方，同一種の生物集団の中に遺伝子型の異なる複数の個体群が共存していることを遺伝的多型という．血液型や毛髪・虹彩の色の違いがある．

ａ．遺伝的多型の受容体

①スルホニル尿素受容体（SUR1とSUR2）：インスリン分泌抑制効果が増強することがある．

②アドレナリンβ_2受容体：β_2受容体作動薬の気管支拡張作用が減弱することがある．

ｂ．遺伝的酵素欠損

①アルデヒド脱水素酵素欠損：血中アセトアルデヒド濃度が上昇し，悪心，嘔吐，血圧低下，頭痛などが現れる．

②シトクロムP450欠損：薬物の代謝が行われないので副作用が発現しやすい．

③血漿コリンエステラーゼ欠損：スキサメトニウム分解が抑制され，呼吸麻痺の危険性がある．

④グリコース-6-リン酸脱水素酵素欠損：サルファ剤や抗マラリア薬投与で溶血性貧血が起こる．

⑤N-アセチル転移酵素欠損：アセチル化によって代謝される薬物の副作用が発現しやすい．

1.4　その他

薬物の作用は，生体が正常時と病的状態にあるときでは異なる．肝機能障害のために薬物代謝能が低下している場合や，腎障害で薬物排泄速度に変化がみられる場合なども，薬物の作用に影響が現れることがあるので注意が必要である．経口投与の場合，食事が薬効に影響することはよく知られている．薬物感受性が，気温，湿度，光などの自然条件，住居の構造，居住環境など生活環境により影響されることもある．

1.4.1　心理効果：偽薬（プラセボ）と反偽薬（ノセボ）

被験薬や標準的な治療薬と同様の形状をしているが，有効成分を含まず，乳糖やでんぷんなどのような，薬理活性のない製剤（錠剤やカプセル剤）の薬（に似たもの）を飲んだという心理効果が，治療効果あるいは副作用として出現することがある．これは心理的要因の現れであり，プラセボ効果という．その反対の効果が，反偽薬（ノセボ）効果といわれる．

1.4.2 時間治療

人体には「体内時計」が存在しており，時刻によって生体の機能が大きく異なることが知られている．時間という要因を薬物療法に応用して，その有効性および安全性を高めようとする試みを時間治療とよんでいる．

1.4.3 食事の影響

食前服用，食後服用など服用のタイミングが重要になってくる場合がある．一般に食事の摂取により，胃内からの排出が遅延することが知られており，多くの薬物で吸収に要する時間が延長する．このため，食事は薬物の吸収速度を低下させ，また薬物によっては吸収量を低下させる場合がある．逆に，食事によって消化管からの吸収が増加する場合がある．抗真菌薬であるグリセオフルビンは脂肪とともに吸収されるので，食事によって薬物の吸収が促進される一例である．薬物代謝能も食事によって変動することが知られている．短期間の絶食ではシトクロム P450 を介した代謝はやや促進されるが，抱合反応は抑制される．長期間にわたる絶食は，代謝能が低下するとともに肝血流量の減少，血清アルブミン濃度の低下，脂肪組織の減少が起こり，薬物の体内動態が大きく変化する．

a．グレープフルーツジュース

グレープフルーツ中に含まれるフラノクマリン類は降圧薬のジヒドロピリジン系カルシウム拮抗薬，抗てんかん薬のカルバマゼピン，ミダゾラムやシクロスポリンなど（主に CYP3A4 により代謝される薬物）の代謝を阻害し，血漿中濃度を著しく増加して，種々の副作用を起こす．

b．低タンパク食と野菜食

低タンパク食では，一般にシトクロム P450 活性が減少し薬物の血中濃度は高くなる．野菜食でも同様の傾向を示す．

c．アルコール

アルコールを大量連続的に摂取すると，肝ミクロソームにおける特異なシトクロム P450 が誘導され，アルコールの代謝を促進するとともに種々の薬物の代謝が亢進する．また，喫煙も多くの薬物の代謝を亢進する．喫煙妊婦の胎盤のベンゾピレン水酸化活性は非喫煙妊婦に比べて有意に高い．コーヒーも大量に摂取すると薬物の代謝がやや亢進する．

図 1-1 疾患による影響

(1) 肝疾患患者の場合
薬物代謝能力の低下：活性型薬物血中濃度↑
薬理作用増強
(2) 腎疾患患者の場合
薬物の排泄能力が低下：活性型薬物血中濃度が減少しない
薬理作用が持続
(3) 心疾患患者の場合
心拍出量が低下 各組織への血流量が低下
肝臓 代謝能力＝肝臓を通過する血液量
腎臓 排泄能力＝腎臓を通過する血液量

1.4.4 疾患による影響

肝疾患，腎疾患は，肝臓が代謝，腎臓が排泄に関与しているため，薬物血中濃度が上昇し，薬理作用が増強される場合がある．また，心疾患は心臓から送り出される血液の量が少ない場合，肝臓や腎臓を通過する血液量が減少し，代謝や排泄が遅れ，肝疾患，腎疾患と同様のことが起こる場合がある．

（小野寺憲治）

2 神経系の疾患と薬

2.1 中枢神経系疾患の薬，病態，治療

2.1.1 統合失調症

【概　念】

精神分裂病とよばれていたが，誤解や偏見が患者自身に対して社会的に不当な差別を生み，回復者の社会復帰を阻害していたことから，日本精神神経学会は2002年8月に**統合失調症**と改名した．統合失調症は思春期から青年期に好発し，人格や思考，感情，行動，興味関心，対人関係などに障害をきたし，多くの場合，慢性的進行性の経過をたどる疾患である．**10代から30代前半に好発**し，40歳を過ぎての発症はまれである．発症率は100～120人に1人（約1%）で，**男女差はない**．

統合失調症の病型は大きく**破瓜型**，**緊張型**，**妄想型**の3型に分類される．その他，単純型，残遺型などに分類されることもある．

a．破瓜型（解体型）

破瓜とは思春期を意味するが，必ずしも思春期に発病するとは限らない．多くは思春期から青年期にかけて発病し，感情鈍麻や意欲減退などの陰性症状から始まり，徐々に陽性症状が現れる．症状は長く継続する傾向があり，人格が変わってしまう（**人格荒廃**）など，予後は3型の中で最も悪い．

b．緊張型

青年期に急に発病することが多く，大声で叫んだり，乱打するなど極度に興奮し，不自然な姿勢をとるなど緊張病症候群や行動異常がみられる．多くの場合，数か月以内に症状が消失するが，再発を繰り返すことも多く，再発を繰り返すうちに破瓜型に似た病像に変化して行く場合がある．人格の荒廃はみられず，予後は破瓜型に比べてよい．

c．妄想型

30歳前後での発病が多く，40代で発病することもある．幻覚や妄想など陽性症状が中心で陰性症状は比較的少ない．人とのコミュニケーションは良好に保たれていることが多く，人格の変化は軽度で予後はよい．

【病態生理】

統合失調症の発症原因は不明であるが，近親者間の発症率が高いことは知られており，統合失調症の子どもが統合失調症にかかる確率は約16%，二卵生双生児の一致率は10～15%で二卵性双生児における発症率は親子・兄弟と同程度の罹患率であり，

一卵性双生児の一致率は60～70％と一卵性双生児の発症率は顕著に高くなる．このことから，統合失調症の発症には遺伝的要因がかなり関与していると考えられている．

近年，遺伝学的解析によりDISC1（Disrupted in Schizophrenia 1）やNeuregulin-1，Dysbindin-1，Calcineurin，COMT，FABP7など統合失調症関連遺伝子が報告されており，Neuregulin-1はアセチルコリン受容体やGABA受容体，NMDA受容体の発現調節やシナプスの細胞骨格，神経細胞の分化に関与しており，DISC1やDysbindin-1も神経の発達やシナプスの可塑性に関与していることが明らかとなった．また，統合失調症患者の脳画像解析や死後脳の病理所見では，脳室の拡大や前頭葉，海馬の縮小と神経細胞サイズの減少など脳の構造異常が認められることから，胎生期，周産期における何らかの原因による神経の発達障害が考えられている．これらのことから，多因子遺伝による遺伝的な脆弱性と神経発達期における周産期異常などの環境因子（First hit）が作用して神経発達障害が起こり，思春期の環境要因（心理的・社会的ストレス）がストレッサー（Second hit）となり発症に至るという遺伝的要因と環境要因の双方が発症に関与する統合失調症の発症モデル（Two-hit仮説）が提唱されている．さらに，脳内生化学的所見では，中脳辺縁系においてドパミン**機能が亢進し**，中脳皮質系においてドパミン機能が低下しているために陽性症状と陰性症状という一見相反する症状が共存すると考えられている（**ドパミン仮説**）が，ドパミンとセロトニンの両遮断作用を有する抗精神病薬が陰性症状の改善に有効であることから，ドパミン神経とそれを抑制的に作用するセロトニン神経とのバランスの崩れが陰性症状の発現に関与していると考えられている（**セロトニン仮説**）．

また，フェンサイクリジンにはグルタミン酸受容体（NMDA受容体）遮断作用があり，統合失調症と同様に陽性症状と陰性症状が現れることから，NMDA受容体の機能低下が関与しているとする**グルタミン酸仮説**がある．

【症　状】

幻覚や妄想などの**陽性症状**と感情鈍麻や意欲低下などの**陰性症状**に大別され，典型的には前兆期から始まり，陽性症状が現れる急性期，陰性症状が中心の休息期を経て次第に症状が治まっていく回復期という経過をたどる．

a．陽性症状

健康人では，通常起こらないことが起きている状態，あるいは思考のプロセスが障害されている状態であり，**幻覚や幻聴**，**誇大妄想**，**被害妄想**のほかに思考の障害（支離滅裂な会話や行動），極度に興奮したり，奇妙な行動をとるなど異常行動がみられる．

b．陰性症状

健康人にあるはずの意欲や感情，自発性などが欠如している状態である．**感情の鈍麻**や引きこもり，**意欲の低下**，意思や会話の疎通性の障害がみられる．

◎症状の経過（図2-1：p.13）

症状は前兆期，急性期，休息期，回復期の4段階で経過し，これを1サイクルと考える．

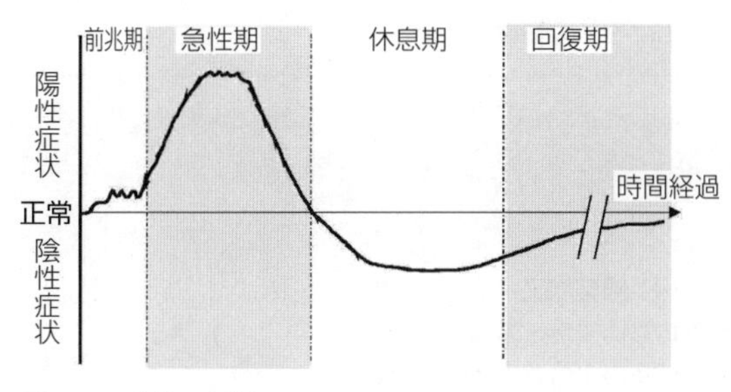

図 2-1 症状の経過

a．前兆期

統合失調症の症状が急激に顕著になってくる前に，前触れのような予兆が現れることがある．仕事や勉強などで行き詰まりを感じ，眠れなくなり，焦燥感も次第に強くなり，被害妄想や引きこもりになる．

b．急性期

急性期は数週間続き，不安や恐怖，焦燥感がさらに強まり，幻覚・妄想，興奮などの陽性症状が現れる．幻覚や妄想のために頭が混乱し，周囲とのコミュニケーションがとりにくくなり，夜眠れないため昼夜逆転になり生活リズムが乱れ，**強迫観念や被害妄想**が強くなり引きこもりになることもある．

c．休息期

急性期が過ぎると，**陰性症状が中心の休息期**に入る．幻聴幻覚・妄想が続くと心身ともに疲れ果てて活動が鈍くなり，感情の起伏がなくなり意欲が低下し，眠り過ぎるほど眠ったり，引きこもった状態になる．この時期は不安定な精神状態のため，ちょっとした刺激で過覚醒となり，急性期の状態に逆戻りしやすい時期でもある．この時期は数週間から数か月続く．

d．回復期

休息期を経ると症状は，徐々に治まり回復期に入る．心の落ち着きを取り戻し，社会とのかかわりをもちたいと思うようになり，ゆっくりと（数か月から数年）回復していく．この時期に社会復帰を焦ると，精神的な負担となり，症状を再発したり，障害を残すこともある．

【検査・診断】

統合失調症の診断には，世界保健機関（WHO）の国際疾病分類である ICD-10（International Statistical Classification of Diseases and Related Health Problems）や米国精神医学会の DSM-Ⅳ-TR（Diagnostic and Statistical Manual of Mental Disorders, 4th ed, Text Revision）が診断基準として用いられる．2013 年に DSM-Ⅳ-TR は DSM-5（表 2-1：p.14）へ改訂された．診断フローチャート（図 2-2：p.15）に従い，統合失調症と似た症状を示す疾患と鑑別するため，CT や MRI などの画像診断，髄液検査，血液検査を行い診断する．

【治　療】

統合失調症の治療は，薬物療法が基本である．しかし，統合失調症の回復には薬物

表 2-1　統合失調症　DSM-5 の診断基準

A. 以下のうち2つ以上，各々が1か月間（または治療が成功した際はより短い期間）ほとんどいつも存在する．これらのうち少なくともひとつは1か2か3である．
 1．妄　想
 2．幻　覚
 3．解体した会話（例：頻繁な脱線または滅裂）
 4．ひどくまとまりのないまたは緊張病性の行動
 5．陰性症状（例：感情表出の減少や意欲欠如）

B. 障害の始まり以降の期間の大部分で，仕事，対人関係，自己管理などの面で1つ以上の機能の水準が病前に獲得していた水準より著しく低下している（あるいは，小児期や青年期の発症の場合，対人的，学業的または職業的な期待される水準に達することができずにいる）．

C. 障害の持続的な徴候が少なくとも6か月間存在する．この6か月間には，基準Aを満たす各症状（すなわち，活動期の症状）は少なくとも1か月（または治療が成功した際はより短い期間）存在しなければならないが，前駆期または残遺期の症状の存在する期間を含んでもよい．これらの前駆期または残遺期の期間では，障害の徴候は陰性症状のみか，もしくは基準Aにあげられた症状の2つまたはそれ以上が弱められた形（例：風変わりな信念，異常な知覚体験）で表されることがある．

D. 統合失調感情障害と，うつ病または双極性障害の精神病性の特徴を伴うものが以下の理由で除外されていること．（1）活動期の症状と同時に，大うつ病または躁病のエピソードが発症していない．（2）活動期の症状中に気分のエピソードが発症していた場合，それらは疾患の活動期および残遺期の持続期間の半分以下しか存在しない．

E. 障害は，物質（例：乱用薬物，投薬）または他の医学的状態の直接的な生理学的作用の影響によるものではない．

F. 自閉スペクトラム障害やコミュニケーション障害の小児期の既往歴があれば，統合失調症の追加診断は，統合失調症の必須症状に加えて顕著な幻覚や妄想が少なくとも1か月（または治療が成功した際はより短い期間）存在する場合にのみ与えられる．

療法だけでなく，患者本人および家族への心理社会的療法を併せて行うことが良好な予後に欠かせない．治療法の組み合せによる1年後の再発率を調査した結果，「薬物療法のみを行った群」での再発率は30%であったが，「薬物療法とリハビリテーションを併用した群」および「薬物療法と家族心理教育（家族技能訓練）を併用した群」の再発率はともに8%と著しく低下することが分かった．リハビリテーションや家族心理教育を単独で行っても再発率は低下しないが，薬物療法と組み合わせることで高い治療効果が得られるといえる．

治療法は急性期治療，慢性期（休息期および回復期）治療，維持期治療の3つに分けられる．急性期における治療は，幻覚・妄想などの陽性症状を抗精神病薬によってできるだけ早く抑えることが目標となり，慢性期の治療では抗精神病薬に反応しにくい陰性症状や認知機能障害の改善のため，薬物療法に加えて，心理社会的療法などのリハビリテーションを行い，病状からの回復に努めることが重要である．維持期治療では，慢性期において投薬量を徐々に減し，症状が落ち着いたところで維持量を決め，再発防止のための服用を続ける．服用を中断すると，1～2年以内に80～90%が再発するといわれている．

治療薬は主に抗精神病薬が用いられる（表 2-2：p.15）．定型抗精神病薬は，ドパミン D_2 受容体遮断作用を有し，陽性症状には有効であるが陰性症状には効果はなく，逆に陰性症状を強めたり認知機能の障害を引き起こしたり，錐体外路症状などの副作

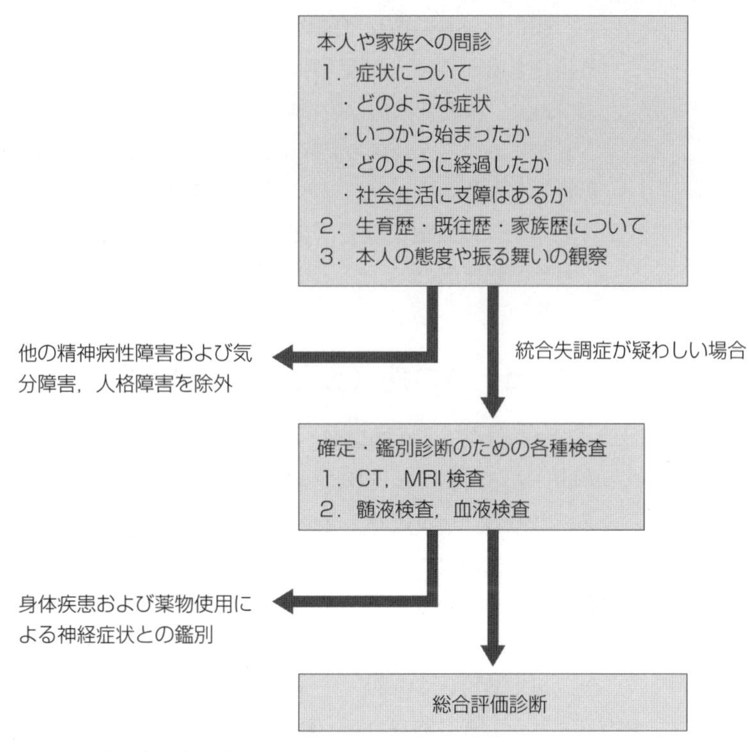

図 2-2 統合失調症の診断フローチャート

表 2-2 統合失調症の治療薬

定型抗精神病薬	ドパミン D_2 受容体遮断薬	クロルプロマジン ハロペリドール フルフェナジン
非定型抗精神病薬	SDA（serotonin-dopamine antagonist）	リスペリドン ペロスピロン
	MARTA（multi-acting receptor targeting antipsychotics）	オランザピン クエチアピン クロザピン
	ドパミン部分作動薬	アリピプラゾール

用が現れることがある．非定型抗精神病薬は，ドパミンだけでなくセロトニンやその他の神経伝達物質にも作用し，陽性症状，陰性症状どちらにも有効である．また，錐体外路症状などの副作用も少ないことから，統合失調症の第一選択薬となっている．

（友部浩二）

2.1.2 うつ病（大うつ病性障害），躁うつ病（双極性障害）

【概　念】

うつ病や躁うつ病は，強い抑うつや高揚の気分が長期間持続し，身体全体に変調を生じる精神疾患であり，うつ状態のみ出現する場合をうつ病（単極性うつ病）といい，躁状態のみであれば躁病（**単極性躁病**），うつ状態と躁状態の両方が出現している場合を躁うつ病（**双極性障害**）という．ほとんどの場合が単極性うつ病か双極性障害であり，単極性躁病は少ない．

日本におけるうつ病の発症率は男性が5～10%，女性は10～25%と女性の発症率が男性よりも約2倍高い．一方，双極性障害の発症率は性差がなく0.4～1.6%と少ない．好発年齢は，**双極性障害は20代がピークである**のに対して，うつ病は20～50代までと**年齢幅が広い**．

2.1.2a　うつ病（大うつ病性障害）

【病態生理】

うつ病は「こころの風邪」といわれ，誰もがかかる風邪のように軽く考えられてきたが，放っておけば自殺につながる危険性が高い病気であるため，積極的に治療する必要がある．うつ病の「うつ状態」とは，物事に対する関心や取り組む意欲が失せて何もする気が起こらない状態が一日中ずっと，ほとんど毎日，2週間以上にわたって続いた状態をいう．うつ病は，眠れない，食欲がない，一日中気分が落ち込んでいる，何をしても楽しめないなどといった抑うつ状態が長期間続く精神疾患であり，近年急速に増加している．うつ病は，適切な治療を受けて十分に休養がとれれば回復することができる病気で，一般的に治療を開始してから3～6か月するとうつ病の3分の1に症状の回復がみられ，1年以内に70%弱が回復する．いったん回復しても約60%が再発し，再発を繰り返すに従い，病期が長引き，症状も重くなる．

原因は不明であるが，**遺伝的要因の関与が強く**，家族内にうつ病患者がいると，家族内での発症率は通常の1.5～3倍高くなり，一卵性双生児では片方がうつ病を発症した場合，もう片方の発症率は30～90%と高くなる．遺伝的要因は原因の一つであり，性格や心理的・社会的ストレスなど環境要因が複合的に作用してうつ病が発症すると考えられている．

神経化学的には，ノルアドレナリンやセロトニン量を増加させる三環系，四環系抗うつ薬，モノアミン酸化酵素阻害薬，選択的セロトニン再取り込み阻害薬がうつ病に有効であることやレセルピン（モノアミンを枯渇させる）服用者にうつ病や自殺者が多発したこと，うつ病患者の死後脳においてモノアミン濃度が低下していることから，ノルアドレナリン神経およびセロトニン神経の機能低下がうつ病の発症に関与していると考えられている（**モノアミン仮説**）．しかし，この仮説だけでは説明しきれない事実も多い．ストレス性疾患であるうつ病では，視床下部-下垂体-副腎皮質（HPA）系のフィードバック機能が低下しているため，コルチゾールの放出に抑制がかからず血中コルチゾール濃度が高く，うつ病の回復とともにHPA系フィードバック機能が正常化する．

また，うつ病では脳由来神経栄養因子（**BDNF**）や，グリア由来神経栄養因子（**GDNF**）の産生が低下していることが報告されている．ストレスホルモンであるグルココルチコイドは，海馬の神経細胞を傷害することが知られており，抗うつ薬は海馬におけるグルココルチコイド受容体を増加させ，HPA系の機能亢進を抑制することや神経保護因子であるBDNFを増加することが知られている．近年，MRIなどの画像診断によって，うつ病では海馬が萎縮しているとの報告もある．これらのことから，うつ病で引き起こされるコルチゾールの増加がBDNFの発現低下や海馬の萎縮をもたらしている可能性が考えられている．

【症　状】

うつ病の症状は精神症状と身体症状がある．精神症状が中核をなし，軽症の場合は身体症状を主に訴える．精神症状は憂うつや不安，焦燥などがあり，身体症状は睡眠障害，食欲低下，性欲低下，その他，自律神経失調症などがある．

うつ病は一般に**前駆期**，**極期**，**回復期**の３段階あり，再発を繰り返すうつ病の場合は，病期と次の病期の間にある**中間期**を含めた４段階が１サイクルと考えられている．

ａ．精神症状

抑うつ気分（憂うつ，気分が重い，気分が沈む，理由もなしに悲しい気持ちになる），不安，焦燥（イライラする），思考障害（集中力がない，考えがまとまらない，考えが浮かんでこない），意欲減退（意欲が湧いてこない，億劫である，好きなこともやりたくない），微小妄想（自己を過小評価し，物事を悪い方へ考える）には罪業妄想（強い罪責感）や貧困妄想（経済的に困窮してしまうと信じ込む），心気妄想（自分が回復不能な重病にかかっていると信じ込む）がある．自殺企画（自殺を試みる），自殺念慮（自殺したいと思う気持ち）など．

ｂ．身体症状

睡眠障害，食欲低下，疲れやすい，性欲低下，頭痛，肩こり，動悸，便秘がち，めまい，口が渇くなど．

ｃ．症状の経過

症状の経過は，大きく4つに分かれる．

(i)　前駆期

疲れやすく，通常できたことが次第につらくなる．このため，焦燥感や自責の念が生じ，イライラや不安がつのる．この段階で治療が開始されれば回復も早いが，本人にうつ病の自覚がないため，ほとんどの場合，治療が遅れる．

(ii)　極　期

うつ病の様々な症状がはっきりと現れる段階である．この段階になると人に援助を求めなかったり，求めることができないほどうつ状態が悪化する．本人も周囲の人も今までと違う状態に気がつき，ようやく病気と認識して受診し，治療が開始される．

(iii)　回復期

治療によって，うつ状態が良くなったり悪くなったり繰り返して少しずつ回復に向かう．自殺は，極期よりもこの時期に多いので，注意が必要である．

(iv)　中間期

うつ病が完全に回復した段階であるが，うつ病は極めて再発しやすい病気であることから病相と病相の期間を中間期ととらえて，再発予防のためにストレスへの対応や心身への配慮が必要である．

【検査·診断】

近年，**光トポグラフィー検査**がうつ病の診断補助検査として使われている（2009年に厚生労働省が先進医療として承認）．**脳の活動に伴う血流の変化を血流量パターン**として計測し，健常者，うつ病，双極性障害，統合失調症でそれぞれ違う血流量パターンを示す（図 2-3）．

診断は，本人や家族への問診を基本にうつ病の診断基準 DSM-5（表 2-3：p.19）に基づいて行う．

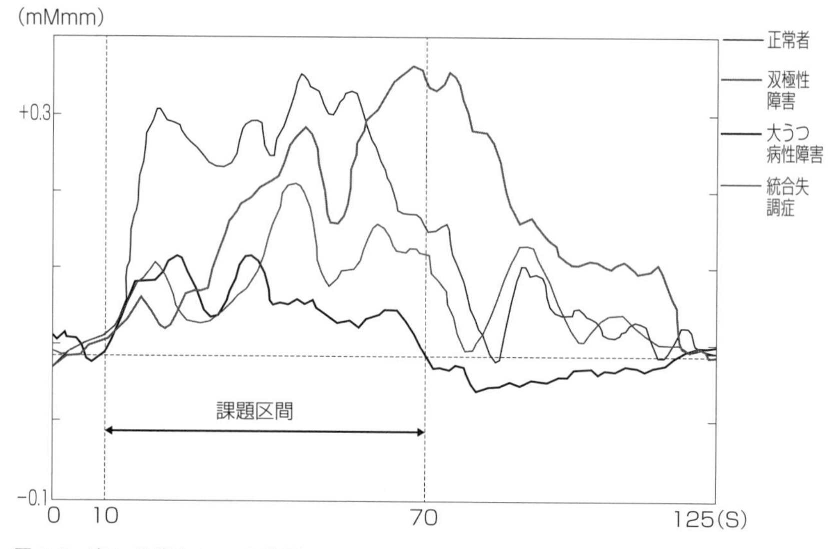

図 2-3 光トポグラフィーの波形

【治　療】

うつ病治療の基本は**休養**と**薬物療法**である．十分な休養と薬物療法を行うことで，ほとんどが快方に向かう．しかし，回復期に入ると活動性が上がるために自殺企画が増えるので，注意が必要である．回復期では，精神療法を組み合わせながら治療が進められる．

薬物療法は，うつ病の治療薬として**表 2-4**（p.20）に示す抗うつ薬が用いられる．軽症うつ病では，選択的セロトニン再取り込み阻害薬（SSRI）やセロトニン・ノルアドレナリン再取り込み阻害薬（SNRI），ノルアドレナリン・セロトニン作動薬（NaSSA）などの新規抗うつ薬を用い，中等症・重症うつ病では新規抗うつ薬，三環系・四環系抗うつ薬を用いる（日本うつ病学会治療ガイドライン 2013）．

また，薬物療法と身体療法や精神療法を組み合わせて治療することもある．抗うつ薬だけで効果がみられない場合や自殺企画が切迫している場合，身体療法の電気けいれん療法が行われる．電気けいれん療法以外に，経頭蓋磁気刺激療法や高照度光刺激療法がある．精神療法として支持的精神療法や認知療法，対人関係療法がある．

うつ病の重症度判定には，ハミルトンうつ病評価尺度（**Hamilton Depression Rating Scale：HDRS**）（表 2-5：p.21）が広く用いられ，うつ症状の経時的変化を評価して治

表 2-3 大うつ病性障害 DSM-5 の診断基準

A：以下の症状のうち5つ（またはそれ以上）が同一の2週間に存在し，病前の機能からの変化を起している：これらの症状のうち少なくとも1つは，1抑うつ気分または2興味または喜びの喪失である．
注：明らかに身体疾患による症状は含まない．
1．その人自身の明言（例えば，悲しみまたは，空虚感を感じる）か，他者の観察（例えば，涙を流しているように見える）によって示される，ほとんど1日中，ほとんど毎日の抑うつ気分．
注：小児や青年ではいらいらした気分もありうる．
2．ほとんど1日中，ほとんど毎日の，すべて，またはほとんどすべての活動における興味，喜びの著しい減退（その人の明言，または観察によって示される）．
3．食事療法中ではない著しい体重減少，あるいは体重増加（例えば，1か月に5%以上の体重変化），または，ほとんど毎日の食欲の減退または増加．
注：小児の場合，期待される体重増加が見られないことも考慮せよ
4．ほとんど毎日の不眠または睡眠過多．
5．ほとんど毎日の精神運動性の焦燥または制止（ただ単に落ち着きがないとか，のろくなったという主観的感覚ではなく，他者によって観察可能なもの）．
6．ほとんど毎日の易疲労性，または気力の減退．
7．無価値観，または過剰あるいは不適切な罪責感（妄想的であることもある）がほとんど毎日存在（単に自分をとがめる気持ちや，病気になったことに対する罪の意識ではない）．
8．思考力や集中力の減退，または決断困難がほとんど毎日存在（その人自身の明言，あるいは他者による観察による）．
9．死についての反復思考（死の恐怖だけではない），特別な計画はない反復的な自殺念慮，自殺企図，または自殺するためのはっきりとした計画．
B：症状は臨床的に著しい苦痛または社会的・職業的・他の重要な領域における機能の障害を引き起こしている．
C：エピソードが物質や他の医学的状態による精神的な影響が原因とされない．
注：基準A－Cは大うつ病エピソードを示している．
注：重要な喪失に対する反応（例：不幸，経済的な破綻，天災による損害，重大な医学的疾患や障害）は，うつ病エピソードを示す基準Aに挙げたような強い悲嘆や喪失について繰り返し考えること，不眠，食欲不振や体重減少を含みうる．しかし，そのような症状は了解可能，あるいは喪失に対して妥当であることもあり，重大な喪失に対する通常の反応に加えて大うつ病エピソードの存在を診断する際には慎重に吟味するべきである．これには必ず，その個人の病歴，そして喪失の文脈としての苦悩の表現に対する文化的な標準を基に臨床的な判断が必要となる．
D：大うつ病性障害の出現が，統合失調感情障害や統合失調症，統合失調症様障害，妄想性障害，他の特定あるいは特定不能の統合失調症スペクトラム障害，他の精神病性障害群でより説明されるものではない．
E：躁病／軽躁病エピソードが存在したことがない．
注：躁病様，軽躁病様のエピソードのすべてが，物質誘発性または他の医学的疾患の生理学的影響が原因とされるものである場合は，この除外は適用されない．

療効果の判定をする．

2.1.2b 躁うつ病（双極性障害）

【病態生理】

躁うつ病は，躁状態とうつ状態の病相を繰り返す病気である．躁状態でもうつ状態でもないときは，健常人と変わらないのがこの疾患の特徴であり，躁状態から始まるかうつ状態から始まるかは半々である．うつ状態に加え，激しい躁状態を示す場合を双極Ⅰ型障害といい，躁状態が4日以上続くが，仕事や家庭の人間関係に支障をきた

表 2-4　抗うつ薬一覧

三環系抗うつ薬	・イミプラミン ・アミトリプチリン ・クロミプラミン ・ノルトリプチリン	セロトニンやノルアドレナリンの再取り込みを阻害する．抗コリン作用をもち，作用発現が遅く，2～4 週間かかる．
四環系抗うつ薬	・マプロチリン	ノルアドレナリンの再取り込みを阻害する．
	・ミアンセリン ・セチプチリン	α_2 受容体を遮断し，ノルアドレナリンの遊離を促進する．
選択的セロトニン再取り込み阻害薬（SSRI）	・フルボキサミン ・パロキセチン ・セルトラリン ・エスシタロプラム	選択的にセロトニンの再取り込みを阻害する．抗コリン作用は，三環系・四環系抗うつ薬よりも弱い．
セロトニン・ノルアドレナリン再取り込み阻害薬（SNRI）	・ミルナシプラン ・デュロキセチン	選択的にセロトニンとノルアドレナリンの再取り込みを阻害する．三環系・四環系抗うつ薬および SSRI よりも副作用が弱く，作用発現が早い．
ノルアドレナリン・セロトニン作動薬（NaSSA）	・ミルタザピン	α_2 受容体を遮断し，ノルアドレナリンおよびセロトニンの遊離を促進する．作用発現は SSRI，SNRI よりも早く，持続性がある．

さない程度の軽躁状態の場合を双極Ⅱ型障害という．きちんと治療を行えば，通常と変わらない生活を送ることが可能である．しかし，放置しておくと，多くの場合再発し，再発を繰り返すと次第に再発までの間隔が短くなる傾向がある．

発症原因は不明であるが，神経化学的には，躁病相ではドパミン神経とノルアドレナリン神経の機能が亢進し，うつ病相ではドパミン神経，ノルアドレナリン神経の機能低下が生じ，躁病相とうつ病相の両方でセロトニン神経の機能低下が生じるという**モノアミン仮説**や躁病相ではドパミン神経機能が亢進し，うつ病相ではドパミン神経機能が低下するという**ドパミン調節異常仮説**が提唱されている．

生物学的には，うつ病と同様に遺伝，環境，性格などが発症に関与していると考えられている．一卵性双生児における研究では，片方が躁うつ病を発症した場合，もう片方が発症する確率は 70％であるが，二卵性双生児ではその発症率は親子兄弟と同じ 10％前後である．このことから躁うつ病の発症には複数の遺伝子が関与していると考えられる．近年，セロトニンの再取り込みを担う**セロトニントランスポーター遺伝子**のプロモーター領域（5-HTTLPR）の DNA 配列に多型（短い S 型と長い L 型）があり，L 型のほうが発現量が多いことが知られている．躁うつ病におけるこれらの多型研究から，躁うつ病患者は 5-HTTLPR の S/S 型をもち高度にメチル化され発現量が低下していることが報告されており，躁うつ病発症との関連性が示唆されている．

さらに，ミトコンドリア機能障害の関与が指摘されており，ミトコンドリア機能障害による細胞内カルシウム反応の変化が躁うつ病を引き起こしているという，**ミトコンドリア-カルシウム仮説**が提唱されている．また，躁うつ病の治療薬として使われ

表 2-5　ハミルトンうつ病評価尺度（HDRS）

評価項目	重症度
抑うつ気分	0　1　2　3　4
罪業感	0　1　2　3　4
自　殺	0　1　2　3　4
入眠障害	0　1　2
熟睡障害	0　1　2
早期睡眠障害	0　1　2
仕事と趣味	0　1　2　3　4
精神運動抑制	0　1　2　3　4
激　越	0　1　2　3　4
精神的不安定	0　1　2　3　4
身体についての不安	0　1　2　3　4
消化器系の身体症状	0　1　2
一般的な身体症状	0　1　2
性欲減退	0　1　2
心気症	0　1　2　3　4
体重減少	0　1　2
病　識	0　1　2

検査者が患者の状態を見て，各項目について点数化し総得点で評価する．
以下の５段階で評価する．
0点～7点：正常　　8点～13点：軽症
14点～18点：中等症　19点～22点：重症
23点以上：最重症

表 2-6　躁状態とうつ状態の症状

躁状態の症状	うつ状態の症状
・気分の著しい高揚 ・怒りっぽい ・誇大妄想 ・寝ないでも平気 ・多弁になる ・次々とアイデアが浮かぶ ・注意力が散漫になる ・活動的でじっとしていない ・散財，性的逸脱，バカげた投資などの逸脱行為が顕著	・1日中気分が憂うつで，淋しく，悲しい ・何事にも興味がもてない，楽しくない ・食欲低下，体重減少 ・寝つきが悪い，夜中に目が覚める ・話し方や動作が鈍くなる ・自分には価値がないと思う ・疲れやすく，無気力になる ・集中できない，決断できない ・自殺したいと思う

ている炭酸リチウムにイノシトールモノホスファターゼやGSK-3βの阻害作用が報告されており，躁うつ病の発症にイノシトールリン脂質系の関与が示唆されている．

【症　状】

躁うつ病は躁状態とうつ状態が交互に繰り返す精神疾患である．躁状態は気分高揚，多弁，金使いが荒くなるなど非常に行動が活発になり，うつ状態は1日中憂うつな気分で食欲低下，睡眠障害，意欲低下など精神的エネルギーが磨り減った状態である（表2-6）．躁うつ病患者は躁状態よりもうつ状態でいる期間が長いため，うつ病と誤診されることが多く，双極Ⅰ型障害では約3分の1を，双極Ⅱ型障害では約半分をうつ状態で過ごすといわれている．躁状態，あるいはうつ状態から次の病相が現れるまでの間隔は多くの場合5年ぐらいであるが，うつ状態から急に躁状態になる躁転を起こす場合や躁状態とうつ状態が同時に現れる混合型が現れることがある（図2-4：p.22）．双極Ⅰ型障害では躁状態からうつ状態に転じたとき，躁状態の自己の行動を後悔し自殺する危険が高く，混合型（気分が低迷している状態と焦る気持ちが同居してじっとしていられない）も自殺率が高い．

a．躁病相の症状

精神的にエネルギーが過剰に活発な状態で，気分が高ぶり，周囲の人とやたらと話すようになり，話題は次々と変わる．また，アイデアが次々と浮かぶがまとまりがなかったり，不眠で行動したり，イライラして怒りっぽくなったり，金使いが荒くなるなど自制がきかない状態が1週間ほど続く．軽躁の場合は4日以上続く．

① 躁病相とうつ病相の間に間欠期があるパターン

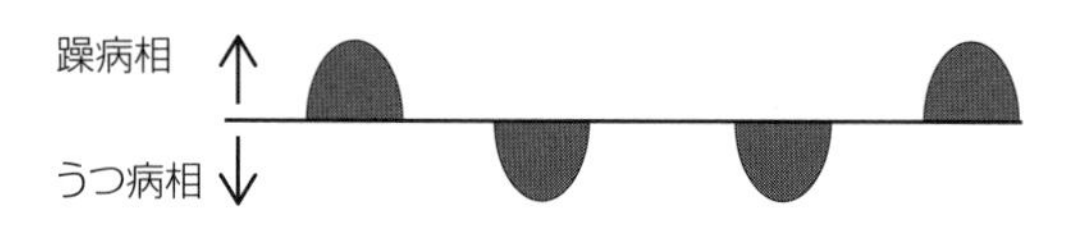

② 躁病相とうつ病相の間に間欠期がないパターン

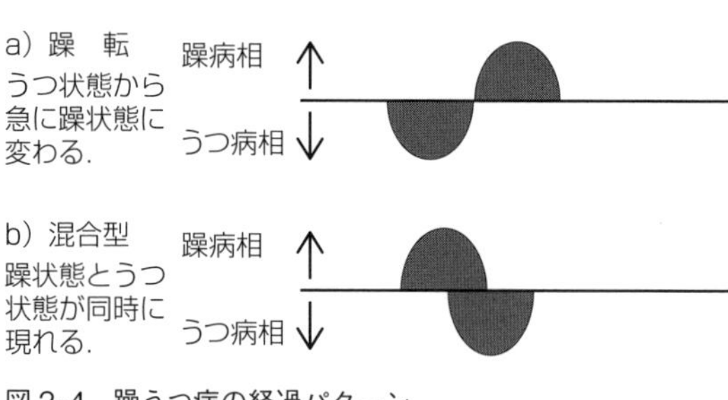

図 2-4 躁うつ病の経過パターン

b．うつ病相の症状

精神的にエネルギーが磨り減った状態で，うつ病と同様に 1 日中憂うつで，今までやっていたことに興味や関心がなくなり，食欲低下や睡眠障害，意欲低下などが現れる．ひどくなると自殺企図に至るなどの症状が 2 週間以上続く．

表 2-7 躁病エピソード DSM-5 の診断基準

A：高揚した，または開放的な，またはいらだたしい，異常かつ持続的な気分，そして異常かつ持続的な増大した目的指向性の活動または活力が，一日のうちほとんどほぼ毎日存在するいつもと違った期間が少なくとも 1 週間持続する（入院治療が必要な場合，期間は問わない）.

B：気分の障害と活動か活力の増大の期間中，以下の症状のうち３つ（またはそれ以上，気分が単に易怒的な場合は４つ）がはっきりと認められるほど強く，通常のふるまいからの変化として存在している.

1．自尊心の肥大，または誇大

2．睡眠欲求の減少（例えば，３時間眠っただけでよく休めたと感じる）

3．普段に比較しての多弁，または，しゃべり続けようとする心迫

4．観念奔逸，またはいくつもの考えが競い合っているという主観的な体験

5．注意散漫（すなわち，注意があまりにも容易に，重要でないかまたは関係のない外的刺激によって他に転じること）が報告されるか観察されること

6．目標指向性の活動（社会的，職場または学校内，性的のいずれか）の増加，または精神運動性の焦燥（例えば目的を欠く非目的指向性の活動）

7．まずい結果になる可能性が高い活動に熱中すること（例えば制御のきかない買いあさり，性的無分別，またはばかげた商売への投資などに専念すること）

C：気分の障害は，社会的または職業的機能に著しい障害を起こすほど，または自己または他者を傷つけるのを防ぐため入院が必要であるほど重篤であるか，または精神病性の特徴が存在する.

D：エピソードは物質（例：乱用薬物，医薬品，あるいは他の治療）の生理学的影響や他の医学的状態によるものではない.

注釈：躁病エピソードに完全に合致したものであれば，抗うつ治療（例えば，薬物療法や電気けいれん療法）の期間中に生じたとしても，その治療の生理学的作用を超えて十分な症状が持続するのであれば，それは双極 I 型障害の診断となる.

【検査・診断】

検査は血液検査や尿検査，脳画像検査を行い，異常がないことを確認する．躁うつ病と他の精神疾患との鑑別に補助診断検査として光トポグラフィー検査が使われる．

本人や家族への問診を基にDSM-5の診断基準（表2-7：p.22）に従い，**双極Ⅰ型障害か双極Ⅱ型障害か診断する**．躁病エピソードが1週間以上続く場合を双極Ⅰ型障害と診断し，はっきりとした4日以上の軽躁病エピソードがある場合を双極Ⅱ型障害と診断する．

【治　療】

躁うつ病は単極性うつ病よりも治療が難しく，**長期化する傾向**がある．また，再発率も高く症状が治まった後も再発予防のため，服薬を継続する必要がある．**躁うつ病の治療の基本は薬物療法**であり，精神療法として認知療法，行動療法，対人関係療法，精神力動的精神療法などが行われる．

薬物療法は気分安定薬を中心に抗精神病薬，抗うつ薬，睡眠薬が用いられる（表2-8）．気分安定薬は，躁状態にもうつ状態にも効果があり，再発予防薬の第一選択薬である．気分安定薬として最も多く使われる薬が炭酸リチウムで，爽快さを伴う躁状態や中程度のうつ状態のときに使用される．しかし，その作用機序は明確ではなく，イノシトールモノホスファターゼ阻害によってイノシトールが枯渇することで気分安定効果が発現するというイノシトール枯渇仮説や，GSK-3β抑制による効果とする仮説がある．また，炭酸リチウムには神経細胞保護作用として，神経細胞死抑制効果や海馬における神経新生促進作用があるとの報告もある．

抗うつ薬は，躁うつ病のうつ状態に使用すると躁転を起こすことがあるため基本的に使用しないが，重症なうつ状態の場合に抗うつ薬や抗精神病薬を気分安定薬と併用する．また，不眠を訴えたり，不眠状態にある場合は睡眠薬を併用することもある．

表2-8　躁うつ病の治療薬

気分安定薬	・炭酸リチウム ・バルプロ酸ナトリウム ・カルバマゼピン ・ラモトリギン
抗うつ薬 （表2-4：p.20参照）	・三環系 ・四環系 ・SSRI ・SNRI ・NaSSA
抗精神病薬	・リスペリドン ・クエチピン ・オランザピン ・アリピプラゾール

（友部浩二）

2.1.3　不安障害（パニック障害と全般性不安障害），心身症，不眠症

2.1.3a　不安障害

【概　念】

突然の強い不安に襲われ，激しい動悸，息苦しさ，胸苦しさ，めまいなどの身体症状を伴う神経症を**不安神経症**とよんできたが，1994年に改定された**DSM-Ⅳ**診断基準では，これを**不安障害**とよび，パニック障害，全般性不安障害，恐怖症，強迫性障害，外傷後ストレス障害（PTSD），急性ストレス障害，物質誘発性不安障害などが分類されている．さらに，2013年5月より施行された新診断基準**DSM-5**では，DSM-Ⅳから**PTSD**，**急性ストレス**，**強迫性障害**が削除され，新たに**分離不安障害**と**選択性緘黙**（かんもく）が加わった（表2-9）．

日本における2002～2006年の調査では不安障害の生涯有病率は9.2％で，そのうち，特定の恐怖症が最も多く3.4％，全般性不安障害は1.8％，パニック障害が0.8％である．男性よりも女性の罹患率が高い．

表2-9　DSM-Ⅳ，DSM-5の不安障害の分類

DSM-Ⅳ	DSM-5
・全般性不安障害	・全般性不安障害
・パニック障害	・パニック障害
・広場恐怖	・広場恐怖
・特定の恐怖症	・特定の恐怖症
・社会不安障害	・社会不安障害
・物質誘発性不安障害	・物質誘発性不安障害
・特定不能の不安障害	・特定不能の不安障害
・身体疾患による不安障害	・身体疾患による不安障害
・強迫性障害	・選択性緘黙
・外傷後ストレス障害（PTSD）	・分離不安障害
・急性ストレス障害	

【病態生理】

不安障害の発症原因は不明であるが，生物学的，心理社会的要因が関与していると考えられる．神経生物学的には，**不安や恐怖は情動の中枢である扁桃体**によってつかさどられており，パニック障害では**前頭葉**による制御ができず**扁桃体が過活動状態**にあり，**ノルアドレナリン神経が活性化**していると考えられている．平常時にはセロトニン神経とGABA神経は前頭葉や扁桃体に働き不安を抑制し，ノルアドレナリン神経の活性も抑制しているが，パニック障害では，**ノルアドレナリンが増加**し，**セロトニンやGABAが低下**したアンバランスが原因で発症すると考えられている．

また，不安障害の発症には遺伝的要因の関与も考えられており，不安障害の家系および双子研究から，親子間の遺伝率は約17％で，一卵性双生児では24％，二卵性双生児では11％という報告があり，単一の遺伝子によるものではなく，複数の遺伝子と環境要因が関与する多因子遺伝であると推定されている．環境要因として心理的ストレスなどが引き金となり発症すると考えられる．その他，パニック発作を起こす物

質として乳酸ナトリウムや二酸化炭素が知られている．二酸化炭素投与によりパニック障害患者の50〜80%にパニック発作が誘発され，健常者ではパニック症状は現れなかった．カフェインもパニックを誘発するといわれ，パニック障害患者の70%にパニック発作が誘発されたとの報告もある．

a．パニック障害

【病型・症状】

突然の激しい動悸，息苦しさ，めまい，発汗などの身体症状を起こし，死ぬのではないかと思うほど強い不安に襲われるパニック発作を繰り返す．この予期せぬパニック発作の繰り返しによって，また起こるのではないかという予期不安を絶えず抱くことになる．さらに，家から離れた場所や人混み，乗り物の中で起こるのではないかと思い，そういう場所を回避する広場恐怖症を伴うことが多い．

不安症状：動悸，呼吸困難感，過呼吸，発汗，振戦，痺れ感などの身体症状やめまい感，死にそうな恐怖感などの精神症状

b．全般性不安障害

様々な出来事や活動に対して過剰な不安と心配が，6か月以上続く慢性的な不安で，本人が心配をやめようと思っても自分でコントロールできない．

不安症状：集中困難やイライラ，落ち着きがない，疲れやすい，体のこわばり，睡眠障害

c．広場恐怖症

パニック発作が起きた場所や，発作が起こると困る（人目から逃れられない，助けが得られない）ような場所に対し，強い不安と恐怖を感じ回避するようになる．

d．社会不安（対人恐怖症）

人の注目を浴びるような場面に遭遇すると，不安になり，極端に緊張して発汗，震え，どもり，動悸，息切れ，下痢，腹痛などの症状が現れる．

e．特定の恐怖症

特定の対象または状況に対して強い恐怖を抱き，日常生活に支障をきたす．女性のほうが男性よりも多い．高所恐怖症，閉所恐怖症，動物恐怖症などがある．

f．物質誘発性不安障害

物質に誘発される不安障害であり，一般の不安障害と特に違いはない．誘発薬物として，アルコール，覚せい剤，カフェイン，大麻，コカイン，幻覚剤，吸入剤，医薬品として用いられる鎮静薬，睡眠薬，抗不安薬などがある．

【検査・診断】

診断は，問診とDSM-5（表2-10：p.26，表2-11：p.27）やICD-10診断基準を用いて行われる．

【治　療】

不安障害の治療は，薬物療法と精神療法があり，これらを併用して治療を行う．

a．薬物療法

薬物療法では，ベンゾジアゼピン系抗不安薬や選択的セロトニン再取り込み阻害薬(SSRI)，セロトニン作動薬，三環系抗うつ薬などが用いられる（表2-12：p.27）．ベンゾジアゼピン系薬は即効性があり，耐性が生じにくく，安全性も高いので広く使わ

表 2-10　パニック障害　DSM-5 の診断基準

A：予期しないパニック発作が繰り返し起こる．パニック発作は強い恐怖または不快の突然の高まりで，数分以内にその頂点に達し，その時には以下の症状の４つ以上が生じる．
注釈：その突然の高まりは平静な状態でも不安な状態でも起こりうる．
1．動悸，心悸亢進，または心拍数の増加
2．発汗
3．身震いまたは震え
4．息切れ感または息苦しさ
5．窒息感
6．胸痛または胸部不快感
7．嘔気または腹部不快感
8．めまい感，ふらつく感じ，頭が軽くなる感じ，または気が遠くなる感じ
9．冷感または熱感
10．異常感覚（感覚麻痺またはうずき感）
11．現実感消失（現実でない感じ）または離人症状（自分自身から離れている）
12．コントロールを失うことに対する，または気が狂うことに対する恐怖
13．死ぬことに対する恐怖
注釈：文化特有の症状（例，耳鳴り，首の痛み，頭痛，制御不能の喚叫・号泣）がみられる．これらは診断に必要な症状の４つのうちの１つとして算定すべきではない．
B：少なくとも１回の発作の後１か月以上の間，以下のうち１つまたは両方が続く．
1．もっと発作が起こるのではないかという心配，または発作の結果（例，コントロールを失う，心臓発作を起こす，"気が狂う"）への心配の継続
2．発作と関連した，行動の不適応的な明らかな変化（例，運動の回避や慣れない状況の回避のようなパニック発作を避けるための行動）
C：その障害は，物質（例：乱用薬物，投薬）の生理学的影響や他の医学的状態（例，甲状腺機能亢進症，心・肺疾患）によるものではない．
D：その障害は他の精神疾患ではうまく説明されない（例えばパニック発作は，社交不安障害おける社会的状況への恐怖に対する反応，特定の恐怖症における特定の対象または状況への恐怖に対する反応，強迫性障害における強迫行為に対する反応，心的外傷後ストレス障害における外傷体験想起に対する反応，または分離不安障害における愛着対象からの分離に対する反応だけでは起こらない）．

れているが，長期間投与により常用量依存が生じ，服用を急に中止すると再燃や離脱症状（不眠，不安，焦燥，振戦など）がみられる場合があるので，投薬は3か月以内に留めるのが望ましい．服用を中止する場合は投薬量を4〜8週間かけて漸減する．全般性不安障害のように持続する不安・緊張に有効である．パニック障害には高力価のアルプラゾラムが用いられる．選択的セロトニン作動薬であるタンドスピロンは，抗けいれん作用や筋弛緩作用などの副作用や依存性がほとんどなく，長期間投与が可能であるが，作用発現は遅く1〜2週間かかる．また，SSRIであるフルボキサミンは強迫性障害や社会不安障害に，パロキセチンとセルトラリンはパニック障害に，単独あるいはベンゾジアゼピン系薬と併用される．

b．精神療法

精神療法には認知療法や暴露療法，系統的脱感作法，リラグゼーション・トレーニング法などがある．

◎**認知療法**：不安の予兆に対し，いつも最悪の事態を予測してしまうクセ（認知の歪み）に

表 2-11　全般性不安障害　DSM-5 の診断基準

A：（仕事や学業などの）多数の出来事または活動についての過剰な不安と心配（予期憂慮）が，少なくとも 6 か月間，起こる日のほうが起こらない日より多い．
B：その人は，その心配を制御することが難しいと感じている．
C：不安と心配は，以下の 6 つの症状のうち 3 つ（またはそれ以上）を伴っている（過去 6 か月間，少なくとも数個の症状が，続く日のほうがない日より多い）．
注：子どもの場合は，1 項目だけが必要

1．落ち着きのなさ，または緊張感または過敏
2．疲労しやすいこと
3．集中困難，または心が空白となること
4．いらだたしさ
5．筋肉の緊張（こわばりなど）
6．睡眠障害（入眠または睡眠維持の困難，または落ち着かず熟眠感のない睡眠）

D：不安，心配，または身体症状が，臨床上著しい苦痛，または社会的，または他の重要な領域における機能の障害を引き起こしている．
E：症状が物質（例，乱用薬物，医薬品，あるいは他の治療）の生理学的作用によるものではない．
F：障害が，他の精神障害（例，パニック障害におけるパニック発作を起こすことに対する不安や心配，社会不安障害における否定的な評価（社会恐怖），強迫性障害における汚染や他のことについての強迫，分離不安障害における愛着の対象物からの分離，心的外傷後ストレス障害における外傷体験の想起，神経性無食欲症における体重増加，身体症状障害における身体愁訴，身体醜形障害における外見的欠陥の認識，疾病不安障害における重篤な疾患，または統合失調症や妄想性障害における妄想的確信の内容）でよりよく説明できない．

表 2-12　不安障害治療薬

	作用時間	力価	薬物名
ベンゾジアゼピン系薬	短時間型（6 時間以内）	高力価	エチゾラム
		低力価	クロチアゼパム，フルタゾラム
	中時間型（12～24 時間）	高力価	ロラゼパム，アルプラゾラム，フルジアゼパム
		中力価	ブロマゼパム
	長時間型（24 時間以上）	高力価	メキサゾラム
		中力価	ジアゼパム，クロキサゾラム
		低力価	クロルジアゼポキシド，メダゼパム，オキサゾラム
	超長時間型（90 時間以上）	高力価	フルトプラゼパム，ロフラゼプ酸エチル
		低力価	プラゼパム

		薬物名
非ベンゾジアゼピン系薬	5-HT$_{1A}$ 受容体作動薬	タンドスピロン
抗うつ薬	SSRI	フルボキサミン，パロキセチン，セルトラリン
	三環系抗うつ薬	イミプラミン，アミトリプチリン，クロミプラミン

気づき，「これはいつもの不安のためだ，時間がたてば自然に治まる」などと考え方を改め，不安が発生していた状況の認知を修正する方法である．

◎**曝露療法**：広場恐怖など不安や恐怖を引き起こす場所や場面を実際に体験し，中程度の不安場面から練習し徐々に慣れて行く方法である．

◎**系統的脱感作法**：想像的エクスポージャー法ともいい，不安や恐怖を感じる程度が強く，最低度の不安場面ですら直面困難な場合，その場所に行ったイメージを思い浮かべて慣らす，一種のイメージトレーニング法である．

◎**リラグゼーション・トレーニング法**：パニック障害患者は緊張状態にあるとパニック発作を起こす傾向があるため，身体をリラックス（ゆるめる＝弛緩）させることで，不安やパニック発作の軽減を図ることができる行動療法の補助的方法である．「漸進的筋弛緩法」といわれ，額から眼の周辺，顔，首の順に上から足先へと順番に筋肉を緊張させた後，弛緩させるという行動を繰り返す方法である．これを繰り返し練習することで，リラックスできるようになり，突発的な不安やパニック発作に備える．

2.1.3b　心身症

【概　念】

心身症とは，身体疾患の中でその発症や経過に心理・社会的因子が密接に関与し，**器質的ないし機能的障害が認められる病態**をいう．ただし，不安障害やうつ病など他の精神障害に伴う身体症状は除外する．

【病態・症状】

仕事上のトラブルや肉親との離別など強い心理的ストレスが持続的に長期に渡りかかると，生体の恒常性を保つバランスが崩れて，自律神経や内分泌系の異常をきたし，片頭痛や胃潰瘍など様々な身体症状（表2-13）を示すようになる．「まじめ」「働き者」「責任感の強い」性格の人は**失感情症**（アレキシサイミア）が多く，心身症にかかりやすい．

表2-13　心身症の身体症状一覧

身体部位	主な症状
呼吸器系	気管支喘息，過換気症候群，神経性咳嗽
循環器系	本態性高血圧，起立性調節障害，冠動脈疾患（狭心症，心筋梗塞）
消化器系	胃・十二指腸潰瘍，過敏性腸症候群，潰瘍性大腸炎，心因性嘔吐
内分泌・代謝系	過食症，甲状腺機能亢進症，単純性肥満，糖尿病
神経・筋肉系	筋収縮性頭痛，片頭痛，慢性疼痛，痙性斜頸
皮　膚	慢性じんま疹，アトピー性皮膚炎，円形脱毛症
骨・関節	関節リウマチ，腰痛症
泌尿器・生殖器系	夜尿症，心因性インポテンツ
眼	眼精疲労，本態性眼瞼けいれん
耳鼻咽喉	メニエール病

【検査・診断】 診断の条件は2つある．一つは，身体疾患の診断が確定していること，すなわち明らかな身体疾患がない場合は心身症とはよばない．もう一つは，環境の変化に時間的に一致して身体症状が変動する．例えば，仕事が忙しいときや緊張したとき，身体症状や検査所見が増悪することで判断される．消化性潰瘍，気管支喘息，潰瘍性大腸炎などの身体疾患ではこの特徴を有する頻度が高い．

【治　療】 心身症の治療は，身体疾患の治療と心理療法を行う必要がある．薬物療法は不眠，イライラ，不安などの症状がある場合に抗不安薬や抗うつ薬を用いる．心理療法には自立訓練法や行動療法，認知療法，バイオフィードバック法などがある．

2.1.3c 不眠症

【概　念】 不眠症は**入眠障害**，**中途覚醒**，**早期覚醒**，**熟眠障害**などの**不眠症状**が1か月以上続き，日中に倦怠感，意欲低下，集中力低下，食欲低下が現れる睡眠障害である．不眠症は，米国睡眠学会の睡眠障害国際分類（ICSD-Ⅱ）（表2-14）によって精神生理性不眠症，適応障害性不眠症など11に分類されている．日本では約5人に1人が不眠症に罹患しているといわれている．小児期や青年期での不眠症はまれであるが，20代頃から加齢に伴い増加し，60歳以上では約3人に1人が不眠症で悩んでいる．また，男性よりも女性に多くみられる．

表2-14　ICSD-Ⅱによる不眠症の分類

1. 適応障害性不眠症（急性不眠症）
2. 精神生理性不眠症
3. 逆説性不眠症
4. 特発性不眠症
5. 精神疾患による不眠症
6. 不適切な睡眠衛生
7. 小児期の行動性不眠症
8. 薬物または物質による不眠症
9. 身体疾患による不眠症
10. 物質または既知の生理的病態によらない，特定不能な不眠症（非器質性不眠症，非器質性睡眠障害）
11. 特定不能な生理的（器質性）不眠症

【病態・症状】 不眠症には，寝つきの悪い「**入眠障害**」，眠りが浅く途中で何度も目が覚める「**中途覚醒**」，早期に目が覚める「**早期覚醒**」，ある程度眠っても熟睡感がない「**熟睡障害**」の4つのタイプがある（表2-15：p.30）．不眠症の原因（表2-16：p.30）は悩みや不安などの心理的ストレスや高血圧，睡眠時無呼吸症候群などの身体疾患，うつ病，環境など様々である．不眠状態が続くと倦怠感や意欲低下，集中力低下，抑うつ，頭痛，めまい，動悸，息切れなどの症状が現れる．

表 2-15　不眠症の定義（日本睡眠学会，2013 年）

入眠障害：夜間なかなか入眠できず寝つくのに普段より 2 時間以上かかる．
中間覚醒：いったん寝ついても夜中に目が醒めやすく 2 回以上目が醒める．
早朝覚醒：朝普段よりも 2 時間以上早く目が醒めてしまう．
熟眠障害：朝起きたときにぐっすり眠った感じが得られない．
このような不眠の訴えがしばしばみられ（週 2 回以上），かつ少なくとも 1 か月間は持続すること．不眠のため自らが苦痛を感じるか，社会生活または職業的機能が妨げられること．なお，精神的なストレスや身体的苦痛のため，一時的に夜間よく眠れない状態は，生理学的反応としての不眠ではあるが，不眠症とはいわない．

表 2-16　不眠症の原因

心理学的原因	悩み，不安，緊張，ストレスなど
身体的原因	高血圧，心臓病，呼吸器疾患，糖尿病，関節リウマチ，アレルギー疾患，脳出血，睡眠時無呼吸症候群など
精神医学的原因	うつ病，統合失調症，不安障害など
薬理学的原因	降圧薬，甲状腺製剤，抗がん薬，カフェイン，ニコチンなど
環境的原因	騒音，光，温度・湿度（暑すぎ，不快）
生理学的原因	交替制勤務，時差など不規則な睡眠

不眠症の発症機序として，脳の大脳辺縁系に分布する情動を支配する神経（情動系）が何らかのストレスによって興奮し，目覚めている状態（覚醒）を支配している神経（覚醒系）が刺激され，覚醒系が優位になっていると考えられている．

【検査･診断】

診断フローチャート（図 2-5：p.31）に従い問診と睡眠ポリグラフ検査（脳波，筋電図，眼球運動を同時に記録する）を実施し，鑑別診断を行い ICSD-Ⅱ診断基準（表 2-17：p.31）に基づいて診断する．

【治　療】

不眠症の治療には睡眠衛生指導や認知行動療法，精神療法，高照度光療法などの非薬物療法と薬物療法がある．治療の初めに生活習慣を見直す睡眠衛生指導を行い，改善しない場合はその他の非薬物療法や薬物療法を行う．薬物療法では，主にベンゾジアゼピン系とバルビツレート系薬が用いられる（表 2-18：p.32）．ベンゾジアゼピン系薬は GABA 神経に働き情動系から覚醒系への刺激を選択的に遮断することで，催眠系の抑制を弱めるので，自然に近い睡眠を得ることができ，副作用も少ないので不眠症の第一選択薬となっている．バルビツレート系薬は情動系と覚醒系の両方を非選択的に抑制するため，強い催眠・鎮静作用がある．近年，視交叉上核に存在するメラトニン受容体に作用して，睡眠を促すメラトニン受容体作動薬が用いられている．

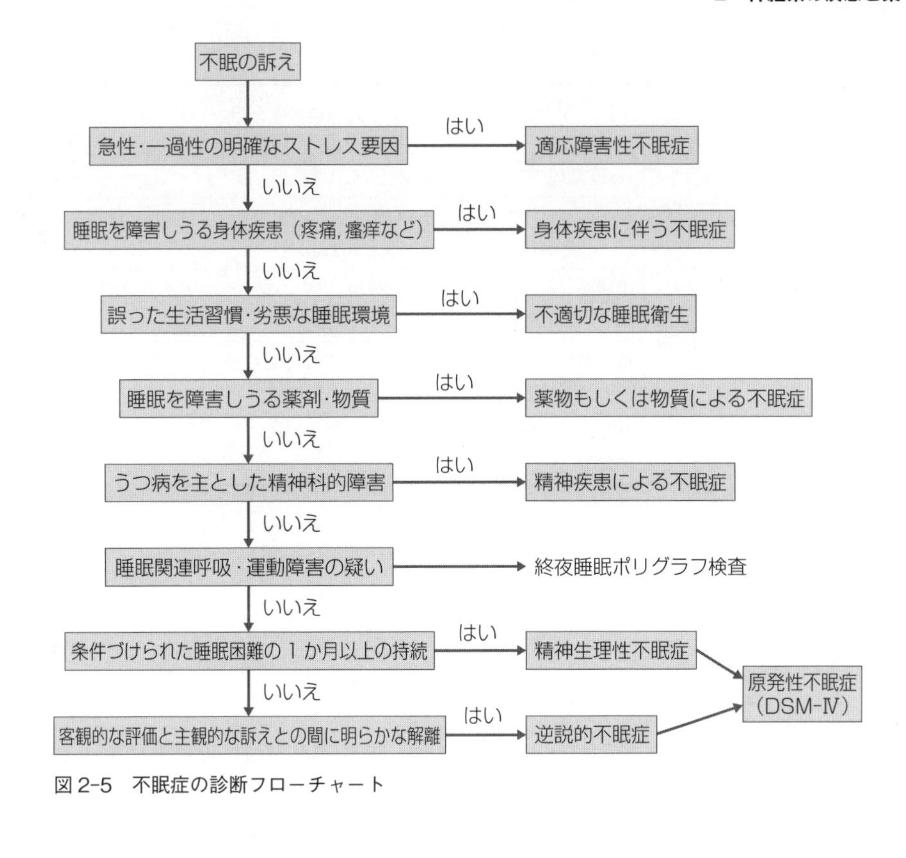

図 2-5　不眠症の診断フローチャート

表 2-17　ICSD-Ⅱによる不眠症診断基準

A：入眠困難，睡眠維持困難（中途覚醒），早朝覚醒，慢性的に非回復性または睡眠の質の悪さの訴えがある．小児では睡眠困難がしばしば養育者から報告され，就寝時のぐずりや 1 人で眠れないなどのこともある．

B：上記の睡眠困難は，睡眠にとり適切な状況，環境にかかわらずしばしば生じる．

C：患者は夜間睡眠困難と関連した日中機能障害を以下の少なくとも 1 つの形で報告する．

1. **疲労感，不快感**
2. **注意力，集中力，記憶力の低下**
3. **日中の眠気**
4. **社会的，職業的機能低下，または学業低下**
5. **気分の障害またはいらいら感**
6. **動機づけ（モチベーション），活動性，積極性の減弱**
7. **仕事のミスや運転中の事故の起こしやすさ**
8. **睡眠不足による緊張，頭痛，胃・消化器症状**
9. **睡眠についての心配，悩みなど**

表 2-18　不眠症の治療薬

	作用時間	薬物名	有効な不眠症
ベンゾジアゼピン系・非ベンゾジアゼピン系薬	超短時間型（5 時間以内）	トリアゾラム，ゾピクロン★，ゾルピデム★，エスゾピクロン★	入眠障害
	短時間型（6〜12 時間）	エチゾラム，ブロチゾラム，リルマザホン，ロルメタゼパム	入眠障害 中途覚醒
	中間型（12〜24 時間）	ニメタゼパム，フルニトラゼパム，エスタゾラム，ニトラゼパム	中途覚醒 早期覚醒
	長時間型（約 30 時間以上）	クアゼパム，フルラゼパム，ハロキサゾラム	中途覚醒 早期覚醒
	メラトニン受容体作動薬	ラメルテオン	入眠障害

★：非ベンゾジアゼピン系薬

（友部浩二）

2.1.4　てんかん（epilepsy）

【概念・病態】

てんかんは“慢性の脳の病気で，大脳の神経細胞が過剰に興奮するため，脳の症状（発作）が反復性（2 回以上）に起こるものである．発作は突然に起こり，普通とは異なる身体症状や意識，運動および感覚の変化を生じる．明らかなけいれんがあればてんかんの可能性は高い”と定義されている（日本神経学会：てんかん治療ガイドライン 2010）．

てんかんは，けいれんなどの発作が発現したり，意識や記憶などがなくなるという同じ症状が繰り返し長期間にわたって起こる病態である．急性疾患に起因するものや，薬物の禁断症状に伴うけいれん発作などの一時的な脳機能障害で起こるけいれん発作はてんかんとは診断されない．てんかん患者では棘波，鋭波，棘徐波複合などの異常脳波（図 2-6：p.33）が認められ，発作が起こる脳部位を“てんかんの焦点”という．

てんかんは中枢神経疾患の中でも発症頻度の高い疾患である．有病率は人口 1,000 人に対し 8〜10 人（0.8〜1%）で，国内の有病者数は約 100 万人と推定されている．てんかん患者の約 80%が 18 歳くらいまでに発作が発現しており，1 歳未満が最も高頻度に発現している．小児期でのてんかん発作は脳の発達に影響を及ぼし，精神機能や発育，学習能力の遅れが生じる．また成人でも，記憶や認知障害，精神機能障害などの神経障害を伴い，特に最近では高齢化に伴い 65 歳以上に発症する“高齢発症てんかん”が問題となっている．

てんかんは，明らかな脳内の器質的病変が原因で発症する“症候性てんかん”と，脳病変が不明で，遺伝的素因が発症の原因と考えられる“特発性てんかん”に分類される（表 2-19：p.33）．また，てんかん発作が起始する脳部位により“部分発作（大脳皮質が起源）”と“全般発作（両側半球が起源）”に大別される（表 2-20：p.34）．

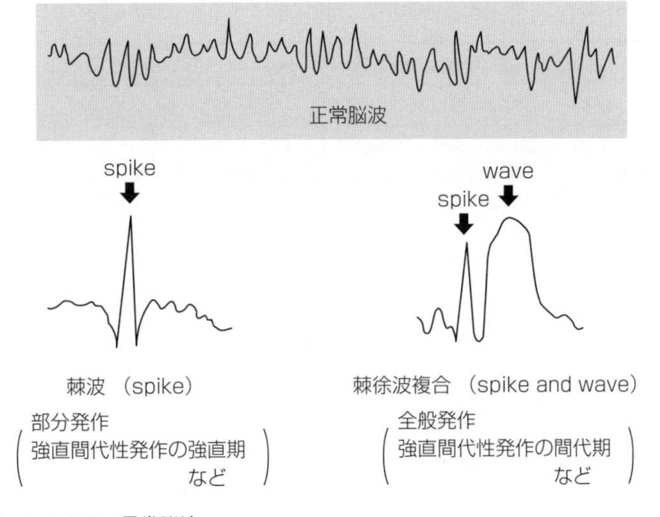

図 2-6　てんかんの異常脳波
〔厚味厳一他著（2015）：新・わかりやすい薬学生のための病態生理と薬物治療，テコム，p.20〕

表 2-19　症候性てんかんと特発性てんかん

症候性てんかん	・脳内病変を特定することができる器質性のてんかんである. ・頭部外傷，脳血管障害，脳腫瘍などの脳疾患や，薬物，アルコール中毒，先天性代謝異常，出生時障害などが原因で起こる. ・てんかんの約 20%を占め，25 歳以降に発症する頻度が高い. ・一般に薬物治療に対する反応性は不良である.
特発性てんかん	・脳内病変を特定することができないもので，脳の未熟や遺伝的素因（体質など）が強いてんかん（真性てんかんともいう）である. ・てんかんの約 80%を占め，小児に発症頻度が高い.

【症　状】

脳機能が障害され，**強直**，**けいれん**，**脱力**，**異常感覚**，**記憶障害**などの症状が生じ，発作が拡大するともうろう状態や，意識を消失したりする．けいれん発作を伴わず，**意識障害**，**精神機能障害**，**性格変調**，**知能障害**などの症状の発作もある．意識障害の症状を伴わない発作もある．発作時間は発作型により異なるが数秒から数分間持続し，発作終了後は症状が残ることもあるが，通常は平常に回復し，普通の生活に戻ることができる．

【検査・診断】

てんかんの診断には，**脳波検査**が**治療前の必須の検査**である．さらにてんかん発作の症状や発作の焦点，原因の解析検査が重要である．てんかん発作の焦点の検査には，CT や MRI，PET を用いた**画像診断検査**が行われる．

てんかんの診断が正確に行われることにより，その後の治療方針を適格に決めることができる．また，てんかん発作の焦点部位や器質的病変の部位を外科的手術で治療，あるいは摘出することでてんかん発作を抑えることができる．

【治　療】

てんかん治療の主体は，**抗てんかん薬**を用いた**薬物療法**である．薬物治療は根本的

表 2-20 てんかん発作の国際分類と各発作型に用いられる主な抗てんかん薬

Ⅰ．部分発作（焦点発作，局所発作）：発作が一側大脳半球の一部から始まるもの		
分類	特徴	抗てんかん薬
1．単純部分発作 （皮質焦点発作）	・意識障害がなく比較的単純な症状を呈する． ・てんかんの焦点となる脳部位（前頭葉）に限局した身体の一部の運動発作，身体感覚発作，視覚や聴覚などの知覚発作，自律神経発作，精神発作などが現れる． ・周産期異常（頭蓋内出血，低酸素症），未熟児，外傷，腫瘍などが原因として考えられている．	① CBZ ② PHT，VPA，ZNS ③ LEV，LTG，TPM，GBP
2．複雑部分発作 （精神運動発作）	・意識が障害され，それに様々な部分発作症状が加わるもの． ・側頭葉，辺縁系，前頭〜側頭葉に焦点がある．（側頭葉てんかん発作ともいう） ・約 1〜2 分間持続する意識の混濁，認知障害，錯覚・幻覚，意味不明の奇声，攻撃的行動などがみられる． ・側頭葉に棘波と鋸歯状波が認められる． ・年齢を問わず発現するが，小児期以降に多い．	
3．部分発作の二次性全般化発作	・単純部分発作，複雑部分発作から始まり，全身けいれん発作に進展するもの． ・身体の一部の筋肉けいれんによる運動発作で始まり，全身に及ぶものがジャクソン型発作である．	
Ⅱ．全般発作（けいれん性あるいは非けいれん性）：意識障害で始まり，症状も左右対称で，脳波にも両側性に異常波がみられるもの		
分類	特徴	抗てんかん薬
4．欠神発作 （小発作）	・けいれんは発現せず，短時間（5〜10 秒位）の意識障害だけがみられるもの． ・発作が起こると，患者は突然行動を止め，虚ろに前方を凝視し，特徴的な眼瞼まばたき運動をした後，突然元の状態に戻る． ・患者には発作が起きたという認識はない． ・脳波は 3 Hz 棘徐波複合を示す． ・主として遺伝的素因が発症原因であり，小児期に発症し，20 歳位までには消失する．	① VPA ② ESM ③ LTG
5．ミオクロニー発作	・意識消失はみられない． ・両側四肢の筋けいれん（ミオクローヌス）を伴う． ・反復すると強直間代発作へ進展する． ・1〜10 歳に好発し，脳波は多発性のスパイク群発を示す．	① VPA ② CZP ③ LEV
6．間代発作	・ミオクロニー発作が，短時間のうちに周期的に繰り返される発作である． ・意識消失がみられる．	① VPA ② CZP
7．強直発作	・数秒程度の短い強直けいれんを呈する発作である． ・意識消失がみられる．	① VPA ② PB
8．強直間代発作 （大発作）	・意識を消失し，四肢を硬直させて（強直性），やがて全身の筋肉が細かい収縮と弛緩を繰り返す間代性けいれん（20〜90 秒位）に進展するもの． ・最も発症数の多いてんかん発作である． ・患者は突然奇声を発し，転倒し，眼をつり上げる，舌を咬むなどの筋緊張症状や，瞳孔散大，血圧上昇，頻脈など呈し，尿便失禁がみられる． ・発作時間は約 5 分位であるが，その後，昏睡状態に陥ることが多い．数十分位で覚醒するが，この間の記憶はない． ・脳波は棘波を示す．	① VPA ② CLB，PHT，PB ③ LEV，LTG，TPM
9．脱力発作	・小児にみられる短い特発性の全身性発作で，意識は完全に消失している． ・意識消失と筋緊張の低下が同時に起こり，体位を維持できなくなり転倒・卒倒する．	① VPA ② ESM
Ⅲ．未分類てんかん発作（不十分か不完全なデータのため）		

①第一選択薬，②第二選択薬，③併用補助薬，抗てんかん薬の略語は表 2-21（p.35）を参照

〔今日の治療薬 2016（南江堂），治療薬マニュアル 2016（医学書院）を参考にして作成〕

な疾患の治療ではなく，発作のコントロールである．一部の難治性のてんかん治療には外科的治療を行う．主な抗てんかん薬を表 2-21 に示した．抗てんかん薬は，発作型に基づき適切なものを選択して用いる．第一選択薬として部分発作ではカルバマゼピン，全般発作ではバルプロ酸ナトリウムを用いる（表 2-21）．

抗てんかん薬は長期間の投与を必要とするため，副作用の発現や血中濃度が高くなりすぎる可能性があるために原則として，単剤の少量投与から開始し，徐々に増量する．単剤投与で有効血中濃度が得られているにもかかわらず，発作が抑制されない場

表 2-21　主な抗てんかん薬

薬　物	特　徴	主な副作用
カルバマゼピン（CBZ）	Na^+チャネル遮断作用により神経興奮を抑制する．部分発作の第一選択薬で，三叉神経痛にも用いる．	薬疹，めまい，眠気，再生不良性貧血
バルプロ酸ナトリウム（VPA）	GABA トランスアミナーゼ活性を抑制し，GABA 代謝を抑制して脳内 GABA 濃度を増加させる．全般発作の第一選択薬．胎盤通過性があるので催奇形性に注意（妊婦には原則禁忌）．カルバペネム系抗菌薬との併用は禁忌．	体重増加，卵巣機能障害，骨粗鬆症，脱毛，肝障害，膵炎
フェニトイン（PHT）	知覚神経末端の電位依存性 Na^+チャネルを阻害し，神経伝達を抑制する．主に大発作，単純部分発作に用いる．	歯肉肥大，多毛，骨粗鬆症，小脳萎縮，複視，運動失調
フェノバルビタール（PB）	$GABA_A$ 受容体/Cl^-チャネル複合体に結合し，Cl^-チャネルを開口し，神経細胞の興奮を抑制する．部分発作，全般発作に用いられる．	眠気，認知障害，催奇形性，肝障害，行動障害（小児）
プリミドン（PRM）	体内で分解されて PB となる．薬物相互作用が多い．	眠気，運動障害，再生不良性貧血
クロナゼパム（CZP），ジアゼパム（DZP）	$GABA_A$ 受容体/Cl^-チャネル複合体に結合し，Cl^-チャネルを開口し，神経興奮を抑制する．抗けいれん作用を有する．CZP はミオクロニー発作に有効．	眠気，ふらつき，呼吸抑制，依存性
ガバペンチン（GBP）	Ca^{2+}チャネルに結合し，Ca^{2+}の流入を抑制して伝達物質の遊離を抑制する．脳内 GABA 量を増加させ抑制性神経系を増強する．他の抗てんかん薬で効果が得られない部分発作に併用する．半減期が短く，副作用や薬物相互作用が少ないので小児や高齢者に投与しやすい．	傾眠，頭痛，めまい，体重増加，腎不全，複視
ゾニサミド（ZNS）	作用機序の詳細は不明．$GABA_A$ 受容体機能の亢進が示唆されている．幅広い発作型に有効．	食欲不振，体重減少，精神症状
エトスクシミド（ESM）	Ca^{2+}チャネルを抑制する．欠神発作に有効．けいれん発作が増悪することがある．	皮疹，汎血球減少，眠気，めまい
レベチラセタム（LEV）	臨床効果の発現が早い．薬物相互作用が少なく，他剤と併用しやすい．	神経過敏，不眠症，抑うつ状態，頭痛
ラモトリギン（LTG）	部分発作，全般発作に有効．PHT，CBZ，PB，PRM との併用（酵素誘導による）で血中濃度が低下する．VPA との併用で血中濃度が増加する．	薬疹，肝障害，汎血球減少，傾眠，めまい，再生不良性貧血
トピラマート（TPM）	半減期が長く（約 20 時間），大部分が未変化体として尿中に排泄される．	傾眠，めまい，腎・尿路結石，体重減少
クロバザム（CLB）	部分発作，全般発作に有効．薬剤耐性を生じやすい．	眠気，ふらつき，気道分泌過多

合には併用療法として抗てんかん薬を追加することがある．

抗てんかん薬には，**有効血中濃度と中毒濃度との差が小さいもの（安全域が小さいもの）**や，投与量のわずかな違いにより血中濃度が大きく変動するものが多いので，**薬用量は年齢，体重，合併症の有無，副作用の発現などを考慮しながら治療薬血中濃度モニタリング**（TDM）を行い決める．最終的には3〜5年間発作の発現がなく，脳波にも異常が認められなければ，薬用量を徐々に減量し，投与を止める．

（澤木康平）

2.1.5　脳血管障害：脳内出血，脳梗塞（脳血栓，脳塞栓），一過性脳虚血発作，くも膜下出血

【概　念】

脳血管障害は，脳の一部が虚血あるいは出血によって**一過性または持続性に障害された状態**，または脳の血管が病理学的変化により障害された病態である．**無症候性，局所性脳機能障害，脳血管性認知症，高血圧性脳症に分類される**．局所性脳機能障害は，一過性脳虚血発作（transient ischemic attach: TIA）と脳卒中に分けられる．脳卒中は脳梗塞，脳内出血，くも膜下出血など脳血管の閉塞や破綻により突然神経症状が出現した状態の総称であり，脳血管障害と同義に扱われることもある．

脳卒中はかつて死因の第1位であったが，治療法の進歩や血圧の管理により死亡数は減少し，現在は悪性新生物，心疾患，肺炎に次いで第4位である．1960年以降，脳出血による死亡者数は減少し，現在は脳梗塞による死亡者数が増え，脳血管障害の死亡者数の半数以上を占める．また，寝たきりになる原因の第1位でもある．脳卒中の発症率は心疾患の3〜10倍高い．脳卒中の危険因子には高血圧，糖尿病，脂質異常症，心房細動，喫煙，大量飲酒，肥満，年齢，男性などがあげられる．脳卒中の症状（表2-22）には片麻痺や構音障害，意識障害などがある．

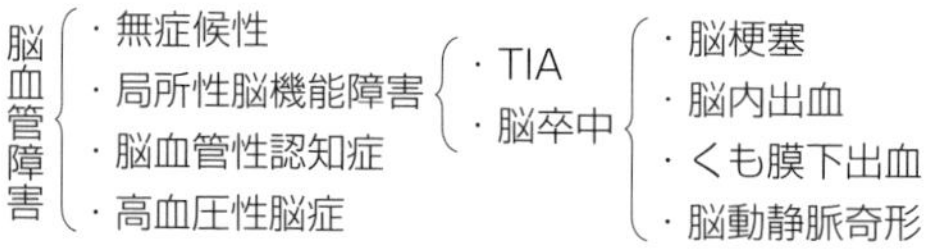

脳血管障害
- ・無症候性
- ・局所性脳機能障害
  - ・TIA
  - ・脳卒中
    - ・脳梗塞
    - ・脳内出血
    - ・くも膜下出血
    - ・脳動静脈奇形
- ・脳血管性認知症
- ・高血圧性脳症

図2-7　脳血管障害の分類（NINDS-Ⅲ）

表2-22　脳卒中の主な症状発症頻度

	片麻痺	構音障害	失　語	意識障害	頭　痛	嘔気・嘔吐
ラクナ梗塞	高	高	低	低	低	低
アテローム血栓性脳梗塞	高	高	中	中	低	低
心原性脳塞栓症	高	中	高	高	低	低
脳内出血	高	低〜中	中	高	低〜中	低
くも膜下出血	中	低	中	高	高	中

高：30%以上　　中：10〜30%　　低：10%未満

2.1.5a 脳梗塞

【病態生理・症状】

脳梗塞は脳動脈の狭窄や閉塞により灌流域の虚血が起こり，**脳組織が壊死に至る**疾患である．脳梗塞は，臨床病型として**アテローム血栓性脳梗塞**，**心原性脳塞栓症**，**ラクナ梗塞**に分類され，発症機序により血栓性，塞栓性，血行力学性に分類される．罹患率はアテローム血栓性脳梗塞が約34%，ラクナ梗塞が約32%，心原性脳塞栓症が約27%であり，食生活の変化により，以前多かったラクナ梗塞が減少し，アテローム血栓性脳梗塞と心原性脳塞栓症が増加している．

脳血栓症は脳の**主幹動脈**（前・中・後大動脈，椎骨脳底動脈）に生じた動脈硬化（**アテローム硬化斑**）の上に徐々に血栓が形成されることによる動脈の狭窄や閉塞，あるいは脳内深部の細い穿通血管の血栓が脳血流を阻害し，その灌流域の脳組織が障害される疾患である．血栓が太い動脈に起こる場合が**アテローム血栓性梗塞**であり，脳の実質内に入る穿通枝に起こる場合が**ラクナ梗塞**である．脳塞栓症は主に心疾患由来のものが多く，弁膜症や心房細動，心筋梗塞などで心臓内部に生じた血栓が一部剝がれて，栓子となって遠位部の脳血管を閉塞すると虚血により脳組織が障害される疾患である．

a．アテローム血栓性脳梗塞

【概念・病態】

アテローム血栓性脳梗塞は，**頸部血管**や**主幹動脈**（前・中・後大脳動脈，椎骨脳底動脈）の**アテローム硬化によって引き起こされる脳梗塞**である．近年，食生活の欧米化によって増加傾向にある．中高年での発症が多く，高血圧，糖尿病，脂質異常症，喫煙，大量飲酒などが危険因子であり，他のアテローム性疾患（狭心症，心筋梗塞，閉塞性動脈硬化症など）を併発していることが多い．

症状は無症候期からTIAの先行，安静時発症，階段状の悪化と徐々に進行する．**TIAの先行は20～30%にみられ**，一過性に脱力感や片麻痺，失語，しびれなどが現れ，数分～数時間で消失する．TIAが出現した1週間から1か月後に脳梗塞が発症する危険性が高いことから**脳梗塞の前兆**といえる．脳梗塞は安静時（睡眠時に発症し，起床時に気づく）に発症することが多く，片麻痺や構音障害，失語，意識障害がみられる．**側副血行路が発達している**ことが多く，発症初期は比較的症状が軽度であるが，**階段状に進行し重症化していく**．

b．ラクナ梗塞

【概念・病態】

ラクナ（lacuna）とは**小さな窪みの意味**で，高血圧を有する高齢者に多く発症する小梗塞である．ラクナ梗塞は穿通枝の閉塞によって起こる直径15 mm未満の小さな梗塞であり，**大脳基底核や内包，視床，橋などの穿通枝領域**に発生することが多い．主な発症機序としてリポヒアリン変性と微小アテロームによる閉塞がある．直径3～7 mm程度の小さなラクナは，高血圧症に関連が深く200 μm以下の穿通枝の血管壁に生じたリポヒアリン変性（脂肪硝子変性）による血管壁の肥厚が原因の梗塞で，10 mm以上の比較的大きなラクナは，直径400～900 μmくらいの穿通枝に生じる微小アテロームによる閉塞が原因と考えられる．

症状は，運動麻痺のみ，感覚障害のみなど比較的軽く，無症候性のこともある．大脳皮質の病変がないため，意識障害や失語，失行，けいれんなどの症状はほとんどみられない．ラクナ梗塞の発症部位によって特徴のある症候を示すことがあり，これを**ラクナ症候群**という．一回発作の予後は良好だが，繰り返したり，**多発すると脳血管性認知症やパーキンソン症候群**を引き起こすことがある．

c．心原性脳塞栓症

様々な原因によって心臓内に形成された血栓の一部が血流に乗り，脳の主幹動脈を閉塞させて起こる脳梗塞を**心原性脳塞栓症**という．塞栓源となる心疾患には非弁膜症性心房細動やリウマチ心臓病，心筋梗塞，心筋症，人工弁，弁膜症，感染性心内膜炎などがあり，**非弁膜症性心房細動**が約50%を占める．主に日中の活動時に心臓内の血栓が剝がれて，脳動脈の血管を閉塞させるため，突発的に発症し短時間で症状が完成する．急激に発症するため，側副血行路の発達が悪く，梗塞巣は広範囲となり，重篤な症状を呈する．動脈を閉塞した血栓は線溶系の亢進により80〜90%自然溶解し，血流が再開通する．この再開通が発症後数時間以内の早期であれば，症状は劇的に改善する．しかし，時間の経過とともに梗塞部の脳組織や血管が脆弱化し，再開通すると血管から血液の漏出や出血が起こり，**出血性梗塞**を生じる．心原性脳塞栓症の約3分の1に出血性梗塞がみられ，5〜10%に神経症状の悪化を認める．

急激に大脳皮質が広範囲に障害を受け，発症直後から片麻痺や感覚障害，失語，頭痛，意識障害など重篤な症状が現れる．

【検査・診断】

a．CT画像診断

脳卒中が疑われたときは，CTで出血性か虚血性かを鑑別する必要がある．t-PA静注療法は発症4.5時間以内の脳梗塞に限られるため，CTにより出血性病変がないことを確認する必要がある．脳梗塞発症直後はCTで異常をとらえることは難しいが，広範な梗塞では発症数時間以内にearly CT signがみられることがある．発症から6〜24時間経過すると，梗塞巣が低吸収域としてみられる（写真2-1）．

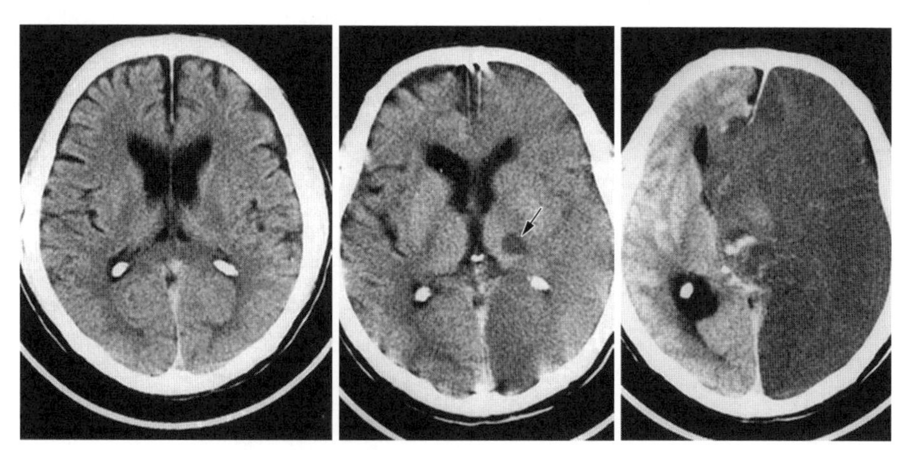

左：発症後3時間，異常所見はみられない．中央：発症後12時間，左側の視床（↑）や後頭葉に低吸収域が出現．
右：発症後3日目，左大脳半球全体が低吸収域となっている．

写真2-1　脳梗塞症例のCT所見の経時的変化

〔三木保編（2011）：チャート脳神経外科，第4版，テコム，p.212〕

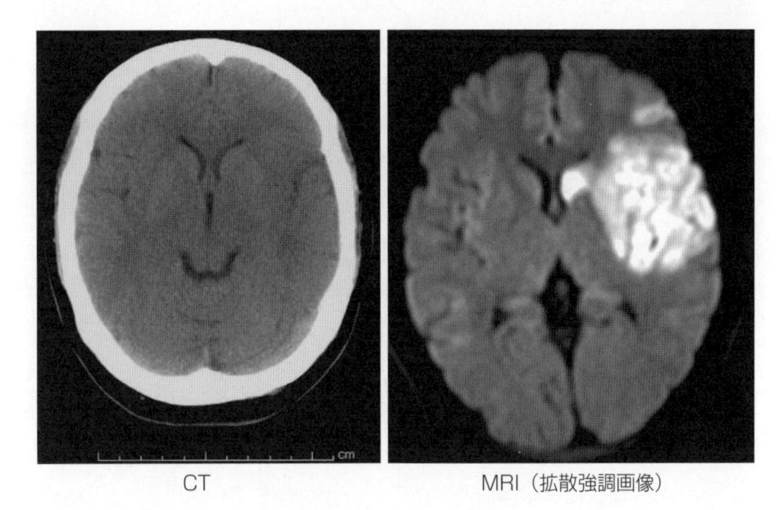

写真 2-2 脳梗塞の拡散強調画像
〔三木保編（2011）：チャート脳神経外科，第４版，テコム，p.91〕

b．MRI 画像診断

CT では発症直後の梗塞巣が検出できないが，MRI では拡散強調像で初期から梗塞巣を高信号域としてとらえることができるため，超急性期の脳梗塞の検出に優れている（写真 2-2）．また，T_2 強調像と FLAIR 像では発症後 3〜6 時間頃から高信号域として認められる．

c．脳血管撮影

CT 血管撮影（CTA），または MRI 血管撮影（MRA）を用いて脳血管の撮影を行い，脳動脈の閉塞部位を確認する．

d．心機能検査

心電図や心臓超音波検査で，心疾患や心臓内の血栓の有無を確認する．

【治　療】

脳梗塞の治療は薬物療法が中心となり，急性期（発症 48 時間以内）には，できるだけ早期の血管の再開通と血流低下による神経細胞の機能低下や，引き続いて起こる神経細胞死，脳浮腫などの 2 次的な変化を最小限にとどめる．

a．超急性期

脳梗塞の超急性期治療は，血栓溶解療法を行い血管の再開通を図ることが重要である．発症後できるだけ早期に血管の再開通を行えば，ペナンブラを壊死させずに済み，症状の顕著な改善が期待できる．発症 4.5 時間以内であれば，rt-PA（遺伝子組換え組織プラスミノゲンアクチベーター）の静注療法を行う．

b．急性期

梗塞巣の拡大を防ぐため，脳保護療法，抗血小板療法，抗凝固療法を行う．

◎**脳保護療法**：脳梗塞が起こると，脳組織を傷害するフリーラジカルが発生し梗塞巣が拡大するため，フリーラジカル消去薬であるエダラボンを発症後 24 時間以内に投与開始する．

◎**抗血小板療法，抗凝固療法**：血栓の増大を防ぐため，抗血小板薬としてアスピリンを発症

48時間以内に投与する．発症5日以内の脳梗塞（心原性脳塞栓症を除く）では，オザグレルナトリウムの投与が推奨される．

◎**抗凝固療法**：新たな血栓形成を防ぐため，発症48時間以内の脳梗塞では抗凝固薬としてヘパリンの投与を考慮してもよい．また，発症48時間以内で梗塞巣の最大径が1.5 cmを超すような脳梗塞（心原性脳塞栓症を除く）には選択的トロンビン阻害薬のアルガトロバンが推奨される．

◎**脳浮腫管理**：心原性脳塞栓症およびアテローム血栓性脳梗塞において，梗塞巣が大きく頭蓋内圧亢進を伴う場合は高張グリセロール（10%）の静注が推奨される．

c．慢性期

脳梗塞の慢性期治療は，再発予防と後遺症の治療が中心となる．

◎**再発予防**

1）危険因子の管理

①降圧療法：再発予防のため，降圧療法により血圧を140/90 mmHg未満に維持する．降圧薬としてカルシウム拮抗薬，ACE阻害薬，ARB，ループ利尿薬を用いる．

②血糖値コントロール：糖尿病は脳梗塞発症リスクを2〜3倍高くする危険因子であるため，血糖値コントロールが推奨される．インスリン抵抗性改善薬のピオグリタゾンによる糖尿病の治療は，脳梗塞の再発予防に有効である．

③脂質異常症のコントロール：脂質異常症は脳梗塞発症の危険因子であり，総コレステロール値240 mg/dL以上で脳卒中の死亡，および総コレステロール値310 mg/dL以上で脳梗塞の発症リスクが高くなることが報告されている．高用量のスタチン系薬は，脳梗塞の再発予防に有効である．

2）抗血栓療法

①抗血小板療法：非心原性脳梗塞（アテローム血栓性梗塞，ラクナ梗塞）の再発予防には，抗血小板薬の投与が推奨される．現段階で非心原性脳梗塞の再発予防で最も有効な抗血小板療法はアスピリン75〜150 mg/日，クロピドグレル75 mg/日，シロスタゾール200 mg/日，チクロピジン200 mg/日である．

②抗凝固療法：心原性脳塞栓症の再発予防は，通常抗血小板薬ではなく抗凝固薬ワルファリンが第一選択薬である．

◎**合併症・後遺症の軽減**：合併症・後遺症の軽減には，抗うつ薬や脳循環代謝改善薬が使用される．脳卒中後にうつ病が合併した場合は，SSRIやSNRIなどの抗うつ薬が用いられる．また，脳梗塞後遺症に対しては脳循環代謝改善薬が使用され，めまいにはイブジラストおよびイフェンプロジルが有効であり，意欲低下にはニセルゴリンが有効である．

2.1.5b　一過性脳虚血発作（TIA）

【概　念】

一過性脳虚血発作（TIA）は，脳や脊髄，網膜の局所の虚血により生じる一過性の神経症状発作で短時間（多くは1時間以内）に消失し，急性脳梗塞を生じない．TIAは脳梗塞の前兆と考えられ，発作後3か月以内に15〜20%の患者が脳梗塞を発症し，その半数は48時間以内に脳梗塞を発症しており，迅速な治療が必要である．

【病態生理】 TIA の発症メカニズムには，ラクナ梗塞のように小病変に起因する機序や心原性脳塞栓のように心臓由来の脳塞栓に基づく機序，内頸動脈など近位血管のアテローム硬化性病変から栓子が飛散することを想定した機序，脳血管の高度狭窄病変や低灌流などに起因する血行力学的機序，さらには血液凝固異常が関連する機序などがある．

【症　状】 症状は，血行障害がどの動脈に起きたかによって異なり，大きく内頸動脈系と椎骨脳底動脈系の２つに分けられる．

a．内頸動脈系

片側の運動障害（片側の顔面と上下肢の脱力と麻痺）と感覚障害（片側の顔面と上下肢の痺れや感覚鈍麻），片側の一過性黒内障，失語，失認，構音障害などの大脳皮質症状が現れる．脳梗塞を起こしやすい．

b．椎骨脳底動脈系

片側あるいは両側の運動障害（顔面と上下肢の脱力と麻痺）と感覚障害（顔面と上下肢の痺れや感覚鈍麻），両眼の視野欠損，めまい，嚥下障害，構音障害などの症状が現れる．脳梗塞を起こすことは少ない．

【検査･診断】 来院時，症状は消失しているので，詳しい問診が必要である．MRI や MRA 検査で脳梗塞の状態や脳血管の狭窄，閉塞部位を調べる．

【治　療】 入院し精査して適切な治療を開始する．

①一過性脳虚血発作（TIA）を疑えば，可及的速やかに発症機序を確定し，脳梗塞発症予防のための治療を直ちに開始しなくてはならない．

② TIA の急性期（発症 48 時間以内）の再発防止には，アスピリン 160〜300 mg/ 日の投与が推奨される．

③非心原性 TIA の脳梗塞発症予防には抗血小板療法が推奨される．必要に応じて降圧薬（アンジオテンシン変換酵素阻害薬など），スタチン系薬の投与も推奨される．

④非弁膜症性心房細動（NVAF）を中心とする心原性 TIA の再発防止には，第一選択薬はワルファリンによる抗凝固療法である．

⑤狭窄率 70%以上の頸動脈病変による TIA に対しては，頸動脈内膜剝離術（CEA）が推奨される．狭窄率 50〜69%の場合は年齢，性，症候などを勘案し CEA を考慮する．CEA 適応症例ではあるが，心臓疾患合併，高齢など CEA ハイリスクの場合は，適切な術者による頸動脈ステント留置術（CAS）を行ってもよい．

⑥ TIA および脳卒中発症予防に，禁煙，適切な体重維持と運動の励行が推奨される．飲酒は適量であればよい．

2.1.5c　脳内出血

【病態生理】 脳内出血は高血圧など様々な原因によって脳血管が破れ，脳実質内に出血した状態をいう．脳内出血の原因は約 60%が高血圧であり，その他，脳アミロイドアンギオパチーや脳動静脈奇形，血管腫，モヤモヤ病，脳動脈瘤破綻などがある．高血圧性脳内出血では，長年高血圧が持続することで主に脳内小動脈（直径 50〜400 μm）の中膜筋細胞が障害され血漿性動脈壊死を生じ，中膜筋細胞の減少や内弾性板の破壊，血漿の浸潤により形成された微小動脈瘤が破綻すると考えられている．出血した血液は血腫となり周囲組織に脳浮腫が生じ，頭蓋内圧を上昇させる．さらなる出血により脳浮腫が増大すると頭蓋内圧が亢進して脳ヘルニアを起こし，重症な場合は脳幹部が圧迫され死に至ることもある．50〜60 代に多く発症し，脳内出血で最も多い部位が被殻（40%）で，次いで視床（30%），皮質下（10%），小脳（10%），脳幹（10%）である．

【症　状】

一般的に頭痛，嘔吐，意識障害，片麻痺がみられるが，出血の部位や程度によって異なる．

ａ．被殻出血

中大脳動脈から分岐し，レンズ核に血液を送る穿通枝であるレンズ核線条体動脈からの出血が多い．脳内出血の中で最も多いため，レンズ核線条体動脈は別名「**脳卒中動脈**」とよばれている．症状は，出血と反対側の手足の運動麻痺（片麻痺）と感覚障害，頭痛，意識障害，共同偏視，失語症などがみられる．外科的に血腫を除去することが可能である．

ｂ．視床出血

後交通動脈から分岐し，視床に血液を送る穿通枝である視床穿通動脈と視床膝状体動脈からの出血が多い．症状は重篤で予後は不良である．頭痛，意識障害，片麻痺，感覚障害，眼球の内下方偏位がみられる．被殻出血と異なり，感覚障害が強く片麻痺は比較的軽度である．視床には内包があり運動神経などの重要な神経が通っているので，外科的に血腫を除去することは不可能である．

ｃ．皮質下出血

前・中・後大脳動脈から分岐し，大脳皮質に血液を送る皮質枝からの出血が多い．皮質下出血の原因は，高血圧の既往のない患者が過半数であり，若年者では脳動静脈奇形が多く，高齢者では脳アミロイドアンギオパチーが多い．頭痛，意識障害，片麻痺，感覚障害，失語症などがみられる．外科的に血腫を除去することが可能である．

ｄ．脳幹（橋）出血

脳底動脈から分岐し，橋に血液を送る穿通枝である脳底動脈橋枝（橋動脈）からの出血（橋出血）が多い．橋出血は出血部位と大きさにより，中心部橋出血と部分的橋出血（背外側被蓋出血，被蓋底部出血）に分類され，中心部橋出血が多い．出血量が多い場合，脳出血の中で最も重症で予後が悪い．症状は，突然の意識消失，呼吸障害，四肢麻痺，両側性除脳硬直，眼球の正中位固定と著しい縮瞳がみられる．手術の適応はない．

ｅ．小脳出血

脳底動脈から分岐し，小脳に血液を送る上小脳動脈の分枝が歯状核近傍で破綻して出血することが多い．症状は，突然の激しい後頭部痛や回転性めまい，反復する嘔吐

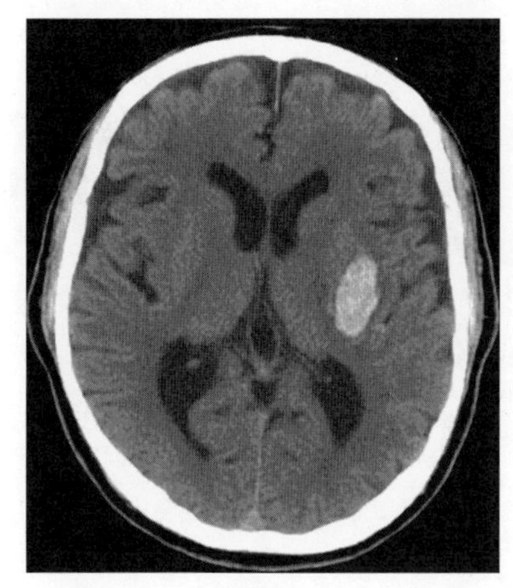

被殻出血

写真 2-3 高血圧性脳内出血の CT
〔三木保編（2011）：チャート脳神経外科，第４版，テコム，p.208〕

で発症し，その後，急速に進行して起立・歩行障害（四肢麻痺はない）を呈する．小脳出血が橋の背側を圧迫すると，**共同偏視**がみられることがある．外科的に血腫を除去することが可能である．

【検査･診断】

脳卒中が疑われた場合，まずCT画像診断で脳梗塞か脳内出血か鑑別する必要がある．血腫は高吸収域（白く写る）として認められ（写真 2-3），経過とともに血腫の周囲に脳浮腫が出現し，浮腫は低吸収域として黒く写る．血腫も時間の経過に従い高吸収域から低吸収域へと変化する．

【治　療】

脳内出血の治療には外科的治療と内科的治療があるが，どちらを行うかは出血部位や出血量，意識レベルによって選択される．意識障害がなく出血量も少ない場合，および意識レベルが深昏睡の場合は内科的治療を行う．出血量が多く意識レベルの低下と脳ヘルニアによる脳幹の損傷が危惧される場合に外科的治療を行う．

ａ．外科的治療

◎**血腫除去術**：従来，全身麻酔をかけて行う開頭血腫除去術が行われてきたが，近年は局所麻酔で済む内視鏡を用いて脳内の血腫を除去する神経内視鏡下血腫除去術が普及してきている．血腫除去術の適応は被殻出血の出血量 31 mL 以上，小脳出血の血腫の最大径 3 cm 以上，皮質下出血の血腫が脳表から 1 cm 以下に存在する場合であり，視床出血および脳幹出血では，運動神経や生命維持に関与する神経を損傷する危険があるため，血腫除去術は行わない．

◎**脳室ドレナージ・シャント術**：視床および脳幹からの出血が脳室に及ぶ脳室穿破によって急性水頭症が合併した場合は，緊急的に脳室ドレナージで脳脊髄液を排出し，その後シャント術に切り替える．

①脳室ドレナージ：脳室内にドレーンチューブを挿入し，脳脊髄液を体外に排出する方法で

ある．脳室内に直接ドレーンチューブを挿入するため，細菌やウイルス感染の危険性と患者はドレーンチューブの届く範囲内でしか行動できない不便さがある．

②シャント術：脳室ドレナージと同様に脳室内にドレーンチューブを挿入するが，ドレーンの他端は皮下を通して腹腔内，または心房内のカテーテルと接続して脳脊髄液を腹腔内，または心臓に排出する方法である．ドレーンチューブは体内にあるため，感染の危険性はなく，患者の行動範囲も制限されることはない．

b．内科的治療

◎急性期

①呼吸管理：急性期で意識障害が進行し，呼吸障害のある場合には気道確保や人工呼吸管理を考慮する．軽症から中等症の脳卒中の患者に対して，ルーチンに酸素投与することは推奨できない．治療として高圧酸素療法や，手術適応決定のための高圧酸素療法は推奨できない．

②血圧の管理：急性期の血圧は，収縮期圧が 180 mmHg 以上，拡張期圧が 105 mmHg 以上，または平均血圧が 130 mmHg 以上が 20 分以上続いた場合に降圧薬の使用を開始し，収縮期圧が 180 mmHg 未満または平均血圧が 130 mmHg 未満を維持することを目標に管理する．降圧薬としてカルシウム拮抗薬，β遮断薬，アンジオテンシン変換酵素阻害薬，硝酸薬がある．

③脳浮腫・頭蓋内圧亢進の管理：高張グリセロール静脈内投与は，脳浮腫を改善し，脳代謝を改善する．マンニトール投与が脳内出血の急性期に有効とする明確な根拠はないが，進行性に頭蓋内圧が亢進し，これに随伴して臨床所見が増悪した場合には考慮する．頭蓋内圧亢進に対しベッドアップにより上半身を 30° 挙上するとよいと報告されているが，血圧低下に注意すべきである．

④けいれんの管理：急性期のけいれん発作には抗てんかん薬を用いる．その後は，晩発性てんかんを起こす可能性も考慮して慎重に抗てんかん薬を減量する．

◎慢性期

血圧の管理：再発予防のために，特に拡張期血圧を 75～90 mmHg 以下にコントロールするように推奨されている．高血圧性脳内出血では血圧のコントロール不良例で再発が多く，拡張期血圧が 90 mmHg を超える症例での再発が高く，75 mmHg 未満では起こりにくい．

2.1.5d くも膜下出血

【病　態】

脳・脊髄は髄膜で包まれており，髄膜は外側から硬膜，くも膜，軟膜の３層からなる．くも膜下出血はくも膜と軟膜との間のくも膜下腔に出血が起こり，脳・脊髄液中に血液が混入した状態をいう．原因として最も多いのが脳動脈瘤の破綻で 80％以上を占め，40～60 代の女性に好発し，次いで脳動静脈奇形で 20～40 代の男性に好発する．脳動脈瘤は先天的に脳底動脈の分岐部に中膜欠損が存在し，これに後天的に高血圧や動脈硬化などが加わって形成されると考えられている．脳動脈瘤の好発部位はウィリス動脈輪の前半部が多く，前交通動脈（40％），内頸動脈･後交通動脈（30％），中大脳動脈（20％）である．動脈瘤が破裂する要因には精神的肉体的負荷による血圧変動，季節などが考えられている．くも膜下出血は脳卒中の約8%を占め，発症後，約半数が死亡ないし重篤な後遺症を残すことになる．

【症 状】

出血が少ない場合は，風邪をひいたときの頭痛ぐらいであるが，大出血の場合は，突然バットで殴られたような激しい頭痛が起こり，続いて吐気や嘔吐が起こる．また，意識を失うことが多い．発作数時間後に項部硬直やKernig（ケルニッヒ）徴候などの髄膜刺激症状がみられるが，出血の程度が軽度の場合は出現しないこともある．初回発作時に治療しなければ，発作24時間以内（特に6時間以内）に脳動脈瘤の再破裂が最も起こりやすく，その死亡率は約30%である．

また，脳主幹動脈の血管攣縮は発症約72時間後から2週間（ピークは7〜10日）の間に起こり，脳梗塞のため重篤な後遺症を残したり，死に至ることもある．くも膜下出血の約20〜30%で発症約3週間後に水頭症がみられる．その他，未破裂脳動脈瘤が大きい場合，動脈瘤近傍の神経（主に動眼神経や視神経）を圧迫するため，様々な眼症状を示すことがある．

【検査·診断】

くも膜下出血の診断にはCT画像診断が有用である．診断の流れは図2-8（p.47）に示す．

a．CT画像診断

CT画像所見では約90%で鞍上部周囲のくも膜下腔にヒトデ型の高吸収域がみられるが（写真2-4），出血が少ない場合や時間が経過した亜急性期の場合，高吸収域が認められず，不明瞭化していることがある．この場合はMRIのFLAIR画像で高信号病変として認められる可能性がある．

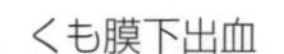

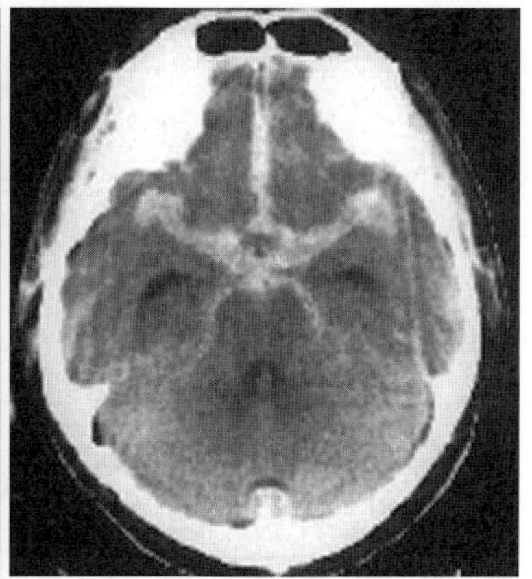

写真2-4 正常画像とくも膜下出血
〔三木保編（2011）：チャート脳神経外科，第4版，テコム，p.81，p.198〕

b．髄液検査

CT画像診断で出血が確認できない場合，脳ヘルニアの発症に注意しながら髄液検査を行い確定診断を得る．髄液は，発症の急性期には赤色の血性を示し，亜急性期には黄色透明のキサントクロミーを示す．

c．脳血管撮影

くも膜下出血と診断された場合，その原因と脳動脈瘤の破裂部位を特定するためにデジタルサブトラクション血管造影（DSA）や3D-CTA，MRAを用いて脳血管撮影を行う（写真2-5）．

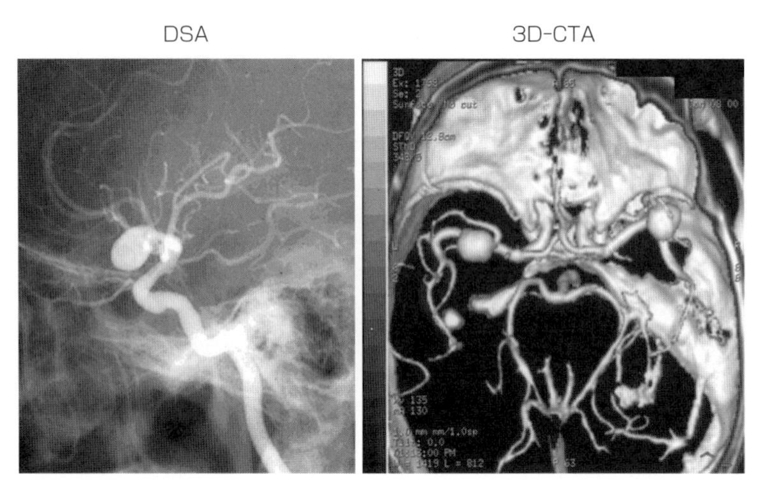

写真2-5　脳血管撮影
〔三木保編（2011）：チャート脳神経外科，第4版，テコム，p.199〕

【治　療】

くも膜下出血の治療方針の決定にあたっては，その重症度の判定が重要である．くも膜下出血の重症度分類にはHunt and Hess分類（表2-23）やHunt and Kosnic分類，WFNS（世界脳神経外科学会連合）の分類がある．これらは，くも膜下出血の患者の意識レベルを基にグレード分けした分類で，予後と非常に相関している．

a．急性期の全身管理

くも膜下出血の急性期治療の目的は，再出血の予防と頭蓋内圧の管理および全身状態の改善である．**再出血は発作後6時間以内に最も多く発生**しており，発症直後はできるだけ安静を保ち，侵襲的な検査や処置は避けたほうがよい．再出血の予防には

表2-23　Hunt and Hess分類

Grade Ⅰ	無症状から最小限の頭痛および軽度の項部硬直をみる．
Grade Ⅱ	中等度から強度の頭痛，項部硬直をみるが脳神経麻痺以外の神経学的失調はみられない．
Grade Ⅲ	傾眠状態，錯乱状態，または軽度の巣症状を示すもの．
Grade Ⅳ	混迷状態で，中等度から重篤な片麻痺があり，早期除脳硬直および自律神経障害を伴うこともある．
Grade Ⅴ	深昏睡状態で除脳硬直を示し，瀕死の様相を示すもの．

十分な鎮痛，鎮静を行い，降圧薬を投与する．重症な場合は脳循環の改善が重要であり，高浸透圧利尿薬を投与し，心肺合併症に注意した全身循環の管理が必要である．

b．脳動脈瘤の治療

破裂した脳動脈瘤からの再出血の予防処置には開頭による外科的治療（クリッピング術）や開頭を要しない血管内治療（動脈瘤コイル塞栓術）を行う．軽度～中等度の患者（Grade I～III：表2-23：p.46）では，年齢，全身合併症，治療の難度など制限がない限り，早期に再出血予防処置を行う．比較的重症な患者（Grade IV）では，患者の年齢，動脈瘤の部位などを考え，再出血予防処置の適応の有無を判断する．最重症患者（Grade V）では，原則として急性期の再出血予防処置の適応は乏しいが，状態の改善がみられれば再出血予防の処置を行う．

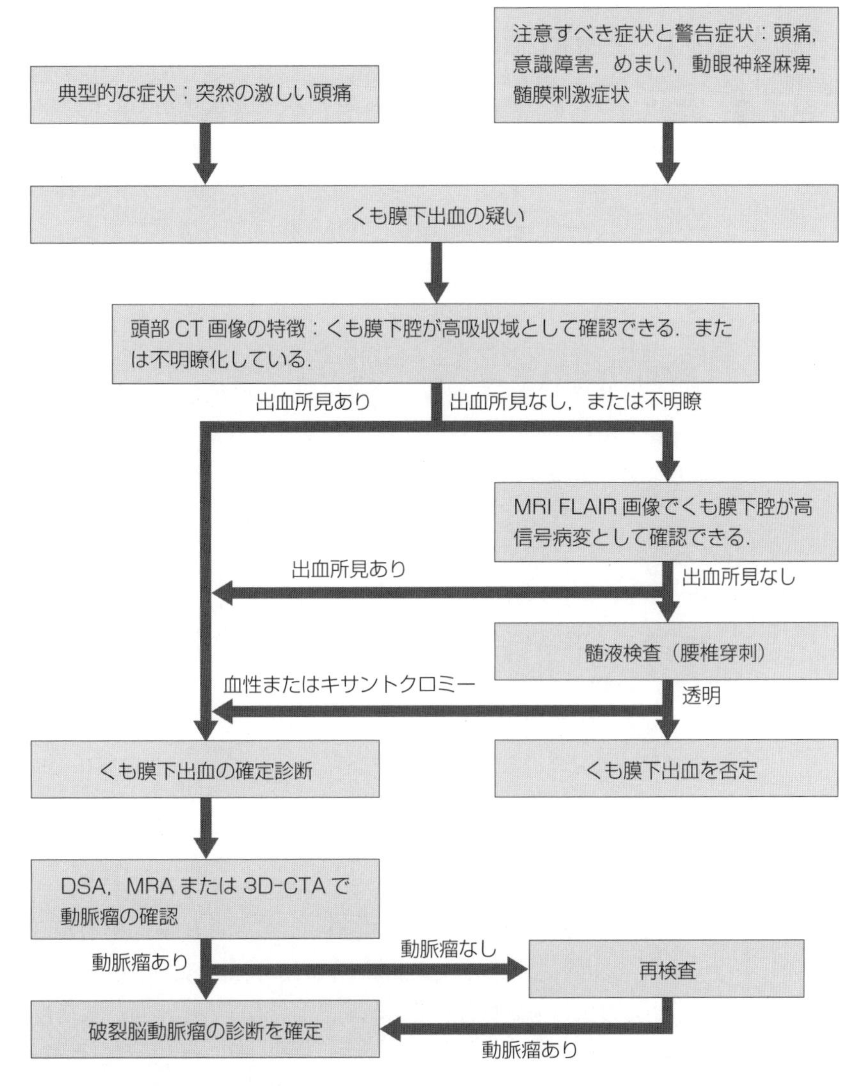

図2-8　くも膜下出血の診断フローチャート

c．保存的治療

術後管理では，遅発性脳血管攣縮の予防と治療が重要である．現在，遅発性脳血管攣縮の治療法として以下の方法が行われている．

◎ triple H 療法：人為的に循環血液量や血圧を上げ，さらに血液の粘稠度を下げることで脳血流を改善する．

◎脳槽ドレナージ：脳槽ドレーンよりウロキナーゼまたは rt-PA を注入し，しばらく後に同じドレーンから髄液と溶けた血腫を排出し，頭蓋内圧を管理する．

◎血腫溶解療法：脳槽ドレナージの際にウロキナーゼ，または rt-PA を投与する．くも膜下腔の血腫を溶かし排出する．

◎全身的薬物投与：ファスジルとオザグレルナトリウムの静脈内投与が有効である．

（友部浩二）

2.1.6　Parkinson（パーキンソン）病

【概　念】

パーキンソン病（Parkinson's disease: PD）は原因不明であり，中脳黒質にあるドパミン神経細胞の脱落を主体とする神経変性疾患である．1817 年に英国医師のジェームズ・パーキンソンによって初めて報告された．日本での有病率は人口 10 万人当たり 100〜150 人と推定されている．好発年齢は 50〜60 代である．

PD は，ドパミン（DA）神経細胞の変性・脱落により黒質線条体における DA が減少し，運動抑制に対する抑制が外れるため運動神経が過剰に抑制されて，**振戦，筋固縮，無動，姿勢反射障害**などの**錐体外路症状**（パーキンソン症状）を示すのが特徴である．原因が明確で二次的にパーキンソン症状を示す疾患をパーキンソン症候群（パーキソニズム）といいパーキンソン病とは区別しており，薬剤性パーキソニズムや脳血管性パーキソニズム，中毒性パーキソニズム，脳炎後パーキソニズムなどがある．

【病態生理】

PD のほとんどが原因不明の孤発性（90〜95%）で，5〜10%が家族性パーキンソン病である．1983 年に合成麻薬の副産物である MPTP（1-methyl-4-phenyl-1, 2, 3, 6tetrahydropyridine）が PD 様症状を示し，ミトコンドリア呼吸鎖複合体を阻害することが報告されて以来，ミトコンドリア障害説が提唱されている．PD の病理組織的変化では，黒質の DA 神経細胞の変性と黒質，および青斑核に Lewy 小体とよばれる細胞内封入体の蓄積が特徴的にみられる．

近年，家族性パーキンソン病の原因遺伝子として常染色体優性遺伝の α-synuclein（Park1）が同定された．また，40 歳以下で発症する若年性パーキンソン病は常染色体劣性遺伝の PD で Lewy 小体の形成は認められず，その原因遺伝子は Parkin（Park2）と PINK1（PTEN induced putative kinase1）であることが判明した．Lewy 小体の主な構成成分は α-synuclein であることから，孤発性 PD のリスク要因の一つと考えられている．

Parkin は Pael 受容体を基質とするユビキチンリガーゼである．α-synuclein は海

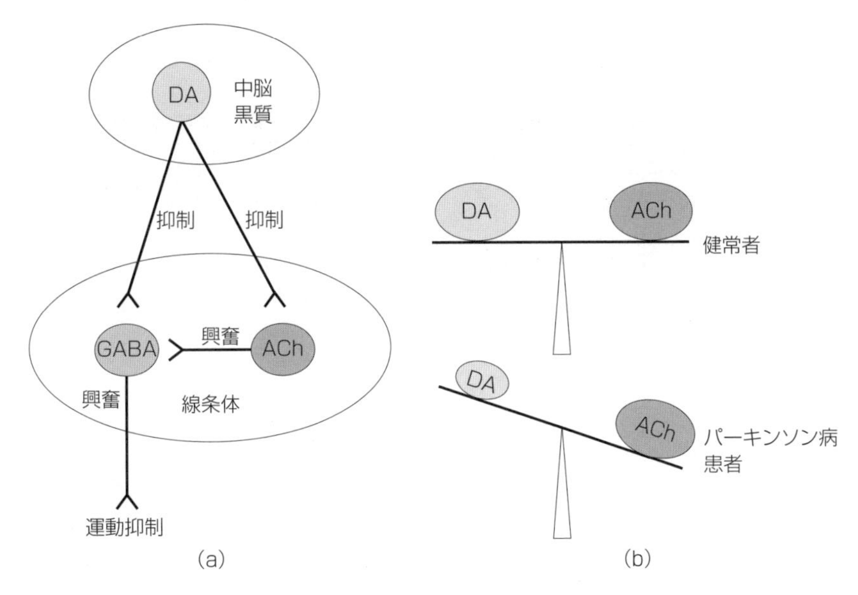

図 2-9　線条体でのドパミン（DA）の作用

中脳の黒質から線条体に投射した DA 神経は，アセチルコリン（ACh）神経と GABA 神経に対して抑制的に作用している．ACh 神経は介在ニューロンとして GABA 神経に対して興奮的に作用し，GABA 神経を調節して運動抑制が行き過ぎないようにしている（a）.

パーキンソン病では，DA が減少しているため，DA と ACh が崩れ，相対的に ACh が過剰になり，GABA 神経の活動が強くなり，運動抑制が増強される（b）.

馬や黒質・線条体の神経細胞のミトコンドリア内に存在し，Pael 受容体は DA 神経細胞に発現しており，α-synuclein や Parkin の遺伝的変異によって α-synuclein，Pael 受容体が異常蓄積し小胞体ストレスが生じていると考えられている．Parkin と PINK1 はともに不良ミトコンドリアの除去に関与しており，これら遺伝子に異常があると不良ミトコンドリアが除去されず神経細胞の変性が引き起こされると考えられており，α-synuclein もミトコンドリア呼吸鎖複合体に対して阻害作用を示すことが知られている．これらは，PD の発症に**小胞体ストレスとミトコンドリア機能障害**が深く関与していることを示唆している．

DA 神経は，中脳の黒質から線条体に投射してアセチルコリン神経に作用し，小脳・大脳系での筋肉運動の抑制が行き過ぎないように抑制している．しかし，PD では DA 神経細胞の変性・脱落により DA が減少しており，アセチルコリン神経に対する抑制が外れて運動抑制が強まって筋固縮や無動といった症状が現れる（図 2-9）.

【症　状】

PD は長時間かけてゆっくりと進行するので，**初期症状には気づきにくい**．初期症状として手足のふるえ（振戦）や筋肉のこわばり（筋固縮）が現れる．進行すると，動作が緩慢（無動・寡動）になり，行動障害や姿勢反射障害が現れる．これら**安静時振戦や筋固縮，無動・寡動，姿勢反射障害**などの運動障害は PD に特徴的な症状（錐体外路症状）である．この他，便秘や排尿障害などの自律神経症状や睡眠障害，うつ症状などの精神症状，認知症状など非運動障害もみられる．

表 2-24 ホーン・ヤールの重症度分類

ホーン・ヤールの重症度分類		生活機能障害度	
Stage Ⅰ	一側性の障害のみ，通常は，機能障害は軽微，またはなし.	Ⅰ度	日常生活や通院に介助を必要としない.
Stage Ⅱ	両側または身体中心部の障害，ただし，バランスの障害は伴わない.		
Stage Ⅲ	小刻み歩行や動作がゆっくりなどの特徴的症状が出現し，それまでの仕事を続けるには，かなりの努力が必要になるが，日常生活は人の助けを借りなくてもできる.	Ⅱ度	日常生活や通院に部分的に介助を必要とする.
Stage Ⅳ	病状が進行し，高度に機能が障害される.かろうじて介助なしで歩けるが，転びやすく自分で姿勢を立て直すのが難しい.		
Stage Ⅴ	介助なしでは寝たきりになる. 一人で歩けず車椅子が必要.	Ⅲ度	日常生活に全面的な介助を必要とし，一人では歩行起立不能.

PD の症状の進行度合いを示す指標として，ホーン・ヤールの重症度分類（表 2-24）が使われる．PD は通常身体の片側から症状が始まり，進行すると身体の両側に症状が広がる．ホーン・ヤールの重症度分類では，ふるえなどの症状が片方の手足のみである場合をⅠ度，両方の手足にみられる場合をⅡ度，さらに病気が進行し，姿勢反射障害（体のバランスの障害）がみられるようになった場合をⅢ度，日常生活に部分的な介助が必要になった場合をⅣ度，車いすでの生活や寝たきりとなった場合をⅤ度と進行度を 5 段階で示している．ホーン・ヤールでⅢ度以上，生活機能障害度Ⅱ度以上の場合に難病医療費助成制度が受けられる．

a．振 戦

初期症状として最も多く，身体の片側の上肢に始まり，次いで同側の下肢に，数か月から 1 年で反対側に同様に進行する．振戦は 1 秒間に 4〜6 回と規則正しく，じっとしているときにふるえ，動作すると消失する安静時振戦が特徴である．また，手の指先で丸薬を丸めるような，親指と他の指をこすり合わせるような動作（ピル・ローリング）も特有である．ふるえが強くなると，唇がふるえることがある．

b．筋固縮（筋強剛）

振戦同様に片側の上肢に始まり，次第に筋トーヌス（筋緊張）が増し，屈筋と伸筋のバランスが崩れて，関節の受動運動が固くなり抵抗を示す鉛管現象や歯車現象がみられるようになる．

c．無動・寡動

動作が乏しく，ゆっくりになり，動作の開始に時間がかかるのが特徴である．また，顔の表情が乏しくなり，まばたきも少なくなる仮面様顔貌や文字を書いているうちに，だんだん字が小さくなっていく小字症，話し方の抑揚がなくなり，小声でボソボソしゃべる単調言語もみられる．

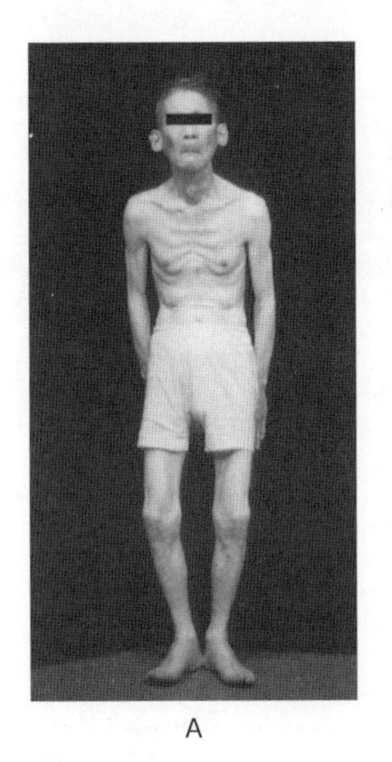
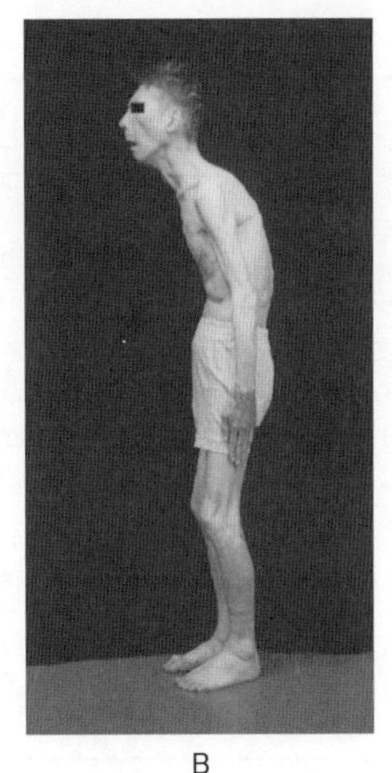

A　　　　　　　　B

写真 2-6　Parkinson 病（医師国家試験問題 84D-21 より）

d．姿勢反射障害，歩行障害

病気が進むと，体の位置変化に対応して筋のバランスを取り，姿勢を立て直す機能が障害されるため，首を前方に突き出し，上半身が前かがみになり，膝を軽く曲げた前傾姿勢をとるのが特徴である（写真 2-6）．また，始めの一歩が踏み出しにくくなったり（すくみ足）や歩幅が小刻みになったり（小歩症），いったん歩き出すと止まれなくなる（突進現象）といった歩行障害がみられる．

【検査・診断】

PD が疑われた場合は，画像検査（CT や MRI，PET）や血液検査，髄液検査，尿検査を行う．画像検査により PD に似た症状の疾患と鑑別することができる．PD の CT や MRI では明らかな異常はみられない．PET では血流や代謝の異常はみられないが，DA 取り込みの減少がみられる．血液検査や髄液検査所見の異常はみられない．診断は 1995 年に厚生省特定疾患・神経変性疾患調査研究班によって作られたパーキンソン病の診断基準（表 2-25：p.52）が使われる．

【治　療】

診断後，PD 初期（未治療患者）の治療のアルゴリズム（図 2-10：p.53）を参考に治療を開始する．薬物治療の原則は L-Dopa か DA アゴニスト（表 2-26：p.54）を用いる．L-Dopa か DA アゴニストのどちらを用いるかは，年齢，運動症状の程度，合併症などの患者背景による．70〜75 歳以下で精神症状・認知機能障害を呈していない場合は，DA アゴニストで開始し，効果が不十分な場合は L-Dopa を併用する．70〜75 歳以上で精神症状・認知機能障害のある場合，あるいは運動症状改善の必要性が高い場合は，L-Dopa で治療を開始する．

L-Dopa は脳内に入り，ドパ脱炭酸酵素の作用で，DA に変換されることで黒質線条体への DA 量を増やし，抗パーキンソン病効果を示す．L-Dopa 単独では血管内の

表 2-25　パーキンソン病の診断基準

Ⅰ　自覚症状	1．安静時にふるえがある（四肢またはあごに目立つ）． 2．動作が遅く，一つの動作に時間がかかる． 3．歩行がのろく，うまく歩けない．
Ⅱ　神経所見	1．毎秒 4～6 回ほどのゆっくりとしたふるえが，安静時に起こる． 2．無動・寡動：仮面様顔貌，低く単調な話し声，動作の緩慢，姿勢をうまく変えることができない． 3．歯車現象を伴う，こわばり（筋固縮）がある． 4．姿勢・歩行障害：前傾姿勢，歩行時に手を振らない，歩き出すと止まらない（突進現象），小刻み歩行，立ち直り反射障害．
Ⅲ　臨床検査所見	1．一般的な検査には特異的な異常がない． 2．脳の画像検査（CT，MRI）では，明らかな異常がない．
Ⅳ　鑑別診断	1．血管障害性の病気ではないことが証明されている． 2．薬剤性の病気ではないことが証明されている． 3．その他の変性疾患ではないことが証明されている．
診断の判定	次の 1～5 のすべてを満たすものをパーキンソン病と診断する． 1．経過は進行性である． 2．自覚症状で，上記のいずれか 1 つ以上がみられる． 3．神経所見で，上記のいずれか 1 つ以上がみられる． 4．抗パーキンソン病薬による治療で，自覚症状や神経所見の明らかな改善がみられる． 5．鑑別診断で，上記のいずれの病気でもないことが証明されている．

ドパ脱炭酸酵素によって分解され大量の L-Dopa を必要とするので，ドパ脱炭酸酵素阻害薬（DCI）合剤を用いることで L-Dopa の脳内移行を増やし，L-Dopa の投与量を減らすことができる．L-Dopa は長期使用により有効持続時間の短縮（**wearing-off 現象**）や急激な症状の変動（**on-off 現象**）などの運動合併症が発現する．Wearning-off 現象がみられた場合は，wearing-off の治療アルゴリズム（図 2-11：p.55）に従い，L-Dopa の投与回数を 1 日 3～4 回に増やすか，または DA アゴニストを十分量投与して，効果が期待できないとき，ジスキネジアがない場合は，エンタカポン，セレギリン，ゾニサミドの順に追加併用し，ジスキネジアがある場合は L-Dopa1 回量を減量し，エンタカポンまたはゾニサミドを併用する．これら多剤併用によっても wearing-off 現象が消失しない場合には，ジスキネジアの有無にかかわらず，L-Dopa の頻回投与（1 日 5～8 回）およびドパミンアゴニストの増量・変更を行う．他に，抗コリン薬，DA 遊離促進薬などもあるが，補助的な位置づけで使用されている．さらに進行すると，薬物治療の限界であり，脳深部刺激療法や定位脳手術等の外科的な手術療法が検討される．

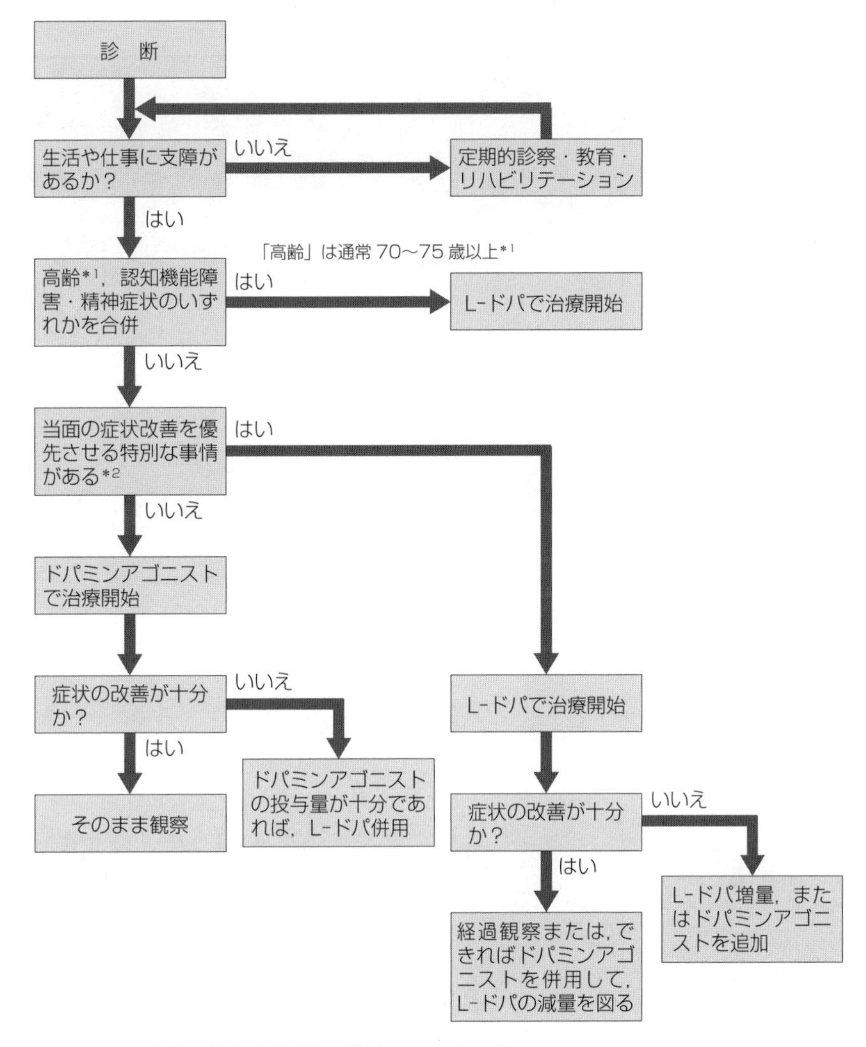

図 2-10　PD 初期（未治療患者）の治療のアルゴリズム

＊1：年齢については，エビデンスはないものの，通常，70～75 歳以上を高齢者と考えることが多い.

＊2：例えば，症状が重い，転倒のリスクが高い，あるいは患者にとって症状改善の必要度が高い場合などが相当する.

〔日本神経学会監修（2011）：パーキンソン病治療ガイドライン 2011，医学書院，p.77〕

表 2-26 主なパーキンソン病治療薬

種 類		薬物名	薬理作用
DA 前駆物質 （+ DCI 合剤）		L-Dopa（レボドパ）	DA に代謝され，不足した DA を補充する． DCI は末梢で L-Dopa を代謝するドパ脱炭酸酵素を阻害して，脳内に移行する L-Dopa を増やす．
		L-Dopa +ベンセラジド合剤	
		L-Dopa +カルビドパ合剤	
DA アゴニスト	麦角系	ブロモクリプチン	DA（主に D_2）受容体を刺激し，DA 遊離を促進する．
		ペルゴリド	
		カベルゴリン	
	非麦角系	プラミペキソール	
		ロピニロール	
		タリペキソール	
		ロチゴチン	
抗コリン薬		トリヘキシフェニジル	ACh 受容体を遮断し，DA 不足により相対的に過剰になった ACh の作用を抑える．
		ビペリデン	
		ピロヘプチン	
		プロフェナミン	
DA 遊離促進薬		アマンタジン	DA 遊離を促進する．
MAO-B 阻害薬		セレギリン	MAO-B を阻害し，DA シナプス間隙での DA 濃度を上昇させる．
COMT 阻害薬		エンタカポン	COMT を阻害し，末梢での L-Dopa 代謝を抑制して，脳内に移行する L-Dopa を増やす．
L-Dopa 賦活薬		ゾニサミド	詳細不明．MAO-B 阻害作用や神経保護作用などが考えられている．
ノルアドレナリン前駆物質		ドロキシドパ	ノルアドレナリン前駆物質である．ノルアドレナリンに代謝され，不足したノルアドレナリンを補充する．
アデノシン（A_{2A}）受容体拮抗薬		イストラデフィリン	A_{2A} 受容体を遮断して，GABA 神経の過剰な興奮を抑制する．

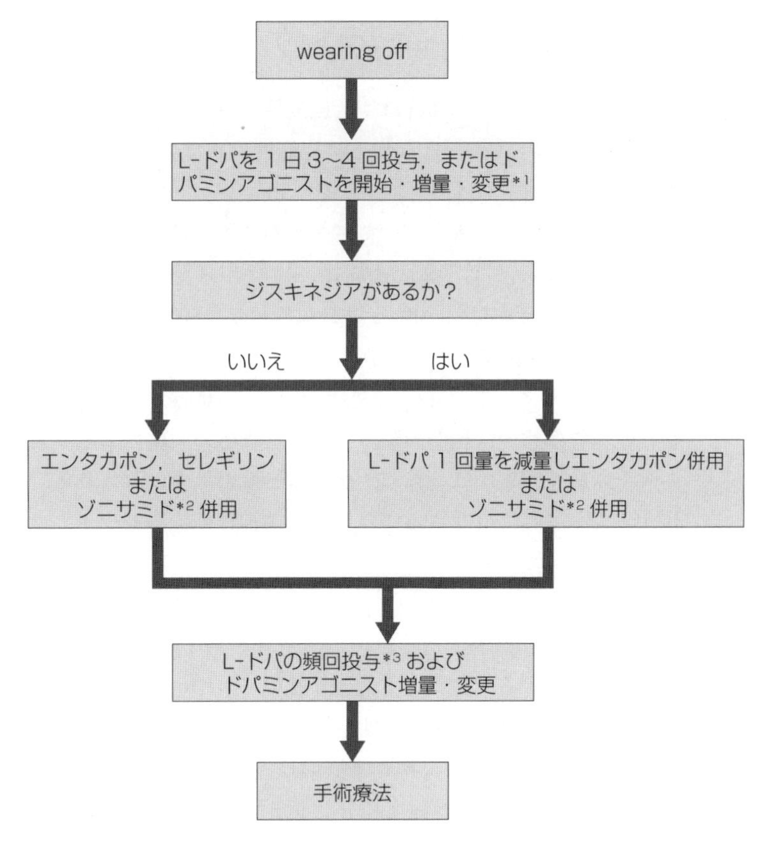

図2-11　wearing offの治療アルゴリズム

＊1：wearing off出現時は，投与量不足の可能性もあるので，L-ドパを1日3~4回投与にしていない，あるいはドパミンアゴニストを十分加えていない場合は，まず，これを行う．

＊2：ゾニサミドは25 mgではoff症状の改善を，50~100 mgでoff時間の改善を認めた．現在保険で認められているのは25 mgのみである．

＊3：1日5~8回程度

〔日本神経学会監修（2011）：パーキンソン病治療ガイドライン2011，医学書院，p.107〕

（友部浩二）

2.1.7　認知症（Alzheimer（アルツハイマー）型認知症，脳血管性認知症）

【概　念】

認知症とは，一度正常に発達した脳が，後天的な脳の器質的障害よって認知機能が持続的に低下し，日常生活や社会生活に支障をきたす状態をいう．認知症は高齢化が進むにつれて年々増加しており，現在，日本における65歳以上の有病率は3.8~11.0%である．認知症を引き起こす原因には変性性認知症と脳血管性認知症の2種類があり，変性性認知症にはアルツハイマー型認知症やレビー小体型認知症，前頭側頭型認知症がある．日本ではアルツハイマー型認知症が最も多く（約50%），次いで脳血管性認知症（約20%），レビー小体型認知症（約20%）であり，3大認知症といわれている．

2.1.7a Alzheimer（アルツハイマー）型認知症

【病態生理】

アルツハイマー型認知症は，**大脳皮質の萎縮や老人斑**，神経原線維変化など病理組織学的変化が特徴的にみられる**神経変性疾患**であり，65 歳以前に発症する場合をアルツハイマー病，65 歳以降に発症する場合をアルツハイマー型老年認知症と区別することもあるが，両者を併せてアルツハイマー型認知症あるいはアルツハイマー病という．アルツハイマー型認知症は，40 代から発症し加齢に伴って発症率は増加し，80 歳以上の発症率は約 20%といわれており，女性のほうが男性よりも高い．

ａ．病理学的変化

アルツハイマー型認知症（Alzheimer's Disease：AD）の脳では，老人斑の沈着や神経原線維変化の蓄積が観察され，神経細胞の脱落で大脳皮質や海馬，辺縁系，マイネルト基底核が著明に萎縮し，脳室や脳溝の拡大がみられる．また，マイネルト基底核から大脳皮質に投射するコリン作動性神経細胞の減少や，コリンアセチルトランスフェラーゼ活性の低下がみられる．

老人斑はアミロイドβタンパク質（Aβ）が凝集したもので，高齢者の脳にみられるが，特に AD の脳では，早期に沈着し始め十数年後に神経原線維変化や神経細胞死が起こるとする**アミロイド仮説**が提唱されている．AD 患者の脳においてアミロイド前駆体タンパク質（**APP**）は，**βセクレターゼ**と**γセクレターゼ**によって凝集しやすい**Aβ42** が産生され，神経細胞の周囲に沈着する．細胞外の Aβはアセチルコリン受容体や NMDA 受容体と結合しシナプス機能を傷害するとの報告があり，細胞内に取り込まれた Aβはユビキチン分解系を抑制することで，**過剰リン酸化タウタンパクの蓄積**を促進して**神経原線維変化**を誘発し神経細胞死を引き起こすと考えられている．

また，近年，AD 患者脳において Aβを分解する**ネプリライシンの活性**が低下していることが報告されていることから，AD 患者脳では Aβの産生・分解系の異常により Aβの蓄積が生じていると考えられる．

ｂ．遺伝学的要因

AD 患者の 8 割以上が加齢に伴い発症する孤発性で原因は不明である．家族性 AD は数%で原因遺伝子としてアミロイド前駆体タンパク質をコードする *APP* 遺伝子，プレセニリン 1 をコードする *PSEN1* 遺伝子，プレセニリン 2 をコードする *PSEN2* 遺伝子の変異が発見されており，それぞれ第 21 番，第 14 番，第 1 番染色体に存在する．プレセニリンはγセクレターゼの活性中心サブユニットであり，プレセニリンに異常があると，APP の切り出し位置が 2 アミノ酸シフトし Aβ42 が生じる．その他，遺伝的危険因子として，アポリポタンパク質 E（ApoE）の遺伝子多型が知られている．アポリポタンパク質 E の遺伝子型には *ApoEε2*, *ApoEε3*, *ApoEε4* があり，家族性 AD 患者や孤発性 AD 患者では ***ApoEε4*** アレルの頻度が高く，この遺伝子型をヘテロにもつ人よりもホモにもつ人のほうが AD 発症年齢が早く，発症率も高くなることが知られている．

また，近年 *ApoEε4* アレルをもつ人は老人斑の出現率が高いとの報告もあり，

ApoEε4 と Aβ形成との関連性も示唆されている．

c．神経化学的変化

AD 患者脳の前脳基底部のマイネルト基底核でアセチルコリン作動性神経細胞が顕著に脱落している．アセチルコリン作動性神経はマイネルト基底核から大脳皮質に投射しており，AD 患者の大脳皮質ではコリンアセチルトランスフェラーゼ活性の低下がみられ認知症の重症度と相関している．また，AD 患者の大脳皮質，海馬，マイネルト基底核でニコチン性受容体数の著しい減少もみられる．これらは AD 患者の認知機能の低下を裏付けている．

【症　状】

AD 患者の**脳の萎縮**はゆっくりと**進行**し，それに伴い現れる症状も変化して行く．臨床症状は**中核症状**と**周辺症状**に分けられる．中核症状は近時記憶の障害が特徴で，日々の新しいことが覚えられない記銘力障害や見当識障害，失語，失認，計画を実行に移すことができない遂行機能障害などである．周辺症状は認知症の行動・心理症状（BPSD：Behavioral and psychological symptoms of dementia）とよばれ，中核症状に付随して起こる二次的な症状で行動異常として徘徊や興奮暴力などがあり，心理症状ではうつ状態や幻覚・妄想などがある．中核症状と周辺症状を合わせたものが認知症症状である．

症状の経過は初期，中期，後期の 3 期に分けられる．

a．初期（1〜3 年）

記憶の障害，特に近時記憶の障害が目立ってくる時期で，新しく経験した出来事などの情報を記憶しておくことが困難になり，今電話で話した相手が誰だったのか分からなくなったり，物の置き忘れやしまい忘れがみられるようになる．記憶障害の他，それまでやっていた趣味や日課などに対する関心の低下や複雑な話が理解できなくなる．また，時間的な見当識の障害がみられ，今日が何月何日か，何曜日かが分からなくなる．

b．中期（2〜10 年）

記憶の障害がさらに進行し，近時記憶だけでなく，古い記憶も思い出せなくなる．自分の家が認識できなくなり，外出すると帰ってこられなくなるなど，場所の見当識障害が現れ，徘徊するようになる．ときに精神混乱を起こしやすく被害妄想や攻撃的になったりする．失認や失行，失語がみられるようになる．

c．後期（8〜12 年）

記憶障害は顕著に低下し，自分の名前や家族のことが分からなくなる人に対する見当識障害が現れる．鏡に映った自分さえも分からなくなることもある（鏡徴候）．排泄ができずに失禁したり，異食をしたり，日常生活では全面的な介護を必要とする．ついには無動，無言となり寝たきりになる．

【検査･診断】

AD の診断には，米国精神医学会が作成した，精神疾患の診断と統計のための手引き 第 5 版（2013 年 改 訂 ）DSM-5（Diagnostid and statistical manual of mental disorders, 5th ed）（表 2-27：p.58）や米国国立精神障害・脳卒中研究所（National

表 2-27　アルツハイマー病による認知症と軽度認知障害　DSM-5 診断基準

A：認知症または軽度認知障害に基準を満たす．
B：1 つまたはそれ以上の認知領域で，障害は潜行性に発症し緩徐に進行する（認知症では，少なくとも 2 つの領域が障害されていなければならない）．
C：以下の確実なまたは疑いのある Alzheimer 病の基準を満たす：
認知症について：
確実な Alzheimer 病は，以下のどちらかを満たしたときに診断されるべきである．そうでなければ疑いのある Alzheimer 病と診断されるべきである．
（1）家族歴または遺伝子検査から，Alzheimer 病の原因となる遺伝子変異の証拠がある．
（2）以下の 3 つすべてが存在している：
　（a）記憶，学習および少なくとも 1 つの他の認知領域の低下の証拠が明らかである（詳細な病歴または連続的な神経心理学的検査に基づいた）．
　（b）着実に進行性で緩徐な認知機能低下があって，安定状態が続くことはない．
　（c）混合性の病因の証拠がない（すなわち，他の神経変性または脳血管疾患がない，または認知の低下をもたらす可能性のある他の神経疾患，精神疾患，または全身疾患がない）．
軽度認知症について：
確実な Alzheimer 病は遺伝子検査または家族歴のいずれかで，Alzheimer 病の原因となる遺伝子変異の証拠があれば診断される．
疑いのある Alzheimer 病は，遺伝子検査または家族歴のいずれにも Alzheimer 病となる遺伝子変異の証拠がなく，以下の 3 つすべてが存在している場合に診断される．
（1）記憶および学習が低下している明らかな証拠がある．
（2）着実に進行性で緩徐な認知機能低下があって，安定状態が続くことはない．
（3）混合性の病因の証拠がない（すなわち，他の神経変性または脳血管疾患がない，または認知の低下をもたらす可能性のある他の神経疾患，精神疾患，または全身疾患がない）．
D：障害は脳血管疾患，他の神経変性疾患，物質の影響，その他の精神疾患，または全身疾患ではうまく説明されない．

Institute of Neurological and Communicative Disorders and Stroke：NINCDS）とアルツハイマー病・関連障害協会（Alzheimer's Disease and Related Disorders Association：ADRDA）が 1984 年に合同で作成した NINCDS-ADRDA（表 2-28：p.59）の診断基準が用いられる．2011 年には，米国立老化研究所（National Institute of Aging：NIA）とアルツハイマー病協会（Alzheimeir's Association：AA）が共同で新たな診断基準 NIA-AA を作成した．NIA-AA ではフローチャート（図 2-12：p.60）に従って患者や家族に問診を行い，認知症が疑われる場合は**認知機能検査**を行う．認知機能検査として，**改訂長谷川式簡易知能評価スケール（HDS-R）**（表 2-29：p.61）や **Mini Mental State Examination（MMSE）**が使われる．認知機能に異常がみられる場合，画像検査（CT，MRI，SPECT など）や血液検査，髄液検査（Aβ42，総タウ，リン酸化タウ）を行い，総合的に診断する．

a．画像検査

CT や MRI は AD 以外の認知症様症状を呈する疾患との鑑別に重要である．また，脳血流 SPECT は非侵襲的補助診断として有用である．AD では早期より MRI で側頭葉内部の萎縮や SPECT で楔前部から帯状回後部にかけて脳血流量の低下を認める．アミロイドイメージング（アミロイド PET）は ^{11}C-PIB（Pittsburgh Compound B）-PET が用いられ老人斑の蓄積を反映し，AD では前頭前野や楔前部から帯状回

表 2-28　アルツハイマー病　NINCDS-ADRDA の診断基準

Ⅰ：probable AD の診断基準には次の項目が含まれる.
・認知症が次の 3 つで確認されている：臨床的診察，知能テスト（ミニメンタルステートなど），神経心理学的テスト
・認知機能のうち 2 つ以上が障害されている.
・記銘と他の認知機能が進行性に悪化
・意識障害がない.
・発症年齢は 40～90 歳の間で，65 歳以上が多い.
・認知症の原因となる全身疾患や AD 以外の脳疾患がない.
Ⅱ：probable AD の診断は次の各項によって指示される.
・言語・運動行為・認知機能の障害（失語・失行・失認）の進行性悪化
・日常生活動作の障害と行動パターンの変化
・類似疾患の家族歴がある（特に AD と病理診断されている場合）.
・検査所見
　髄液：正常
　脳波：正常あるいは非特異的変化（徐波増加など）
　CT（MRI）：経過追跡で脳萎縮が確認されている.
Ⅲ：AD 以外の原因の認知症を除外した後，probable AD の診断と矛盾しない他の臨床的特徴
・経過中に病期の進行が一定の所で止まることがある
・随伴症状として起こりうるもの
・抑うつ，不眠，失禁，妄想，錯覚，幻覚，言語，情緒・身体面での激しい興奮，性行動異常，体重減少
・特に進行した例では筋トーマスの亢進，ミオクローヌス，歩行障害など神経学的所見がみられる.
・進行した時期のけいれん発作
・CT（MRI）：年齢を考慮すると正常
Ⅳ：probable AD の診断が疑わしい，あるいは probable AD らしくない特徴
・突然の脳卒中様発症
・局所神経症状（片麻痺，感覚障害，視野障害，初期の協調運動障害など）
・発症早期のけいれん発作や歩行障害
Ⅴ：疑いある AD の臨床診断
・認知症が存在し，かつ認知症の原因となる他の神経疾患，精神疾患，全身疾患が否定されているが，発症様式や臨床経過は様々である場合
・認知症の原因となりうる二次的な全身疾患や脳疾患があった場合でも，元からあった認知症の原因とは考えられない場合
・研究的な検討の場合は，認知機能のうち障害領域が 1 つだけで，進行性であって，他に原因が見出されないときには「疑い」と診断すべきである.
Ⅵ：確実な AD の臨床診断
・臨床診断基準の「ほぼ確実」を満たし，かつ生検か剖検で得られた脳で病理組織学的に確認された場合
Ⅶ：研究を目的とする場合，AD を次のようなサブタイプに分けるべきである.
・家族性発症かどうか.
・65 歳以前の発症かどうか.
・21 番染色体のトリソミーがあるかどうか.
・パーキンソン病などの他の疾患を合併しているかどうか.

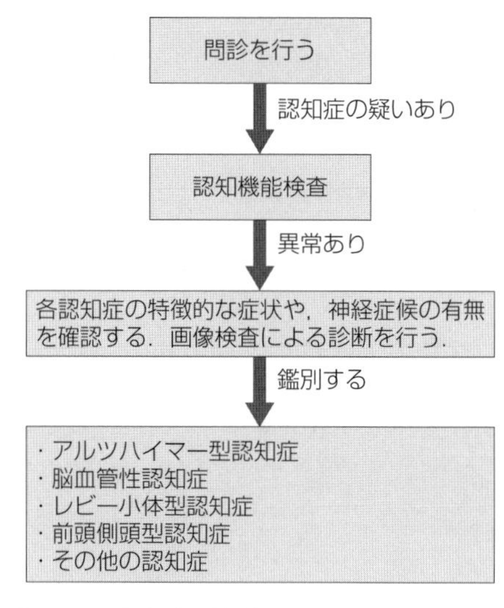

図 2-12　認知症の診断フローチャート

後部への老人斑の蓄積がみられる．アミロイドイメージングは前頭側頭型認知症などの非 AD 認知症との鑑別に有用である．

b．血液検査

血液検査は認知症が疑われる場合，認知症と認知症様症状をきたす内科疾患との鑑別に重要である．血液細胞数（血算），赤血球沈降速度（赤沈），一般生化学検査，血糖，アンモニア，甲状腺ホルモン，ビタミン B_1，ビタミン B_{12}，梅毒血清反応検査を行う．その他，腫瘍マーカー検査は，原発性，転移性脳腫瘍，悪性リンパ腫および傍腫瘍性脳神経症候群など認知症様症状を呈しうる疾患との鑑別に有用である．

c．脳脊髄液検査

脳脊髄液中の総タウ，Aβ42，リン酸化タウ検査は AD の補助診断として有用である．総タウの増加は AD 以外の脳神経疾患でもみられるが，Aβ42 の低下とリン酸化タウの増加は AD 特異的にみられる．

【治　療】

現在のところ根本治療はなく，認知機能低下の進行を遅らせる対症療法が中心となる．薬物療法としてコリンエステラーゼ阻害薬のドネペジル，ガランタミン，リバスチグミンや NMDA 受容体遮断薬のメマンチンが用いられている（表 2-30：p.62）．その他，周辺症状の治療には，非定型抗精神病薬（リスペリドン，クエチアピン，オランザピン，アリピプラゾールなど），抗てんかん薬（カルバマゼピン，バルプロ酸ナトリウムなど），セロトニン作動薬，ベンゾジアゼピン系薬，ハロペリドール，漢方薬の抑肝散などが用いられる．非薬物療法としては，リアリティー・オリエンテーション（RO）や回想法，認知刺激療法，運動療法，音楽療法などがある．

表2-29　改訂長谷川式簡易知能評価スケール（HDS-R）

No.	質問内容		配点	内容
1	お歳はいくつですか？（2年までの誤差は正解）		0　1	見当識
2	今日は何年の何月何日ですか？何曜日ですか？ （年月日，曜日が正解でそれぞれ1点ずつ）	年	0　1	見当識
		月	0　1	
		日	0　1	
		曜日	0　1	
3	私たちが今いるところはどこですか？ （自発的に出れば2点，5秒おいて家ですか？病院ですか？施設ですか？の中から正しい選択をすれば1点）		0　1　2	見当識
4	これから言う3つの言葉を言ってみてください．あとでまた聞きますのでよく覚えておいてください． （以下の系列のいずれか1つで，採用した系列に○印をつけておく） 1：a）桜 b）猫 c）電車 2：a）梅 b）犬 c）自動車		0　1 0　1 0　1	→言葉の記銘
5	100から7を順番に引いてください．（100－7は？　それからまた7を引くと？と質問する．最初の答えが不正解の場合，打ち切る）	(93)	0　1	→計算
		(86)	0　1	
6	私がこれから言う数字を逆から言ってください． （6-8-2，3-5-2-9を逆に言ってもらう，3桁逆唱に失敗したら，打ち切る）	2-8-6	0　1	→逆唱
		9-2-5-3	0　1	
7	先ほど覚えてもらった言葉をもう一度言ってみてください． （自発的に回答があれば各2点，もし回答がない場合以下のヒントを与え正解であれば1点） a）植物 b）動物 c）乗り物		a：0　1　2 b：0　1　2 c：0　1　2	→言葉の遅延再生
8	これから5つの品物を見せます．それを隠しますので何があったか言ってください． （時計，鍵，タバコ，ペン，硬貨など必ず相互に無関係なもの）		0　1　2 3　4　5	→物品再生
9	知っている野菜の名前をできるだけ多く言ってください． （答えた野菜の名前を右欄に記入する．途中で詰まり，約10秒間待っても出ない場合にはそこで打ち切る） 0～5=0点，6=1点，7=2点，8=3点 9=4点，10=5点		0　1　2 3　4　5	→言葉の流暢性
		合計得点		

【判定方法】HDS-Rの最高得点は30点．20点以下を認知症，21点以上を非認知症としている．HDS-Rによる重症度分類は行わないが，各重症度群間に有意差が認められているので，平均得点を以下の通り参考として示す．
非認知症：24±4　軽度：19±5　中等度：15±4　やや高度：11±5　非常に高度：4±3

表 2-30　アルツハイマー病の治療薬

	一般名	作用機序	適応認知度	
抗認知症薬	ドネペジル	アセチルコリンエステラーゼ阻害	軽度～高度	
	ガランタミン	①アセチルコリンエステラーゼ阻害 ②ニコチン受容体増強作用	軽度～中程度	
	リバスチグミン	①アセチルコリンエステラーゼ阻害 ②ブチリルコリンエステラーゼ阻害	軽度～中程度	
	メマンチン	NMDA 受容体拮抗作用	中程度～高度	
周辺症状（BPSD）改善薬	症　状	分　類	一般名	作用機序
	焦燥性興奮，幻覚・妄想，不安	抗精神病薬	リスペリドン	SDA：ドパミン D_2 受容体，セロトニン $5\text{-}HT_2$ 受容体遮断作用
			ペロスピロン	
			オランザピン	MARTA：主にドパミン D_2 受容体，セロトニン $5\text{-}HT_2$ 受容体遮断，その他の受容体も遮断
			クエチアピン	
			アリピプラゾール	DSS：ドパミン D_2 受容体部分作動薬
		抗てんかん薬	カルバマゼピン	Na^+チャネル遮断作用
			バルプロ酸ナトリウム	GABA トランスアミナーゼ阻害
			ガバペンチン	L 型 Ca^{2+}チャネル遮断
		抗不安薬	ロラゼパム	ベンゾジアゼピン（BZ）系：$GABA_A$ 受容体の BZ 結合部位に結合し，GABA 神経を興奮させる．
			アルプラゾラム	
		漢方薬	抑肝散	
	うつ症状	抗うつ薬	フルボキサミン	SSRI：セロトニン選択的再取り込み阻害作用
			パロキセチン	
			セルトラリン	
			ミルナシプラン	SNRI：セロトニン・ノルアドレナリン再取り込み阻害
	睡眠障害	睡眠導入剤	ゾルピデム	$GABA_A$ 受容体の BZ 結合部位に結合し，GABA 神経を興奮させる．

2.1.7b 脳血管性認知症

【病態生理】

脳血管性認知症は虚血性病変や出血性病変によって生じる認知症であり，女性よりも男性に多く発症する．虚血性病変は，脳梗塞や低潅流（低血圧など）が原因で起こる病変で，特に多発性ラクナ梗塞（穿通枝動脈など細い血管の閉塞）とビンスワンガー病（大脳皮質の慢性的な循環不全）が脳血管性認知症の半数を占めており，高血圧と動脈硬化が基礎疾患として重要である．出血性病変は脳内出血やくも膜下出血が原因で起こる病変で，出血に伴う脳組織の破壊や脳浮腫，血管攣縮による脳虚血などによる脳卒中発作後，突然認知症を発症する．

脳血管性認知症はNINDS-AIREN分類（表2-31）により，①多発梗塞性認知症，②皮質下性血管性認知症，③局在病変型血管性認知症，④低潅流性血管性認知症，⑤脳内出血やくも膜下出血による認知症，⑥その他，に分類される．脳血管性認知症の危険因子として，加齢，脳卒中の既往，高血圧，糖尿病，脂質異常症，高ホモシステイン血症，運動不足がある．

表2-31 脳血管性認知症の分類（NINDS-AIREN，1993年）

①多発梗塞性認知症（皮質性血管性認知症）：大・中血管の閉塞による多発性梗塞
②皮質下性（小血管病変）血管性認知症：広範な小血管病変による梗塞や循環不全
a. 多発性ラクナ梗塞
b. ビンスワンガー病（大脳皮質のびまん性虚血病変）
③局在病変型血管性認知症：海馬など認知にかかわる部位に生じる単一梗塞
④低潅流性（低血圧など）血管性認知症
⑤脳内出血やくも膜下出血による認知症
⑥その他

【症 状】

脳卒中発作に伴い急激に発症したり，梗塞が起こるたびに認知機能が段階的に悪化する．脳血管性認知症の中核症状としては遂行機能障害と記憶障害があるが，記憶はADに比べ比較的保たれ末期まで人格も保たれるが，計画して実行するという遂行機能の障害が目立つ．また，ある機能は障害され，ある機能は正常に保たれるといった，まだら認知症が特徴的にみられる．抑うつ，無気力・無関心（アパシー），行動の遅滞，不安などの周辺症状はADより顕著であり，進行してくると些細なことで泣いたり笑ったりする**情動失禁**がしばしばみられる．初期から身体症状が目立ち，日常生活動作の低下による介護負担が大きい．

多発梗塞性認知症では，脳血管障害後遺症としてしばしば片麻痺，半盲，失語・失行・失認などの大脳皮質局所症候を示し，偽性球麻痺による構音・嚥下障害を示すこともある．一方，皮質下性血管性認知症では初期から歩行障害（小刻み歩行，すくみ足現象；血管性パーキンソン症候群に相当），歩行の不安定，転倒傾向，尿失禁（過活動膀胱），偽性球麻痺（構音・嚥下障害）がみられる．

表 2-32 脳血管性認知症または血管性軽度認知障害の診断基準（DSM-5）

A：認知症，または軽度認知障害の基準を満たす．
B：臨床的特徴が以下のどちらかによって示唆されるような血管性の病因に合致している．
（1）認知欠損の発症が 1 回以上の脳血管性発作と時間的に関係している．
（2）認知機能低下が複雑性注意（処理速度も含む）および前頭葉性実行機能で顕著である証拠がある．
C：病歴，身体診察，および/または神経認知欠損を十分に説明できると考えられる神経画像所見から，脳血管障害の存在を示す証拠がある．
D：その症状は，他の脳疾患や全身性疾患ではうまく説明されない．
確実な血管性神経認知障害は，以下の 1 つがもしあれば診断される．そうでなければ疑いのある血管性神経認知障害と診断すべきである．
（1）臨床的基準が脳血管性疾患によるはっきりとした脳実質の損傷を示す神経画像的証拠によって支持される（神経画像による支持）．
（2）神経認知症候群が 1 回以上の記録のある脳血管性発作と時間的に関係がある．
（3）臨床的にも遺伝的にも〔例：皮質下梗塞と白質脳症を伴う常染色体優性遺伝性脳動脈症（CADSSIL）〕脳血管性疾患の証拠がある．
疑いのある血管性神経認知障害は，臨床的基準には合致するが神経画像が得られず，神経認知症候群と 1 回以上の脳血管性発作との時間的な関連が確証できない場合に診断される．
コードするときの注：「確実な血管性疾患による認知症，行動障害を伴う」には，290.40（F01.51）とコードをつける．「確実な血管性疾患による認知症，行動障害を伴わない」には 290.40（F001.50）とコードをつける．血管性疾患に対する付加的な医学的コードは必要ない．
「疑いのある血管性疾患による認知症，行動障害を伴う」には，290.40（F01.51）とコードをつける．
「疑いのある血管性疾患による認知症，行動障害を伴わない」には 290.40（F001.50）とコードをつける．血管性疾患に対する付加的な医学的コードは必要ない．
「血管性疾患による軽度認知障害」には，331.83（G31.84）とコードをつける．（注：血管性疾患に対する付加的なコードは使用しないこと．行動障害はコードがつけられないが，記述で示すべきである．）

【検査･診断】 脳血管性認知症の診断基準には，NINDS-AIREN の診断基準や DSM-5（表 2-32），ICD-10 などがある．CT や MRI の画像所見では，大梗塞，多発小梗塞，大脳白質に広範な虚血性変化，特に認知機能に重要な役割をもつ部分（前頭葉，側頭葉，後頭葉，視床，尾状核，海馬など）に梗塞が認められる．また，SPECT では，梗塞部位と前頭葉の血流低下を認める．

【治　療】
a．薬物療法

認知機能の障害に対してコリンエステラーゼ阻害薬の有効性が報告されている．周辺症状である意欲低下，抑うつ気分，不眠，不穏，攻撃的行為，徘徊，せん妄，感情失禁などに対しても積極的に薬物治療が行われ，意欲や自発性の低下，興奮といった症状に対して脳血流改善薬，脳血管拡張薬，脳代謝賦活薬などが有効な場合もある．

また，BPSD に準じて非定型抗精神病薬，抗うつ薬，コリンエステラーゼ阻害薬，漢方薬なども用いられる（表 2-30：p.62 参照）．さらに，リハビリテーションやレクリエーションといった非薬物療法が認知症の症状や生活の質の改善に有効である．

b．予防的治療

生活習慣病の予防と同様にバランスのとれた食生活，適度の運動，肥満予防，飲酒や喫煙の抑制，精神的ストレスの緩和などが重要である．高血圧はラクナ梗塞と密接な関連があり，放置すると明らかに梗塞の数は増える．脳塞栓症の原因として重要なのは不整脈，特に加齢とともに増加する非弁膜性心房細動であり，心原性の脳塞栓症の一次予防として長期の抗凝固療法の有効性が確立されている．糖尿病・脂質異常症に対する治療として食事療法，運動療法，薬物療法などが実施される．また，アテローム血栓性梗塞の予防として抗血小板薬の投与を行う．

（友部浩二）

2.1.8 片頭痛

【概　念】

片頭痛は，国際頭痛分類（International classification of headache disorder 2nd：ICHD-Ⅱ）（表 2-33）で一次性頭痛に分類され，さらに，「前兆のある片頭痛」と「前兆のない片頭痛」に分類される．日本における片頭痛の年間有病率は 8.4%であり，前兆のある片頭痛は 2.6%，前兆のない片頭痛が 5.8%である．

発症年齢は男性が 20～30 代，女性は 30～40 代に多く，発症率は女性が 12.9%，男

表 2-33　ICHD-Ⅱによる片頭痛の分類

1	片頭痛
1.1	前兆のない片頭痛
1.2	前兆のある片頭痛
1.2.1	典型的前兆に片頭痛を伴うもの
1.2.2	典型的前兆に非片頭痛様の頭痛を伴うもの
1.2.3	典型的前兆のみで頭痛を伴わないもの
1.2.4	家族性片麻痺性片頭痛
1.2.5	孤発性片麻痺性片頭痛
1.2.6	脳底型片頭痛
1.3	小児周期性症候群
1.3.1.	周期性嘔吐症
1.3.2	腹部片頭痛
1.3.3	小児良性発作性めまい
1.4	網膜片頭痛
1.5	片頭痛の合併症
1.5.1	慢性片頭痛
1.5.2	片頭痛発作重積
1.5.3	遷延性前兆で脳梗塞を伴わないもの
1.5.4	片頭痛性脳梗塞
1.5.5	片頭痛により誘発されるけいれん
1.6	片頭痛の疑い
1.6.1	前兆のない片頭痛の疑い
1.6.2	前兆のある片頭痛の疑い
1.6.5	慢性片頭痛の疑い

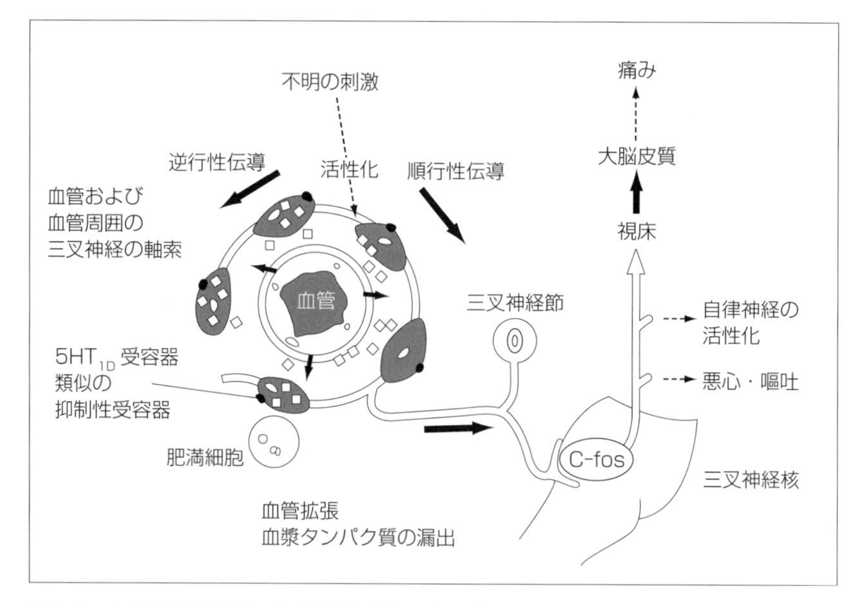

図 2-13　三叉神経血管説による片頭痛発生メカニズム
〔Minds ガイドラインセンター（http://minds.jcqhc.or.jp/n/pub/1/pub0025/G0000155/0020)〕

性が3.6%と女性のほうが男性よりも約4倍高い．片頭痛は，片側性に軽度から拍動性の激しい頭痛を生じ，悪心や嘔吐，光過敏などの症状を伴う頭痛であるが，約40%が両側性に片頭痛を生じる．

【病態生理】

片頭痛の発症には素因（体質）と誘因（環境，生活習慣）が関与している．片頭痛の多くは緊張やストレスからの解放時，気圧の変化などによって誘発されるが，チーズやチョコレート，赤ワインなどの食品に含まれる**チラミン**や**カフェイン**が誘発物質となることもある．それ以外に女性ホルモン（エストロゲン）や睡眠不足など様々な誘発因子（表 2-34：p.67）が片頭痛の発症に関与すると考えられている．

片頭痛の発症機序は明確ではなく，血小板から放出されたセロトニンが脳血管を収縮させると，脳血流の低下が起こり閃輝暗点などの前兆症状が現れる．その後，MAO-A によってセロトニンが代謝され枯渇すると血管拡張が起こり頭痛を生じるという血管説や神経細胞の異常興奮による神経説が唱えられてきたが，現在は血管説に三叉神経の関与を加えた三叉神経血管説が広く受け入れられている（図 2-13）．すなわち，何かの刺激で大脳皮質拡延性抑制（大脳の神経細胞の興奮と抑制が周囲に伝播する一連の反応）が誘発されると脳血流の一過性の低下が生じ前兆症状が現れる．その後，硬膜の血管周囲に存在する三叉神経の終末部から血管拡張性の神経ペプチド（サブスタンス P，カルシトニン遺伝子関連ペプチド（CGRP），ニューキノロン A）が放出され，血管透過性の亢進や血管拡張などの神経原性炎症が起こる．

この一連の反応が血管の広範囲に生じる一方，この刺激が順行性に三叉神経中枢に伝導され頭痛が生じるが，この過程で脳幹や視床下部にも伝導されるため悪心，嘔吐などの随伴症状を引き起こすとする説である．セロトニン受容体（5-HT$_{1B/1D}$）は硬

表 2-34 片頭痛の誘発因子

精神的因子	緊張，ストレス，疲れ，睡眠不足
内因性因子	エストロゲン（月経）
環境因子	気圧の変化（気候の変化）
食事性因子（食品に含まれる物質の血管拡張・収縮作用によって誘発される）	1）血管拡張作用のあるもの ・アルコール，特に赤ワイン（ヒスタミン様物質，ポリフェノール，チラミン） ・ベーコン・ソーセージ（亜硝酸化合物） ・アスパルテーム（人工甘味料）など 2）血管収縮作用のあるもの ・チョコレート，ココア，チーズ，柑橘類など：チラミン ・中華料理，うまみ調味料など：グルタミン酸ナトリウム ・コーヒー，紅茶，緑茶など：カフェインの過量摂取

膜や三叉神経血管系に分布しており，セロトニンは三叉神経からCGRPの遊離を促進するとの報告や5-$HT_{1B/1D}$の選択的作動薬であるトリプタン製剤が片頭痛を抑制することから，セロトニンが片頭痛の発症に大きく関与していると考えられる．

また，片頭痛は家族内発症が多いことや双生児研究から複数の遺伝子と複数の環境因子が関与する多因子遺伝であることが示唆されている．家族性片麻痺性片頭痛の家系では3つの原因遺伝子（*CACNA1A*，*ATP1A2*，*SCN1A*）が同定された．さらに，近年，片頭痛の関連遺伝子として脳内のナトリウム・重炭酸イオン共輸送体（NBCe1）遺伝子変異が発見され，NBCe1の機能低下が片頭痛を起こしているとの報告もある．

【症　状】

片頭痛は発症の1～2日から数時間前に肩こりやイライラ，生あくびといった予兆や前兆を伴うことがある．前兆のある片頭痛は，片頭痛全体の10～20％で，前兆は眩しくチカチカとした光やギザギザした光が現れ，見えにくくなる閃輝暗点とよばれる症状が視野の中央から徐々に5～20分にわたり拡大し60分以内に治まる．その後，頭痛発作が始まる．片頭痛の発作は，通常4～72時間続き，片側の拍動性頭痛が特徴であるが，非拍動性や両側性に片頭痛が現れることもある．頭痛によって日常生活に支障をきたし，階段の昇降で頭痛が増強することもある．片頭痛が悪化すると吐き気や嘔吐を伴い，頭痛の発作中は感覚過敏となり，普段気にならないような音や光，臭いが不快に感じる．

【検査･診断】

片頭痛の診断は，ICHD-IIの診断基準（表 2-35：p.68，表 2-36：p.68）に従って行う．また，他の脳の器質的疾患との鑑別のため，MRIやCTなどの脳画像検査を行う場合もある．

【治　療】

片頭痛の治療には急性期治療と予防療法がある（表 2-37：p.69）．発作回数が少なく片頭痛による日常生活への影響がなければ急性期治療を行い，発作回数が多く日常生活に影響がある場合は急性期治療と予防療法を組み合わせて治療を行う．予防療法は

表 2-35　前兆のない片頭痛の診断基準

A：B－Dを満たす頭痛発作が5回以上ある．
B：頭痛の持続時間は4～72時間（未治療もしくは治療が無効の場合）
C：頭痛は以下の特徴の少なくとも2項目を満たす．
　1）片側性
　2）拍動性
　3）中等度～重度の頭痛
　4）日常的な動作（歩行や階段昇降などの）により頭痛が増悪する，あるいは頭痛のために日常的な動作を避ける．
D：頭痛発作中に少なくとも以下の1項目を満たす．
　1）悪心または嘔吐（あるいはその両方）
　2）光過敏および音過敏
E：その他の疾患によらない．

表 2-36　前兆のある片頭痛の診断基準

A：Bを満たす頭痛が2回以上ある．
B：頭痛の前兆が以下の1～6のいずれかの診断基準項目BおよびCを満たす．
　1）典型的前兆に片頭痛を伴うもの
　2）典型的前兆に非片頭痛様の頭痛を伴うもの
　3）典型的前兆のみで頭痛を伴わないもの
　4）家族性片麻痺性片頭痛
　5）孤発性片麻痺性片頭痛
　6）脳底型片頭痛
C：その他の疾患によらない．

効果が現われるまで1～2か月かかる．

急性期治療は薬物治療が中心となる．治療薬にはアセトアミノフェン，非ステロイド抗炎症薬（NSAIDs），エルゴタミン，トリプタン製剤，制吐薬がある．軽度～中等度の頭痛にはNSAIDsまたはNSAIDsと制吐薬を併用する．中等度～重度の頭痛の場合，または軽度～中等度の頭痛で過去にNSAIDsで効果がなかった場合にはトリプタン製剤，またはトリプタン製剤と制吐薬を併用する．発作回数が少なく発作早期使用で十分効果が得られている場合や，トリプタン製剤服用患者で頭痛の再燃が多い場合は，エルゴタミン製剤（カフェイン配合）を投与する．

予防療法は，片頭痛発作が月に2回以上あるいは6日以上続く患者で，急性期治療のみでは頭痛発作による日常生活の支障が残る場合，急性期治療が使用できない場合，片麻痺性片頭痛や脳底型頭痛，片頭痛性脳梗塞など重大な神経障害を起こすおそれのある特殊な片頭痛の場合に行われる．予防薬として，カルシウム拮抗薬やβ遮断薬，抗うつ薬，抗てんかん薬が用いられる．予防治療の効果が得られるまで最低3か月は継続し，頭痛発作が月に1～2回以下が2か月以上続くようになれば漸減中止する．

表 2-37 片頭痛の治療薬

	治療薬	特 徴	禁 忌
急性期治療薬	トリプタン製剤 ・スマトリプタン ・ゾルミトリプタン ・エレトリプタン ・リザトリプタン ・ナラトリプタン	・5-$HT_{1B/1D}$ 受容体に作用して脳血管を収縮させる. ・頭痛発作の早期に服用すると効果的である.	・末梢血管障害, 脳血管障害, 虚血性心疾患のある患者 ・妊婦 ・他のトリプタン製剤, エルゴタミン製剤との 24 時間以内の併用
	鎮痛薬 ・NSAIDs ・アセトアミノフェン	・プロスタグランジンの産生を抑制し, 鎮痛作用を示す. ・頭痛発作の早期に使用する, また予兆期, 前兆期の使用でも効果がある. ・連用により鎮痛薬誘発性頭痛を引き起こすことがあるので過剰な連用は避ける.	・妊娠末期
	エルゴタミン製剤 ・メシル酸ジヒドロエルゴタミン ・酒石酸エルゴタミン（カフェイン合剤）	・セロトニン受容体に作用して脳血管を収縮させる. ・頭痛発作のごく初期, 前兆期に服用する必要がある. ・悪心や嘔吐の副作用が多い	・虚血性心疾患のある患者 ・妊婦
予防薬	Ca^{2+}チャネル遮断薬 ・ロメリジン	・予防薬の第一選択薬 ・脳血管の収縮を抑制し, 脳血流を増加させる.	・脳梗塞急性期 ・妊婦
	β遮断薬 ・プロプラノロール ・メトプロロール ・アテノロール	・頭痛予防の作用機序は不明であるが, 有効性があり, 妊婦にも比較的安全に使用できる.	・心不全 ・喘息 ・抑うつ状態 ・リザトリプタンとの併用（プロプラノロールはリザトリプタンの血中濃度を上昇させるため）
	抗うつ薬 ・アミトリプチリン ・フルボキサミン	・片頭痛の予防効果の作用機序は不明である. ・片頭痛のみでなく, 抑うつ状態も改善される.	・妊婦
	抗てんかん薬 ・バルプロ酸ナトリウム ・トピラマート	・神経細胞の興奮を抑制する.	・重篤な肝障害 ・妊婦

（友部浩二）

2.1.9 その他

2.1.9a 筋萎縮性側索硬化症 (amyotrophic lateral sclerosis：ALS)

【概念·病態】 運動ニューロンの選択的変性により障害がみられる神経変性疾患である. 一次（上位）運動ニューロンである錐体路の変性と二次（下位）運動ニューロンである下位脳幹運動神経核と脊髄前角細胞の変性・脱落が特徴である. 特定疾患に指定されている難病である.

手足，顔面，口，舌などの筋肉の萎縮と筋力低下をきたし，徐々に動かなくなる．病態の進行は極めて速く，患者のほとんどが数か月から約3年で寝たきりの状態となり，約半数が発症後3〜5年で呼吸筋麻痺により死亡する．主に40〜60代の中年期から老年期に発症し，男女比は約2：1で男性が多い．発病率は人口10万人当たり0.4〜1.9人で，国内では8,500人ほどが罹患している．病因としてグルタミン酸が運動ニューロンを過剰に刺激し，細胞死を引き起こすと考えられている（グルタミン酸仮説）．ALSのうち5〜10％は家族歴を伴い，家族性ALSとよばれる．

【症　状】

一次運動ニューロン障害の症状として手指の巧緻運動障害（食事，筆記などの細かい指の動きができない），筋肉の突っ張り（痙縮），腱反射亢進などがみられる．二次運動ニューロン障害の症状として手足の筋力低下，筋萎縮，筋弛緩，線維束攣縮などがみられる．発声や嚥下，呼吸に関与する筋肉の運動ニューロンが障害されると構音・嚥下障害や呼吸障害がみられる．一般に感覚障害や眼球運動障害，排尿障害はみられない．

【検査・診断】

二次運動ニューロン障害の所見のために筋肉に針を刺して電気的な活動を調べる針筋電図検査を行う．末梢神経障害による四肢筋力低下を呈する病例との鑑別のために神経伝導検査を行う．また，血液検査，脳・脊髄のMRI検査，筋生検などを行うが，これらはいずれもALSと類似した疾患（多巣性運動ニューロパチーなど）の可能性を検討するために行われる．

【治　療】

有効な根本的な治療法は確立されていない．対症療法やケア対策が中心に行われる．グルタミン酸仮説からALSの病勢進展の抑制を目的に抗グルタミン酸薬であるリルゾールが用いられている．他にビタミンB_{12}製剤や脳保護薬エダラボン，神経成長因子，免疫抑制薬などの投与が試みられているが，効果に対し結論は得られていない．栄養管理や呼吸管理の治療・サポートが重要であり，人工呼吸器の装着による延命は可能となっている．

2.1.9b　ナルコレプシー（narcolepsy）

【概念・病態】

ナルコレプシーは，1880年にGélineauによって提唱された睡眠過剰の睡眠障害である．日中に著しい眠気が生じて本人の意思に関係なく突然に眠り込んでしまうなどの症状を呈する．てんかんとは異なる神経疾患として定義されている．“ナルコ”は眠気，“レプシー”は発作の意である．日本では本疾患がまだ十分に理解されていないので，周囲から「怠けている」などの誤解を受けることが多いため日常生活に支障が出たり，うつ状態や引きこもりになってしまうことがある．

10代（14〜16歳にピーク）に発症することが多く，性差は認められない．有病者数は約600人に1人（0.16％）と推定されている．一度発症すると生涯続くが，寿命には影響しない．病因は不明であるが，ヒト白血球抗原（HLA）のDR2とDQ1が患者では高率に陽性であることや，視床下部から分泌されるオレキシンの低下が報告されている．

【症　状】

睡眠発作，情動脱力発作（カタプレキシー），入眠時幻覚，睡眠麻痺が4大症状として知られている．

症状の第一にあげられるのは，①睡眠発作である．日中に強い眠気が生じて突然眠り込んでしまう．通常30分以内に眠りから自然に目覚めて起きるが，2〜3時間後にはまた眠気が襲ってくる．眠気は前触れもなく会話中，会議中，食事中，運転中，歩行中，バスや電車の中など時と場所に関係なく突然生じるのが特徴である．通常はこの症状がほぼ毎日，3か月以上続く．②情動脱力発作：笑う，驚く，怒る，喜ぶ，泣くなどの強い情動によって，全身あるいは一部の随意筋に突然，脱力または麻痺（通常1分以内）が出現する．このため，首や膝の力が抜けたり，卒倒することがある．発作中でも意識は明瞭で，呼吸困難は生じない．本発作は，睡眠発作が起こった後，1年以内に出始めることが多い．③入眠時幻覚：就寝直後に，怪しい人影や不審者が危害を加えに来るなどの生々しい現実感と恐怖感を伴う幻視や幻聴などを体験する．④睡眠麻痺：入眠時幻覚と一致して全身の脱力により体が自由に動かない状態（いわゆる「金縛り」）が起こる．入眠時幻覚と睡眠麻痺は，通常数分以内に自然に消失する．

浅い眠りのレム睡眠が通常出現しない入眠直後に現れるので情動脱力発作，入眠時幻覚，睡眠麻痺をレム睡眠関連症状ともいう．患者のうちで4症状がすべて現れるのは20〜25%ほどである．睡眠発作と情動脱力発作は必ず起こるが，入眠時幻覚や睡眠麻痺は伴わないこともある．

【検査·診断】

診断には，日本睡眠学会の「ナルコレプシーの診断・治療ガイドライン」が用いられる．睡眠ポリグラフ検査（PSG）と反復睡眠潜時検査（MSLT）は不可欠である．PSGは夜間の睡眠検査で，脳波や筋電図，呼吸状態を測るセンサーを付けて一晩眠り，睡眠の深さや質，睡眠中断を引き起こす症状，不随意運動の有無などを測定する．MSLTは日中の検査で，2時間ごとに1日4回30分ずつ眠気の強さを各観的に測定する．その他，脳波検査，血液のHLA検査，醒維持検査などが行われる．

3か月以上ほぼ毎日強い眠気があり，情動脱力発作がみられるとナルコレプシーと診断される．

【治　療】

規則正しい生活を維持して，夜間の睡眠を十分に取れるようにすることが重要である．薬物治療では，日中の眠気や傾眠に対して精神刺激薬のペモリン，メチルフェニデート塩酸塩，モダフィニルなどが用いられる．レム睡眠関連症状には三環系抗うつ薬のイミプラミン塩酸塩，クロミプラミン塩酸塩などが用いられる．夜間の熟眠困難にはベンゾジアゼピン系薬が用いられる．しかし，日中の眠気を増強させないために半減期の長い長時間作用型のものは用いない．うつ状態や引きこもりの患者には，精神療法的アプローチも有用である．

2.1.9c 薬物依存症（drug dependence）

【概念･病態】

薬物摂取の結果として生じる精神状態，および身体状態で，その薬物の精神的効果を得るために，時には退薬による不快から逃れるために，その薬物を持続的または周期的に摂取したいという強い欲求を伴う行動や反応などによって特徴づけられる状態である．薬物依存症患者の精神・行動障害は犯罪や交通事故などを引き起こすことから，社会に及ぼす重大な問題となっている．

依存の成因には，摂取者の性格的要因，依存薬物の薬理学的要因（薬理作用），および社会環境的要因（ストレス，対人関係，薬物の入手経路など）があげられる．この3要因が複雑に絡み合って関与していると考えられている．

依存には**精神依存**，**身体依存**，および**耐性**があげられる（表2-38）．しかし，精神依存は必ず生じるが，身体依存と耐性の形成は必ず生じるとは限らない．依存性薬物としては，**麻薬**，**覚醒剤**，**大麻**，**睡眠薬**などがある（表2-39）．これらの薬物は法律で所持や使用に関して厳しく規制されている．

【症　状】

退薬後の**離脱症状**や**禁断症状**，**中毒症状**としてイライラして落ち着きがない，暴力的になる，ビクビクする，精神不安定，不眠，振戦，嘔吐，発汗，幻覚，幻聴，せん妄状態，食欲減退，栄養失調などを呈する．

表2-38　依存と耐性

分　類	特　徴
精神依存	薬物の摂取により快感を得るため，または不快感を除くために衝動的に薬物を求める状態
身体依存	薬物摂取を止めることにより強い身体症状（離脱症状，禁断症状）が出現する状態
耐　性	薬物摂取を続けたために徐々に効果が低下し，同じ効果を得るために薬物の使用量が増えていく状態

表2-39　主な薬物の依存と耐性の特徴

薬　物	精神依存	身体依存	耐性形成
アヘン類（モルヒネ，コデイン，ヘロイン）	＋＋＋	＋＋＋	＋＋＋
ペンタゾシン	＋＋	＋	＋
コカイン	＋＋＋	－	－
大麻（テトラヒドロカンナビノール）	＋＋	－	－
覚醒剤（メタンフェタミン，アンフェタミン）	＋＋＋	±	＋＋
幻覚薬（LSD-25，MDMA）	＋	－	＋＋
バルビツール酸系薬物	＋＋	＋＋	＋
ベンゾジアゼピン系薬物	＋＋	＋＋	＋
タバコ（ニコチン）	＋＋	＋	＋
アルコール	＋＋	＋	＋
有機溶剤（トルエン，シンナー）	＋	±	＋

＋＋＋：極めて強い，＋＋：強い，＋：あり，－：なし

【検査・診断】 世界保健機関が作成したICD-10による依存性症候群診断に基づいて行われる．下記6項目のうち3項目以上が同時にみられれば薬物依存と診断される．

①物質を摂取したいという強い欲望や強迫感がある．
②物質の摂取行動に対する自己統制能力が欠如している．
③物質の使用を中止，減量した場合に離脱症状が出現する．
④耐性が生じ，当初は低用量で得られた効果が得られず，さらに用量が増加している．
⑤物質の入手や摂取のため，それ以外のことへの関心が低下している．
⑥物質の使用による明瞭な有害な結果にもかかわらず，物質の使用が続いている．

【治　療】 原則的には依存薬物の摂取を止めることである．離脱症状が強い場合は漸減して行う．それと並行して精神療法や生活・社会環境の調整，入手経路の規制や断絶などが必要である．精神症状には抗精神病薬や抗不安薬，抗うつ薬などが用いられる．依存薬物を断つためには家族や友人などの周囲の支援や協力が必要であり，自助組織への参加や民間支援施設の利用も有効である．

2.1.9d アルコール依存症（alcohol dependence）

【概念・病態】 薬物依存症の一種で，アルコールの長期摂取により形成される精神的，肉体的な障害を主徴とする精神疾患である．患者は，飲酒に対する自己統制能力を失い，強迫的な飲酒行為を繰り返すようになる．アルコール依存症は，人格や人間関係までを変えてしまう危険性を秘めた疾患である．依存は，正常な飲酒から習慣的飲酒へ移行し，さらに精神依存，身体依存の出現，耐性形成へと数年から数十年かけて進展していく．

依存の成因は，遺伝，性格要因や環境要因（ストレスなど）が密接に関与している．患者は，身体を壊し，事件・事故や暴力，虐待などを引き起こしたり，失職や家庭崩壊などの問題をかかえて社会的・人間的信用を失い，衝動的に自殺することがある．

アルコールの長期間摂取により心筋症や肝障害（脂肪肝，肝炎，肝硬変など），膵炎，糖尿病などの合併症を併発する．そのため患者の寿命は平均で10年ほど短い．

厚生労働省の調査（2004年）では，日本のアルコール依存症患者数は約80万人と推計されている．最近では特に女性の患者数の増加が顕著となっている．

【症　状】 アルコール摂取を中断した際には，様々な離脱症状が出現する．軽いものであれば，頭痛，不眠，手指や全身のふるえ，自律神経障害（発汗，嘔気，頻脈，散瞳など），イライラ感などであるが，重度になると妄想，振戦，せん妄，けいれん発作，幻覚（幻視・幻聴），見当識障害，記憶障害，情緒障害などが出現する．患者にとってこれらの症状は苦痛であるため，それから逃れるために飲酒をすることになる．さらに同じ酩酊感を得るのに要する飲酒量が増加する，または同じ飲酒量での酩酊感が

表 2-40 飲酒による精神障害

精神障害	特徴・症状
ウェルニッケ脳症	・長期にわたるビタミン B_1 の摂取不足による. ・症状は急性の眼球運動障害，失調性歩行，意識障害である.
コルサコフ症候群	・ビタミン B_1 の持続的欠乏による. ・症状は近時記憶障害，見当識障害，健忘とそれを繕うような作話である.

減弱するようになり耐性の増大がみられるようになる．

アルコール依存症が長く続くと，**器質精神病状態**に移行することがある（表 2-40）．

【検査・診断】

診断は，薬物依存症の診断基準に基づいて，**精神依存**，**身体依存**，**耐性**の存在などを確認することによって行われる．依存の背景にはうつ病などの精神疾患が存在する場合もあるので，検査・確認が必要である．

【治　療】

飲酒の中止と禁酒の継続が第一である．薬物治療としては，離脱症状には主に**ベンゾジアゼピン系薬**を用いる．離脱けいれん発作には**抗てんかん薬**を用い，振戦，せん妄，不安などの精神症状には**抗精神薬**や**抗不安薬**を用いる．禁酒の継続が困難な慢性アルコール中毒者や過飲酒者には，ジスルフィラムやジアナミドの**嫌酒薬**を用いる．必要に応じてビタミン剤（特にビタミン B_1）や肝臓保護薬，補液を投与し，栄養管理を行う．

禁酒を維持させるためには，絶えず支持的な態度で患者と接し，依存を促進する因子を取り除くことが必要である．そのために精神療法や環境調整などを行い，また家庭や職場などの協力と理解を得ることが必要である．自助組織や断酒会などへの参加も有効である．

（澤木康平）

2.2 体性神経系に作用する薬・筋の疾患の薬，病態，治療

2.2.1 進行性筋ジストロフィー (progressive muscular dystrophy)

【概念・病態】

多くが幼児期に発病し，肩や上腕，腰などの筋肉が次第に変性・萎縮し，筋力の低下が進行していく遺伝性疾患である．ジストロフィンをはじめとする筋タンパク質の欠損や異常により生じる．

性染色体性劣性遺伝のデュシェンヌ型（DMD），ベッカー型（BMD），常染色体性劣性遺伝の肢帯型，福山型，常染色体性優勢遺伝の顔面肩甲上腕型，眼筋咽頭型，筋

強直性ジストロフィー（MD）など，遺伝形式や臨床症状などが異なるいくつかの病型に分類される．この中で最も頻度が高く，症状が重く経過が悪いのがDMDである．

a．DMD

ジストロフィン遺伝子に異常があり，ジストロフィンタンパク質が欠損しているため，筋細胞の変性・萎縮が引き起こされる．ジストロフィン遺伝子はX染色体上にコードされているため，伴性劣性遺伝を示す男児のみに発病する．2〜3歳頃より転倒しやすく，走れないなどの症状を発症し，肩甲帯，腰帯筋などの筋力低下，筋萎縮が進行する．腰を振って歩く**“動揺性歩行”**となる．床から起き上がるときにはまず床に手をつき，殿部を高く上げ，左右の手を下肢，膝などにつけて，それを支えにして立ち上がる**“登はん性起立（Gowers徴候）”**（図2-14）を示す．腓腹筋が結合組織や脂肪組織に置き換えられ，脂肪化による下腿の**“仮性肥大”**が認められる．10歳前後で歩行困難となり車椅子生活となる．進行すると脊柱側弯症や関節拘縮がみられるほか，心不全や不整脈，呼吸不全を合併し，20歳前後で死亡する．発症率は，約3,500〜4,000男子出生当たり1人と推定されている．

b．BMD

遺伝形式と症状はDMDと同じであるが，症状は軽度であり，進行は遅い．心筋障害を示すことはほとんどなく，25歳以前に車椅子生活になることはない．発症率は，約20,000男子出生当たり1人と推定されている．

c．肢帯型

肩甲帯，腰帯，四肢近位筋の筋力低下，筋萎縮が認められるが，進行経過や症状な

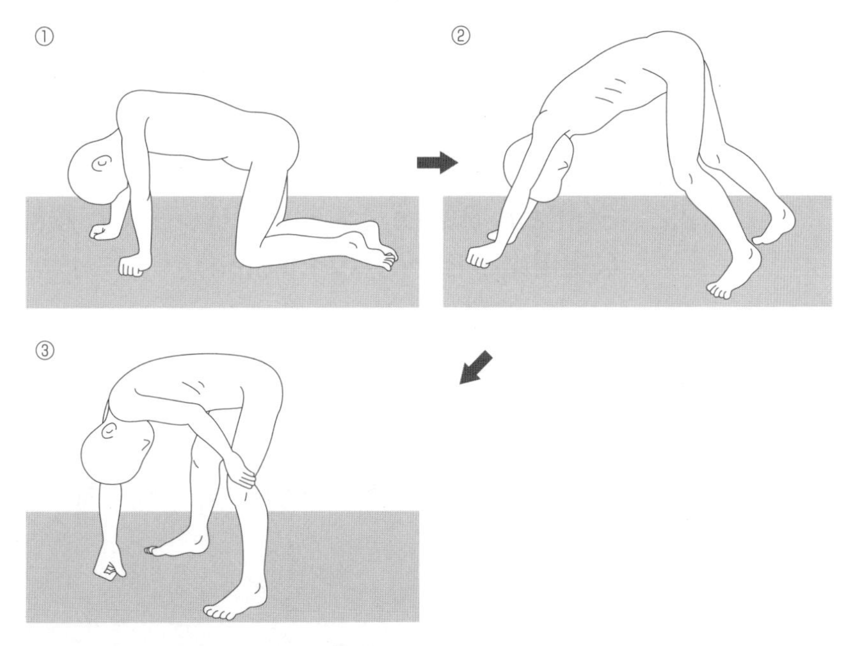

図2-14　登はん性起立（Gowers徴候）

どはDMDに比べ軽度である．

d．顔面肩甲上腕型

筋萎縮が顔面，肩甲部，上腕部などの部位に限局されるのが特徴である．顔面筋萎縮のため，“ミオパシー顔貌”や翼状肩甲がみられる．発症年齢は5～20歳であるが，DMD，肢帯型と比べ，進行はさらに遅く日常生活で不自由はあるが，通常の寿命を全うする．

e．MD

叩打性・把握性ミオトニア，前頭部禿頭，斧状顔貌，白内障，心伝導障害，知能低下，糖尿病，性腺機能低下などがみられる．末期では，心筋や呼吸筋障害が認められる．

【検査・診断】

診断は，臨床症状，診察所見，発症年齢，経過，家族歴（遺伝様式）や，血液検査，筋電図検査，CT・MRI検査，筋生検などを総合して行われる．**確定診断は筋生検と遺伝子診断による**．血液検査ではクレアチンキナーゼ（CK），アルドラーゼ，ミオグロビンなどが高値を示す．特にCKは，初期に著しい高値を示し，症状の進行による筋肉量の減少とともに低下する．筋電図では筋原性変化が，骨格筋CT・MRI検査で筋萎縮，筋組織内への脂肪浸潤が認められる．筋生検では筋線維の大小不同，円形化，壊死像，肥大線維などが認められる．

【治　療】

確立された治療法はない．症状に応じて装具，車椅子，人工呼吸器などを用い，**身体機能の低下を遅らせるため，リハビリテーションや薬物療法**が行われる．有効な治療薬はないが，DMDやBMDではプレドニゾロンが症状進行の抑制や，筋力の増強・維持，呼吸機能改善の有効性が認められている．MDのミオトニアに対してはフェニトイン，カルバマゼピン，プロカインアミド塩酸塩などを，心筋障害にはACE阻害薬やβ遮断薬などを用いる．呼吸不全がみられた場合には，人工呼吸器治療が行われる．また，遺伝子治療の研究が行われている．

2.2.2 Guillain-Barré（ギラン・バレー）症候群（Guillain-Barré syndrome）

【概念・病態】

1916年にGuillain, Barré, Strohlによって脳脊髄液のタンパク質細胞解離を特徴とし，予後良好な急性多発性神経根炎として報告された疾患である．**免疫性疾患**とされ，**末梢神経根部に強い節性脱髄**を主病変とし，**急速進行性の四肢筋力低下から始まる末梢神経障害**である．

細菌やウイルス感染により，末梢神経の構成成分に対する自己抗体が産生され，異常な免疫反応が起こり，その結果，末梢神経，神経根に急性炎症反応が惹起され，病変部の末梢神経伝導速度が低下し，運動麻痺を呈すると考えられている．

【症　状】

細菌やウイルスによる先行感染，ワクチン接種後などに続いて，一定の無症状期を経てから急性に神経症状が発現し，4週間以内に症状が完成し，その後軽快するという経過をたどる．主な神経症状は四肢末端の弛緩性運動麻痺で，下肢から発症し上行傾向をとる例が多い．脳神経では顔面神経が侵されやすく，顔面筋麻痺や，眼球運動障害がみられる．高血圧，起立性低血圧，頻脈や徐脈などの自律神経障害の症状もみられる．多くは予後良好であるが，強い軸索変性の場合は筋力低下により歩行障害が残ることもある．重症の場合に，呼吸筋麻痺まで至ると人工呼吸器管理が必要となり，最悪の場合には死亡することもある．

【検査・診断】　電気生理学的検査，脳髄液検査，血清抗体検査が行われ，末梢神経伝導速度の遅延，伝導ブロックなど脱髄を示す所見や，発症約1週間後から脳髄液のタンパク質細胞解離（細胞数は正常，タンパク質上昇），血中抗ガングリオシド抗体の上昇がみられる．

【治　療】　呼吸管理を含めた全身管理と，回復期のリハビリテーションが行われる．重症，進行患者に対し血漿交換療法，免疫グロブリン療法が行われる．免疫グロブリン療法では静注用免疫グロブリン製剤を400 mg/kg/日，4〜6時間かけて点滴静注，5日間の投与を行う．

2.2.3　重症筋無力症（myasthenia gravis）

【概念・病態】　骨格筋の運動機能は，運動神経軸索の終末部から分泌されたアセチルコリン（ACh）が骨格筋終板に存在するニコチン性アセチルコリン受容体（AChR）に結合し，筋細胞膜が脱分極して終板電位が発生し，これが閾値に達すると活動電位が生じることで保たれている．

重症筋無力症は，この骨格筋の収縮機能における神経筋接合部の興奮伝達の遮断により，筋肉の脱力，易疲労性が生じる疾患である．本病態は，ニコチン性AChRに対する自己抗体が産生され，骨格筋の運動機能が障害される自己免疫疾患である．

本症は特定疾患（難病）に指定されており，有病者数は人口10万人当たり約13人（2009年）で，その数は年々増加している．ほぼすべての年齢で発症し，男女別では，女性が男性の約1.5〜2倍多い．

【症　状】　高頻度に出現する初期症状としては，眼筋が障害されて現れる眼瞼下垂，外眼筋麻痺，複視の眼症状である．顔面筋，咽頭筋，喉頭筋，舌筋などが障害される症状も多く，咀嚼・嚥下障害，構音障害などがみられる．また，四肢近位筋が障害されて上肢挙上困難や，歩行困難などの症状がみられる．このような症状は運動を繰り返すと悪化し，筋力の著しい低下がみられるが（易疲労性），しばらく休むと改善する．急性増悪（クリーゼ）では，全身の筋力低下や呼吸不全をきたす．クリーゼには2種類あり，筋無力症が悪化したものと，治療薬のコリンエステラーゼ（ChE）阻害薬の過剰投与によるものである．

症状には日内変動がみられ，朝は比較的症状が軽く，夕方悪化することが多い．こうした症状の不安定性と休息による回復性が本症の特徴である．

【検査・診断】

診断には，**易疲労性，眼瞼下垂，複視**などの**特徴的な自覚症状**や，**胸腺腫，胸腺過形成**などの有無，運動負荷後の脱力を確認する筋疲労試験，反復誘発筋電図での漸減現象（waning），ChE 阻害薬エドロホニウム塩化物の静注により症状が改善するかを調べるテンシロン試験，血中抗 AChR 抗体検査が行われる．

病理検査にて，**神経筋接合部**での **AChR 数の減少**と**免疫複合体や補体の沈着，後シナプス膜の変性**が認められている．

【治　療】

本症では胸腺肥大，胸腺腫の合併の頻度が高く，また自己抗体の産生が胸腺と関連しているために**胸腺摘出術が根治療法**として行われる．術後の症状改善までには長期間（数か月～数年）を要するため，その期間には，**副腎皮質ステロイド薬**や，**免疫抑制薬，ChE 阻害薬**（表 2-41）を用いた**薬物療法が行われる**．症状軽減を目的とした対症療法には，持続性の ChE 阻害薬を用いる．

眼症状には主に ChE 阻害薬と，副腎皮質ステロイド薬で治療を行う．副腎皮質ステロイド薬などの免疫抑制薬に抵抗性のある場合や，全身性に進展する場合には胸腺摘出術を考慮する．

クリーゼの際は呼吸管理が最も重要で，気管内挿管・人工呼吸器管理を行うことが

表 2-41　重症筋無力症治療に用いられる ChE 阻害薬の用法・用量と主な副作用

薬　物	重症筋無力症での用法・用量	特徴と主な副作用
ネオスチグミン	内服：1 回 15～30 mg，1 日 1～3 回 注射：1 回 0.25～1.0 mg，1 日 1～3 回 皮下注・筋注	初期軽症例，症状の動揺する増悪期，他剤との併用に用いる．作用時間は短い．コリン作動性クリーゼ，不整脈，血圧降下，気管支けいれん，発汗，悪心・嘔吐，縮瞳など
ピリドスチグミン臭化物	1 回 60 mg，1 日 3 回	第一選択薬として用いる．コリン作動性クリーゼ，腹痛，下痢，悪心・嘔吐，発汗，流涎，流涙，縮瞳など
アンベノニウム塩化物	1 回 5 mg，1 日 3 回	軽症～重症例に使用する．コリン作動性クリーゼ，気管支分泌亢進，ミオクローヌス，線維束攣縮，心悸亢進，腹痛，下痢，発汗，縮瞳など
ジスチグミン臭化物	1 日 5～20 mg，1～4 回分服 1 日 1 回 5 mg から開始	比較的動揺の少ない症例に用いる．作用時間が長い．コリン作動性クリーゼ，狭心症，不整脈，線維束攣縮，下痢，腹痛，尿失禁，めまいなど

必要である．また，血漿交換療法や，原因抗体を減らす目的として吸着カラムを用いた免疫吸着療法が行われる．

（澤木康平）

演習問題

問1　統合失調症と治療に関する記述のうち，正しいのはどれか．2つ選べ．

1　緊張型は人格荒廃を伴い，最も予後が悪い．

2　10代～30代に好発し，遺伝的素因は認められない．

3　中脳辺縁系と中脳皮質系のドパミン神経機能の異常が発症に関与していると考えられている．

4　リハビリテーション併用による治療効果は有効ではない．

5　非定型抗精神病薬は陽性症状，陰性症状のどちらにも有効である．

問2　気分障害とその治療に関する記述のうち，正しいのはどれか．3つ選べ．

1　双極性障害の罹患率は，男性よりも女性に多い．

2　うつ病では，思考障害，意欲低下，不安・焦燥感などの精神症状がみられる．

3　うつ病の発症には，ドパミン神経とセロトニン神経の両方の機能異常が関与していると考えられている．

4　双極性障害を三環系抗うつ薬で治療を開始する場合は，躁転に注意する必要がある．

5　双極性障害の薬物治療にはSSRIが第一選択薬である．

6　うつ病の第一選択薬はSNRIであるが，効果発現までに時間がかかるため，即効性が必要な重症例ではベンゾジアゼピンを併用する．

問3　不安障害，不眠症とその治療薬に関する記述について，正しいのはどれか．2つ選べ．

1　パニック障害は，予期せぬパニックを繰り返す．

2　パニック障害では扁桃体の過活動によりドパミン神経が活性化している．

3　タンドスピロンは抗けいれん作用がほとんどなく，即効性がある．

4　不眠症は，大脳辺縁系に分布する情動神経が興奮し，覚醒系の神経が優位になっている．

5　ラメルテオンは，メラトニン受容体を抑制して睡眠を促す．

問４ 抗てんかん薬のうち，強直間代発作を悪化させる可能性があるのはどれか．１つ選べ．

1 エトスクシミド
2 カルバマゼピン
3 バルプロ酸ナトリウム
4 ジアゼパム
5 ガバペンチン

問５ 脳血管障害とその治療に関する記述のうち，誤っているのはどれか．２つ選べ．

1 一過性脳虚血発作では，症状は短時間のうちに消失するが，48 時間以内に脳梗塞を発症する確率が高い．
2 脳血栓症の危険因子として，高血圧，糖尿病，脂質異常症がある．
3 被殻出血は脳内出血で最も多く，運動失調や激しい頭痛，めまいなどが現れる．
4 脳梗塞発症後 4.5 時間内症例に対して，組織プラスミノーゲンアクチベータによる血栓溶解療法が有効である．
5 くも膜下出血の急性期では髄液穿刺によりキサントクロミーが認められる．

問６ パーキンソン病とその治療に関する記述のうち，正しいのはどれか．２つ選べ．

1 パーキンソン病では，振戦，筋固縮，無動などの運動症状や便秘などの自律神経症状が現れる．
2 黒質と縫線核にレビー小体が認められる．
3 高齢者と認知症合患者では，一般に L-Dopa で治療を開始する．
4 ビタミン B_6 製剤は，レボドパ単独投与時の効果を増強する．
5 ドパミンアゴニストを十分量投与しても効果が期待できない場合，ジスキネジアがなければ，レボドパ１回量を減量し，エンタカポンを併用する．

問７ 認知症とその治療薬に関する記述のうち，誤っているのはどれか．２つ選べ．

1 アルツハイマー病では α および γ-セクレターゼにより生成したアミロイド β42 の沈着が，病因である．
2 アルツハイマー病患者脳のマイネルト基底核でアセチルコリン神経細胞の脱落がみられる．
3 高血圧と動脈硬化は，脳血管性認知症の基礎疾患として重要である．
4 脳血管性認知症の認知機能は急激に悪化し，まだら認知症が特徴的にみられる．
5 リバスチグミンはアセチルコリンエステラーゼを阻害し，認知症を改善する．

問8　片頭痛とその治療薬に関する記述のうち，正しいのはどれか．2つ選べ．

1　片頭痛の発症には体質のみが関与している．

2　何らかの刺激により脳動脈が異常に収縮することで生じる頭痛である．

3　前兆のある片頭痛では閃輝暗点が先行して現れ，その後頭痛発作が始まる．

4　中等度～重度の頭痛の場合，トルプタン製剤と制吐薬を併用する．

5　ロメリジンは頭痛発作の治療を目的に投与される．

問9　てんかんの薬物療法に関する記述のうち，誤っているのはどれか．2つ選べ．

1　薬効不足など薬剤変更が必要な場合は，使用した薬剤を直ちに中止して変更薬剤に切りかえる．

2　薬剤選択は発作型に応じて行い，部分発作にはカルバマゼピン，全般発作にはバルプロ酸ナトリウムが第一選択薬として推奨されている．

3　抗てんかん薬は有害作用が多いので，単剤投与が原則である．

4　フェニトインの定常状態では，肝薬物代謝酵素に対する飽和現象のため，服用量から予測される血中濃度以上に血中濃度が増加することがある．

5　フェニトイン，カルバマゼピンには肝薬物代謝酵素誘導作用はない．

問10　ニコチン性アセチルコリン受容体に対する自己抗体が産生され，骨格筋の運動機能が障害される疾患はどれか．1つ選べ．

1　進行性筋ジストロフィー

2　筋萎縮性側索硬化症

3　ナルコレプシー

4　重症筋無力症

5　ギラン・バレー症候群

3 免疫・炎症・アレルギーおよび骨・関節の疾患と薬

3.1 免疫・炎症・アレルギー疾患の薬，病態，治療

3.1.1 じんま疹（urticaria）

【概念･病態】

痒みとともに皮膚真皮上層における限局性の発赤を伴う浮腫，膨疹が出現し，数時間後には消失する皮疹である．じんま疹は強い瘙痒感を伴う非常に炎症性の強い皮膚疾患である．

本疾患はⅠ型アレルギー反応機序（表3-1：p.84）により発症するアレルギー疾患である．肥満細胞から遊離されたヒスタミンや，プロスタグランジン，ロイコトリエン，タンパク質分解酵素などが関与し，血管の拡張，毛細血管の透過性の亢進により血漿成分が真皮組織に移行するために発赤や浮腫，膨疹，痒みが発現する．

じんま疹の原因は抗原物質（アレルゲン）や虫刺されなどであり，身近な食物や薬物がアレルゲンとなっている（表3-2：p.84）．さらに圧迫，掻破，摩擦などの物理的刺激，ウイルス感染，ストレス，発汗（入浴・運動後），温熱，寒冷，日光などの刺激により発症する．

先天的にアルコール代謝酵素の欠損によるアルコール性じんま疹は，末梢血管拡張と血管外漏出により出現するもので，多くはアルコール摂取による酩酊とともに発現する．アルコールによる皮膚消毒によっても発症することがある．

【症　状】

一般的な症状は，紅斑，膨疹（数時間で消失するのが特徴），痒み，微熱，悪寒などである．急性じんま疹では気分不快，血圧低下，意識消失などのアナフィラキシー様症状がみられる場合もある．

【検査･診断】

問診は，じんま疹の診断に有用である．じんま疹の原因の特定は容易ではなく，食物，薬物などで発症したか否かを聞くことは重要な診断の参考となる．

急性じんま疹では，白血球の増加やC反応タンパク質（CRP）の上昇がみられることがあるが，通常のじんま疹では血液検査値に異常は認められない．抗原検索としてパッチテストやプリックテストなどの皮膚反応試験が行われる．

【治　療】

原因物質の除去，回避を行い，抗ヒスタミン薬，抗アレルギー薬を投与する．効果不十分な場合は，副腎皮質ステロイド薬の併用投与を行う．

表 3-1　アレルギー反応の分類（Coombs and Gell）

	Ⅰ型（アナフィラキシー型）	Ⅱ型（細胞傷害型）	Ⅲ型（免疫複合体型）	Ⅳ型（遅延型）
反応様式	IgE を介した即時型アレルギー反応	抗体の結合による細胞障害	免疫複合体沈着に伴い，活性化した補体による組織障害	細胞性免疫による組織障害
関与する主な細胞	肥満細胞，好塩基球	マクロファージ，好中球，キラー細胞など	貪食細胞，多形核白血球，二次的にマクロファージ，好中球など	Th1 細胞，二次的にマクロファージ，線維芽細胞など
関与する抗体	IgE	IgG，IgM	IgG，IgM，IgA	なし
補体の関与	なし	あり	あり	なし
標的細胞	肺（気管支），皮膚，鼻粘膜	赤血球，白血球，血小板	血管，皮膚，関節，胃，肺	皮膚，肺，甲状腺
反応時間	15～30 分	—	3～8 時間	1～2 日
主な疾患	じんま疹，アナフィラキシー，気管支喘息，アトピー性皮膚炎，アレルギー性鼻炎・結膜炎	自己免疫性溶血性貧血，特発性血小板減少性紫斑病，重症筋無力症，白血球減少症	全身性エリテマトーデス（SLE），急性糸球体腎炎，関節リウマチ	ツベルクリン反応，結核，クローン病，サルコイドーシス，接触性皮膚炎，臓器移植後の拒絶反応

表 3-2　アレルギー反応を引き起こす主な食物や原因物質

食　物	嗜好品：牛乳，卵，ソバ，ピーナッツ，トウガラシ，ワサビ，アルコールなど 魚貝類：エビ，カニ，サバ，アジ，ニシン，ホッキ，アオヤギなど
金　属	金，銀，ニッケル，ステンレスなど
薬　物	抗菌薬，非ステロイド抗炎症薬，抗リウマチ薬，抗腫瘍薬など
微生物	カビ類，真菌類（アスペルギルスなど）
その他	花粉，革，プラスチックなど

3.1.2　接触性皮膚炎（contact dermatitis）

【概念・病態】

皮膚に接触した刺激物質（ウルシなどの植物，薬品，化粧品，金属など）に反応として生じた皮膚炎である．一般に“かぶれ”といわれるものである．

本疾患はアレルギー性と非アレルギー性に分けられるが，アレルギー性のものが大部分で，臨床的重要性が高い．接触物質が抗原物質（アレルゲン），またはハプテンとなって吸収されて皮膚組織内のタンパク質と結合して抗原性を獲得し，皮膚病変を起こすもので，Ⅳ型（遅延型）アレルギー反応に分類される．

【症　状】　原因物質が接触した部位に紅斑，浮腫，膨疹，水疱などの皮膚炎が生じ，強い痒みを伴う．

【検査・診断】　原因アレルゲンを決めるために，パッチテストが行われる．陽性の場合（抗原物質が触れた部位に一致して紅斑，水疱などが認められる）には，それが原因物質と推定される．

【治　療】　原因物質に触れないことが大切である．薬物治療としては副腎皮質ステロイド薬の外用薬が用いられる．皮膚炎を抑えることはできないが，痒みに対しては抗ヒスタミン薬，抗アレルギー薬が内服投与される．

3.1.3　アレルギー性鼻炎（allergic rhinitis）

【概念・病態】　ハウスダスト，ダニ，花粉などの抗原物質が鼻粘膜に付着することによって起こる鼻粘膜のⅠ型アレルギー反応による炎症疾患である．

鼻粘膜液層，上皮層内の好塩基球細胞や肥満細胞上に結合している特異的 IgE 抗体に外界から侵入した抗原物質が結合し，ヒスタミンやロイコトリエン，好酸球遊走因子などのケミカルメディエーターが遊離され，鼻粘膜血管や三叉神経終末が刺激されて血管透過性の亢進，拡張，血流のうっ滞などにより症状（くしゃみ，鼻汁，鼻閉）が発現する．

【症　状】　発作性反復性のくしゃみ，水様性鼻漏，鼻閉が３主徴である．眼，皮膚，咽喉頭や全身症状も呈する．

【検査・診断】　鼻アレルギー検査には，鼻汁細胞診（好酸球が認められる），皮膚反応検査，総 IgE，特異的 IgE 抗体検査，好酸球数測定，鼻腔通気度，エックス線検査が行われる．

【治　療】　治療の基本は，抗原物質の除去と回避である．その手段として，①花粉の飛散が多いときには外出を控え，外出時にはマスクやメガネ，帽子を使用する．②洗顔，うがい，鼻をかむなどを励行する．③室内の掃除を頻繁に行うなどである．

薬物治療としては，メディエーター遊離抑制やヒスタミン H_1 拮抗作用を示すアレルギー性鼻炎治療薬（表 3-3：p.86）が点鼻薬・内服薬として用いられる．

治療効果が得られない場合や不十分な場合には，鼻閉の改善目的のためにレーザー下鼻甲介粘膜照灼術や後鼻神経切除術などの手術療法が行われる．

表 3-3 主なアレルギー性鼻炎治療薬

メディエーター遊離抑制薬	クロモグリク酸ナトリウム，トラニラスト，アンレキサノクス，ペミロラストカリウム
ヒスタミン H_1 拮抗薬	ケトチフェンフマル酸塩，アゼラスチン塩酸塩，メキタジン，フェキソフェナジン塩酸塩，エメダスチンフマル酸塩，エピナスチン塩酸塩，エバスチン，セチリジン塩酸塩，レボカバスチン塩酸塩，オロパタジン塩酸塩など
トロンボキサン A_2 拮抗薬	ラマトバン
ロイコトリエン拮抗薬	プランルカスト水和物，モンテルカストナトリウム
Th2 サイトカイン阻害薬	スプラタストトシル酸塩
合成副腎皮質ステロイド薬	ベクロメタゾンプロピオン酸エステル，デキサメタゾンシペシル酸エステル，フルチカゾンプロピオン酸エステル，モメタゾンフランカルボン酸エステル水和物
その他	ノイロトロピン（合剤），ヒスタグロビン（合剤）

3.1.4 アレルギー性結膜炎（allergic conjunctivitis）

【概念・病態】

Ⅰ型アレルギー反応が関与する結膜の炎症疾患である．眼の充血，瘙痒感を主症状とする季節性および通年性アレルギー性結膜炎と，結膜の増殖性変化や角膜上皮障害を伴う春季カタル，アトピー性角結膜炎，巨大乳頭結膜炎に分類される．

季節性アレルギー性結膜炎では，スギやブタクサなどの花粉が抗原物質（アレルゲン）として関与しており，通年性アレルギー性結膜炎や春季カタルでは，ハウスダスト，ダニ，カビなどがアレルゲンとして関与している．

季節性および通年性アレルギー性結膜炎では，涙液中に侵入した花粉などのアレルゲンが結膜の肥満細胞上の抗原特異的 IgE 抗体に結合し，ヒスタミンやロイコトリエンなどのケミカルメディエーターが遊離され，結膜の血管や三叉神経終末に存在する受容体に結合し，眼の充血，痒みを引き起こす．さらにこれらの反応によって結膜下の血管にサイトカインや接着分子が働きかけ，主に好酸球が結膜上皮中や涙液中に浸潤してくる．春季カタルなどの重症アレルギー性結膜炎の病態には，活性化好酸球や組織障害性タンパク質が関与している．

【症　状】

眼の強い瘙痒感が主症であり，結膜の充血，浮腫，流涙，眼脂（目やに）などがみられる．季節性アレルギー性結膜炎では，花粉の飛散時期に症状が出現し，通年性アレルギー性結膜炎では，季節を問わず症状が出現する．

春季カタルはアトピー体質の小児に好発し，強い眼の痒みや角膜上皮障害のために眼痛や視力低下の症状を呈する．上眼瞼結膜には，炎症細胞の浸潤により結膜の増殖性変化が認められる．また，角膜には点状表層角膜炎や，楯状潰瘍，角膜プラークなどが認められる．

【検査・診断】

結膜局所でのⅠ型アレルギー反応の検査として，Hansel 染色や May-Giemsa 染色を用いて眼分泌中の好酸球の検出測定を行う．陽性であれば確定診断となる．その他，涙液総IgE検査や，アレルゲンの特定には皮膚反応試験（プリックテスト）や血清学的検査が行われる．

【治　療】

本疾患の予防や症状を軽減するには原因物質の回避である．花粉による季節性アレルギー性結膜炎に対しては，花粉防御用メガネの使用や人工涙液による洗眼などが有効であり，通年性アレルギー性結膜炎に対しては，室内や寝具類の頻繁な掃除が有用である．

薬物治療では，メディエーター遊離抑制薬の抗アレルギー点眼薬（表3-4）が第一選択薬として用いられる．鼻症状や眼瘙痒感が強い場合には，抗ヒスタミン薬が用いられる．症状が改善しない場合や重症例では，副腎皮質ステロイド点眼薬が併用される．春季カタルやアトピー性角結膜炎の難治性重症アレルギー性結膜疾患に対しては，免疫抑制薬の点眼，副腎皮質ステロイド薬の内服，または瞼結膜下注射や乳頭切除術などの外科的治療が行われる．

副腎皮質ステロイド点眼薬は，眼圧上昇（緑内障）や白内障を引き起こしたり，感染症のリスクが高まるため，使用期間をなるべく短くしたり，眼圧測定などが必要である．

表3-4　主な抗アレルギー点眼薬，免疫抑制点眼薬，副腎皮質ステロイド点眼薬

抗アレルギー点眼薬	
メディエーター遊離抑制薬	クロモグリク酸ナトリウム，アシタザノラスト水和物，アンレキサノクス，ペミロラストカリウム，トラニラスト，イブジラスト
ヒスタミン H_1 拮抗薬	ケトチフェンフマル酸塩，オロパタジン塩酸塩，レボカバスチン塩酸塩
免疫抑制点眼薬	
シクロスポリン，タクロリムス水和物	
副腎皮質ステロイド点眼薬	
ベタメタゾンリン酸エステルナトリウム，フルオロメトロン，デキサメタゾン，プレドニゾロン酢酸エステル，ヒドロコルチゾン酢酸エステル	
その他	
グリチルリチン酸二カリウム，リゾチーム塩酸塩，アズレンスルホン酸ナトリウム水和物	

3.1.5　花粉症（pollinosis）

【概念・病態】

花粉症は，植物の花粉に感作された個体が，原因花粉に曝露されることにより発症するⅠ型アレルギー反応による季節性の疾患である．スギなどの花粉が鼻の中に入ると，花粉から抗原性物質が溶け出し，抗原特異的IgE抗体が産生される．原因となる植物はスギ，ヒノキ，サクラなどの樹木，カモガヤ，オオアワガエリ，ナガハグサ

などのイネ科植物，ブタクサ，ヨモギなどの雑草類である．

症状はアレルギー性鼻炎と同じく鼻粘膜，鼻汁中に存在する肥満細胞や好塩基球細胞膜上の特異的IgE抗体と，再度侵入した花粉抗原との反応により遊離されたヒスタミンやロイコトリエンなどのケミカルメディエーターによりくしゃみや鼻汁などの症状が発現する．花粉症は鼻アレルギー，アレルギー性結膜炎，気管支喘息などの様々な組み合わせで生じる．

【症　状】　症状は主に鼻と眼に現れる．くしゃみ，大量の水性鼻漏，鼻閉，鼻内の痒みなどの鼻アレルギーの症状や，眼結膜の発赤，痒み，流涙，眼瞼腫脹などのアレルギー性結膜炎の症状，喘鳴，咳，呼吸困難などの気管支喘息の症状がみられる．これらの症状は花粉の飛散時期に一致して出現し始め，飛散量の増加とともに悪化し，飛散量が少なくなると消失してくる．

【検査･診断】　原因となる抗原（花粉）を把握するためにスクラッチテストと皮内テストが行われる．スクラッチテストは，花粉エキスを腕の皮膚にたらして針で引っ掻き，発赤や膨疹の状況を測定し抗原を確定する．皮内テストは，花粉エキスを直接皮内に注射して発赤や膨疹を測定する．その他，鼻汁細胞診，血清総IgE，特異的IgE抗体検査が行われる．

【治　療】　基本は，花粉の除去と回避である．①花粉飛散量が多いときには外出を控え，窓や戸はしっかりと閉め，布団や洗濯物の外干しは避ける．②外出時にはマスクやメガネ，帽子を使用する．③帰宅時，衣服や髪をよく払ってから入室し，洗顔，うがい，鼻をかむ．④窓際の掃除を頻繁に行い，花粉を室内に入れないことなどである．

薬物治療としては，メディエーター遊離抑制薬，メディエーター受容体拮抗薬，抗ヒスタミン薬，Th2サイトカイン阻害薬，副腎皮質ステロイド薬などの抗アレルギー薬が点鼻薬，点眼薬，内服薬として用いられる．(「アレルギー性鼻炎」p.85参照)

最近ではスギ花粉症治療に舌下減感作療法が行われるようになっている．これは抗原（スギ花粉エキス）に反復的に感作させることによって抗原に反応しにくくする治療法（免疫寛容）であるが，治療に時間がかかることや，必ずしも免疫寛容が得られないこともある．また，レーザー下鼻甲介粘膜照灼術などの手術療法が行われる．

3.1.6　消化管アレルギー（gastrointestinal allergy）

【概念･病態】　特定の食物を摂取することにより，皮膚，眼，呼吸器系などの組織・臓器にアレルギー反応に由来する種々の症状（じんま疹，皮疹，鼻炎，結膜炎，喘息など）が発現することがある．これを食物アレルギーという．その中で，腹痛，下痢，粘液便などの消化器系の症状が生じる場合を消化管アレルギーとよぶ．

食物アレルギーは，アレルギー抗原となるタンパク質を含む食物を摂取することにより起こる．牛乳，卵，小麦，大豆，魚介類が主な原因食物である．その他，そば

粉，肉類，香辛料，チョコレート，落花生などが挙げられる．（「じんま疹」p.83参照）

本病態は，抗原性を保ったタンパク質（ペプチド）が消化管の粘膜内に侵入すると，そのタンパク抗原に特異的なIgE抗体が作られ，その後再びタンパク抗原が体内に入ると，特異的IgE抗体と結合してアレルギー反応を引き起こし，種々の症状が発現すると考えられている．

乳幼児に本疾患が多い理由として，消化管の機能や構造が成人に比べて未熟であること，原因食物に含まれる抗原タンパク質を抗原性がなくなるまで十分に消化分解できないこと，抗原性を保ったペプチドを体内に侵入させない腸管のバリア機能が未熟であることが考えられている．

【症　状】

食物の摂取後，消化器系症状として**腹痛，腹部膨満感，便秘，口腔・咽頭の瘙痒感や違和感，口唇の腫脹，嘔気，嘔吐，下痢，下血，粘液便**などが起こる．好酸球増加，腸管出血による鉄欠乏性貧血などを示すアレルギー性胃腸症もみられる．

乳幼児での下血や血性下痢便を引き起こす食物過敏性大腸炎や，グルテンに対する免疫反応によって生じる**セリアック病**（慢性下痢，脂肪便，腹部膨満，貧血，体重減少などの症状を呈する）も消化管アレルギーに含まれる．

【検査・診断】

十分な問診にて原因食物を推定することがその後の診断，治療に重要である．検査としては，皮膚反応試験や特異的IgE抗体を調べる**免疫学的検査，ヒスタミン遊離試験，好酸球数測定**などが行われる．最終的には原因食物を完全に除去して症状が改善され，その後に原因食物を負荷することにより，症状が再現するかを確認する食物除去・負荷試験などにより総合的に診断される．

【治　療】

治療は，症状の軽減・消失と再発防止のために行われる．消化管アレルギーの原因となる食物の除去・不摂取と薬物療法が主体に行われる．薬物療法としては，**抗ヒスタミン薬**や**整腸薬**が用いられる．予防にはクロモグリク酸ナトリウムなどの**抗アレルギー薬の食前服用**が有効である．

3.1.7 Stevens-Johnson（スティーブンス・ジョンソン）症候群（Stevens-Johnson syndrome）

【概念・病態】

スティーブンス・ジョンソン症候群（SJS）は，**高熱**を伴って，比較的短期間に眼，**口腔，口唇，外陰部**に発赤，皮疹，出血などの粘膜病変が，さらに**全身の皮膚**に**紅斑，水疱**，びらんなどが現れる**全身性の皮膚疾患**である（写真3–1：p.90）．**皮膚粘膜眼症候群**ともいう．重症化すると失明や呼吸器障害（肺炎など），肝障害などを併発することもある．死亡例も報告されており，発症すると予後不良となる場合が多い．

SJSは，主に**医薬品（薬物）**が原因で発現する**症状の重いアレルギー性疾患（薬疹）**の一つである．一部はウイルスやマイコプラズマ感染に伴って発症することもある．

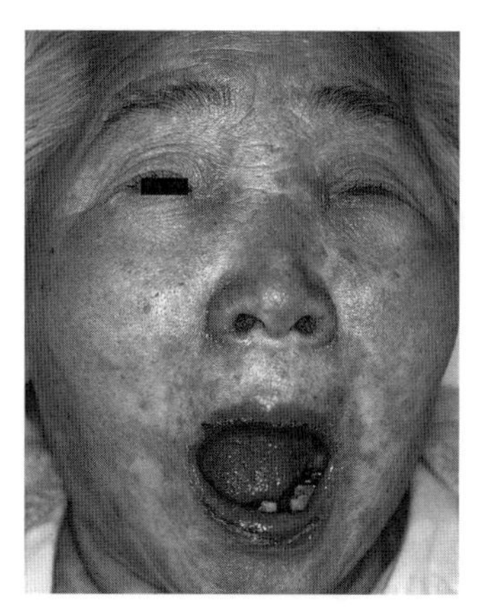

写真 3-1　Stevens-Johnson 症候群
〔川田暁，他著（2010）：CHART カラー皮膚科，テコム，p.136〕

原因薬物は非常に多く，抗菌薬，解熱鎮痛消炎薬，抗てんかん薬，抗不安薬，降圧薬など 1,100 種類以上が知られている．

発症機序については，病変部で CD8 陽性 T 細胞（細胞傷害性 T リンパ球）の表皮への顕著な浸潤がみられることから，活性化された陽性 T 細胞の表皮細胞攻撃の結果と考えられている．その機序として，表皮細胞のアポトーシス誘導，あるいは細胞から産生される IFN-γ やマクロファージから産生される TNF-α が細胞傷害を引き起こすと推測されているが，不明な点も多い．

発生頻度は，年間 1〜6 人/100 万人と推定されている．致死率は患部が体表の 10% 未満の場合，約 5% である．

【症　状】

多形滲出性紅斑が主徴として発現する．初期症状として発熱，咽頭痛，眼の充血・眼脂（目やに），瞼の腫れ，皮疹，紅斑などがみられる．進行するとさらに高熱（38℃以上）や悪心を伴って，紅斑，水疱，びらんが大部分の皮膚や粘膜部位に広く現れ，融合する．眼，口腔，口唇，外陰部などの粘膜疹を伴うことが多く，失明することもある．

【検査・診断】

臨床検査により白血球増加，赤沈亢進，C 反応タンパク質（CRP）の上昇，ヒトヘルペスウイルスやマイコプラズマ抗体価の変動，尿・便潜血などが認められる．画像検査，病理組織学的検査により結膜充血，眼脂，角結膜上皮障害，瞼球癒着，肺水腫，間質性肺炎像，粘膜の炎症や潰瘍，真皮上層の浮腫と表皮への細胞浸潤・壊死，リンパ球の接着などの所見を認めることができる．これらの臨床所見と水疱やびらんで皮膚が剝がれた面積が 10% 以下を SJS と診断される．

【治　療】

治療としては，被疑薬の服用を直ちに中止し，眼科的管理，補液・栄養管理，皮疹部粘膜の処置，感染防止などが重要である．

薬物療法としては，副腎皮質ステロイド薬を用いる．プレドニゾロン換算（内服）

で，中等症は 0.5～1 mg/kg/日，重症例は 1～2 mg/kg/日，さらに重篤な症例ではメチルプレドニゾロン 1 g/日（3 日間）が投与される．また，ステロイド薬の効果が不十分な場合や，重篤な感染症の併発が危惧される場合には，高用量のヒト免疫グロブリンの併用静注（5～20 g/日，3 日間）や血漿交換療法が行われる．その他，ビタミン剤，二次感染の予防目的で抗菌薬の投与が行われる．また，皮膚・眼の患部にはステロイド薬や抗菌薬の外用薬・点眼薬が用いられる．

3.1.8　中毒性表皮壊死症（toxic epidermal necrolysis：TEN）

【概念・病態】

中毒性表皮壊死症は，ほぼ全身に及ぶ広範囲な紅斑と全身の 10％を超える表皮の壊死障害により水疱，表皮剝離，びらんをきたし，高熱と粘膜疹を伴う皮膚疾患である．全身の皮膚が紅くなり，擦るだけでパラパラと剝離し，火傷のようになる．本症の報告者 Lyell は，発熱を伴って急激に発症し，重症熱傷様の水疱とびらんを呈し，組織学的に表皮の融解壊死を特徴とする病態を Toxic epidermal necrolysis（TEN）としたことから，TEN 薬疹，またはライエル症候群ともいう．Stevens-Johnson 症候群（SJS）と同じく原因の大部分は医薬品（薬物）であり，症状が非常に重い薬疹の一つである．

中毒性表皮壊死症は SJS と一連の病態と考えられ，中毒性表皮壊死症の症例の多くが SJS の進展型と考えられている．したがって，中毒性表皮壊死症の臨床症状，原因薬物，発生機序は SJS とほぼ同じである（「Stevens-Johnson 症候群」p.89 参照）．発生頻度は，年間 0.4～1.2 人/100 万人，致死率は 20～30％と推定されている．

【症　状】

初期症状として発熱（38℃以上），咽頭痛，眼の充血，紅斑，口唇のびらんがみられる．他症状として口唇の疼痛，排尿排便時の疼痛，呼吸苦，皮疹，多形紅斑様皮疹，眼脂（目やに），瞼の腫れ，眼が開けづらい，口唇の出血性びらん・血痂，口腔咽頭粘膜びらん，肛門周囲・外尿道口の発赤・びらんなどがみられる．

【検査・診断】

臨床検査により，白血球の増加，C 反応タンパク質（CRP）の増加，尿・便潜血などが認められる．病理組織学検査により，表皮細胞の全層にわたる顕著な壊死性変化やリンパ球の接着などの所見が認められる．

検査所見と水疱やびらんなどにより，皮膚が剝がれた面積が 30％以上を中毒性表皮壊死症と診断される．

【治　療】

治療としては，被疑薬の服用を直ちに中止し，熱傷に準じた治療，補液・栄養管理，感染防止，眼科管理などが重要である．

薬物療法としては，SJS と同じく治療と予防目的に副腎皮質ステロイド薬，ヒト免疫グロブリン，ビタミン剤，抗菌薬が用いられる（詳細は「Stevens-Johnson 症候群」p.89 参照）．

3.1.9 薬剤性過敏症症候群 (drug hypersensitivity syndrome)

【概念・病態】

薬剤性過敏症症候群は，医薬品（薬物）に対して生体が異常に反応し，全身的あるいは局所的な障害をきたすアレルギー反応である．薬物過敏症ともいう．薬物が生体タンパク質と結合して抗原分子として働いて抗体が産生され，その後に同じ薬物を投与すると，抗原抗体反応によりじんま疹や喘息などのⅠ型（即時型）アレルギー反応が起こる．また，血清病のように薬物あるいはワクチンに接触したあと1週間以上経過してから起こる遅延型反応もある．

薬物過敏症では，抗体産生とヒスタミンなどのケミカルメディエーターが関与しており，ほとんどの薬物過敏症では，軽度の皮膚発疹とじんま疹が誘発される．しかし，アナフィラキシーショックなど生命にかかわる症状が起こることもある．

薬物過敏症の発生頻度が高い薬物には，ペニシリン系・アミノグリコシド系抗菌薬，サルファ剤，ピリン系解熱鎮痛薬，バルビツール酸誘導体，抗てんかん薬，インスリン製剤，局所麻酔薬，ヨウ素系消毒薬，エックス線造影剤などがある．

【症　状】

悪心や嘔吐など軽度の症状から，じんま疹，発熱，発疹，溶血，血管炎，喘息，喘鳴，タンパク尿，白血球減少，腎障害，アナフィラキシーショック，呼吸困難など種々な症状が発現する．

【検査・診断】

薬物過敏症の有無を調べるために，問題となる薬物を皮内注射し発赤反応を調べる試験や，皮膚貼付試験が行われる．薬物過敏症の患者では，問題の薬物で陽性となる．

【治　療】

治療の第一は，原因薬物の中止・変更と症状の軽減である．発疹やじんま疹，痒みに対しては抗ヒスタミン薬（ジフェンヒドラミン塩酸塩，クロルフェニラミンマレイン酸塩など）や抗アレルギー薬，あるいは副腎皮質ステロイド薬（プレドニゾロン，ヒドロコルチゾンなど）の外用薬，内服薬が用いられる．アナフィラキシーショックには，アドレナリンの注射剤が用いられる．

薬物過敏症のある人は，原因薬物の投与を避けることがアレルギー反応を予防するための最善の手段である．また，抗ヒスタミン薬や副腎皮質ステロイド薬の前投与がアレルギー反応の発現予防に有効なこともある．

3.1.10 薬　疹 (drug eruption)

【概念・病態】

薬疹は，医薬品（薬物）の摂取によって引き起こされた有害反応として生じる皮疹と粘膜疹である．発症の大部分がアレルギー反応機序によるものと考えられているが，薬物の薬理作用，酵素阻害，毒性・蓄積，特異体質，菌交代現象などによるものもある．

薬疹のうち約1/3が抗菌薬によるものでペニシリン系，セフェム系薬が多い．特にアンピシリンによるものが最も多い．薬疹のうち多形滲出性紅斑や，Stevens-Johnson症候群（皮膚粘膜眼症候群），中毒性表皮壊死症の重症型は放置しておくと生死にかかわる場合もあるので，薬物の投与中止とともに積極的な治療が必要である．

【症　状】　様々な皮疹を呈する．限局性に生じた固定薬疹，全身の皮膚に紅斑を生じて広範囲に水疱（水ぶくれ）やびらんを生じる**Stevens–Johnson症候群**や**中毒性表皮壊死症**，多形紅斑型，紅斑丘疹型，結節性紅斑型，紅皮症型，湿疹型，じんま疹型，光線過敏症型などの薬疹症状がみられる．

【検査・診断】　使用薬物や薬歴を詳しく聴取することが重要である．皮膚反応試験により感作状況を把握し，血液で被疑薬物との反応が検査される．皮膚反応試験ではパッチテストや，スクラッチテスト，**プリックテスト***，**粘膜試験**，**貼布試験**などが行われる．血液検査では**RAST検査***，マクロファージ遊走阻止試験，リンパ球幼若化試験などが行われる．

*プリックテスト，RAST検査（「アナフィラキシーショック」）

【治　療】　原因薬物の中止と抗ヒスタミン薬，抗アレルギー薬の投与により軽症例では軽快する．重症例では，原因薬物の中止とともに輸液と副腎皮質ステロイド薬の全身投与が行われる．

3.1.11　アナフィラキシーショック（anaphylactic shock）

【概念・病態】　アナフィラキシーは，**IgE抗体**を介したⅠ型（即時型）アレルギー反応（「じんま疹」p.83参照）の重症型で，原因物質の摂取後に皮膚，気道，心血管系など多種臓器・組織に重篤な障害症状が生じる病態である．特に**循環不全**をきたして**ショック状態**に陥った場合をアナフィラキシーショックという．重症例では，気道閉塞や血圧低下により死に至ることもある．

アナフィラキシーを引き起こす**原因物質**には，食物，薬物，ハチ毒など多くのものが知られている（表3–5：p.94）．肥満細胞や好塩基球に結合している特異的IgE抗体に抗原となる原因物質が結合すると，ヒスタミンやプロスタグランジン，ロイコトリエン，血小板活性化因子（PAF）などが遊離される．これらのケミカルメディエーターにより，**血管拡張や末梢血管抵抗の低下**，**毛細血管透過性の亢進**，**血漿成分の組織流出**などが生じ，**血漿量も減少**してショック状態となる．同時に，気道粘膜の浮腫・分泌亢進や肺血管透過性の亢進などが起こり，呼吸困難をきたす．したがって，本病態の主体は**循環不全と呼吸不全**である．

アナフィラキシーショックには，IgE抗体を介さず肥満細胞に刺激が直接作用する場合や，補体の活性化，補体成分そのものの直接作用による非アレルギー性機序に

表 3-5 アナフィラキシーおよびアナフィラキシー様反応を引き起こす主な原因物質

薬 物	抗菌薬：ペニシリン系，セフェム系，アミノグリコシド系，ニューキノロン系，サルファ剤，解熱鎮痛薬：ピリン系製剤，非ステロイド抗炎症薬*，局所麻酔薬：プロカイン塩酸塩，リドカイン，ワクチン製剤：百日咳抗血清，ジフテリア抗血清，検査薬：ヨウ素系造影剤*，診断用色素（フルオレスチンなど），その他：ヨウ素系消毒薬*（ポビドンヨード），ヘパリンナトリウム
食 物	卵，牛乳，小麦，そば，大豆，魚介類（エビ，カニ，イクラ），ナッツ類（ピーナッツ，クルミ）
その他	ハチ毒，食品・医薬品添加物，ラテックス（天然ゴム）

*アナフィラキシー様反応を引き起こすもの．

よって引き起こされる場合がある．これらを“アナフィラキシー様反応”とよび区別している．しかし，臨床的にはアナフィラキシーショックと区別できないことが多い．

【症　状】

初期症状として，**生あくび**，**皮膚の紅潮**，**瘙痒感**，じんま疹，**口唇のしびれ・腫脹**，**顔面浮腫・紅潮**，悪心・嘔吐，下痢などが発現する．その後，動悸，**胸部苦悶感**，**頻脈**，**血圧低下**などの心血管系症状，嗄声，咽頭腫脹，**喘鳴**，**呼吸困難**などの気道狭窄症状が発現する．さらに**失神**，**意識障害**などの中枢神経症状がみられる．

【検査･診断】

ショックに陥った場合には，**バイタルサイン**（血圧，脈拍，呼吸，体温）を経時的に測定する．薬物や食物が原因物質として疑われる場合には，**皮内反応試験***，**RAST検査***が行われる．その他，特異的 IgE 抗体，ヒスタミン測定などの血液検査が行われる．使用薬物や病歴の聴取も原因検索として重要である．診断は，原因物質の摂取後，直ちに症状が出現するので容易である．

a．皮内反応試験*（プリックテスト）

皮膚に被疑物質液を滴下後，軽く傷を付け，15 分後の皮膚反応をみる．反応が現れれば陽性と判定する．アナフィラキシーが誘発される可能性があるので注意を要する．

b．RAST 検査*

アレルゲン（抗原）となる被疑物質と患者血清を試験管内で反応させ，反応後標識抗 IgE 抗体を結合させ，アレルゲンを同定する検査法である．アナフィラキシーを起こす危険性はない．

【治　療】

本病態の主体である**循環不全と呼吸不全に対する治療が最優先**され，**迅速な救急・救命処置**が行われる．バイタルサインをチェックしつつ直ちに**初期治療**が開始され，可及的速やかに**第一選択薬としてアドレナリン**が投与される．アドレナリンと注射針がセットされた**製剤**（エピペン®）も市販されており，緊急時には使用される．同時に**気道を確保**し，**酸素吸入**を行う．気道確保が困難な場合は気管内挿管，気管切開が行われる．また，血圧・循環血液量を維持するために輸液療法が行われる．主な治療薬を表 3-6（p.95）に示した．

表 3-6　主なアナフィラキシーショック治療薬

治療薬	特　徴
アドレナリン（皮下注・筋注）	・末梢血管の収縮（α_1 作用）と心機能を亢進（β_1 作用）させ，血圧を上昇させる． ・気管支平滑筋を弛緩（β_2 作用）させ，気道を拡張させる． ・成人では 0.3〜0.5 mg を筋注する．作用時間が短いので，症状をみながら 10〜15 分間隔で投与する．重症例では 0.1 mg を 5 分以上かけて静注する． ・薬液と注射針がセットされた製剤（エピペン®）の自己注射が認められている．
輸液（生理食塩液・乳酸リンゲル液）	・1〜2 L を急速投与し循環血液量を増加させ，血圧を上昇させる． ・投与時に肺水腫や浮腫の発現に注意する．
アミノフィリン テオフィリン（静注）	・気管支拡張作用による気道狭窄（呼吸困難など）の改善に用いる． ・血中濃度の上昇に伴い中毒症状が起きやすくなるので，継続して投与する場合には血中薬物濃度モニタリング（TDM）を行う．
副腎皮質ステロイド薬	・即効性はないが，アナフィラキシー症状の増悪・延長を防止する． ・効果の発現には 4〜6 時間を要する． ・ヒドロコルチゾン（100〜200 mg），メチルプレドニゾロン（125 mg）を静注する．
抗ヒスタミン薬	・アドレナリンに比べ作用発現は遅い． ・ジフェンヒドラミン塩酸塩（25〜50 mg）をゆっくり静注する．
β_2 受容体作動薬（吸入剤）	・気管支攣縮がみられる場合に用いる． ・サルブタモール吸入液 0.3〜0.5 mL を生理食塩液 3 mL に溶解してネブライザーを用いて吸入する．

3.1.12　尋常性乾癬（psoriasis vulgaris）

【概念・病態】

尋常性乾癬は，何らかの原因により**表皮の過剰増殖**が生じ，**表皮肥厚・角質肥厚・好中球の表皮内浸潤**がみられる**角化症**である．原因として遺伝説，感染説，物理的刺激説などが考えられているが，詳細は不明である．**皮膚が赤くなって盛り上がり**，表面に**雲母のような銀白色のカサカサしたフケのような垢（鱗屑）が厚く付着**し，その**一部が剝がれ落ちる皮膚疾患**である．痒みはなく，頭部に発症しても脱毛はみられない．症状は頭部に始まり，四肢関節伸側・腰部背面，体幹など下床の硬く，摩擦の多いところに多発する．寛解と悪化を繰り返し，慢性に経過する難治性の疾患である．

有病率は欧米白人では約 3% と高いが，日本では 0.1% 前後で，患者数は約 10 万人と推定されている．男女比は約 2：1 で男性に多く，主に 30〜40 代に発病する．女性では 10 代と 50 代の発病が多い．

【症　状】

皮疹，**爪甲に点状陥凹**，**粗糙化**を認める．皮疹は融合して大型の紅斑を形成する．乾癬の増悪期・活動期には無疹部への刺激により**皮疹の新生（ケブネル現象）**がみられる．鱗屑を無理に剝がすと**点状の出血（アウスピッツ血露現象）**が認められる．

【検査・診断】 病理組織学検査などにより，厚い落屑を伴う境界明瞭な紅斑の臨床像や特徴的な分布所見などから診断する．

【治　療】 治療には**日光浴**が有効である．薬物治療としては**ビタミンD製剤**，**副腎皮質ステロイド薬の外用薬**を用いる．副腎皮質ステロイド薬の内服薬は増悪期以外には使用しない．難治例や重症例には**紫外線照射療法**や，**免疫抑制薬**，**ビタミンA誘導体製剤**（エトレチナート）の内服投与が行われる．エトレチナートは催奇形性・胎児毒性のため，妊婦，小児には使用しない．

3.1.13　水疱症（bullosis）

【概念・病態】 水疱症は，**皮膚や粘膜に水疱**（水ぶくれ）やびらんを生じる疾患である．**自己免疫疾患**であり，自己抗体が産生され発症する．代表的な水疱症は**天疱瘡**と**類天疱瘡**である．遺伝子異常による先天性のものもある．

天疱瘡のうち約65%が**尋常性天疱瘡**である．表皮内基底層直上に水疱ができる疾患で，中高年者に発生率が高い．主に**口腔粘膜**にびらん，**潰瘍**の病変が非常に多いのが特徴である．その他，咽頭や外陰部粘膜など広範囲に発症する．表皮細胞間にIgGやC3の沈着がみられ，デスモグレイン1，3に対する自己抗体（抗デスモゾーム抗体）が認められる．その他，落葉状天疱瘡，増殖性天疱瘡，紅斑性天疱瘡，腫瘍随伴性天疱瘡，IgA天疱瘡などがある．

類天疱瘡では，70歳以上の高齢者に多い水疱症で，表皮真皮境界部のBP180，230抗原に対する自己抗体による**水疱性類天疱瘡**，結膜や口腔，喉頭，食道などの粘膜に水疱，びらんを繰り返し形成し，瘢痕性に治癒する**粘膜類天疱瘡**などがある．

その他の水疱症には，表皮基底膜部の構成成分であるⅦ型コラーゲンに対する自己抗体を生じ，躯幹・四肢に水疱を多発する**後天性表皮水疱症**や，遺伝的疾患である**先天性表皮水疱症**などがある．

【症　状】 **水疱**や**びらん**，**潰瘍**が顔面，口腔，咽頭，喉頭，食道，尿道，膣，肛門，結膜などの粘膜や皮膚に認められる．

【検査・診断】 生検皮膚病理組織検査，蛍光抗体法による自己抗体の沈着，ELISA法による自己抗体の測定が行われる．

【治　療】 軽症例では，**副腎皮質ステロイド薬の外用薬**が用いられる．重症例では，**副腎皮質ステロイド薬の内服**（40〜60 mg/日）や**免疫抑制薬の併用投与**，血漿交換，ヒト免疫グロブリンの静注などが行われる．

3.1.14 光線過敏症（photosensitivity）

【概念・病態】

健常者では，問題とならないような量の日光（太陽光線）によって異常かつ過剰な反応を起こす皮膚疾患である．自然光のみならず白色灯や蛍光灯などにおいても，惹起されることがある．**露光部（主に顔面，頸部，手など）に紅斑，小水疱などの主症状が発現する難治性の皮疹である．**

発症機序はⅣ型アレルギー反応による．体内に取り込まれた物質，あるいは体内に存在する物質が光線により修飾されて光感作物質として作用することにより光照射部位に症状が発現する．

光線過敏症は，**薬物の副作用として発現することがある**（表3-7）．薬物を継続的に服用するうちに，光線が薬物と皮膚タンパク質の結合を促進し，薬物に対するアレルギー反応により光過敏性を獲得する．外用薬やパップ剤が原因となることもあるが，その場合には使用した部位のみに症状が発現する．また，膠原病の中で皮膚病変を合併する全身性エリテマトーデス（SLE）では，紫外線照射が誘発因子となることが知られている．

本疾患は内因性と外因性光線過敏症に分類される（表3-8：p.98）．これらに共通しているのは露出した皮膚に発現し，**露出していない皮膚には発現しない**ことである．露出以外の皮膚にも症状が発現していれば，光線過敏症以外の可能性が高い．

【症　状】

顔，頸部，手の甲，前腕部，前胸部など**露出した皮膚の部位のみに発赤，小水疱などの皮膚炎**がみられる．重症例では強度の発赤，腫脹，びらん，潰瘍や皮膚の落屑がみられ，局所の感染を合併することもある．また，局所の潰瘍部が色素沈着を伴って

表3-7　光線過敏症を引き起こす主な薬物

向精神薬	クロルプロマジン，プロメタジン
筋弛緩薬	アフロクアロン
抗ヒスタミン薬	ジフェンヒドラミン塩酸塩
抗菌薬	ナリジクス酸，ニューキノロン系（オフロキサシン，シプロフロキサシン塩酸塩，ロメフロキサシン塩酸塩，トスフロキサシントシル酸塩水和物），テトラサイクリン系（ドキシサイクリン塩酸塩水和物）
抗真菌薬	フルシトシン，イトラコナゾール
非ステロイド抗炎症薬	ケトプロフェン，チアプロフェン酸，ピロキシカム，アンピロキシカム
利尿薬	ヒドロクロロチアジド，トリクロルメチアジド，メチクラン，トリパミド
カルシウム拮抗薬	ニカルジピン塩酸塩，ニフェジピン，ジルチアゼム塩酸塩
ACE阻害薬	カプトプリル，リシノプリル水和物
抗糖尿病薬	トルブタミド，クロルプロパミド，グリベンクラミド
抗がん薬	フルオロウラシル（5-FU），テガフール，ダカルバジン
脂質異常症治療薬	シンバスタチン
ビタミン剤	ピリドキシン塩酸塩

表 3-8 光線過敏症の分類

1．内因性
1）先天性：色素性乾皮症，種痘様水疱症，ポリフィリン症
2）後天性：光線過敏性薬疹，慢性光線性皮膚炎，多形日光疹，日光じんま疹
2．外因性
1）発症機序から：光毒性，光アレルギー性
2）原因別から：薬物，化粧品，ビタミンやミネラル不足

瘢痕化して，顔が変貌してしまうこともある．

【検査・診断】

皮膚テストにおいて，**光照射検査**が行われる．患者の皮膚に通常では紅斑が生じない程度の非常に弱い光を照射して，紅斑が出現するか否か，また実際にできた皮疹と同じものかどうかをみて判定する．薬物の場合は**光貼布試験**が行われる．被疑薬を48時間皮膚に貼付し，剝がした後に光を当てて反応をみる．光照射により紅斑が誘発されれば陽性と判定する．

薬物や食物，化粧品などに対してアレルギー体質であるか，また内科的疾患にて薬物治療中であるかを確認することも重要である．

【治　療】

治療において，重要なことは帽子や日傘などにより**遮光**を行うことである．**被疑薬の中止・変更**も重要である．薬物治療としては，**抗ヒスタミン薬**，**抗アレルギー薬**の内服や，**副腎皮質ステロイド薬**の外用，重篤の場合には短期間の経口投与，**免疫抑制薬**（シクロスポリン，アザチオプリンなど）を用いる．

3.1.15 ベーチェット病（Behçet's syndrome）

【概念・病態】

ベーチェット病は，**皮膚**，**眼**，**口腔**，**外陰部の障害**を主徴とし，他に**血管**，**関節**，**腸管**，**末梢・中枢神経障害の症状**をきたす**全身性の自己免疫疾患**である．本疾患は再発と寛解を繰り返す原因不明の難治性疾患であり，**特定疾患**（**難病**）**に指定**されている．

本疾患の病態は，**好中球の異常活性化**，**血管因子**，**リンパ球が関与する血管炎**であると考えられている．原因は不明であるが，遺伝的要因（体質）と環境因子が関係している．遺伝的要因で重要なのは，ヒト白血球抗原（組織適応抗原）の HLA-B51 である．ベーチェット病患者では，50〜60％と非常に高い割合で認められる．環境因子では，炎症を促進する TNF-α の産生過剰や好中球の機能亢進が考えられている．

好発年齢は男女とも 20〜40 歳に多く，30 歳前半が発症のピークである．

【症　状】

口腔粘膜の再発性アフタ性潰瘍，**結節性紅斑**，**外陰部潰瘍**，**ブドウ膜炎**が**主症状**である．口腔粘膜アフタは初発症状で多く，頬粘膜，舌，口唇，歯肉に痛みのある潰瘍が繰り返し再発する．ブドウ膜炎は，前房蓄膿を生じる急性虹彩炎と網膜出血，浮腫，滲出性を伴う網脈絡膜炎を繰り返す．視野の障害や眼圧の上昇をきたし，**視力の**

低下，失明に至ることもある．その他の症状として，毛嚢炎様皮疹，血栓性静脈炎，関節炎，副睾丸炎，血管病変（血管炎，血栓性閉塞，動脈瘤，虚血性心疾患），腸管病変（腹痛，便通異常，血便，大腸潰瘍），中枢神経病変（運動麻痺，難聴，人格障害）などが認められる．

皮膚粘膜症状が酷いときや，消化器系，中枢神経系の病変を伴う場合には，発熱などの全身症状がみられる．

【検査･診断】 診断のための確定的な検査はないが，**赤血球沈降速度（赤沈）の亢進，C タンパク質（CRP）の上昇，白血球，好中球の増加**がみられる．診断は，口腔粘膜アフタ，皮膚・眼症状，外陰部潰瘍の主症状と関節炎，副睾丸炎，血管・腸管症状などの所見から総合的に行われる．

【治　療】 軽症の皮膚・粘膜病変には**副腎皮質ステロイド薬の外用薬**を用いる．頻繁に症状が発現する場合には，**コルヒチンを内服投与**する．コルヒチンは諸症状に有効で，投与開始後 1～2 か月で症状の軽症化や出現頻度の減少が認められる．重篤な臓器病変や眼病変では，高用量の**副腎皮質ステロイド薬や免疫抑制薬**（シクロスポリン，シクロホスファミドなど）を投与する．

眼病変のうち，虹彩毛様体などの病変が眼部に留まる場合は，**ステロイド薬の点眼薬と散瞳薬**を用いる．治療抵抗性の場合や難治性網膜ブトウ膜炎には，**インフリキシマブ**（抗ヒト TNF α モノクローナル抗体）を使用する．

血管病変のうち炎症を伴う動脈病変には，高用量のステロイド薬に免疫抑制薬を併用投与する．腸管病変には，ステロイド薬とともに**サラゾスルファピリジン，メサラジン**を併用投与する．消化管ベーチェット病には**アダリムマブ**を用いる．関節炎，結節性紅斑，外陰部潰瘍には NSAIDs が有効である．

3.1.16 悪性貧血（pernicious anemia）

【概念･病態】 胃粘膜細胞に対する自己免疫機序による**胃粘膜の萎縮**のため，**胃粘膜からのビタミン B_{12}（VB_{12}）の吸収阻害**のために **VB_{12} 欠乏**をきたし，幼若造血細胞の DAN 合成が阻害されることによって起こる**貧血**である．DNA 合成阻害作用を有する抗がん薬（フルオロウラシル，シタラビン）などの投与により生じることもある．さらに，VB_{12} が胃内因子と結合して回腸末端から吸収されるため，胃切除，回腸末端切除や，寄生虫感染でも発症することがある．

【症　状】 貧血症状の他に，VB_{12} 欠乏による舌の疼痛，**発赤（舌炎），乳頭萎縮（平坦化），**食欲不振，下痢，便秘などの消化器症状，しびれ感，**腱反射の減弱，両下肢の振動覚の減弱**などの神経・精神症状，黄疸，出血，毛髪異常などがみられる．

【検査･診断】 臨床検査では，**末梢血で大球性高色素性貧血**を呈し，**好中球数，血小板数の減少**が認められる．骨髄像では赤芽球系の過形成，巨赤芽球が認められる．巨赤芽球性貧血を示す骨髄では，血球の成熟過程で崩壊（無効造血）し，末梢血中の血球数の減少が認められる．無効造血により血清ビリルビンの上昇，尿中・糞便中のウロビリノゲンの排泄増加が認められる．また，VB_{12} 欠乏の所見として血清 VB_{12} の低値，尿中メチルマロン酸の尿中排泄の増加などが認められる．その他，生検，内視鏡検査により胃粘膜の萎縮像，VB_{12} の消化管吸収試験（シリングテスト）での異常低値，胃の自己免疫現象として血清抗内因子抗体の検出が認められる．

【治　療】

VB_{12} 製剤（シアノコバラミン，ヒドロキソコバラミン酢酸塩，コバマミド，メコバラミン）の投与が行われる．一般的な治療法として 1 mg を週 2〜4 回投与（筋注）し，貧血症状が改善するまで継続する．その後，1 年間は月 1 回程度，以後は 3 か月ごとの投与を続ける．VB_{12} の投与により造血病態，末梢神経障害の症状は正常化するが，胃粘膜病変の改善は認められない．

3.1.17　アジソン病（Addison disease）

【概念・病態】

アジソン病は，**副腎皮質細胞の傷害により副腎皮質機能が低下し，副腎皮質ホルモンの分泌が低下することによって多様な症状を呈する疾患**である．副腎皮質機能低下症は，副腎病変による原発性（一次性）副腎皮質機能低下症と，下垂体前葉からの副腎皮質刺激ホルモン（ACTH）分泌不全による続発性（二次性）副腎皮質機能低下症があり，本疾患は，**原発性の副腎皮質機能低下症**である．**副腎皮質の 90%以上が破壊されると発症**する．原因の大部分は結核と自己免疫機序（特発性）である．

本疾患の病態は，**糖質コルチコイド**（**コルチゾール**），および**鉱質コルチコイド**（**アルドステロン**）**の欠乏**と，**negative feedback 機構により下垂体からの ACTH の分泌過剰**によって**発現**する．血中 ACTH の高値により**全身の皮膚・粘膜に顕著な色素沈着**がみられる．特に関節部，乳輪，歯肉，口腔粘膜，舌，爪床などに多く認められる．副腎アンドロゲンの欠乏のために女性では腋毛・恥毛の脱毛や月経異常，男性では性欲低下などが認められる．コルチゾールの低下により代謝系が影響され，低血糖，低血圧などが生じる．**アルドステロン欠乏により**，腎臓の遠位尿細管での**Na 再吸収の低下，K 排泄の低下**をきたし，**低ナトリウム血症，高カリウム血症**を呈する．

発病は，50〜60 代に起こりやすく，男女比に差はない．特発性のほうが結核性よりも多い．結核性は化学療法薬（抗結核薬）により減少傾向にある．

【症　状】

副腎皮質ホルモンの欠乏症状として，上記の病態以外に，**全身倦怠感，易疲労感，体重減少**，脱力感，消化器症状（悪心・嘔吐，下痢，腹痛，食欲不振），**立ちくらみ**，めまい，頭痛，無気力，不安感，無関心などの精神症状や，脱水，意識消失，関節痛などがみられる．

【検査・診断】

色素沈着などの症状がみられたら，血中コルチゾールの低値，尿中 17-OHCS（コルチゾールの尿中代謝産物）の低値，血中ACTHの高値を確認し，高用量ACTHの負荷試験を行う．原発性の副腎皮質機能低下症では反応することがなく血中コルチゾール，尿中17-OHCSの増大はみられないことで診断する．その他，好酸球，リンパ球の増加，白血球の減少，血中Naの低値，血中Kの高値，重炭酸イオンの減少，血中レニン活性の上昇が認められる．

【治　療】

治療は原因疾患の除去と，副腎皮質ホルモン薬の投与によるホルモン補充療法が行われる．通常，糖質コルチコイドの補充としてプレドニゾロン5（2.5〜7.5）mg，またはデキサメタゾン0.5（0.25〜0.75）mgを就寝時に経口投与する．あるいは，ヒドロコルチゾン1日20 mgを起床時に15 mg，午後に5 mgを経口投与する．鉱質コルチコイドの補充としてフルドロコルチゾン酢酸エステルを1日0.1（0.05〜0.2）mgを経口投与する．低血圧や脱水，ショックに対しては輸液にて水分，塩分，糖分の補給が行われる．

3.1.18　多発性硬化症（multiple sclerosis：MS）

【概念･病態】

多発性硬化症（MS）は，脳，脊髄，視神経などに病変が起こり，多様な神経症状が再発と寛解を繰り返す疾患である．中枢性脱髄疾患の一種で，側脳室周囲，視神経，脳幹，脊髄などの白質に好発し，大小様々な脱髄巣が散在するのを特徴とする．脱髄巣は早期には炎症性細胞（リンパ球やマクロファージなど）の浸潤が認められるが，慢性期にはグリア線維で置き換えられて硬くなる．MSの名称は，「脳や脊髄に多発性の硬い病巣がみられる病気」からつけられている．日本では，特定疾患に指定されている難病である．

原因は不明であるが，病巣にリンパ球の浸潤，免疫グロブリンの沈着，サプレッサーT細胞の減少，ヘルパーT細胞の増加などの免疫異常の所見が認められることから自己免疫機序が関与していると考えられている．また，細菌・ウイルス感染，過労，ストレス，出産などが発病や再発の誘因因子として考えられている．

発症年齢は，20〜30代が多く，男性に比べて女性に多い．発症のピークは30歳頃であり，患者の約80%が50歳までに発症する．有病率は欧米や高緯度地域に高く（30〜80人／10万人），日本では8〜9人／10万人程度である．患者数は約12,000人と推定されている．

【症　状】

視神経炎，複視，眼振などの眼球運動障害，四肢の麻痺，有痛性強直性攣縮発作，レルミット徴候*，感覚障害，言語障害，膀胱直腸障害などが生じ，しびれ感，感覚低下，手足の脱力，歩行障害，発音にしにくい，嚥下困難，視力低下，物が二重に見える，頻尿，排尿困難，失禁などの症状がみられる．

*レルミット徴候：頸部の脊髄後索における障害でみられる徴候で，病変部位の後索が伸展圧迫されると肩から背中にかけて脊柱に沿って生じる電気ショック様の痛みをいう．MS患者の出現率は10〜50%である．

【検査・診断】 血液・尿・便検査は正常であり，診断のための特異的な検査はない．しかし，CTやMRIなどの画像検査により病変部の脱髄巣を認めることができる．また，腰椎穿刺による脳脊髄液検査により免疫グロブリンの検出，電気生理学的検査により感覚誘発電位に異常所見などを認める．診断は，検査所見や他の疾患によるものではないことを鑑別して行われる．

【治　療】 症状の急性増悪期や再発時には，副腎皮質ステロイド薬を大量投与するパルス療法*が行われる．効果不十分な場合は血液浄化療法も併用して行われる．再発の予防や長期予後を改善するためにインターフェロンβ製剤が用いられる．さらに，ストレス，過労，感染症，妊娠などの再発誘因因子を回避することも必要である．安静やリハビリテーションも重要である．

*パルス療法：プレドニゾロンを0.5～1.0 mg/kg/日の短期間投与を行い，2～3週間で漸減中止する．パルス治療後の療法にはステロイド薬は用いない．使用する場合には短期間とする．

3.1.19　特発性血小板減少性紫斑病（idiopathic thrombocytopenic purpura：ITP）

【概念・病態】 特発性血小板減少性紫斑病（ITP）は，血小板の破壊亢進により血小板数が減少（10万/μL以下）し，出血傾向をきたす疾患である．原因は自己免疫機序によるものと考えられている．血小板膜糖タンパク質に対する抗血小板抗体の産生により，脾臓・肝臓の網内系細胞やマクロファージによる貪食や補体の結合による血管内破壊が亢進して血小板が減少し，皮下出血や紫斑などの出血症状が出現する．ITPは特定疾患に指定されている．

本病態には抗血小板抗体や免疫複合体の出現が病因に関与しているが，さらに，自己抗体が血小板の産生細胞である骨髄巨核球に結合して巨核球の成熟を阻害することも病因に関与していると考えられている．

ITPは良性の血液疾患であり，発症から6か月以内に治癒する急性型と，6か月以上で遷延化する慢性型に分類される．急性型は小児に多く，ウイルス感染（風疹，麻疹など）が関係している．小児発症例の約9割は自然に治癒する．成人においても薬物やアレルギー性と思われる急性型も少なくない．慢性型は成人に多く，男性よりも女性に多い（男女比は約1：2）．慢性型の一部は，ヘリコバクター・ピロリ菌（HP）感染が原因と考えられている．国内の患者数は約2万人と推定されている．ITPによる死亡率は5%以下で脳出血，消化管出血が主な死因である．

【症　状】 主な症状は，血小板の減少に伴う出血である．皮膚粘膜の出血，皮下出血，四肢の点状・斑状の紫斑，歯肉・鼻出血，血尿，下血，消化管出血，脳出血などの臓器出血，月経過多，性器出血などの症状がみられる．

【検査・診断】 末梢血検査により血小板数の減少（2～3万/μL程度）が認められるが，赤血球数，白血球数は正常範囲である．抗血小板抗体（platelet-bindable IgG と platelet-associated IgG）の増加，出血時間の延長が認められる．凝固系検査は正常範囲である．骨髄検査により骨髄巨核球数の増加が認められる．

【治　療】

血小板数が 5 万/μL 以上で，出血症状がない場合は治療を行わずに経過観察とする．血小板数がこれ以下で出血症状を呈する場合には，副腎皮質ステロイド薬（プレドニゾロン）の投与が行われ，慢性型の 60～80%が改善する．出血が著しい場合は，短期間に大量のステロイド薬を投与するパルス療法（「多発性硬化症」p.101 参照）や，血小板の輸注が行われる．難治性の場合にはヒト免疫グロブリンの大量療法も行われる．内科的治療によっても効果が得られない場合には，脾臓摘出術が行われるが，再発時，脾臓摘出でも無効の場合には免疫抑制薬（アザチオプリン，シクロホスファミド）が用いられる．

また，HP 感染者の除菌により血小板数の増加が認められていることから，ITP 患者で HP 感染者には積極的な除菌療法が行われる．

3.1.20　シェーグレン症候群（Sjögren's syndrome）

【概念・病態】

シェーグレン症候群は，涙腺や唾液腺の外分泌腺に炎症が生じて涙液，唾液の分泌量の低下による眼，口腔の乾燥症状を主徴とし，さらに関節炎や免疫血清学的異常などを伴う臓器特異的な自己免疫疾患である．他の膠原病を併発しない原発性と，併発する二次性に分類される．

涙腺と唾液腺の導管周囲に顕著なリンパ球浸潤が認められ，やがて，腺房の破壊，線維化により，乾燥症状を呈する．また，B 細胞の過剰な活性化により免疫グロブリンの過剰な産生（高γグロブリン血症）や，自己抗体としてリウマトイド因子，抗核抗体，抗 SS-A 抗体，抗 SS-B 抗体の出現が認められている．

病因は不明であるが，遺伝的素因にウイルス感染が関与して発症すると考えられている．発症は圧倒的に女性（男女比約 1：9）に多く，好発年齢は 40～60 代である．

【症　状】

臨床症状の主徴として，眼および口腔の乾燥症状と関節炎などの膠原病症状がみられることである．

涙液の減少により眼球乾燥（ドライアイ）や乾燥性角結膜炎がみられる．唾液の減少により口腔乾燥（ドライマウス）症状がみられ，その結果，食べにくい，喋りにくい，味が分からないなどの障害や，う蝕・歯周病・口臭が発生しやすくなる．その他，関節痛・関節炎，光線過敏，間質性腎炎，腎炎細管性アシドーシス，筋炎，末梢神経炎などの腺外症状や，発熱，全身倦怠感などの全身症状がみられる．また，悪性リンパ腫，原発性胆汁性肝硬変，橋本病などを合併することがある．

【検査・診断】

涙液分泌の検査には，シルマー試験*や角結膜のびらん症状を測定するフルオレセイン染色・ローズベンガル染色法が行われる．唾液分泌の検査には，ガム試験*，サクソン試験*が行われる．その他，画像検査（唾液腺造影，アイソトープを用いた唾液腺シンチグラフィー），病理組織学的検査，血液検査による**自己抗体の測定**が行われる．最終的な確定診断はシェーグレン症候群の診断基準に基づいて行われる．

a．シルマー試験

目盛り付き濾紙を下眼瞼に挟み，涙で濡れた長さを測定する．5分間で5 mm以下を陽性（分泌低下）とする．

b．ガム試験

ガムを噛んで分泌された唾液量を測定する．10分間で10 mL以下を陽性（分泌低下）とする．

c．サクソン試験

ガーゼを噛んで唾液量を測定する．2分間で2 g以下を陽性とする．

【治　療】

眼症状には，水分保持のために**人工涙液**（マイティア®），**ヒアルロン酸ナトリウム点眼薬**が用いられる．また，ムチン分泌作用のある**ジクアホソルナトリウム**，**レバミピドの点眼薬**が用いられる．

口腔症状には，唾液分泌の促進を図り，口腔機能の改善，口腔粘膜の保護のために唾液分泌促進薬の**ムスカリン受容体作動薬**（セビメリン塩酸塩水和物，ピロカルピン塩酸塩），**人工唾液**（サリベート®），**粘膜保湿改善薬**（オーラルウェット®，オーラルバランス®など），**漢方薬**（白虎加人参湯，青門冬湯，人参養栄湯など）が用いられる．

その他の症状には，NSAIDsや副腎皮質ステロイド薬などが用いられる．

3.1.21　全身性エリテマトーデス（systemic lupus erythematosus：SLE）

【概念・病態】

全身性エリテマトーデス（SLE）は，**全身の臓器に原因不明の炎症が起こる自己免疫疾患**である．非感染性慢性炎症性疾患であり，完全治癒は困難である．

本病態には自己抗原に反応する**自己反応性T細胞とB細胞の活性化が大きく関与**している．活性化されたB細胞から自己抗体の産生が起こり，**Ⅲ型アレルギー機序**により**免疫複合体が形成**され，この複合体が**臓器に沈着して慢性炎症を引き起こす**．さらに**Ⅳ型アレルギー機序**により，**自己反応性T細胞**が全身の臓器に作用して障害を引き起こすと考えられている．

原因は不明であるが，複数の**遺伝的要因と環境因子（紫外線照射，寒冷曝露，ウイルス感染，ストレス，薬物など）**の双方が関連して免疫異常が発現する多因子遺伝子疾患と考えられている．遺伝的要因は一卵性双生児でのSLE発症が，二卵性双生児に比べ高いことなどから示唆されている．また，妊娠・出産が可能な年齢の女性に多く発症するため，エストロゲンなどの**女性ホルモンの関与**も示唆されている．

発症の男女比は約1：10と圧倒的に女性に多く，好発年齢は20～40歳で，妊娠可能な女性に多い．患者数は約4万人と推定されている．

【症　状】

両頬から鼻にかけて蝶が羽を広げたような蝶形紅斑（写真 3-2）が特徴的な症状である．他の皮膚症状として口腔内潰瘍，ディスコイド疹，光線過敏症，レイノー現象（手指先の血行障害），リンパ節腫脹などが発現する．その他，関節，心臓，肺，腎臓などに，関節炎・関節痛（関節・骨破壊や変形を起こさないのが特徴），糸球体腎炎，間質性膀胱炎，心膜炎，胸膜炎，間質性肺炎，肺胞出血などの症状が発現する．また発熱，溶血性貧血，全身性血管炎，全身倦怠感，易疲労感などの全身症状や，頭痛，けいれん，意識消失，脳神経障害など中枢神経症状が発現する．

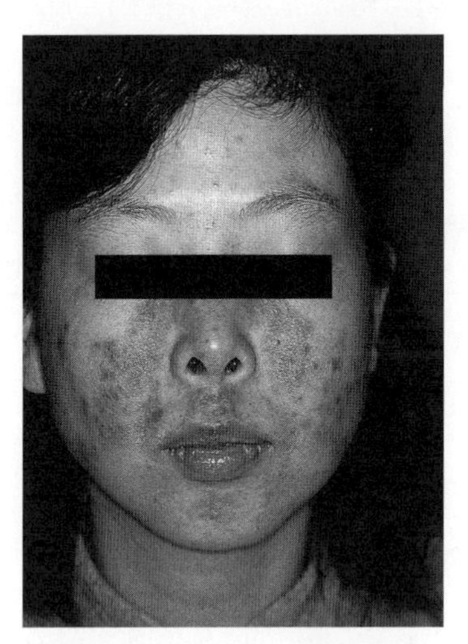

写真 3-2　SLE に伴った蝶形紅斑
〔川田暁，他著（2010）：CHART カラー皮膚科，テコム，p.151〕

【検査・診断】

血液検査により，白血球（4,000/μL 以下），リンパ球（1,500/μL 以下），血小板（10 万/μL 以下）の減少，赤血球沈降速度（赤沈），C 反応性タンパク（CRP）の亢進，自己抗体（抗核抗体，抗 ds-DNA 抗体，抗 Sm 抗体，抗リン脂質抗体）の陽性反応，血清補体価の減少，溶血性貧血に関連してハプトグロビンの低下，網状赤血球，間接ビリルビンの増加が認められる．

尿検査により，タンパク尿，血尿，細胞性円柱が認められる．また，画像検査（MRI，CT，超音波検査）により，間質性肺炎，胸水貯留，心膜炎，中枢神経・血管病変などの所見を認めることができる．

診断は診断基準（臨床的所見 11 項目と免疫学的所見 6 項目のうち，各 1 項目以上合計 4 項目あれば SLE と分類する）に基づいて行われる．

【治　療】

SLE の第一選択薬は副腎皮質ステロイド薬である．疾患の重症度（表 3-9：p.106）により用量を決める．軽症例ではプレドニゾロン換算（内服）で 15～30 mg/日（0.25～0.5 mg/kg/日），中等症では 40 mg/日（0.7 mg/kg/日），重症では 60～80 mg/日（1～1.5 mg/kg/日），維持量として 10mg 以下 /日が用いられる．初回用量を 2～4 週間投与後，症状，臨床検査所見を指標にして漸減する．ステロイド薬により十分な治療効果が得られない場合や，合併症，副作用，減量困難によりステロイド薬が投与できない場合には免疫抑制薬（メトトレキサート，シクロスポリン，タクロリムス水和物，アザチオプリンなど）が用いられる．

その他，病態に応じて血漿交換や高用量のヒト免疫グロブリン投与が行われる．関節痛，関節炎，発熱に対してはNSAIDsが用いられる．また，疲労，寒冷，紫外線，感染，手術，妊娠出産などのSLEの誘因・増悪因子を避けることも重要である．

表3-9　SLEの分類と症状

軽　症	皮膚粘膜病変，関節・筋肉病変，レイノー現象，腎症（間欠的タンパク尿），胸膜炎（少量の貯留液）
中等症	血液異常（溶血性貧血，血小板減少），心膜炎，中枢神経病変（脳神経障害，脊髄障害，髄膜炎，機能的精神症状など），腎症（持続的タンパク尿），胸膜炎（多量の貯留液）
重　症	ネフローゼ症候群，腎不全，中枢神経病変（けいれん発作，意識消失発作，器質性脳症候群），間質性肺炎，肺高血圧症，全身性血管炎・血栓症

3.1.22　強皮症（scleroderma）

【概念・病態】

強皮症は，皮膚が硬くなることを主症状とする原因不明の慢性疾患である．硬化が皮膚の一部に限られる限局性強皮症と，血管や内臓も同時に侵される全身性強皮症に分類される．一般に強皮症は全身性強皮症をいう．

全身性強皮症は，小血管の機能的・構造的異常による末梢循環障害，皮膚，関節および臓器の線維化による硬化性病変と，自己抗体を高頻度に伴うことを特徴とする自己免疫疾患である．原因は特定されていないが，遺伝素因に環境要因（特定の化学物質の曝露，ウイルス感染など）が加わって発症すると考えられている．

病変は手指の先端から始まり，次第に体幹部に広がって行く．最初は皮膚が浮腫状に腫れ上がり，次第に柔らかさが消え，皮膚が硬くなり，さらに萎縮へと移行する．最終的には硬い皮膚となって満足に関節も曲げられなくなる．

本症の発生頻度（約470人/10万人）が高いことで知られているのは，米国オクラホマ州のチョクトー族インディアンである．日本での患者数は約1.5～2万人と推測されている．小児から高齢者までの男女で発症するが，男女比は約1：10で圧倒的に女性に多い．好発年齢は，30～50代である．

【症　状】

皮膚症状では，皮膚硬化が特徴的症状である．初発症状の多くはレイノー現象である．レイノー現象は，寒冷刺激や精神的ストレスがきっかけで手指の動脈が一過性に収縮し，指先が白～紫色になり，数分後に赤色に変化する現象で，循環障害を反映している．その他に関節痛や，皮膚のつっぱり感，むくみ感で始まる場合もある．皮膚が硬化すると，皮膚をつまみづらい，手指の変形により曲げにくい（屈曲拘縮），日焼けしていないのに黒くなる（色素沈着）などの症状が発現してくる．皮膚の硬化は手指から体幹部に広がり，顔は仮面様となり，口周囲に放射状の皺を呈する．また，毛細血管拡張，皮下石灰沈着や，指尖部のびらんや潰瘍などがみられる．

全身症状では，毛細血管網からなる臓器が障害を受けやすいため，肺，腎臓，心臓，消化器系の症状が多くみられる．肺障害では**肺線維症**が特徴的で，乾性咳や運動時の息切れが生じる．肺血管障害により**肺高血圧症**を認める．腎障害では，**強皮症腎クリーゼ**がみられる．消化器系では食道・腸管蠕動機能が低下し，食道拡張，逆流性食道炎による**嚥下障害**や胸やけ，腹部膨満感などが出現する．心筋の線維化による不整脈や心不全，**心膜炎**が生じることがある．

【検査･診断】

全身性強皮症は，皮膚や内臓の特徴的な変化や，血液検査，画像検査により診断される．明瞭な皮膚の硬化やレイノー現象，指尖部の病変がある場合の診断は容易であるが，軽症例や発症初期で診断が難しい場合には診断基準に基づいて診断される．

全身性強皮症患者の90％以上で抗核抗体が検出される．クレスト症候群（レイノー現象，石灰沈着，手指硬化症，毛細血管拡張症）の患者では，動原体（染色体の一部分）に対する抗体が，びまん性患者では，抗トポイソメラーゼⅠ抗体（抗 Scl-70 抗体）が認められる．疾患感受性遺伝子として STAT4，IRF5 などが同定されている．

エックス線，CT 検査などの画像検査により手指関節骨の吸収像，皮下石灰沈着，肺の線維化，消化器系病変の異常所見を捉えることができる．

【治　療】

全身性強皮症の進行を止める薬物はないが，症状や臓器の損傷を軽減するために薬物治療が行われる．レイノー現象に対しては**カルシウム拮抗薬**，**プロスタグランジン（PG）製剤**が用いられる．皮膚潰瘍には PG 軟膏の併用療法も行われる．**逆流性食道炎にはプロトンポンプ阻害薬**が用いられる．活動性間質性肺炎やびまん型患者には，**副腎皮質ステロイド薬と免疫抑制薬**が有効である．**肺高血圧にはPG 製剤**（ベラプロスト，エポプロステノール），**エンドセリン受容体拮抗薬**（ボセンタン，アンブリセンタン），5 型ホスホジエステラーゼ阻害薬（タダラフィル，シルデナフィル）を用いる．**腎クリーゼにはアンジオテンシン変換酵素阻害薬**が有効である．その他，関節痛には NSAIDs が有効であり，レイノー現象に対しては寒冷刺激やストレスを避け，保温に心がけることも重要である．

3.1.23 多発性筋炎／皮膚筋炎（polymyositis／dermatomyositis）

【概念･病態】

多発性筋炎は，腕，肩，太ももなどの筋肉の障害（炎症や変性）により，体のだるさ感や**筋力低下**を生じる**慢性炎症性疾患**である．筋肉症状に加えて，**特徴的な皮膚病変**（ヘリオトープ疹，ゴットロン徴候など）を伴う病型を**皮膚筋炎**という．その結果，物を持ち上げる，階段の上がり下がりなどの日常生活に支障をきたす．

多発性筋炎は，膠原病の一つで，筋肉（骨格筋）だけでなく，肺，関節，心臓，消化管など，他の臓器障害を併発することもある．**皮膚筋炎では悪性腫瘍の合併が多い**．筋組織には**リンパ球を主体とした炎症性細胞の浸潤**や，**筋線維の変性，壊死，再**

生などの病理的変化が認められる．

原因は不明であるが，遺伝的素因にウイルス感染，悪性腫瘍，薬物の影響などが関与して自己免疫機序により発症すると考えられている．好発年齢は小児期（5～10歳）と成人期（50代）にピークがあり，男女比は約1：3で女性に多い．患者数は約17,000人と推定されている．

【症　状】

躯幹に近い部分の筋肉（頸部屈筋，咽・喉頭筋，肩帯筋，腰帯筋）が障害され，筋力低下がほとんどの患者でみられる．その結果，起立困難，嚥下障害などが生じ，重症例では歩行困難となる．また，筋肉痛などが生じることもある．

筋肉以外では，紅斑性皮疹が特徴的な症状として認められる．ヘリオトロープ疹（上眼瞼部の腫れぼったい紫紅色の皮疹），ゴットロン徴候（肘や膝などの関節背面の少し隆起した紅色の皮疹），ショール徴候（両肩～頸部にかけての紅斑），多型皮膚萎縮（毛細血管拡張，色素沈着，萎縮を伴う病変）がみられる．心筋炎による不整脈や心不全，間質性肺炎の合併による空咳，息切れ，呼吸困難がみられる．その他，レイノー現象（寒冷時に手指の皮膚が白～紫色に変色する現象），全身倦怠感，食欲不振，体重減少などがみられる．

【検査・診断】

診断は，①筋力低下，②特徴的な皮膚症状，③血清クレアチンキナーゼ（CK），アルドラーゼ，乳酸脱水素酵素（LDH）などの筋肉内酵素の上昇，④自己抗体（抗Jo-1抗体が患者の30%で陽性）の検出，⑤筋電図の変化，⑥筋生検・MRIでの特徴的な組織所見（炎症性細胞の浸潤，筋線維の変性，再生像）などより総合的に行われる．

【治　療】

基本的治療は薬物療法である．副腎皮質ステロイド薬を用いたステロイドパルス療法（プレドニゾロン換算で1 mg/kg/日）が行われる．2～4週間投与され，筋力の回復や検査所見をみながら徐々に最小維持量まで減量する．ステロイド薬により十分な治療効果が得られない場合や副作用の軽減，減量のために免疫抑制薬の併用投与や，ヒト免疫グロブリンの静注投与が行われる．

リハビリテーションは筋力の回復，関節の拘縮予防のために重要である．悪性腫瘍を併発した場合は，その治療により筋炎，皮膚症状が改善することがある．

3.1.24 臓器移植，拒絶反応および移植片対宿主病（GVHD）

【概念・病態】

臓器移植は，組織や臓器を提供者（ドナー）から受給者（宿主あるいはレシピエント）に移植することにより，失われた機能を取り戻す医療である．移植で用いられる組織や臓器を移植片という．

臓器移植後に最も気を付けなくてはいけないのが拒絶反応と移植片対宿主病（GVHD）である．拒絶反応は，宿主の免疫応答によってドナーの移植片が攻撃されることによる合併症の総称である．GVHDは，ドナーの移植片が免疫応答によって宿主の臓器を攻撃することによって生じる症状の総称である．移植拒絶反応とGVHDは，攻撃する側と攻撃される側が反対の病態である．移植片と宿主間に生じる免疫応答は，主要組織適合抗原遺伝子複合体（MHC）にて規定され，ヒトの場合はヒト白血球型抗原（HLA）である．

移植拒絶反応は，宿主のT細胞が移植臓器のMHCなどの同種抗原に反応することによって発現する．分子抗原を認識したCD4細胞が分泌したIL-2などのサイトカインにより，CD8キラーT細胞が誘導され，移植臓器が障害されると考えられている．拒絶反応をコントロールできないと，移植臓器の生着率が低下して機能が失われ，生命に影響を及ぼすこともあり，拒絶反応のコントロールは非常に重要である．拒絶反応に対しては免疫抑制薬や副腎皮質ステロイド薬が使用される．

GVHDは，ドナーのリンパ球が生着し，宿主臓器に障害を与え，皮膚症状や消化器症状などが出現する．GVHDは，様々な臓器移植後に発生するが，特に免疫組織を直接移植する，骨髄移植後や輸血後が問題となる．

臓器移植は，①輸血（赤血球，血小板，凍結血漿，必要に応じて各成分輸血が行われる），②腎臓移植（慢性腎不全の治療に行われる），③骨髄移植（造血器腫瘍，原発性免疫不全症の治療に行われる．末梢血幹細胞や臍帯血なども移植に用いられる），④その他，肝硬変や先天性胆道閉鎖症に対する肝臓移植，心筋症などに対する心臓移植，糖尿病に対する膵臓移植や，肺移植，角膜移植，小腸移植などが行われる．

臓器移植に関連する法律も制定され，2009年に脳死移植を可能とする臓器移植法の改正が行われ，2010年には脳死移植は本人が提供拒否の意思を示していない限りは家族の同意が得られれば認められるようになり，15歳未満のドナーによる臓器移植が可能となった．日本での臓器移植を必要とする患者数は約13,000人，移植を受けられるのは年間約300人ほどである．

【症　状】

骨髄移植では，GVHDが問題となり，急性では発熱，発疹，黄疸，下痢などの症状が発現する．慢性では皮膚硬化，眼・口腔の乾燥，肝障害，間質性肺炎などの自己免疫疾患に類似した症状がみられる．

【検査・診断】

臓器移植時には，提供者と受給者の適合性を調べるためにHLA型と血液型が検査される．輸血時には，血液型のABO型，Rh型の一致に加え，ドナーの赤血球と宿主の血清による交差適合試験が行われ，適合性が検査される．

【治　療】

拒絶反応を抑えるために，免疫抑制薬（シクロスポリン，タクロリムス水和物など）や副腎皮質ステロイド薬が用いられる．近年，優れた免疫抑制薬が開発され，臓器移植の成績が向上している．臓器移植患者は，免疫抑制薬を長期間（多くは一生）服用し続けることになるため，日和見感染症の併発や腎・肝障害などの副作用に対して細心の注意を払う必要がある．きちんとした服薬と，拒絶反応や感染症がなく経過が良好であれば，健常者と変わらない生活を送ることができる．

骨髄移植では拒絶反応を防ぐため，全身放射線照射，シクロホスファミドの大量投与などの前処置が行われる．

3.2　骨・関節・カルシウム代謝疾患の薬，病態，治療

3.2.1　関節リウマチ（rheumatoid arthritis：RA）

【概念・病態】

関節リウマチ（RA）は，関節の滑膜炎を主病変とする慢性炎症性疾患である．リウマトイド因子などの自己抗体が検出されることから自己免疫疾患でもある．炎症は関節の滑膜から始まり，滑膜細胞が増殖し，パンヌスを形成しながら周囲の軟骨や骨に浸食して破壊していく（図 3-1）．その結果，慢性の関節痛，関節の変形，強直，脱臼，拘縮などがみられ，日常生活に支障をきたし，重症の場合は寝たきりとなる．特に手指，足趾は変形しやすく，関節炎が長期間持続進行すると尺側偏位やスワンネック変形，ボタン穴変形，外反拇趾などの特徴的な関節の変形をきたす（図 3-2:p.111）．

RA 患者の滑膜組織では白血球やマクロファージなどの炎症細胞の浸潤がみられ，滑膜細胞の増殖・重層化が認められる．滑膜細胞からはプロスタグランジンなどのケミカルメディエーターとともに，腫瘍壊死因子（TNF-α）やインターロイキン-1（IL-1）などの炎症性サイトカインが分泌され，炎症の成立や遷延化，滑膜細胞の増殖，破骨細胞の活性化など，RA の病態形成に大きく関与している．

また，炎症性サイトカインはマクロファージや線維芽細胞を刺激して IL-6，IL-8，顆粒球・マクロファージコロニー刺激因子（GM-CSF）などを誘導し，これらの因子がリウマトイド因子などの抗体産生を高めたりすることにより滑膜細胞を障害する．この他にマトリックスメタロプロテアーゼ-3（MMP-3）や活性酸素なども破骨細胞を活性化し，骨吸収の促進を介して関節破壊をもたらす．

成因として，①遺伝的要因：家族血縁者，一卵性双生児に発生率が高い．②内分泌要因：女性に多く，妊娠すると症状が軽減し，出産後に増悪する．③細菌・ウイルス感染：マイコプラズマ，レトロウイルス，ヘルペスウイルスなどの感染による免疫異常，などが考えられているが，詳細は不明である．

患者数は約 70～80 万人と推測されている．男女比は 1：4～5 と女性に多く，好発

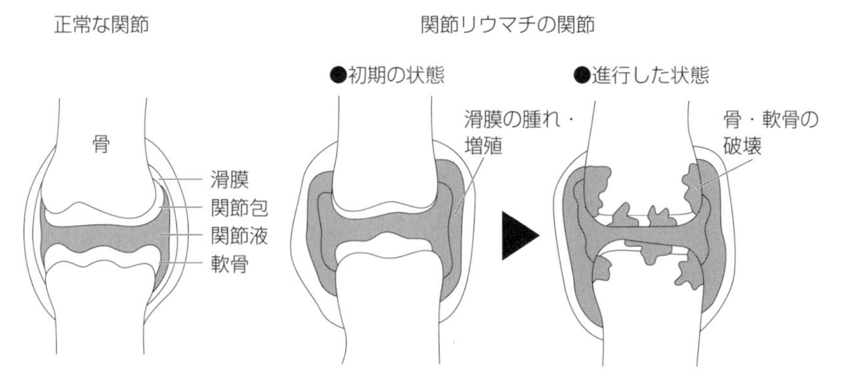

図 3-1　関節リウマチの関節

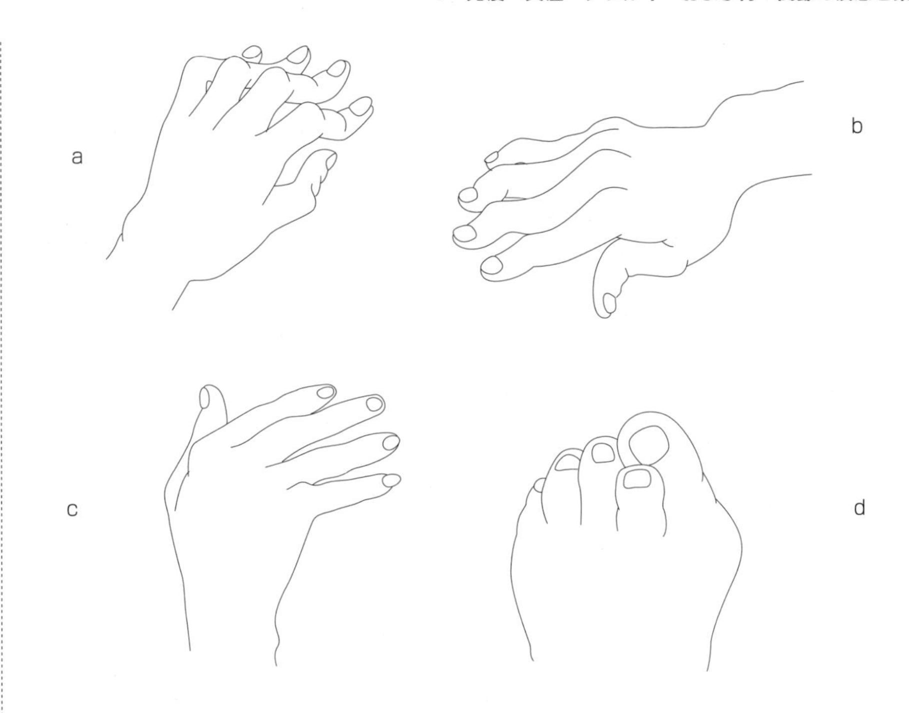

a ボタン穴変形　b スワンネック変形　c 尺側偏位　d 外反拇趾と趾変形

図 3-2　主な関節変形

年齢は 30〜50 代である．

【症　状】

関節リウマチの主な症状は，**朝のこわばりと関節の痛み・腫れ（関節炎）**である．**微熱，倦怠感，易疲労感，貧血，筋力低下，体重減少，食欲不振などの全身症状**がみられることもある．一般に関節痛は起床時に強く，身体を動かしていくと徐々に和らいでいく．

朝のこわばりは，朝起きたとき，**手指が硬くて曲げにくい，腫れぼったいと感じられる症状**で，足指や四肢全体にみられることもある．通常 30 分以上から数時間と炎症の度合いに応じて長時間続くのが特徴である．

関節炎は，最初は**手首や指の関節に起こり**，進行すると膝，肘，肩，股，顎関節など**全身の関節に及ぶ**こともある．また，**両側の関節に対称的に出現して**くるのも特徴である．

関節以外では，肘，膝や後頭部の外側に出現する**皮下結節**（リウマチ結節），血管炎，心膜炎，胸膜炎，末梢神経炎，肺線維症，シェーグレン症候群，骨粗鬆症などが合併症として現れることがある．**血管炎を伴うものとして悪性関節リウマチ**といわれる予後不良の**結節性多発動脈炎**を呈することもある．

【検査・診断】

血液検査と画像検査（エックス線，MRI，CT，超音波検査）が行われる．その結果，血清中リウマトイド因子が高率（70～80%）で検出されるほか，抗CCP（環状シトルリン化ペプチド）抗体の上昇，赤血球沈降速度（赤沈）の亢進，C反応性タンパク質（CRP）値の上昇，補体値の上昇，血小板の増加などが認められる．MMP-3も関節破壊を反映することから予後の予測検査に用いられる．画像検査はリウマチの病期や進行度，関節破壊の状態を把握することができ，早期診断に有用である．

診断は，米国リウマチ学会（1987年），日本リウマチ学会（1994年）（表3-10），米国・欧州リウマチ学会（2009年）（表3-11）が定めた診断基準に基づいて行われる．

表3-10　日本リウマチ学会が定めた早期関節リウマチの診断基準

1. 3つ以上の関節で，指で押さえたり動かしたりすると痛みを感じる．
2. 2つ以上の関節に炎症による腫れがみられる．
3. 朝のこわばりがみられる．
4. 皮下結節（リウマトイド結節）が肘や膝などにみられる．
5. 血液検査で赤沈に異常がみられる．またはCRPが陽性である．
6. 血液検査でリウマトイド因子が陽性である．

*上記6項目のうち，3項目以上に当てはまる場合を早期関節リウマチとする．

表3-11　米国・欧州リウマチ学会が定めた新基準

関節病変	
（1）中・大関節に1つ以下の腫脹または疼痛関節あり	0点
（2）中・大関節に2～10個の腫脹または疼痛関節あり	1点
（3）小関節に1～3個の腫脹または疼痛関節あり	2点
（4）小関節に4～10個の腫脹または疼痛関節あり	3点
（5）少なくとも1つ以上の小関節領域に10個を超える腫脹または疼痛関節あり	5点
血清学的因子	
（1）RF，ACPAともに陰性	0点
（2）RF，ACPAの少なくとも1つが陽性で低力価	2点
（3）RF，ACPAの少なくとも1つが陽性で高力価	3点
滑膜炎持続時間	
（1）＜6週	0点
（2）≧6週	1点
炎症マーカー	
（1）CRP，ESRともに正常	0点
（2）CRP，ESRのいずれかが異常	1点

*上記のスコアの合計が6点以上である症例は関節リウマチと診断する．

RF：リウマトイド因子，ACPA：抗シトルリン化ペプチド抗体，CRP：C反応性タンパク質，ESR：赤血球沈降速度

表 3-12　主な関節リウマチの治療薬

薬物名	特　徴
疾患修飾性抗リウマチ薬（DMARDs）	
サラゾスルファピリジン，金製剤（金チオリンゴ酸ナトリウム，オーラノフィン），ロベンザリットニナトリウム，アクタリット，ブシラミン，ペニシラミン	・早期の薬物療法として DMARDs が用いられるが，効果が現われるまでに 1～2 か月を要し，副作用（骨髄抑制，間質性肺炎，腎・肝障害など）が多い． ・金製剤はマクロファージや白血球による貪食，リソソーム酵素の放出を抑制し，リウマトイド因子や免疫グロブリンを低下させる． ・金チオリンゴ酸ナトリウムは古くから使用されている．骨破壊の抑制効果は強いが，副作用の発現頻度が高いので使用頻度は減少している．中等度以上の RA に用いる． ・オーラノフィン，アクタリット，サラゾスルファピリジンは比較的早期の軽度～中等度の RA に用いる．
免疫抑制薬	
メトトレキサート，タクロリムス水和物，ミゾリビン，レフルノミド	・メトトレキサート（MTX）は RA 治療の中心的な薬物である．休薬期間を設けながら投与する．MTX の副作用の防止や発現時には，葉酸やホリナートカルシウムを併用投与する． ・タクロリムス水和物は臓器移植時に用いるが，2005 年に RA への適応が承認された． ・ミゾリビンの効果は他剤に比べて弱く，遅効性で，副作用は比較的少ない． ・レフルノミドは MTX の効果が不十分か，副作用のため使用できない重度の RA に用いる．
生物学的製剤	
TNF-α 阻害薬 インフリキシマブ エタネルセプト アダリムマブ ゴリムマブ IL-6 阻害薬 トシリズマブ T 細胞活性化阻害薬 アバタセプト JAK（ヤヌスキナーゼ）阻害薬 トファシチニブクエン酸塩	・生物学的製剤は，関節炎症状を速やかに改善する効果があり，破壊関節を修復する作用がある．MTX との併用で有効性が高まる． ・既存治療で効果不十分な RA に用いる． ・重篤な副作用（感染症の誘発，間質性肺炎の発症・増悪など）があり，一定の選択基準に基づいて投与される． ・トファシチニブは 2013 年に MTX など他の抗リウマチ薬抵抗性 RA への投与として承認された新薬である．
補助的薬物	
非ステロイド抗炎症薬	・疼痛や腫脹を軽減するための対症療法として用いる． ・速効性が期待できるが，RA の進行を防止する作用や寛解導入作用はない．
副腎皮質ステロイド薬	・炎症症状が強い場合や他の膠原病を併発している場合に用いる． ・プレドニゾロン（5～10 mg/日）が主に処方される．

米国・欧州リウマチ学会の新基準は，腫脹・疼痛関節数やリウマトイド因子，炎症マーカーなど 4 群 12 項目から該当する項目のスコアを合計し，6 点以上なら RA と診断するものである．

【治　療】

基礎療法，薬物療法，理学療法，外科療法が行われる．主体は薬物療法であるが，発症時期，症状などに応じて各治療法を組み合わせて行う．

①基礎療法：炎症の関節部位には，体重による負荷や過度の運動を避け，安静を保ち，休養と栄養を取るようにする．②薬物療法：非ステロイド抗炎症薬（NSAIDs），副腎皮質ステロイド薬，疾患修飾性抗リウマチ薬（DMARDs），免疫抑制薬，生物学的製剤を用いる（表3-12：p.113）．③理学療法：除痛目的で患部を保温し，関節の可動運動や筋力の維持・強化のためにリハビリテーションを行う．④外科療法：薬物療法と理学療法が十分に行われても強い関節痛や機能障害がある場合には，滑膜切除術，人工関節置換術，関節形成術，腱・靭帯の再建術などを行う．また，補助療法としてヒアルロン酸製剤の関節内注射が行われる．

3.2.2 骨粗鬆症（osteoporosis）

【概念・病態】

骨組織では破骨細胞による古くなった骨を壊す“骨吸収”と，これに付随して起こる骨芽細胞による新しい骨を作る“骨形成”が常にバランスよく繰り返され，骨量が一定に維持されている．これを骨のリモデリングという（図3-3：p.115）．

骨粗鬆症は，このリモデリングのバランスが崩れ，骨吸収が骨形成より優位となり，骨量の減少と骨微細構造の破綻により骨折しやすくなった疾患である．

骨粗鬆症有病率は年齢とともに上昇し，特に閉経期を過ぎた女性ではエストロゲン分泌が低下する60代後半から高くなる．また，腸管からのカルシウム吸収が低下した場合や，副甲状腺ホルモンの過剰作用，副腎皮質ステロイド薬の投与などにより骨吸収が促進し，骨粗鬆症が発症する．

骨粗鬆症は，その病因により原発性骨粗鬆症と続発性骨粗鬆症に分類され，さらに原発性骨粗鬆症は閉経後骨粗鬆症と老年性骨粗鬆症に分類される（表3-13：p.115）．

【症　状】

主な症状は，骨の脆弱化に起因する骨折と，機能障害に伴うQOLの低下，慢性疼痛である．骨折は大腿骨頸部，脊椎，上腕骨近位部，橈骨遠位端などが好発部位で，脊椎圧迫骨折や脊柱変形は腰背痛や身長低下，脊柱後弯症（円背）の原因となる．転倒などによって起こる大腿骨頸部骨折は重大で，生涯にわたり入院管理を要する場合もある．

【検査・診断】

診断は，脆弱性骨折の有無，脊椎エックス線像，DXA（dual energy X-ray absorptiometry）法による骨密度の測定から日本骨代謝学会により提唱された診断基準に基づいて行われる．

また，日本骨粗鬆症学会から「骨粗鬆症臨床における骨代謝マーカーの適正使用ガイドライン」が作成され，骨代謝性疾患に対する診断や病態の把握，骨粗鬆症治療薬の治療効果のモニタリング，服薬コンプライアンスの確認などの手段として骨代謝マーカー（表3-14：p.115）の測定検査が活用されている．

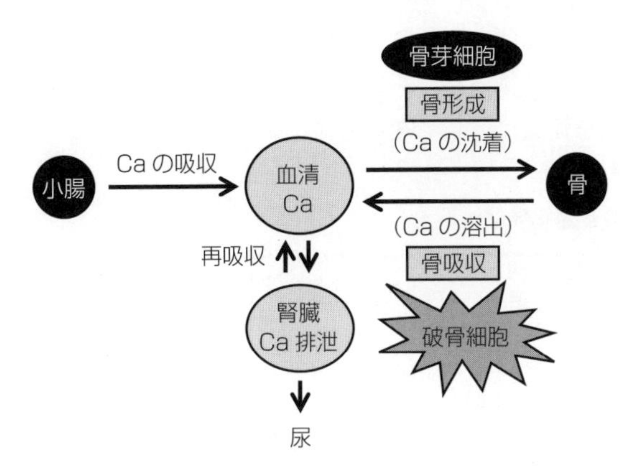

図 3-3　骨のリモデリング

表 3-13　骨粗鬆症の分類

分　類		特　徴
原発性骨粗鬆症		・原疾患がなく，骨の進行性変化によるもの． ・全体の約 90%を占める．
	閉経後骨粗鬆症	・閉経後エストロゲン分泌が低下し，骨吸収が亢進して骨量が低下する．
	老年性骨粗鬆症	・老化に伴い骨芽細胞の機能が低下し，骨形成が抑制される． ・腎機能の低下や骨基質タンパク質の産生が低下して生じる．
続発性骨粗鬆症		・甲状腺機能亢進症，クッシング症候群，慢性腎不全，血液腫瘍，膠原病などの基礎疾患や，副腎皮質ステロイド薬，免疫抑制薬の長期投与などによるもの．

表 3-14　主な骨代謝マーカーと基準値

分　類	項　目	基準値[a]
骨形成マーカー	血清 BAP	2.9～14.5 μg/L
	血清 P1NP	17.1～64.7 μg/L
骨吸収マーカー	尿 DPD	2.8～7.6 nmol/mmol・Cr
	血清 NTX	7.5～16.5 nmolBCE/L
	尿 NTX	9.3～54.3 nmolBCE/mmol・Cr
	尿 CTX	40.3～301.4 μg/mmol・Cr
	血清 TRACP-5b	120～420 mU/dL

[a] 健常閉経前女性での値．BAP：骨型アルカリホスファターゼ，P1NP：Ⅰ型プロコラーゲン-N-プロペプチド，DPD：デオキシピリジノリン，NTX：Ⅰ型コラーゲン架橋 N-テロペプチド，CTX：Ⅰ型コラーゲン架橋 C-テロペプチド，TRACP-5b：酒石酸抵抗性酸性ホスファターゼ-5b，BCE：bone collagen equivalent（骨コラーゲン相当量）

【治　療】　骨粗鬆症が正常化することはなく，治療の主な目的は骨折を予防・阻止し，QOL の維持と改善を図ることである．

治療としては，骨量を増加させる目的でカルシウムやビタミン D の摂取による食事療法，適度の運動による運動療法，喫煙，過度のアルコール摂取を避けるなどの一般療法と薬物療法である．薬物療法では，骨吸収抑制薬，骨形成促進薬，カルシウム製剤を病態に応じて選択して用いる（表3-15）．

表3-15　主な骨粗鬆症治療薬

薬物名	特徴・副作用など
骨吸収抑制薬	
1．卵胞ホルモン製剤 ・エストラジオール ・エストリオール ・結合型エストロゲン	・骨吸収促進性サイトカイン（IL-1，IL-6など）の産生，分泌を抑制する．骨芽細胞に存在する受容体を介して骨芽細胞に直接作用し，骨芽細胞の増殖を促進する． ・閉経後早期ほど有効である． ・乳がんや血栓症のリスクが高いので日本では使用頻度は低い．
2．選択的エストロゲン受容体モジュレーター ・ラロキシフェン ・バゼドキシフェン	・核内のエストロゲン受容体に結合し，エストロゲン作用を示す． ・腰椎骨密度を増加させ，骨質を維持する． ・乳腺や子宮には拮抗的に作用し，乳がん・子宮がんの発生リスクは低い．
3．カルシトニン製剤 ・エルカトニン ・カルシトニン（サケ）	・破骨細胞に直接作用して骨吸収を抑制する． ・高カルシウム血症，骨痛に有効である．
4．ビスホスホネート製剤 ・アレンドロン酸 ・エチドロン酸 ・リセドロン酸 ・ミノドロン酸　など	・前駆細胞から破骨細胞への分化を抑制する． ・破骨細胞のアポトーシスを誘導し，骨吸収を抑制する． ・ステロイド性骨粗鬆症の第一選択薬である． ・金属イオンと錯体を形成し吸収率が低下する． ・副作用の顎骨壊死，顎骨骨髄炎の発現に注意する．
骨形成促進薬	
1．活性型ビタミンD_3製剤 ・アルファカルシドール ・カルシトリオール ・エルデカルシトールなど	・骨芽細胞のビタミンD_3受容体を介して骨形成を促進する． ・腸管からのCa，P吸収を促進し，PTH分泌を抑制する． ・ビスホスホネート製剤との併用が有効である． ・高カルシウム血症・尿症に注意する．
2．ビタミンK製剤 ・メナテトレノン	・ビタミンKは骨基質タンパク質の生成に重要である． ・ワルファリンカリウムとの併用投与は禁忌
3．カルシウム製剤 ・リン酸水素カルシウム ・乳酸カルシウム	・代謝性骨疾患におけるCa摂取不足に用いる． ・ビタミンDとの併用が効果的である． ・高カルシウム血症，腎結石，重篤な腎不全には禁忌

3.2.3　変形性関節症（osteoarthrosis：OA）

【概念・病態】

変形性関節症（OA）は，関節軟骨の変性や摩耗による退行性変化にさらに力学的負荷などが加わることにより，軟骨の新生・増殖変化（骨棘，軟骨下骨層の硬化）などを生じる非炎症性の関節疾患である．軟骨変性に加えて，骨の増殖性変化が生じるのがOAの特徴である．

OAは膝，股，足，肘，手指，脊椎など種々の関節に発症するが，強い負荷がかかる膝関節などに発症することが多い．発症には，関節の酷使，荷重，脱臼，肥満，外傷，免疫応答，遺伝的素因，関節内ミネラルの沈着などが関与し，軟骨基質の変性，細胞と軟骨基質の相互関係の破綻や細胞死が軟骨細胞の機能低下・変性を徐々に進行させていく．変性ははじめ，関節軟骨や軟骨下骨に生じ，初発関節には炎症所見を認めないが，病態の進行に伴って関節炎を呈するようになる．関節炎は二次的に生じるものであり，炎症反応が先行する関節リウマチ（RA）とは病態が異なる．主徴は疼痛であり，関節腫脹，関節の可動・運動性に障害がみられる．

OAは高齢者の関節疾患の中で最も頻度が高く，好発年齢は40歳以降で，女性に罹患率が高い（男性：女性＝1：4）．患者数は約1,000万人強と推定され，有病率はRAの約20倍とされている．

【症　状】

主要な症状は疼痛である．動作の開始時に生じるのが特徴で，荷重や運動により関節痛が生じ，安静により軽減する．炎症性変化を伴うと安静時にも疼痛が生じる．

他に疼痛に対する反復的筋緊張や軟骨組織の拘縮，関節周囲筋の萎縮などにより関節の可動域の制限，骨棘形成や関節液の貯留による関節腫脹，関節面の変形や拘縮による肢位の異常による歩行障害（跛行），ヘバーデン結節（遠位指節間関節），ブシャール結節（近位指節間関節），外反拇趾などの変形症状がみられる．

【検査・診断】

エックス線・CT・MRI検査と関節鏡検査が行われる．診断は，罹患関節の分布や症状，エックス線検査の特徴的な所見を基に行われる．エックス線検査において軟骨の消失，関節裂隙の狭小化，骨棘形成や骨硬化像などの特徴的な所見がみられる．また関節鏡検査では，靭帯の弛緩や軟骨，半月板，軟骨組織の変性などが観察される．

OAでは血液・尿検査に異常値がみられることはない．リウマトイド因子は陰性であり，関節液中の白血球数は増加せず，関節液はヒアルロン酸濃度の低下により淡黄色透明を呈する．

【治　療】

OAは退行性変性であるため，保存療法が主体となる．一般に理学療法，装具療法，薬物療法，外科療法が行われる．

初めに理学療法（大腿四頭筋力強化訓練やサポーターの使用など）を試み，効果が得られない場合には装具療法（膝装具の使用など），あるいは薬物療法を併用して行う．さらに治療効果がなく強い症状が続く場合には滑膜，半月板，骨棘の切除や人工関節置換術などの手術療法が行われる．治療当初から薬物療法が行われることも多い．

薬物治療には，痛みを抑えてQOLを高めるために非ステロイド抗炎症薬を用いる．OAは高齢者に多いため，胃腸障害などの副作用が少ない薬物が求められ，半減期の短い薬物，坐剤や経皮剤，腸溶剤やプロドラッグ，COX2選択的阻害薬が使用される．疼痛が強く，日常生活に支障がある場合には，関節液の主成分であるヒアルロン酸ナトリウムや副腎皮質ステロイド薬の関節腔内投与が行われる．ステロイド薬は特に強い炎症所見がみられるOAに有効である．しかし，副作用が強く，繰り返しの投与によりステロイド性関節症とよばれる関節障害を引き起こすことがあるので，投与回数，間隔，用量を考慮して投与する必要がある．

3.2.4 副甲状腺機能亢進・低下症 (hyperparathyroidism・hypoparathyroidism)

【概念・病態】

血中カルシウム（Ca）濃度は，腸管からの吸収，骨からの溶出（骨吸収），腎臓での再吸収に依存している（「骨粗鬆症」p.114 参照）．副甲状腺から分泌される副甲状腺ホルモン（PTH）は，破骨細胞による骨吸収と腎遠位尿細管からの Ca の再吸収を促進し，血中 Ca 濃度を維持する重要なホルモンである．また，腎近位尿細管でリン（P）の再吸収を抑制し，活性型ビタミン D_3 の産生を促進する．PTH の合成・分泌は，血中 Ca 濃度の上昇により負のフィードバック機構により抑制され，血中 Ca 濃度は一定に維持される．したがって PTH の合成・分泌の異常は血中 Ca 濃度の異常（高カルシウム血症や低カルシウム血症）として現れる．

副甲状腺機能亢進症は，PTH の持続的な過剰分泌のために異常をきたす病態である．副甲状腺の腺腫，過形成，がんなどを原因とする原発性と，慢性腎不全などの病態の一部として，血中 Ca の低下あるいは P の上昇による PTH 分泌亢進により生じる二次性に区分される．PTH が過剰に分泌される結果，骨吸収が促進され，骨の脱灰が起こり，骨が著明に障害される．

副甲状腺機能低下症は，PTH の分泌低下や欠如，PTH に対する標的器官の反応の低下のために異常をきたす病態である．原因不明の特発性低下症と手術などによる副甲状腺の除去や挫滅，悪性腫瘍の浸潤，外傷，感染，放射線照射などによる原因が明らかである続発性に区分される．血中 Ca の低下（低カルシウム血症），P の上昇（高リン血症）をきたし，種々の症状が引き起こされる．

【症　状】

副甲状腺機能亢進症では高カルシウム血症による全身倦怠感，食欲減退，悪心・嘔吐，口渇，多飲，多尿，筋力低下，意識障害，情緒不安定などの症状がみられる．さらに線維性骨炎，骨粗鬆症，関節痛，病的骨折，尿路結石や腎石灰化症などがみられる．

副甲状腺機能低下症では低カルシウム血症によるしびれ感，テタニー，運動失調，顔面筋のけいれん，全身性けいれん発作，下痢，嘔吐などの症状がみられる．これらの症状はストレスや運動などが誘因となり突然に発症する．

【検査・診断】

血液検査やエックス線検査が行われる．血液検査において，副甲状腺機能亢進症では，血中 Ca，intact PTH の上昇，血中 P の低下が認められ，原発性の確定診断は血中 Ca と intact PTH の高値でなされる．副甲状腺機能低下症では，血中 Ca，intact PTH の低下，血中 P の上昇，代謝性アルカローシス，呼吸性アルカローシスが認められる．

【治　療】

原発性副甲状腺機能亢進症は，外科的処置以外に根治させることができないため，副甲状腺病変の摘出手術が行われる．腎不全による二次性副甲状腺機能亢進症では，腎不全の改善とともに活性型ビタミン D_3 製剤（アルファカルシドール，カルシトリオールなど）の投与，Pの摂取制限が行われる．副甲状腺機能低下症では，活性型ビタミンD_3製剤の投与，急性期のテタニー発作時にはCa製剤が投与される．

3.2.5　骨軟化症（osteomalacia），くる病（rickets）

【概念・病態】

骨軟化症とくる病は，軟骨・骨基質の石灰化障害であり，何らかの病因で骨組織へのカルシウム（Ca）沈着障害をきたす疾患である．この障害が骨端発育線閉鎖後の成人に生じた場合が「骨軟化症」であり，乳幼児，小児期において骨端線閉鎖前に生じた場合を「くる病」という．軟骨・骨基質の石灰化には主にビタミンD，副甲状腺ホルモン（PTH），Ca，リン（P）の代謝が関連しているため，その過程に障害が生じた場合に発症する．

骨軟化症・くる病の原因は摂取不足や，腸・膵疾患，胃切除後の吸収不全などによるビタミンD欠乏，Ca不足である．肝障害や腎障害（慢性腎不全やネフローゼ症候群）によるビタミンD活性化障害（腎性骨異栄養症），Pの吸収，再吸収障害（ファンコニー症候群，尿細管性アシドーシス）による原発性低リン血症，抗けいれん薬の長期服用が原因となるものもある．くる病は特に生後1年までの幼児におけるビタミンDの摂取不足や日光浴不足が原因となる．骨端部の変形や異常を伴い，成長障害を伴う．

【症　状】

骨軟化症では石灰化障害のために，類骨（骨芽細胞によって作られたばかりのまだ石灰化していない骨組織）が増加し，加重による骨痛や，骨の変形・彎曲，骨折（重症例では寝たきりとなる）を認める．低カルシウム血症を伴う場合では，筋力低下や歩行障害（アヒル歩行）を示す．

くる病では，関節部の軟骨細胞が異常に増殖し，足・膝・手関節などが肥大する．また頭蓋骨，胸郭，脊椎，骨盤の変形症状がみられる．筋緊張低下による処女歩行の遅延や，歩行による加重のため，下肢長管骨の末端成長板が拡大し，内反膝や外反膝を示す．

【検査・診断】

血液検査と骨エックス線検査が行われる．血液検査にて血清Ca，Pの低下，血清アルカリホスファターゼ（骨型）の上昇が認められる．骨エックス線検査では骨のびまん性脱灰，骨梁の不明瞭化，彎曲などの変形がみられる．くる病では，骨端軟骨幅の増大，骨端中央部の杯状陥没や骨端部辺縁の開大がみられる．

【治　療】

ビタミンD欠乏性骨軟化症・くる病では，活性型ビタミンD_3製剤（アルファカルシドール，カルシトリオールなど）が投与される．未熟児においてはビタミンD_3やCa添加物による栄養治療に加え，日光，紫外線照射を行う．骨の変形が極端な場合では，矯正を目的に骨を切除する外科手術が行われる．

ビタミンD欠乏性の場合には，活性型ビタミンD_3の少量投与で，血清Ca，Pは速やかに上昇し，正常化する．骨エックス線検査像も一定期間後には改善する．低リン血症性の場合には，活性型ビタミン D_3 が大量投与される．さらに，無機 P を併用投与することもある．腎性骨異栄養症では，高カルシウム血症を引き起こすことなく PTH の合成・分泌を抑制するビタミン D アナログ（マキサカルシトールなど）が投与される．

3.2.6　悪性腫瘍に伴う高カルシウム血症（hypercalcemia）

【概念･病態】

悪性腫瘍ではしばしば高カルシウム（Ca）血症が合併症として認められる．悪性腫瘍に伴う高カルシウム血症は約 20％にみられ，進行がんでは比較的多い．時には高カルシウム血症が直接の死因となることもある．

悪性腫瘍に伴う高カルシウム血症の約 80％は，**腫瘍細胞が過剰に産生・分泌する PTH 様因子である体液性物質（PTH-related protein：PTHrp）**によって起こる HHM（**humoral hypercalcemia of malignancy**）である．PTHrp は骨吸収を促進させ，副甲状腺機能亢進症によく似た病態を示す．HHM は肺扁平上皮がん，乳がん，泌尿生殖器系腫瘍や成人 T 細胞白血病での発症頻度が高い．残り約 20％は，腫瘍細胞が骨転移した局所で骨吸収因子によって起こる LOH（local osteolytic hypercalcemia）である．**肺がん，乳がんなどの骨転移や白血病，リンパ腫，多発性骨髄腫などの血液腫瘍の骨髄への浸潤により，骨髄が腫瘍に反応し，サイトカインなどを分泌することにより骨破壊が亢進することで高カルシウム血症を示す**と考えられている．腫瘍が小さくなると高カルシウム血症は消失する．

【症　状】

高カルシウム血症の症状は，**悪心・嘔吐，倦怠感，意識障害**，食欲不振，口渇，多尿，便秘などである．血清 Ca 濃度が 16 mg/dL 以上になると傾眠，昏睡状態などを呈する**高カルシウム血症性クリーゼ**となる．

【検査･診断】

血液検査，腎機能検査が行われる．悪性腫瘍による高カルシウム血症では PTH は検出されないか非常に低値である．1,25（OH)$_2$ ビタミン D は低値から基準値である．

【治　療】

原疾患の悪性腫瘍に対する治療と並行して，高カルシウム血症に対する治療が行われる．Ca 排泄を増加させるために**生理食塩液の点滴静注**が行われ，これに**利尿薬**（フロセミドなど）を併用する．さらに，**骨吸収抑制薬**（カルシトニン製剤，ビスホスホネート製剤）が病態の症状に応じて用いられる．**投与後は定期的に腎機能検査を行う**．

（澤木康平）

演習問題

問１　骨粗鬆症について説明せよ.

問２　関節リウマチについて説明せよ.

問３　Ⅰ型アレルギー反応の疾患はどれか.
1　全身性エリテマトーデス
2　関節リウマチ
3　気管支喘息
4　アナフィラキシーショック
5　特発性血小板減少性紫斑病

問４　関節リウマチに関する記述のうち正しいのはどれか. ２つ選べ.
1　初期症状として, 朝のこわばりを特徴とする.
2　患者数は女性よりも男性のほうが多い.
3　Ⅱ型アレルギーの機序で発症する.
4　関節滑膜の急性炎症性疾患である.
5　リウマトイド因子が発症に関与している.

次の記述のうち正しいものには○, 誤っているものには×をつけよ.

問５　アナフィラキシーショックの治療薬の第一選択薬はアドレナリンである.

問６　変形性関節症は軟骨の新生・増殖変化（骨棘）を生じる炎症性の関節疾患である.

問７　変形性関節症は加齢, 肥満, 膝の変形などによる力学的過負荷が関与している.

問８　アジソン病患者には蝶形紅斑の皮膚症状が高率でみられる.

問９　シェーグレン症候群は, 中年以上の女性に好発する臓器特異的自己免疫疾患である.

問10　ベーチェット病はアフタ性潰瘍, 皮膚症状, 眼症状などを呈する全身性炎症性疾患である.

問 11　ベーチェット病の難治性眼病変に対してインフリキシマブを用いる.

問 12　ビスホスホネート製剤の副作用として注意するのは出血傾向である.

問 13　Stevens-Johnson 症候群は，カルシウム代謝の異常により生じる疾患である.

問 14　臓器移植後の拒絶反応は，Ⅲ型アレルギー反応によるものである.

問 15　光線過敏症は，薬物の副作用として生じることがある.

4 循環器系・血液系・造血器系・泌尿器系・生殖器系の疾患と薬

4.1 循環器系疾患の薬，病態，治療

4.1.1 不整脈および関連疾患

【概　念】

心臓は肺や全身へ血液を送り出すポンプの機能を果たす臓器である．心臓のポンプ機能が正常に果たされるためには，心臓の拍動が一定の間隔で規則正しく行われる必要がある．心臓は心筋細胞で構成される**左心房・左心室，右心房・右心室**の4つの部屋から成り立っており，心房と心室がタイミングを合わせて収縮・弛緩を繰り返すことにより必要量の血液を全身に供給している．心臓の拍動は心筋細胞の電気的興奮によって引き起こされているので，電気的興奮が乱れれば，心臓のポンプ機能が十分に果たされなくなる．この状態が不整脈である．

不整脈には，リズムが乱れるもの，速すぎるもの（頻脈），遅すぎるもの（徐脈）があり，症状が重い場合や異常の頻度が高い場合には血液循環に異常をきたす．発生する部位が心室に由来するものは**心室性不整脈**，心室より上部にあるものは**上室性不整脈**とよばれる．興奮と興奮の間隔が一定にならないことをリズムの乱れとよび，自動能をもった細胞が発した興奮が下部心筋に伝わっていく頻度が正常の範囲を超えて著しく上がったり下がったりすることをレートの乱れとよぶ．

不整脈を引き起こす原因は，自動能をもつ心筋細胞の興奮生成の異常によるものと，興奮が心筋間を伝わっていく際の異常によるものに大きく分けられる．前者は異常自動能と称され，生理的に自動興奮能をもつ洞房結節や房室結節の特殊心筋細胞の興奮が亢進し，正常な状態よりも早く興奮の信号を出すことである．異所性に自動能が亢進した場合には期外収縮の原因となる．興奮が心筋間を伝わっていく際の異常にはリエントリー，トリガードアクティビティがある．

リエントリーは，絶対不応期を脱した心筋細胞に何らかの理由により遅れて届いた電気刺激が伝わることにより，新しい心筋興奮の電気的回路が生じる現象である（図4-1：p.124）．リエントリーには伝導遅延部位と一方向性ブロックの両方が関わっている．正常な心筋では電気的伝導路が複数ある場合でも，伝導が同時に生じるため逆方向に伝導が生じることはない（図4-1a：p.124）．しかし，心筋梗塞などが原因となって生じる傷害心筋においては，伝導遅延が発生する部位が生じる．この障害部位において一方向にしか伝送が生じない場合に（一方向性ブロック），電気的伝導路が分断された区間において伝導時間に差が現れる（図4-1b：p.124）．障害を生じていない心

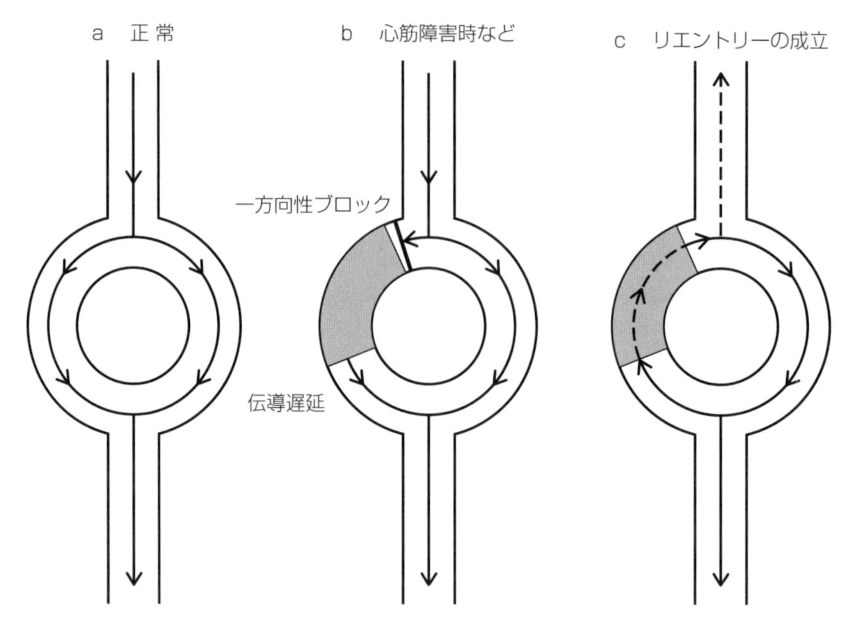

図 4-1　リエントリー不整脈の概念図

筋では伝導が速やかに生じた後に不応期に入るが，障害部位では伝導可能な状態になっている．すると，非障害部位を伝わってきた興奮が通常の興奮伝導経路とは逆方向に障害部位の心筋を興奮させて，その興奮が絶対不応期を脱して相対不応期に入った心筋を興奮させ，結果的に非障害部位と障害部位との間で興奮の旋回が生じる（図 4-1c）.

トリガードアクティビティは，正常な刺激によって心筋内の活動電位が発生した後，その再分極の途中あるいは直後に，何らかの刺激によって生じる異常な心筋細胞の興奮のことである．再分極の途中で異常な心筋の興奮が生じることを早期後脱分極，再分極直後に生じるものを**遅延後脱分極**という．トリガードアクティビティは期外収縮の主要な原因である．

【治　療】

不整脈の治療は，主に薬物治療が行われる．抗不整脈薬は Vaughan-Williams の分類（表 4-1：p.125）に代表されるように，その主たる作用点によって分類されてきた．その後，様々な研究から一つの抗不整脈薬に複数の作用点があることが明らかになり，抗不整脈作用にどのような機序が関係しているのかについて多少の混乱がみられるようになってきた．さらに抗不整脈薬自体に催不整脈作用があること，あるいは抗不整脈薬を使用することが必ずしも生命予後を改善しないことが明らかになり，不整脈の薬物治療を再考する動きが広がった．その中で提唱された新しい抗不整脈薬の分類法が **Sicilian Gambit による分類法**である（表 4-2：p.126）.

この分類では，抗不整脈薬の複数の作用点について一覧表形式で理解することが可能である．その後，心臓の生理に対する作用が付加されて現在の形になっている．日本では，循環器系の複数の学会が合同で出している「**不整脈薬物治療に関するガイド**

ライン」によると，現在までの大規模臨床試験の結果を踏まえ，Sicilian Gambit の概念を基盤に抗不整脈薬の各種疾患への適応について記述されている．

表 4-1　Vaughan Williams 分類

クラス	作用機序		主な薬物	特　徴
Ⅰa	ナトリウムチャネル遮断	活動電位延長	キニジン プロカインアミド ジソピラミド シベンゾリン	上室性，心室性不整脈に有効 陰性変力作用がある． QT 延長による催不整脈作用がある．
Ⅰb		活動電位短縮	リドカイン メキシレチン アプリンジン	心室性不整脈に有効 陰性変力作用は弱い．
Ⅰc		活動電位不変	プロパフェノン フレカイニド ピルジカイニド	上室性，心室性不整脈に有効
Ⅱ	アドレナリン β 受容体遮断		プロプラノロール メトプロロール	頻脈性不整脈に有効 陰性変力作用がある
Ⅲ	カリウムチャネル遮断 （活動電位延長）		アミオダロン ソタロール ニフェカラント	他剤が無効の時に用いる． QT 延長による催不整脈作用がある．
Ⅳ	カルシウムチャネル遮断		ベラパミル ジルチアゼム ベプリジル	房室伝導の抑制 レートコントロールに用いやすい．

4.1.1a　上室性期外収縮 (premature atrial contraction, PAC)

【概念・定義】　心房内あるいは房室結節付近で，本来の洞調律よりも早い周期で興奮が発生して，その興奮が心室に伝わっていく状態である．心房が原因なのか，房室結節が原因なのかが判別しがたい場合に，上室性期外収縮とまとめられる．洞調律より早く心房や心室が収縮すると，その分心臓から排出される血液量が減少する．次の興奮が洞調律に則って生じた場合，前の興奮が早く生じた分だけ興奮の間隔が長くなることから，より多くの血液が心房や心室に流入して，その分多量の血液が排出されることになるため，ドキッとする自覚症状として感じられる．

【症　状】　自覚症状がない場合が多いが，自覚症状としては動悸がある．何の前触れもなくドキッとしたり，心臓が口から飛び出そうに感じたりする．

【検査・診断】　心電図にて，洞調律よりも早期に P 波が観察される（図 4-2a：p.127）．QRS 幅は原則として正常であるが，連続して生じると RR 間隔が短くなることがある．

【治　療】　基本的には治療の必要はないが，自覚症状が強い場合には β 遮断薬やナトリウム

表 4-2　Sicillian Gambit による抗不整脈薬の分類

薬　物	イオンチャネル						受容体				ポンプ	臨床効果			心電図所見		
	Na			Ca	K	If	α	β	M_2	A_1	Na-K ATPase	左室機能	洞調律	心外性	PR	QRS	JT
	Fast	Med	Slow														
リドカイン	○											→	→	中			↓
メキシレチン	○											→	→	中			↓
プロカインアミド		A			中							↓	→	●	↑	↑	↑
ジソピラミド			A		中				○			↓	→	中	↑↓	↑	↑
キニジン		A			中		○		○			→	↑	中	↑↓	↑	↑
プロパフェノン		A						中				↓	↓	○	↑	↑	
アプリンジン		I		○	○	○						→	→	中	↑	↑	→
シベンゾリン			A	○	中				○			↓	→	○	↑	↑	→
ピルメノール			A		中				○			↓	↑	○	↑	↑	↑→
フレカイニド			A		○							↓	→	○	↑	↑	
ピルジカイニド			A									↓	→	○	↑	↑	
ベプリジル	○			●	中							?	→	○			↑
ベラパミル	○			●			中					↓	↓	○	↑		
ジルチアゼム				中								↓	↓	○	↑		
ソタロール					●			●				↓	↓	○	↑		↑
アミオダロン	○			○	●		中	中				→	↓	●	↑		↑
ニフェカラント					●							→	→	○			↑
ナドロール								●				↓	↓	○	↑		
プロプラノロール	○							●				↓	↓	○	↑		
アトロピン									●			→	↑	中	↓		
ATP										■		?	↓	○	↑		
ジゴキシン									■		●	↑	↓	●	↑		↓

○：遮断作用が相対的に弱い，中：遮断作用は中程度，●：遮断作用が相対的に強い，■：作動薬
A：活性化チャネルブロッカー，I：不活性化チャネルブロッカー

チャネル遮断薬が用いられる．

4.1.1b　発作性上室性頻拍（paroxysmal supraventricular tachycardia：PSVT）

【概念･定義】

房室結節や副伝導路など主にリエントリーが原因となって生じる上室性の頻脈性不整脈の総称である．原因となる部位によっていくつかに分類されるが，主なものに房室結節リエントリー頻拍（atrioventricular nodal reentrant tachycardia, AVNRT）と房室回帰頻拍（atrioventricular reciprocating tachycardia, AVRT）がある．

a. 上室性期外収縮

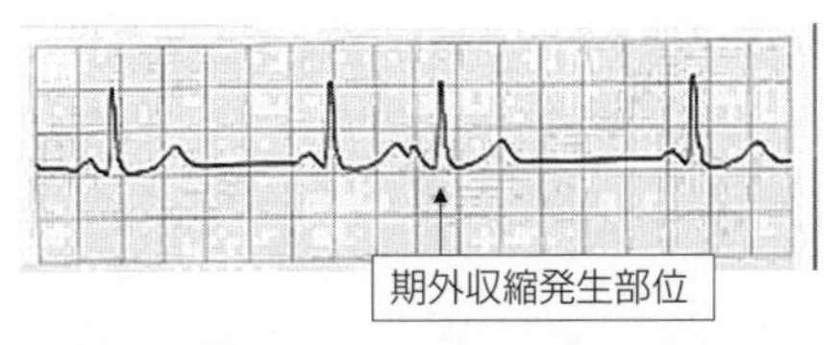

b. 房室結節リエントリー頻拍（AVNRT）（発作時）

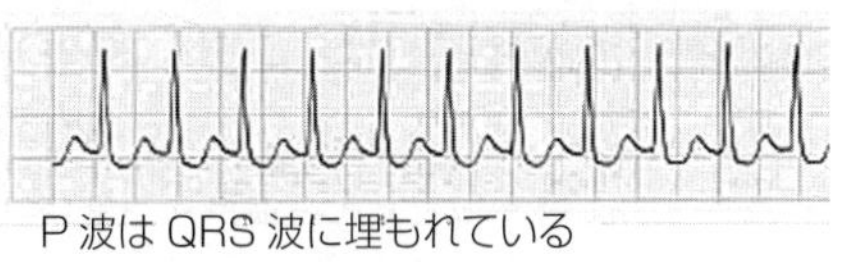

c. 心房細動

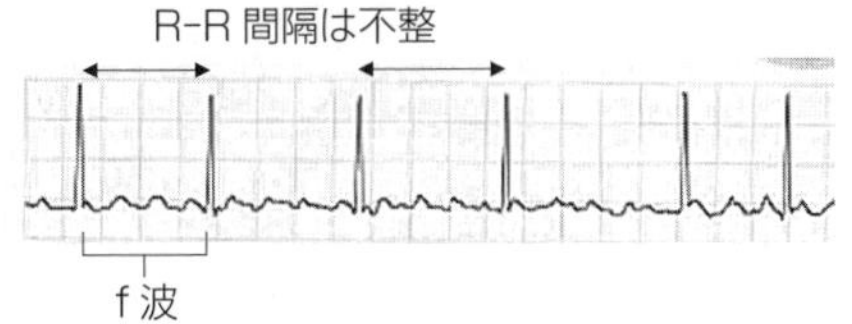

図 4-2 上室性不整脈の心電図

AVNRT は，房室結節付近の二重伝導路をリエントリー回路として生じる不整脈である．AVRT は，後述する Wolff-Parkinson-White（WPW）症候群などの副伝導路が存在する状況下で，期外収縮がきっかけで心室から心房に向けての伝導が発生するリエントリー性の不整脈である．

【症　状】

突然始まり自然に消失する動悸が特徴である．通常より脈が速く打つことを自覚することもある．めまいや息切れが生じることもある．重症例では意識消失に至る．

【検査･診断】

AVNRT の発作時の心電図では，P 波が消失し，規則正しい RR 間隔のもとで，140～220 回/分の QRS 波が観察される（図 4-2b）．観察される QRS 波は幅が狭い．AVRT の心電図（Ⅱ，Ⅲ，aVF 誘導）では，QRS 波の後に逆行性の P 波が観察される．これは，心室から心房に向かって電気的興奮が伝わるためである．規則正しい RR 間隔のもとで，140～220 回/分の QRS 波が観察される．観察される QRS 波は幅が狭い．

【治　療】

自覚症状がない場合には治療は行わないが，発作時に強い自覚症状や他覚所見が現れた場合には治療を行う．治療法は血行動態が安定している場合と安定していない場合とで異なる．血行動態が安定している場合，迷走神経刺激法が行われる．迷走神経刺激法には吸気時に息をこらえる **Valsalva 法**（胸腔内圧を上昇させ，肺の圧受容体を刺激する），冷水に顔を付ける方法（冷水に顔を付けることにより三叉神経を刺激し，息をこらえることにより胸腔内圧を上昇させ，肺の圧受容体を刺激する）がある．血圧が低下したり，意識障害が生じるなど血行動態が不安定な状態であると判断される場合にはカルディオバージョンを行う．

カルディオバージョンは，心電図上の R 波を検知し，QRS 波に同期して直流通電を行い，心臓全体を脱分極させて洞調律に戻す治療法である．PSVT の治療には 50

～100 J の電気ショックを行う．また，根治術として，不整脈の起源部位やリエントリーの原因となっている異常伝導部位を電気的に焼灼するカテーテルアブレーションが行われる．

4.1.1c Wolff-Parkinson-White（WPW）症候群

【概念･定義】 房室結節以外に心房と心室を電気的に直接連絡する副伝導路（主なものに Kent 束がある）があり，この副伝導路を介して心室筋の早期興奮が生じ，その結果，頻脈性不整脈を生じる．

【症 状】 無症状のことが多いが，発作時には頻脈となり，房室回帰頻拍や心房細動と同様の症状を生じる．

【検査･診断】 心電図上でΔ（デルタ）波とよばれる早期興奮波がみられる．これは副伝導路周囲の心室筋の興奮を反映している．また，副伝導路を経由した興奮が正常伝導路経由の興奮より先に心筋に伝わるため，PQ 時間は短縮し，副伝導路経由の興奮と正常伝導路の興奮が心室で融合することから，QRS 波が幅広くなる．

【治 療】 房室回帰頻拍様の発作を抑制する方法として，迷走神経を刺激する方法（息を止める）がある．これらの方法が無効の場合には，ベラパミルや ATP の静脈内投与を行う．一方，心房細動様の発作には，ナトリウムチャネル遮断薬の静脈内投与が有効である．心房細動様の発作に対しては，正常伝導路を抑制して，副伝導路の活性を増強することによって頻脈が促進されてしまうことから，カルシウム拮抗薬やジギタリスは禁忌である．根治的療法としてカテーテルアブレーションによる副伝導路の除去が行われる．

4.1.1d 心房細動（atrial fibrillation：Af）

【概念･定義】 心房筋の高頻度で無秩序な電気的興奮が生じた結果，心房が心室へ血液を送り出すことができなくなってしまった状態である．心房の興奮が心室へ不規則に伝導するため，心室筋の収縮のリズムも不規則になる．心房細動では，心房内，特に左房内で大型の血栓が生じやすく，心房で生じた血栓が心室より心臓外に排出されて，血管が閉塞する塞栓症を生じることがある．

最近の研究から，肺静脈内の自動興奮能をもった細胞の一群が期外収縮を引き起こすことが心房細動の原因として有力視されている．心房細動を引き起こす背景として，加齢，高血圧，弁膜症，心筋症，心筋梗塞などの心組織の器質的・機能的変化がある．

【症 状】 動悸，めまい，ふらつきが生じることもあるが，自覚症状がない場合も多い．心房細動の発作時に，左心房に形成された血栓が，心室に移行して脳塞栓や四肢塞栓を形成すること，また右心房に形成された血栓が右心室から排出されて肺塞栓を引き起こすことが，警戒すべき症状として認識されている．つまり，心房細動そのものよりも心房細動の結果として生じる塞栓症のほうが症状としては重大である．

【検査・診断】　心電図にて，P 波が消失し，小刻みな基線の揺れからなる「f 波」が観察される．また，心房で生じる電気的信号が不規則に心室に伝導されることから，QRS 波は観察されるものの RR 間隔は不整となる（絶対性不整脈，図 4-2：p.127）．

【治　療】　心房細動自体の治療と心房細動に付随する合併症の予防に分けられる．心房細動発作時には，心房内で血栓が生じやすくなるため，そのリスクに応じて抗血栓療法が行われる（表 4-3）．$CHADS_2$ スコアが 2 点以上の場合には，塞栓症予防のための抗血栓療法が強く勧められる．抗血栓療法には，ワルファリンカリウムのほか，トロンビン阻害薬であるダビガトラン，第 X 因子阻害薬であるリバーロキサバン，アピキサバン，エドキサバンの経口投与が行われる．ワルファリンカリウムを用いる場合，正常状態に比べてどのくらい血液凝固を生じにくいかを示す指標である PT-INR（prothrombin time-international normalized ratio，プロトロンビン時間国際標準比）を 70 歳以上では 1.6～2.6 になるように，70 歳未満では 2.0～3.0 になるように投与量を決める．これに対して，第 X 因子阻害薬を用いる場合には PT-INR の測定は必要ないとされている．

心房細動の治療は，レートコントロールとリズムコントロールに分けられる．リズムコントロールは，心房細動の状態から洞調律に戻す治療のことであり，レートコントロールは，心房細動はそのままにして心房からの刺激が心室に伝わる割合をコントロールする治療のことである．大規模臨床試験の結果からは，どちらの治療を行っても生命予後や心血管イベントに対する効果は変わらないことが示されている．

薬物治療を選択する場合，基礎疾患をもたない心房細動のリズムコントロールには，ナトリウムチャネル遮断薬のピルジカイニド，シベンゾリン，プロパフェノン，ジソピラミド，フレカイニドが第一選択薬である．これらの薬物に対する応答性がない場合や持続性の場合は，カルシウムチャネル遮断薬のベプリジルやカリウムチャネル遮断薬のソタロールやアミオダロンが用いられる．また，レートコントロールの目

表 4-3　心房細動の患者の塞栓症のリスクを測る指標（$CHADS_2$ スコア）

危険因子	スコア
心不全（Congestive heart failure）	1
高血圧（Hypertension）	1
高齢（75 歳以上）（Age）	1
糖尿病（Diabetes mellitus）	1
脳卒中の既往（Stroke/TIA）	2

合計 2 点以上で，抗凝固療法の適応が強く勧められる．

的では，β遮断薬，ベラパミル塩酸塩，ジゴキシンが用いられる．

4.1.1e　心室期外収縮 (premature ventricular contraction：PVC)

【概念・定義】　洞調律の心室興奮よりも早期に異所性の心室興奮が生じる不整脈である．その頻度や形式から，重症度が分かれる．Grade が高くなるとそれだけ重症度が高くなり，最重症の R on T は，心電図の T 波の頂上から下降する受攻期に心室期外収縮の QRS 波が重なっている状態を指し，致死性不整脈である心室細動の引き金となることがある．

【症　状】　軽い場合には無症状であるが，中等症以上では，動悸や胸部不快感などの自覚症状が現れる．

【検査・診断】　心電図上に先行する P 波を欠く幅の広い QRS 波が出現する（図 4-3a）．

【治　療】　基礎心疾患がない場合には，生活習慣の改善を行いながら経過観察をする．動悸や胸部不快感が強い場合には心電図波形を解析して，適切な治療薬を選択する．（「心室頻拍」p.131 参照）

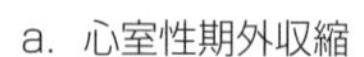

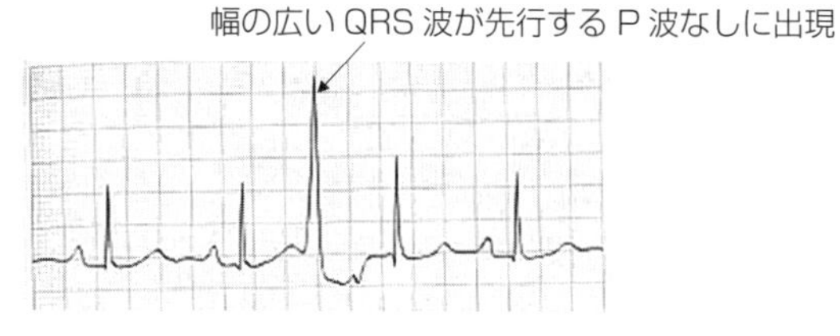

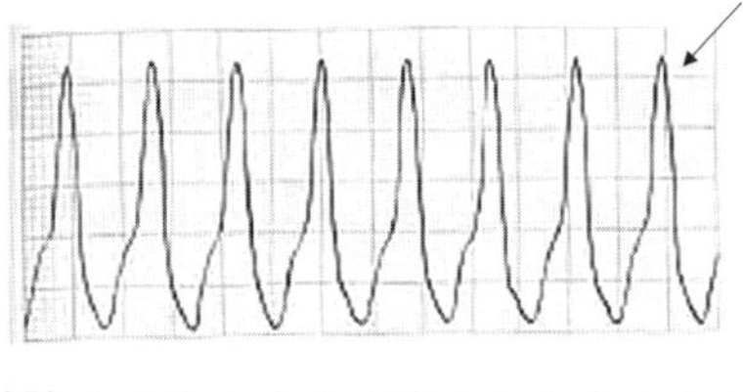

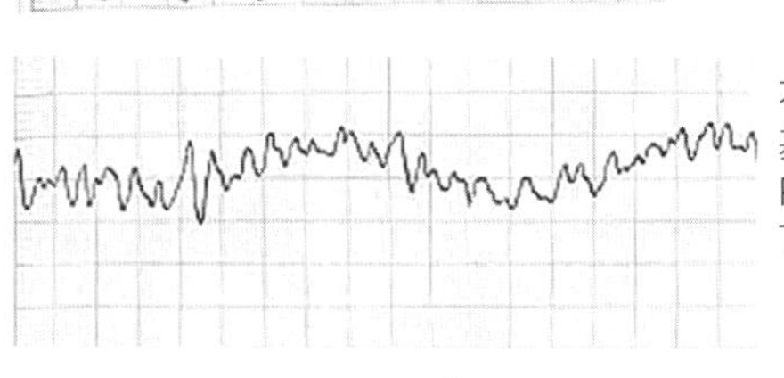

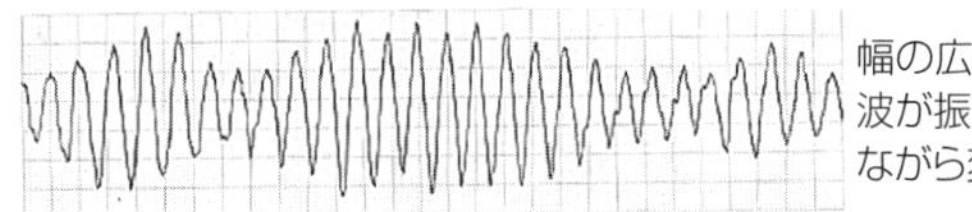

図 4-3　心室性不整脈の心電図

4.1.1f　心室頻拍（ventricular tachycardia：VT）

【概念・定義】　心室期外収縮が連続して発生することにより頻脈を生じている状態である．心室細動に移行したり無脈となる可能性があるので，速やかな処置が必要となる．

【症　状】　動悸や息切れが生じる．血行状態が悪化するとめまいが自覚症状として現れ，重症化すると失神や意識消失が生じる．

【検査・診断】　心電図上で一定の形をした幅広いQRS波が規則的に連続して出現する（図4-3b：p.130）．

【治　療】　心機能が正常な場合には，プロカインアミドなどのナトリウムチャネル遮断薬を用いる．右脚ブロック・左軸偏位型のVTには，カルシウムチャネル遮断薬であるベプリジル，ベラパミル，ジルチアゼムが第一選択薬となる．左脚ブロック・右軸偏位型のVTには，β遮断薬が第一選択薬となる．

心機能が低下している場合には，アミオダロンやニフェカラントが推奨される．持続性のVTの停止には，血行動態が不安定な場合は直流通電が選択されるが，血行動態が安定している場合には，プロカインアミド，ニフェカラント，アミオダロン，リドカインの静脈内投与が推奨される．再発予防には，植込み型除細動器の植込みが有効である．

4.1.1g　心室細動（ventricular fibrillation：VF）

【概念・定義】　心室筋が無秩序に興奮し，心室のポンプ機能が失われた状態である．心拍出量がゼロとなるので，血流が途絶える．血流を介した酸素や栄養分の供給が途絶えるため，適切な方法により除細動を行って血流の回復を行わなければ死亡する．

【症　状】　失神，無脈，血圧の急激な低下がみられる．

【検査・診断】　振幅の小さいふぞろいな波が連続して出現する（図4-3c：p.130）．

【治　療】　直ちに直流通電による**電気的除細動**を行う．直流通電単独で除細動が成功しない場合には，アミオダロン，ニフェカラントあるいはリドカインを静注した後に除細動を行う．蘇生に成功した場合には，植込み型除細動器の植込みを検討する．再発防止のための薬物治療としては，β遮断薬やアミオダロンの投与が行われる．

4.1.1h　QT延長症候群

【概念・定義】　心筋活動電位の延長により，QT間隔が延長する病態である．Torsade de Pointes

という特殊な多形性心室頻拍を引き起こす（図 4-3d：p.130）．先天性のものは小児や学童期の突然死の原因となりうる．二次性の QT 延長症候群は薬物（表 4-4：p.133）や基礎疾患が原因となる．

【症　状】　めまい，失神発作，時に心室細動を併発して死亡することもある．

【検査・診断】　QRS 波形が，基線を中心としてねじれるように現れる（図 4-3d：p.130）．

【治　療】　先天性の QT 延長症候群の治療は，β 遮断薬を用いる．後天性の QT 延長症候群は原因の除去を優先して行う．

4.1.1i　房室ブロック

【概念・定義】　心房から心室への興奮の伝導が遅延したり途絶したりするもので，房室伝導時間が延長する 1 度房室ブロック，PQ 間隔が次第に伸びた後に，心室への興奮が途絶する Wenckebach 型（Mobitz Ⅰ型）2 度房室ブロック，PQ 間隔の延長なしに突然心室への興奮が途絶する Mobitz Ⅱ型 2 度房室ブロック，心房から心室への興奮伝導が完全に途絶し，心房と心室が独立したリズムで収縮を行う 3 度房室ブロックに分けられる．

【症　状】　徐脈によって心拍出量が低下して脳虚血を生じると，めまい，失神，けいれんの症状と呈する（Adams-Stokes 発作）．

【検査・診断】　心電図上で PQ 間隔が 0.20 秒以上に延長し，QRS 波が脱落していない場合は 1 度房室ブロックと診断される（図 4-4a：p.134）．PP 間隔が一定であり，PQ 間隔が徐々に延長し，QRS 波の脱落が見られる場合は Wenckebach 型（Mobitz Ⅰ型）2 度房室ブロックと診断される（図 4-4b：p.134）．PP 間隔および PQ 間隔が一定であり，QRS 波が突然脱落する場合には Mobitz Ⅱ型 2 度房室ブロックと診断される（図 4-4c：p.134）．PP 間隔および RR 間隔が一定であり，それぞれ独立したリズムになっているときには 3 度房室ブロックと診断される（図 4-4d：p.134）．

【治　療】　明確な原因（薬物の服用，心疾患の罹患など）がある場合には，原因の除去を第一に行う．原因が明らかでない場合や，原因を除去してもなお症状が続く場合には，ペースメーカー植込みを行う．ペースメーカー植込みの適応がない場合には，イソプレナリンやアトロピンの投与を行う．

表 4-4　後天性 QT 延長症候群の引き金となる主な薬物

薬効分類	薬物名
抗不整脈薬	アプリンジン，アミオダロン，キニジン，ジソピラミド，シベンゾリン，ソタロール，ピルシカイニド，ピルメノール，フレカイニド，プロカインアミド，プロパフェノン，ベプリジル
抗菌薬	アモキシシリン，エリスロマイシン，クラリスロマイシン，プルリフロキサシン，ミデカマイシン，リネゾリド
抗精神病薬	クロルプロマジン，スルトプリド，スルピリド，ハロペリドール，ピモジド
抗悪性腫瘍薬	アムルビシン，ダウノルビシン，ドキシフルリジン，ミトキサントロン
消化性潰瘍治療薬	オメプラゾール，シメチジン，ファモチジン，モサプリド，ラニチジン
抗うつ薬	イミプラミン，クロミプラミン，トラゾドン，ノルトリプチリン，マプロチリン
抗真菌薬	フルコナゾール，ミコナゾール
利尿薬	トリクロルメチアジド，フロセミド
強心薬	ジゴキシン，ベスナリノン
漢方製剤	芍薬甘草湯，小柴胡湯，木防己湯
カリニ肺炎治療薬	ペンタミジン
抗不安薬	エチゾラム
H_1 受容体遮断薬	エバスチン
副交感神経興奮薬	アセチルコリン
活性型ビタミン D 製剤	カルシトリオール
血液凝固阻害薬	クエン酸ナトリウム
抗血栓薬	シロスタゾール
抗躁薬	炭酸リチウム
アルツハイマー型認知症治療薬	ドネペジル
麻酔薬	ドロペリドール
制吐薬	ドンペリドン
排尿抑制薬	プロピベリン
脂質異常症治療薬	プロブコール
β 遮断薬	プロプラノロール
カルシウム拮抗薬	ベラパミル
副腎皮質ホルモン合成阻害薬	ミトタン

a. １度房室ブロック

b. Wenckebach 型２度房室ブロック

c. MobitzⅡ型２度房室ブロック

d. ３度房室ブロック

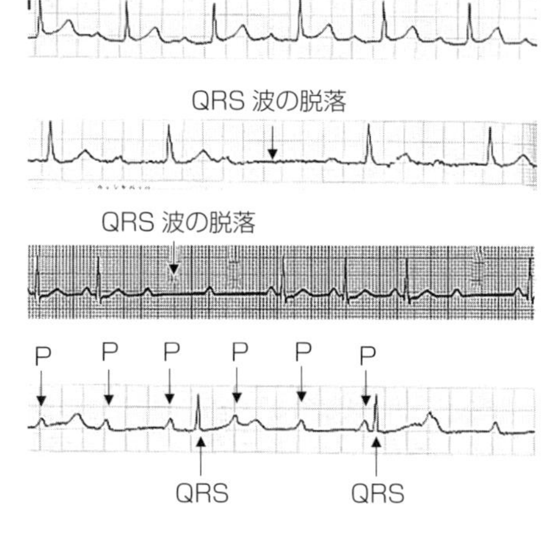

図 4-4　房室ブロックの心電図

4.1.2　急性・慢性心不全

【概念・定義】

心不全とは「心臓に器質的および／あるいは機能的異常が生じて，心ポンプ機能の代償機転が破綻し，心室拡張末期圧の上昇や主要臓器への還流不全をきたし，それに基づく症状や症候が出現，あるいは悪化した病態」と定義されている．心不全は，症候（病態）であり疾患名ではない．心機能の低下が急速に現れた場合を**急性心不全**，時間をかけて徐々に現れる状態を**慢性心不全**とよぶ．

慢性心不全は，長期にわたる交感神経系，レニン・アンジオテンシン・アルドステロン系を介した心臓のポンプ機能の代償機構が破綻した状態であり，心臓の器質的障害に加えて内分泌的な影響が発症因子に加わっているとされる（図 4-5：p.135）．その他，低下する心機能や障害されている部位と，身体所見の特徴からいくつかに分類されている（表 4-5：p.135）．

【症　状】

心臓の役割は，肺への血液を送り出す小循環と，全身組織へ血液を送り出す大循環の２つある．このどちらの機能を損なっているかによって現れる症状が変わる．大循環の機能を担っているのは左心であり，その機能を損なっている状態が左心不全である．左心不全では，全身への血液の送り出しができなくなることによって，末梢組織への酸素の供給が不十分になることから，自覚症状として動悸，易疲労感，低血圧，四肢チアノーゼの他，腎臓の虚血による腎機能の低下や脳の虚血のための意識障害が生じる場合もある．左心不全では，右心から排出された血液が左心に流入できず，肺静脈を通じて肺に溜まるため（肺うっ血），肺の機能も低下する．

自覚症状としては，労作時の息切れ，喘鳴，咳などの呼吸困難症状が生じる．進行すると毛細血管からの肺組織への水分の漏出が生じる心原性肺水腫という状態になる．呼吸困難の症状は，仰臥位の状態で悪化し，体を起こすと改善することから，患者は呼吸困難になると体を起こして症状の改善を試みるようになる（**起坐呼吸**）．こ

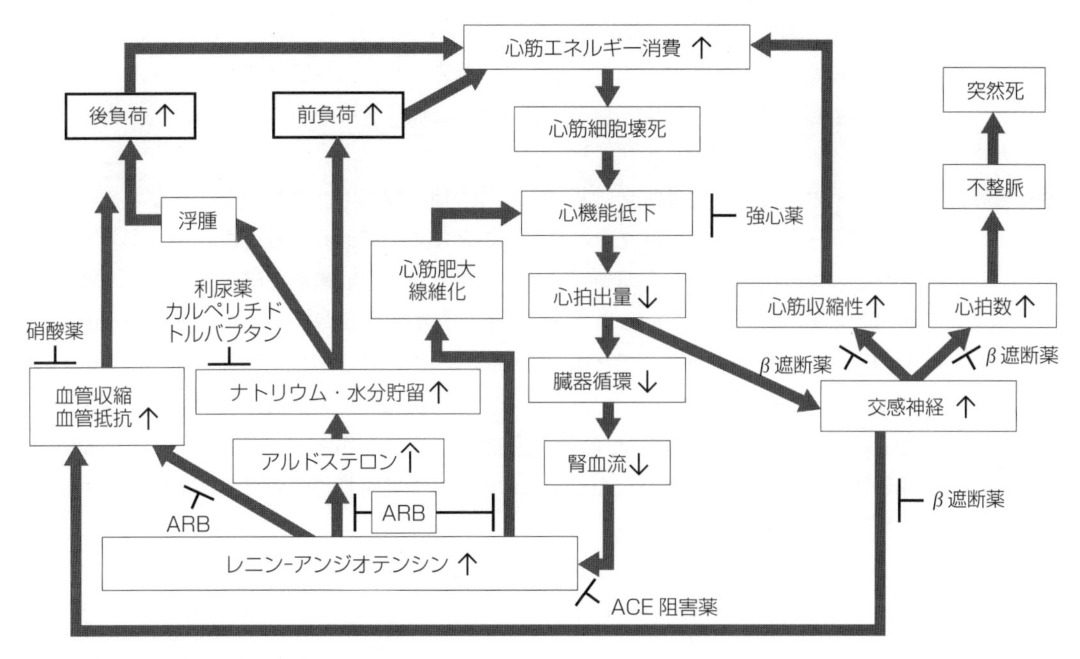

図 4-5　慢性心不全の病態と治療薬の作用点

表 4-5　心不全の分類

分　類		病　態
進行速度	急　性	急激な心機能低下による血行動態の悪化が生じて代償機構がカバーできない状態 呼吸困難，心停止，心原性ショックなど
	慢　性	血行動態を長期間維持していた代償機構が破綻して，心機能低下が顕著となり，血行動態の悪化が徐々に進行する状態
低下する心機能	収縮不全	心筋の収縮力が弱いため，心室に流入する血液量が正常でもすべての血液を心室から拍出することができない状態
	拡張不全	心室が進展しにくい状態（弛緩しにくい，心筋が固い）であるため心室に流入する血液量が減少した結果，心室から拍出される血液量が減少した状態
症状や身体所見	左心不全	左心機能の低下により生じるもの．肺に血液が溜まるので肺水腫を生じる．
	右心不全	右心機能の低下により生じるもの．末梢組織から血液を還流することができないので末梢組織でのうっ血・浮腫が生じる．

れは，仰臥位の状態では，静脈からの心臓への還流量が増加し，肺におけるうっ血が助長されるからである．

一方，全身から心臓に還流した血液を肺に送り出す小循環の機能を担っているのは右心であり，その機能が損なわれた状態が右心不全である．全身の血液が集まってくる右心の特性から，右心不全の主な症状は，体静脈のうっ滞が原因で生じる．自覚症状として，消化管への血液のうっ滞によって消化管機能が低下することから，食欲不振，悪心・嘔吐，便秘，腹部の膨満感が生じる．また他覚症状として，頸静脈の怒張，肝腫大，腹水の貯留，体重増加がみられる．特に，浮腫は著明であり，両足などの末端組織では皮膚を押すと窪んだまま戻らない状態になることがある（圧窩）．

【検査·診断】

心不全の診断は，自覚所見に基づくものの他，胸部エックス線検査や心エコー検査にて肺うっ血や心拡大の所見を確認することによって行われる．また，パルスドップラー心エコー法によって心運動や血流パターンからも心機能を測定することが可能である．心機能として用いられている指標が**左室駆出率**（left ventricular ejection fraction：LVEF）である．心不全の患者ではLVEFが著明に減少する．心不全の程度や重症度を示す分類として，自覚症状から判断するNYHA（New York Heart Association）分類（表4-6）や血行動態指標に基づくForrester分類がある．末梢循環と肺循環の所見に基づいた心不全患者のリスク判定指標として，Nohria-Stevenson分類がある．

また，急性心筋梗塞時における心不全については他覚所見に基づくKillip分類が用いられる．慢性心不全の病態把握に有用なマーカーとして**brain natriuric peptide（BNP）**がある．BNPは主として心室で合成される心臓ホルモンであり，心室の負荷により分泌が亢進して血中濃度が上昇することから，心室の負荷の程度を反映するマーカーであると考えられている．BNPは心筋で前駆体proBNPとして産生され，心筋内のペプチダーゼでNT-proBNPと成熟型のBNPに切り離されて血中に放出される．したがって，血中のNT-proBNPやBNP濃度を測定することにより，慢性心不全の重症度と予後を予測することが可能である（表4-7）．血中NT-proBNPやBNP濃度が高く推移することは，慢性心不全の病態が増悪していたり，予後が悪いことを意味する．

表4-6　NYHA心機能分類

	重症度
Ⅰ度	心疾患はあるが，身体的活動は制限されない．通常の身体活動では症状は生じない．
Ⅱ度	心疾患のため，軽度に身体的活動が制限される．安静時には症状は生じないが，通常の行動で，疲労，動悸，呼吸困難，狭心痛が生じる．
Ⅲ度	心疾患のため，身体的活動が高度に制限される．安静時には症状が生じないが，通常の身体的活動よりも軽度の活動で，疲労，動悸，呼吸困難，狭心痛が生じる．
Ⅳ度	心疾患のため，症状を伴うことなく身体活動を行うことができない．安静時においても心不全や狭心症の症状を生じることもある．身体的活動によって，これらの症状による苦痛が増加する．

表4-7　NT-proBNPとBNPの心不全診断へのカットオフ値

NT-proBNP値（pg/mL）	BNP値（pg/mL）	心不全の診断
＞125	＞18.4	心不全の可能性は極めて低い
	18.4～40	心不全の可能性は低いが，可能ならば経過観察
125～400	40～100	軽度の心不全の可能性があるので精査，経過観察
400～900	100～200	治療対象となる心不全の可能性があるので精査あるいは専門医へ紹介
＜900	＜200	治療対象となる心不全の可能性が高いので精査あるいは専門医へ紹介

〔日本心不全学会「血中BNPやNT-proBNP値を用いた心不全診療の留意点について」〕

表 4-8　心不全の治療薬

	カテゴリー	薬物名	作用の特徴・適応例
強心薬	ジギタリス製剤	ジゴキシン，メチルジゴキシン，デスラノシド	心房細動を合併する心不全に有効．収縮性低下による心不全症状を改善する．高齢者，腎機能が低下した患者，低カリウム血症を併発した患者ではジギタリス中毒を起こしやすい．
	カテコールアミン	ドパミン，ドブタミン，アドレナリン	収縮力増強，頻拍・昇圧作用があり，他剤で効果不十分の急性心不全・慢性心不全の急性増悪期に用いられる．アドレナリンはショック時の心停止に用いられる．
	ホスホジエステラーゼ（PDE）Ⅲ阻害薬	ミルリノン，オルプリノン	細胞内 cAMP を増加させ，強心作用とともに血管拡張作用が強く，左室充満圧，末梢血管抵抗を減少させる．急性心不全に短期的に静注薬として用いられる．β遮断薬が投与されている患者にも有効．
	その他の経口強心薬	デノパミン，ピモベンダン，ドカルパミン	心臓の収縮力を高めるが，生命予後は改善しない．QOL の改善，静注強心薬からの離脱，β遮断薬導入の目的で用いられる．
利尿薬	ループ利尿薬	フロセミド，トラセミド	心不全患者のうっ血に基づく労作時の呼吸困難，浮腫等の軽減に有効．主としてループ利尿薬が用いられる． ナトリウムやカリウムのような電解質のモニタリングが必要
	チアジド系利尿薬	ヒドロクロロチアジド，トリクロルメチアジド	
	抗アルドステロン薬	スピロノラクトン	カリウム保持性利尿薬であるとともに，心血管系の線維化を抑制し，重症心不全の予後を改善する．
	心房性ナトリウム利尿ペプチド（ANP）製剤	カルペリチド	利尿作用と血管拡張作用を有し，尿量確保が困難な難治性心不全に用いられる． 点滴静注にて適用される．
	バソプレシン V_2 受容体遮断薬	トルバプタン	ループ利尿薬のような電解質レベルを変化させるタイプの利尿薬で効果がない場合に用いられる． 高ナトリウム血症を回避するためループ利尿薬，チアジド系利尿薬あるいは抗アルドステロン薬と併用される．
その他	アンジオテンシン変換酵素（ACE）阻害薬	エナラプリル，リシノプリル	心不全の状態を改善し，長期予後を改善する．慢性心不全の第一選択薬として，無症状から重症例まで広く用いられる．
	アンジオテンシン受容体遮断薬（ARB）	カンデサルタン，シレキセチル	ACE 阻害薬とほぼ同等の効果を示し，ACE 阻害薬が使用できない慢性心不全例に用いられる．
	β遮断薬	カルベジロール，ビソプロロール	慢性心不全の病態を改善し，長期予後を改善する．ACE 阻害薬や利尿薬で症状がコントロールされている例に少量から用いる．
	硝酸薬	ニトログリセリン，硝酸イソソルビド	静脈を拡張させ，心臓に還流してくる血液を血管内に留め置くことができるようになる．その結果，前負荷を軽減させる． 急性心不全の治療に用いられる． ニトログリセリンは，舌下錠，口腔内スプレーの剤型があり，硝酸イソソルビドは静脈内に投与する．

【治　療】　心不全の治療には，薬物治療と非薬物治療に分けられる．心不全の治療に用いられる薬物を表 4-8（p.137）に示した．心不全の非薬物治療としては，補助循環（大動脈内バルーンパンピング，経皮的心肺補助法，補助人工心臓の装着または植え込み）の適応の他，心臓移植があるが，詳細については他の成書を参考にされたい．

4.1.2a　急性心不全（慢性心不全の急性増悪を含む）の薬物治療

速やかな循環の改善と組織への酸素の補給を中心に治療を行う．薬物治療の目的は，心臓へ還流する血液負荷（前負荷）の軽減と心臓のポンプ機能の回復である．前負荷の軽減には利尿薬が用いられる．ループ利尿薬は利尿効果が高いため，好んで用いられる．低カリウム血症が懸念される場合には，アルドステロン拮抗薬などのカリウム保持性利尿薬が用いられる．

また，ループ利尿薬の効果が不十分な場合には，水分の対外排出効果が大きいバソプレシン V_2 受容体拮抗薬のトルバプタンが併用される．カルペリチドは，利尿効果と血管拡張効果を兼ね備えており，重症例の肺うっ血の軽減の目的で用いられる．その他，静脈の拡張作用が強く前負荷を抑制する効果の大きい硝酸薬（ニトログリセリン，硝酸イソソルビド）も用いられる．心臓のポンプ機能の回復のためには，カテコールアミン系の強心薬（ドパミン，ドブタミン，アドレナリンなど）が用いられる．

血圧低下が懸念される際に必要最小量を短期間静脈内投与する．降圧や慢性心不全の治療などの目的で長期にわたって β 遮断薬を投与していて，カテコールアミンの効果が低下すると予想される場合には，強心薬としてホスホジエステラーゼⅢ（PDE Ⅲ）阻害薬の静脈内投与を考慮する．心筋梗塞に伴って発生する心不全に対しては，鎮痛効果と血管拡張効果を備えたモルヒネ塩酸塩が投与される．急性心不全の中でも，急激に心機能が低下してショック状態に至った場合の治療については「心原性ショック」の項（p.152）を参照されたい．

4.1.2b　慢性心不全の治療

慢性心不全の治療は，罹患時期とその症候からいくつかの治療法に分けられる（図 4-6：p.139）．慢性心不全は進行性の疾患であるので，自覚症状がない場合でも，危険因子（高血圧，耐糖能異常，脂質異常症，喫煙など）をもっていたり，左室収縮不全が認められた場合には積極的に薬物治療を行う．危険因子をもつが心機能障害がない時期（図 4-6，Stage A：p.139）には，心不全の危険因子の是正や治療を中心に行う．降圧薬としてはアンジオテンシン変換酵素（angiotensin converting enzyme, ACE）阻害薬が第一選択薬であり，忍容性が低いときにはアンジオテンシン受容体遮断薬（angiotensin receptor blocker：ARB）を用いる．自覚症状がないか乏しいものの左室収縮不全が認められた場合（図 4-6，Stage B：p.139）では，β 遮断薬を ACE 阻害薬，あるいは ARB と併用する．心筋梗塞後に左室収縮不全がみられる場合でも同様であ

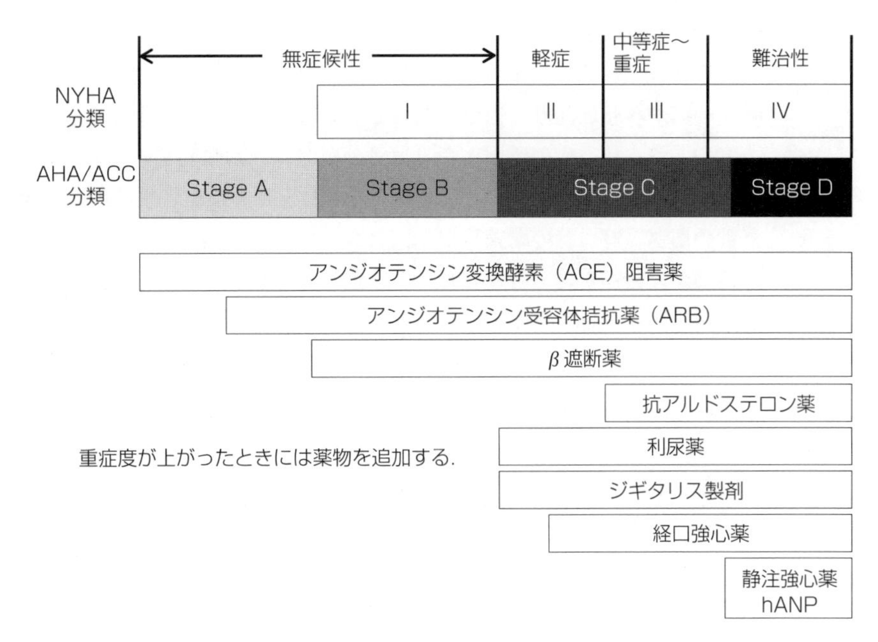

図 4-6　慢性心不全の重症度に応じた治療薬の選択
〔慢性心不全治療ガイドライン（2010 年改訂版）〕

る．日本で慢性心不全に対して保険適応のある β 遮断薬はカルベジロールとビソプロロールであるが，諸外国ではメトプロロールも用いられている．

通常，低用量（カルベジロール：2.5 mg/日，ビソプロロール：0.625 mg/日）から投与を開始し，忍容性と効果を考慮しながら増量していく．自覚症状がある場合（図 4-6，Stage C）にはその症状に応じて用いられる薬物が異なる．NYHA 分類（表 4-6：p.136）のⅡ度に相当する場合には ACE 阻害薬，あるいは ARB と β 遮断薬の併用を基本とし，肺うっ血や全身性の体液貯留の所見がある場合には，ループ利尿薬，チアジド系利尿薬を加えて，前負荷を抑制する．心房細動による頻脈を併発している例では，ジギタリス製剤が有効である．NYHA 分類（表 4-6：p.136）のⅢ度の中等症例では，ACE 阻害薬（ARB も可），β 遮断薬，利尿薬に加え，必要に応じて強心薬を用いる．

また，症候性の心不全ではカリウム保持性利尿薬であるスピロノラクトンを用いると予後を改善するというエビデンスがある．NYHA 分類（表 4-6：p.136）のⅣ度の重症例では入院管理とし，カテコールアミンやカルペリチドの静脈内投与を行い，状態を安定させる．PDE Ⅲ阻害薬の静脈内投与も有効である．状態が安定したら，PDE Ⅲ阻害薬を経口投与に切り替え，回復後に ACE 阻害薬や利尿薬へ切り替えを図る．

4.1.3　虚血性心疾患（狭心症，急性心筋梗塞）

【概念･定義】

心臓を栄養する血管である冠血管が何らかの原因で狭窄あるいは閉鎖することにより，心筋の酸素需要に見合った血液を供給できなくなり，心筋が虚血に陥る．この状態で生じる病態を虚血性心疾患という．心筋が虚血状態の時に発症し，虚血状態の改善に伴って症状が治まるものを**狭心症**，冠血管の完全閉塞などの理由で虚血が改善せず心筋が壊死に陥り，血流を改善しても心筋の機能が回復できない状態が**急性心筋梗塞**である．狭心症の原因となる血管の閉塞は，動脈硬化の進行による血管内プラーク（隆起性病変）の形成による血管の閉塞と一時的な血管平滑筋の過剰な収縮による血管の閉塞（冠血管の攣縮）が原因となっている．狭心症は臨床経過や原因などからいくつかの分類がある（表4-9）．狭心症の中でも不安定狭心症はプラークの破綻によって血栓が形成され，その結果血管が狭窄することにより発症する．心筋梗塞はプラーク破綻の結果，冠血管内に血栓が急速に形成されて血管が完全閉塞して発症するものである．不安定狭心症は急性心筋梗塞と発症メカニズムが類似しているため，不安定狭心症は急性心筋梗塞に移行する可能性がある．そのため，近年では，不安定狭心症と急性心筋梗塞を関連した病態ととらえて，**急性冠症候群**（acute coronary syndrome：ACS）と称している．虚血性心疾患の病態形成には動脈硬化が大きく関係しているため，動脈硬化を促進する脂質異常症，中でも高LDLコレステロール血症は虚血性心疾患の重要な危険因子としてみなされている．

表4-9　狭心症の分類

分　類		病　態
発症機序	労作性狭心症	動脈硬化による冠動脈の器質的狭窄によって発生する．
	異形狭心症（冠攣縮狭心症）	冠動脈の攣縮による狭窄のため，冠動脈の血流が極端に減少することから発生する．
	不安定狭心症	アテロームの破綻により血栓が形成され，冠動脈が閉塞して発生する．急性心筋梗塞に発展しやすい．
発作の発生状況	労作性狭心症	運動や排便などの労作により発作が発現する． 動脈硬化による冠動脈の狭窄により冠動脈を介した酸素供給量が心筋の酸素需要を上回った場合に発症する． 安静時に寛解する．
	安静時狭心症	安静時に発症する． 発作発現時間は労作性狭心症よりも長い．
臨床経過	安定狭心症	発作の発現様式やその症状が3週間以上変わらない．
	不安定狭心症	発作の発現様式や症状が変化する．

【症　状】

胸痛が主要な症状である．心筋の虚血によって生じる胸痛は，重苦しい，胸が締め付けられる，などと表現されることが多く，**狭心痛**ともよばれる．狭心症の場合，胸痛は15分程度で収まるが，心筋梗塞では数時間に及ぶことがある．したがって，短時間で可逆的な胸痛であれば狭心症の発作を疑い，持続するようであれば心筋梗塞を疑う．

心筋梗塞によって心筋の壊死が進んだ場合，心機能が低下して心不全様の症状も呈する．血行動態が低下することにより肺うっ血をきたし，呼吸困難になる．末梢組織では酸素不足が生じ，特に脳の虚血により失神，意識障害が生じることもある．心筋壊死によって心室が電気生理学的に不安定になり，興奮の伝導が規則正しく行われなくなるため，心室性の不整脈が生じやすくなる．亜急性期には，心室頻拍や心室細動などの致死性不整脈が生じやすい．

【検査・診断】

虚血性心疾患の診断のためには，心エコー検査，心臓内カテーテル検査，CT，MRI，心電図検査，冠動脈造影法，心臓核医学検査など様々な検査が併用され，心臓の血流の状態や心筋の生存の度合いが検査される．硝酸薬の有効性は，労作性狭心症の鑑別に有効である．労作性狭心症の発作は，硝酸薬の舌下投与あるいは口腔内粘膜投与により速やかに消失するため，この所見をもって労作性狭心症（安定狭心症）と判断する場合もある．12 誘導心電図は非侵襲的であり，問診や身体所見の観察とあわせて虚血性心疾患の診断に有用である．労作性狭心症の発作時には ST 領域が下降するため，労作性狭心症が疑われた場合にはトレッドミルやエルゴメーターなどの運動負荷のもとで心電図を測定することもある．

一方，心筋梗塞や異型狭心症の発作時の心電図では ST 領域の上昇が生じる．ST 上昇は貫壁性の虚血によって生じ，冠動脈の閉塞を示す所見である．また，急性心筋梗塞の患者では，梗塞部位に特有の波形（ST 上昇，異常 Q 波，冠性 T 波）が出現するため，12 誘導心電図を用いることにより，梗塞部位の同定が可能である．異型狭心症は，発作が安静時に生じるため，発作時の心電図をとらえることが難しい．そのため，異型狭心症が疑われる場合には 24 時間記録可能なホルター心電図検査を行う．

心筋梗塞では，心筋の壊死によって心筋固有の酵素やタンパク質が細胞外に流出するため，血中のこれらの酵素活性やタンパク質濃度の上昇を血液生化学検査によって測定することにより，心筋梗塞発生からの時間や重症度を推定することが可能である（表 4-10）．

冠動脈の狭窄や閉塞が疑われた場合には，冠動脈造影法によって虚血心の血管の狭窄部位を同定する．冠動脈造影法では，冠動脈造影用のカテーテルを大動脈経由で右冠動脈，あるいは左冠動脈の入口に挿入し，造影剤を注入後，エックス線写真を撮影

表 4-10　心筋梗塞を示す主なマーカー

マーカー	診断に有用な発症後からの時間
クレアチンキナーゼ（CK）	4～24 時間
MB 型クレアチンキナーゼ（CK-MB）	4～24 時間
ミオグロビン	～24 時間
心臓型脂肪酸結合タンパク質（H-FABP）	～24 時間
心筋トロポニン I，心筋トロポニン T	4 時間～
高感度心筋トロポニン I，心筋トロポニン T	発症直後～

することにより，冠動脈内腔の狭窄部位やその度合いを観察することができる．心筋の血流量や心筋のバイアビリティー（生存率）を心臓核医学検査によって評価することができる．心臓核医学検査は，放射性同位元素を含む薬物を体内へ注入し，心組織への放射性核種の集積度合いを画像化して検出するものである．心臓核医学検査のうち，心筋血流シンチグラフィは心臓の血流量を測定することができる．^{201}Tl（タリウム）や ^{99m}Tc（テクネチウム）を含む製剤を静脈内投与し，心筋内への集積度合いを画像化する．血流が途絶えていると，欠損部位として描出される．虚血性心疾患の安静時と運動負荷時の両方で測定することにより，心筋虚血の程度を判定することが可能である．心筋シンチグラフィでは，^{18}F-フルオロデオキシグルコース（FDG）というグルコースの構造類似体や ^{123}I-BMIPP（β-methyl iodophenyl pentadecanoic acid）という脂肪酸の構造類似体を静脈内投与する．^{18}F-FDG は虚血心筋では取り込みが増加し，梗塞心筋では取り込みが低下するという特徴がある．また，^{123}I-BMIPP は代謝が活発な生存心筋に集積するのに対し，虚血心筋や梗塞心筋では代謝能が低下しているので取り込みが低下するという特徴がある．

【治　療】

虚血性心疾患の治療は，発作時の治療と非発作時の治療に分けられる．発作時の治療は，冠動脈の血流をできるだけ早く回復させ，心筋の虚血状態を解除することを目的として行われる．非発作時の治療は，発作の再発を防ぐ目的で行われる．非薬物治療としてはカテーテルで冠動脈の狭窄部位にバルーンやステントなどの治療デバイスを送りこみ，血管内腔を広げて再灌流を行う経皮的冠動脈インターベンション（percutaneous coronary intervention, PCI）や大伏在静脈や内胸動脈のグラフトを用いて冠動脈の狭窄部よりも末梢と大動脈を直接結ぶ冠動脈バイパス術（coronary artery bypass grafting, CABG）がある．薬物治療においては，**表 4-11**（p.143）に示す薬物が用いられる．

4.1.3a 狭心症の薬物治療

発作時にはニトログリセリンの舌下投与を行う．吸収されたニトログリセリンから一酸化窒素が放出され，血管が拡張する．冠血管を拡張させて心筋への酸素の供給を回復させるほか，容量血管である静脈も強く拡張するため，心臓へ還流する血液の量が減少する．このため，前負荷が軽減して，心筋の酸素需要が低下し，発作が落ち着く．

もしも，硝酸薬の舌下投与で発作が治まらないときは，心筋梗塞の可能性を疑う．非発作時の予防薬として，心筋の酸素需要を押さえるためのβ遮断薬や，冠動脈を拡張して心組織への血流を増加させるとともに，末梢組織の血管を拡張して，後負荷を軽減するカルシウム拮抗薬が用いられる．また，血管内での血栓形成を抑制する抗血小板薬や動脈硬化の進行を抑制するスタチン系薬も投与される．異型狭心症の予防には，冠血管の攣縮を予防するために，長時間作用型の硝酸薬や，ニコランジルが用いられる．

表 4-11　虚血性心疾患の治療薬

カテゴリー	薬物名	作用機序・特徴
硝酸薬	ニトログリセリン 硝酸イソソルビド ニコランジル	一酸化窒素を放出し，血管平滑筋を弛緩し，冠血管を拡張させる．特に静脈を強く拡張し前負荷を抑制する．ニトログリセリンは舌下投与やスプレー剤の使用により，発作時の胸痛を素早く和らげる効果が期待できる．
カルシウム拮抗薬	ベラパミル ジルチアゼム ニフェジピン	血管平滑筋へのカルシウムイオン流入を抑制し，冠血管を拡張させる．血圧を下げることにより後負荷を抑制する．
β遮断薬	アテノロール プロプラノロール ビソプロロール	心機能を抑制することにより，心筋の酸素需要を減少させる．
抗血小板薬	アスピリン	血小板凝集を抑制して血栓形成を抑制する．心筋梗塞の発作時には咀嚼服用することで早期の効果発現を期待できる．
	クロピドグレル チクロピジン	血小板凝集を抑制して血栓形成を抑制する．慢性期に使用される．
抗凝固薬	ヘパリン	凝固因子の活性化を抑制して血栓の形成を抑制する．
	ワルファリン	凝固因子の活性に重要なビタミンKと拮抗して，凝固因子の産生を抑制する．作用に時間がかかるので，慢性期に使用される．
血栓溶解薬	アルテプラーゼ モンテプラーゼ	血栓上でプラスミンを活性化し，血栓を溶解する．急性心筋梗塞における血栓溶解療法に用いられる．
	ウロキナーゼ	プラスミンを活性化し，血栓溶解を促進する．冠動脈内投与により急性心筋梗塞における血栓溶解療法に用いられるが，上記2薬に比べて出血の副作用を起こしやすい．
鎮痛薬	モルヒネ	急性心筋梗塞発作時の胸痛を軽減させる目的で用いる．皮下投与する．

4.1.3b　心筋梗塞の薬物治療

初期治療では，胸痛の軽減のためのモルヒネの静脈内投与（M），酸素投与（O），ニトログリセリンの舌下投与あるいは口腔内スプレーの噴霧（N），アスピリンの咀嚼服用（A）を行いながら（MONA），問診，バイタルサインの聴取，心電図検査により速やかに診断を行う．ST 上昇型の急性心筋梗塞に対しては，再灌流療法を行う．発症後 12 時間以内であれば，経皮的冠動脈形成術（PCI）が可能な施設において PCI を行う．PCI の治療の前には，クロピドグレル（初期負荷投与量 300 mg/日，以後 75 mg/日）の投与が行われる．PCI が適用できない場合には，血栓溶解療法が行われることがある．

血栓溶解療法は，アルテプラーゼあるいはモンテプラーゼの静脈内投与，もしくはウロキナーゼの冠動脈内投与によって行われる．**これらの血栓溶解薬は発症後6時間以内に適用する．**血栓溶解療法の禁忌を表 4-12（p.144）に示した．心筋梗塞急性

表 4-12 血栓溶解療法の禁忌

絶対的禁忌
①頭蓋内出血の既往，6 か月以内の脳梗塞
②既知の頭蓋内新生物，動静脈奇形
③活動性出血
④大動脈解離およびその疑い
相対的禁忌
①コントロール不良の重症高血圧（180/110 mmHg 以上）
②禁忌に属さない脳血管障害の既往
③出血性素因，抗凝固療法中
④頭部外傷，長時間（10 分以上）の心肺蘇生法，大手術後 3 週間未満などの最近の外傷既往（2～4 週間以内）
⑤圧迫困難な血管穿刺
⑥最近（2～4 週以内）の内出血
⑦線溶薬に対する過敏反応
⑧妊　娠
⑨活動性消化管出血
⑩慢性重症高血圧の既往

期には，心室性不整脈が生じやすくなるので，「不整脈の治療」（p.124 参照）に準じた対応を行う．広範囲にわたって心筋が壊死した場合には，心拍出量が低下して心不全の状態になることがある．この場合は「心不全の治療」（p.138 参照）に準じた治療を行う．

一度，不安定狭心症や心筋梗塞を発症した患者では再発のリスクが高くなるので，再発予防のための治療が必要である．心筋梗塞の二次予防としては，アスピリン，クロピドグレル，チクロピジンなどの抗血小板薬の継続的服用が必要である．脂質異常症を合併している場合にはスタチン系薬などを継続的に服用し，血中脂質の厳格な管理が必要である．心筋梗塞の二次予防としての LDL コレステロールの管理目標値は 100 mg/dL である．糖尿病を合併している場合には，HbA_{1c} を 7.0％未満になるように抗糖尿病薬の継続服用を行う．

また，高血圧を合併している場合には収縮期血圧が 140 mmHg 未満になるように，拡張期血圧が 90 mmHg 未満になるように降圧を図るために降圧薬を用いて薬物治療を行う（表 4-21：p.150）．急性心筋梗塞の発症後の回復期に狭心症の発作が生じた場合は，上記の狭心症の治療法に準じて治療を行う．

4.1.4 高血圧症：本態性高血圧症，二次性高血圧症（腎実質性高血圧症，腎血管性高血圧症）

【概念･定義】

血圧は，心臓から吐き出される血液が血管を通り抜けるときに血管にかかる圧力と定義され，その主な規定因子は心収縮力，心拍数，循環血流量，末梢血管抵抗である．心室から血液が拍出された瞬間に血管にかかる圧力が収縮期血圧であり，すべての血液が心臓から排出されて心臓が拡張するときに血管にかかる圧力が拡張期血圧である．通常収縮期血圧が血圧の中では最も高い値を示し，拡張期血圧が最も低い値を示すことから，血圧を表記するときには収縮期血圧と拡張期血圧を併記し，その単位としてmmHg（ミリメートル水銀柱，ミリメートルエイチジー）を用いる（例：110/70 mmHg）．

血圧が通常よりも高い状態を「**高血圧**」と称するが，血圧は日内変動や運動，精神状態により変動するため，血圧が高い状態が恒常的に続いた場合を高血圧としている．日本高血圧学会のガイドライン（高血圧学会ガイドライン2014）では，診察室血圧では，収縮期血圧が140 mmHg以上あるいは（かつ）拡張期血圧が90 mmHg以上のものを高血圧とみなしている（表4-13）．血圧は上述したように状況に応じて変動するため，測定状況に応じた基準が定められている（表4-14）．このうち診察室で測定された血圧は正常範囲であるにもかかわらず家庭内血圧が高い場合を仮面高血圧といい，心筋梗塞や脳血管疾患のリスクが高くなる．高血圧には，原因が明らかではない本態性高血圧と，何らかの原因疾患があり，その疾患が原因となって高血圧になっている二次性高血圧がある．

二次性高血圧の原因疾患を**表4-15**（p.146）に示した．高血圧患者の大部分は，本

表4-13　成人における血圧値の分類

分　類		収縮期血圧(mmHg)		拡張期血圧(mmHg)
正常域血圧	至適血圧	< 120	かつ	< 80
	正常血圧	120～129	かつ / または	80～84
	正常高値血圧	130～139	かつ / または	85～89
高血圧	Ⅰ度高血圧	140～159	かつ / または	90～99
	Ⅱ度高血圧	160～179	かつ / または	100～109
	Ⅲ度高血圧	≧ 180	かつ / または	≧ 110
	（孤立性）収縮期高血圧	≧ 140	かつ	< 90

〔日本高血圧学会高血圧治療ガイドライン作成委員会編（2014）：高血圧治療ガイドライン2014，日本高血圧学会，p.19〕

表4-14　異なる測定法における高血圧基準

		収縮期血圧(mmHg)		拡張期血圧(mmHg)
診察室血圧		≧ 140	かつ / または	≧ 90
家庭血圧		≧ 135	かつ / または	≧ 85
自由行動下血圧	24時間	≧ 130	かつ / または	≧ 80
	昼　間	≧ 135	かつ / または	≧ 85
	夜　間	≧ 120	かつ / または	≧ 70

〔日本高血圧学会高血圧治療ガイドライン作成委員会編（2014）：高血圧治療ガイドライン2014，日本高血圧学会，p.20〕

表 4-15　主な二次性高血圧の原因疾患

原因疾患	示唆する所見
腎血管性高血圧	レニン-アンジオテンシン系阻害薬投与後の急激な腎機能悪化，腎臓サイズの左右差，低カリウム血症，腹部血管雑音
腎実質性高血圧	血清クレアチニン上昇，タンパク尿，血尿，腎臓疾患の既往
原発性アルドステロン症	低カリウム血症，副腎偶発腫瘍
睡眠時無呼吸症候群	いびき，肥満，昼間の眠気，早朝・夜間高血圧
褐色細胞腫	発作性・動揺性高血圧，動悸，頭痛，発汗
クッシング症候群	中心性肥満，満月様顔貌，皮膚線条，高血糖
サブクリニカルクッシング症候群	副腎偶発腫瘍
薬物誘発性高血圧	薬物治療歴，低カリウム血症
大動脈縮窄症	血圧上下肢差，血管雑音
甲状腺機能低下症	徐脈，浮腫，活動性減少，脂質高値，クレアチンキナーゼ高値，乳酸脱水素酵素高値
甲状腺機能亢進症	頻脈，発汗，体重減少，コレステロール低値
副甲状腺機能亢進症	高カルシウム血症
脳幹部血管圧迫	顔面けいれん，三叉神経痛

〔日本高血圧学会高血圧治療ガイドライン作成委員会編（2014）：高血圧治療ガイドライン 2014，日本高血圧学会，p.116 より一部改変〕

態性高血圧であると考えられている．二次性高血圧で最も多い原因が腎性高血圧であり，主なものに腎実質性高血圧症と腎血管性高血圧症がある．腎実質性高血圧症は慢性糸球体腎炎や糖尿病性腎症などの腎実質性疾患によって生じ，腎血管性高血圧症は腎動脈の狭窄によって腎血流量が低下し，代償的にレニン分泌が亢進してレニン-アンジオテンシン-アルドステロン系が活性化することによって生じる．そのほかの二次性高血圧の原因としては，副腎皮質からアルドステロンの分泌が上昇することにより腎臓における再吸収が亢進して高血圧になる原発性アルドステロン症や副腎髄質にカテコールアミン産生腫瘍が発生して高血圧になる褐色細胞腫，甲状腺ホルモンの産生が亢進して高血圧になるバセドウ病などがある．

【症　状】

血圧が急激に上昇した場合，頭痛，悪心，臓器障害を生じる場合がある（高血圧緊急症）が，本態性高血圧では一般的に自覚症状はない．しかしながら，高血圧を放置すると脳血管疾患や心血管疾患のリスクを高めることが多数報告されている．したがって，高血圧の治療は高血圧を放置して生じる将来の脳血管疾患や心血管疾患の予防になると考えられる．

【検査･診断】

診察は血圧の測定によって行われる．最近では家庭用の自動血圧計により簡便に計測を行うことが可能である．測定された血圧によって**表 4-13**（p.145）のように分類されている．上述したように，診察室で測定する血圧よりも家庭内血圧が高い場合に

表 4-16　高血圧管理計画のためのリスク層別化に用いる予後影響因子

心血管病の血圧値以外の危険因子	
高齢（65 歳以上）	
喫　煙	
脂質異常症	低 HDL コレステロール血症（< 40 mg/dL） 高 LDL コレステロール血症（≧ 140 mg/dL） 高トリグリセリド血症（≧ 150 mg/dL）
肥満（BMI ≧ 25）（特に内臓脂肪型肥満）	
メタボリックシンドローム	
若年（50 歳未満）発症の心血管病の家族歴	
糖尿病	空腹時血糖≧ 126 mg/dL
	負荷後血糖 2 時間値≧ 200 mg/dL
	随時血糖≧ 200 mg/dL
	HbA1c ≧ 6.5%（NGSP）

臓器障害/心血管病	
脳	脳出血・脳梗塞
	無症候性脳血管障害
	一過性脳虚血発作
心臓	左室肥大（心電図所見，心エコー所見）
	狭心症，心筋梗塞，冠動脈再建術後
	心不全
腎臓	タンパク尿・アルブミン尿
	低い推算糸球体ろ過量（eGFR）（< 60 mL/分 /1.73 m^2）
	慢性腎臓病（CKD）
	確立された腎疾患（糖尿病性腎症，腎不全など）
血管	動脈硬化性プラーク
	頸動脈内膜中膜複合体厚≧ 1.1 mm
	大血管疾患
	末梢動脈疾患（足関節上腕血圧比低値：ABI ≦ 0.9）
眼底	高血圧性網膜症

〔日本高血圧学会高血圧治療ガイドライン作成委員会編（2014）：高血圧治療ガイドライン 2014，日本高血圧学会，p.32 より一部改変〕

表 4-17　診察室血圧に基いた心血管病リスク層別化

	Ⅰ度高血圧 140～159/90～99 mmHg	Ⅱ度高血圧 160～179/100～109 mmHg	Ⅲ度高血圧 180 ≧ /110 ≧ mmHg
リスク第一層 （予後影響因子がない）	低リスク	中等リスク	高リスク
リスク第二層 （糖尿病以外の 1～2 個の危険因子，3 項目を満たすメタボリックシンドロームがある）	中等リスク	高リスク	高リスク
リスク第三層 （糖尿病，慢性腎臓病，臓器障害/心血管病，4 項目を満たすメタボリックシンドローム，3 個以上の危険因子のいずれかがある）	高リスク	高リスク	高リスク

〔日本高血圧学会高血圧治療ガイドライン作成委員会編（2014）：高血圧治療ガイドライン 2014，日本高血圧学会，p.32〕

は心筋梗塞や脳血管疾患のリスクが高まるため，家庭内の血圧を降圧目標とするほうがよい．高血圧と診断された場合，あるいは高血圧の疑いがある場合には，自分の血圧について患者に関心をもってもらい，家庭内での血圧をこまめに測定するよう促す．

【治　療】

本態性高血圧の治療を行う場合，臓器障害や合併症の有無を考慮して進める必要がある．そのためにリスクの層別化が行われる（表 4-16：p.147，表 4-17：p.147）．低リスク群，中等リスク群では生活習慣の改善をまず行い，生活習慣の改善を行ってもなお降圧目標に達しない場合に薬物治療を適用する．これに対し，高リスク群では直ちに薬物治療の対象となる．現在用いられている主な降圧薬を表 4-18 に示した．合併する疾患や病態により積極的に適応される薬物が異なっている（表 4-19：p.149）．表 4-19（p.149）に示した積極的適応に当てはまる合併症がない場合は，利尿薬，カルシウム拮抗薬，ACE 阻害薬，ARB が第一選択薬とされている．

薬物の選択にあたっては，患者の状態や合併症に加えてそれぞれの薬物の禁忌や慎重投与にも配慮する必要がある（表 4-20：p.149）．特に妊婦の高血圧の治療には，用いることのできる降圧薬が限定されるので注意が必要である．降圧薬を用いた治療にあたっては，アドヒアランスの観点から１日１回投与のものを優先すること，低用量

表 4-18　降圧薬

薬物の種類	作用機序・特徴	代表薬
カルシウム拮抗薬	血管平滑筋への Ca イオンの流入を阻害し，血管を直接拡張させて血管抵抗を減少させる．	アムロジピン，ニフェジピン，ジルチアゼム
ACE 阻害薬	昇圧物質であるアンジオテンシン II の産生を抑制する．空咳の副作用がある．	エナラプリル，カプトプリル
ARB	アンジオテンシン II 受容体に拮抗して，血管を拡張させる．	ロサルタン，カンデサルタン
チアジド系利尿薬	遠位尿細管での Na イオンの再吸収を抑制することにより，水分貯留を抑制する．	ヒドロクロロチアジド，トリクロルメチアジド
ループ利尿薬	ヘンレの係蹄の上行脚における Na，Cl イオンの再吸収を抑制して，水分の再吸収を抑制する．利尿効果が強い．	フロセミド，トラセミド
カリウム保持性利尿薬	アルドステロン受容体に拮抗して，Na イオンと水分の再吸収を抑制する．	スピロノラクトン，エプレレノン
β 遮断薬	心拍出量を抑制する． 腎臓においてレニン産生を抑制する．	プロプラノロール（非特異的），アテノロール（β_1 特異的）
α_1 遮断薬	末梢血管の α_1 受容体を遮断して交感神経活性化による血管の収縮を抑制する．褐色細胞腫に伴う高血圧に有効性が高い．	プラゾシン，ブナゾシン
α_2 刺激薬	交感神経終末の α_2 受容体を刺激して交感神経終末からのノルアドレナリンの放出を抑制し，間接的に血管の収縮を抑制する．	メチルドパ
レニン阻害薬	レニンの活性を抑制してアンジオテンシン I の産生を抑制する．	アリスキレン
古典的血管拡張薬	血管平滑筋を直接作用して血管を拡張する．高血圧緊急症に有効性が高い．	ヒドララジン，ニトロプルシド

表 4-19 主要降圧薬の積極的適応

		カルシウム拮抗薬	ARB/ACE阻害薬	チアジド系利尿薬	β遮断薬
左室肥大		○	○		
心不全			少量から開始	○	少量から開始
頻 脈		ジルチアゼム			○
狭心症		○			○
心筋梗塞後			○		○
慢性腎臓病	タンパク尿なし	○	○	○	
	タンパク尿あり		○		
脳血管障害慢性期		○	○	○	
糖尿病 メタボリックシンドローム			○		
骨粗鬆症				○	
誤嚥性肺炎			ACE 阻害薬		

〔日本高血圧学会高血圧治療ガイドライン作成委員会編（2014）：高血圧治療ガイドライン 2014，日本高血圧学会，p.46 より一部改変〕

表 4-20 降圧薬の禁忌・慎重投与

	禁 忌	慎重投与例
カルシウム拮抗薬	徐 脈（非ジヒドロピリジン系）	心不全
ARB	妊 婦 高カリウム血症	腎動脈狭窄症 （両側性の場合は禁忌）
ACE 阻害薬	妊 婦 血管神経性浮腫 高カリウム血症 特定の膜を用いるアフェレーシス / 血液透析	腎動脈狭窄症 （両側性の場合は禁忌）
チアジド系利尿薬	低カリウム血症	痛 風 妊 婦 耐糖能異常
β遮断薬	気管支喘息 高度徐脈	耐糖能異常 閉塞性肺疾患 末梢動脈性疾患

〔日本高血圧学会高血圧治療ガイドライン作成委員会編（2014）：高血圧治療ガイドライン 2014，日本高血圧学会，p.46〕

表 4-21 降圧目標

状 態	診察室血圧（mmHg 未満）	家庭血圧（mmHg 未満）
若年，中年，前期高齢者患者	140/90	135/85
後期高齢者患者	150/90 （忍容性があれば 140/90）	145/85 （忍容性があれば 135/85）
糖尿病患者	130/80	125/75
慢性腎臓病患者 （タンパク尿陽性）	130/80	125/75
脳血管障害患者 冠動脈疾患患者	140/90	135/85
高血圧診断基準	140/90	135/85

〔日本高血圧学会高血圧治療ガイドライン作成委員会編（2014）：高血圧治療ガイドライン 2014，日本高血圧学会，p.35〕

表 4-22 降圧薬の配合剤

		チアジド系利尿薬		カルシウム拮抗薬		
		トリクロルメチアジド	ヒドロクロロチアジド	アムロジピン	アゼルニジピン	シルニジピン
ARB	オルメサルタンメドキソミル				○	
ARB	バルサルタン		○	○		○
ARB	ロサルタンカリウム		○			
ARB	カンデサルタンシレキセチル		○	○		
ARB	テルミサルタン		○	○		
ARB	イルベサルタン	○		○		
ARB	アジルサルタン			○		
スタチン	アトルバスタチン			○		

○は配合剤

から始めること，投与した薬物の効果が認められなかったり，忍容性が低い場合には作用機序の異なる他の降圧薬に変更することなどを考慮する必要がある．合併する疾患によって異なる降圧目標が定められており（表 4-21），単剤投与による効果が認められない場合には複数薬剤の併用が行われる（図 4-7：p.151）．併用療法がより効果的に行われるように，複数の作用機序をもった薬物を組み合わせた合剤が使用できる（表 4-22）．二次性高血圧の治療は，原疾患の治療が原則であるが，腎性高血圧の場合には，原疾患の治療に加えて腎保護作用のある ACE 阻害薬や ARB の投与が行われる．ただし，腎機能が低下している場合や両側の腎動脈が狭窄していることが明らかな場合は，急速な腎機能の低下を招くおそれがあるので禁忌である．

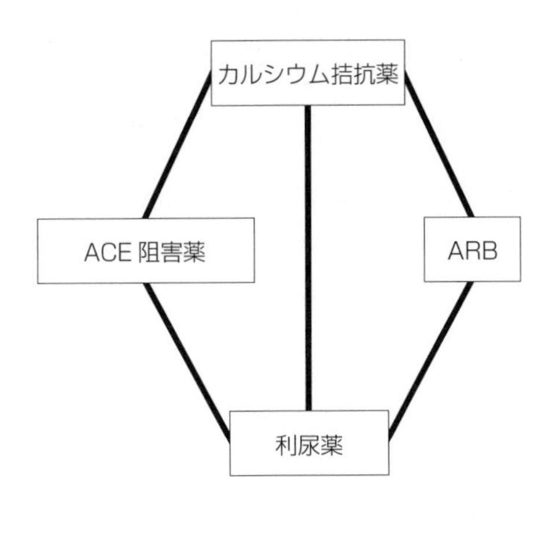

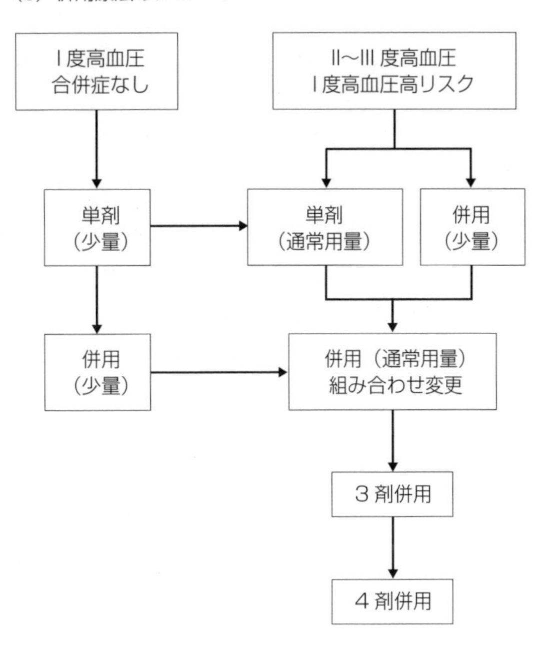

図 4-7　降圧薬の併用療法
〔日本高血圧学会高血圧治療ガイドライン作成委員会編（2014）：高血圧治療ガイドライン 2014，日本高血圧学会，p.47，p.48〕

4.1.5　閉塞性動脈硬化症（atherosclerosis obliterans：ASO）

【概念･定義】　腹部大腿動脈より末端側の下肢の動脈硬化による慢性動脈閉塞症であり，50 代以上の男性に多い．高血圧，糖尿病，脂質異常症に併発することが多い．慢性動脈閉塞症の病期分類としては Fontaine 分類がある（表 4-23）．

【症　状】　下肢の慢性虚血による間歇性跛行が特徴的な症状である．間歇性跛行は，歩行を

表 4-23　Fontaine 分類

Fontaine 分類	状　態	治　療
Ⅰ度	無症候	禁煙，増悪要因（高血圧，糖尿病，脂質異常症）の軽減
Ⅱa 度	軽度間歇性跛行 痛みなしで歩ける距離が 200 m 以上	薬物療法，運動療法
Ⅱb 度	中等度～重度間歇性跛行 痛みなしで歩ける距離が 200 m 未満	薬物療法，運動療法，血行再建術
Ⅲ度	安静時疼痛	血行再建術
Ⅳ度	潰瘍・壊疽	血行再建術，患肢切断術

続けると下肢の痛みや疲労感が強くなり歩けなくなるが，数分間座ったりして休むと再び歩けるようになる状態である．進行していくと患肢の萎縮，皮膚温の低下が生じ，安静時にも疼痛やしびれが出現するようになる．放置した場合，下肢に潰瘍や壊疽が生じるようになる．

【検査･診断】　ASO が疑われる所見があった場合，下肢の動脈の拍動を触知できるかを確認する．次いで，足関節上腕血圧比（Ankle-Brachial pressure Index：ABI）を測定する．ABI は上腕の収縮期血圧を足関節の収縮期血圧で除した値であり，この値が 0.9 以下である場合に ASO の疑いありとされる．ASO の疑いがある場合，さらに血管エコー検査，下肢の血管造影検査によって確定診断を行う．間歇性跛行の評価には，トレッドミルを使った歩行負荷検査も行われる．

【治　療】　治療は，Fontaine 分類の病期に応じた治療が行われる．無症候期（Ⅰ度）に下肢動脈の閉塞が発見された場合，喫煙が ASO の危険因子となっていることから，まず禁煙を励行する．また，血管閉塞性疾患の危険因子とみなされている疾患（高血圧，糖尿病，脂質異常症）に罹患している場合はその治療を行う．無症候期では，歩行を中心とした運動療法も奨励される．Ⅱ度の ASO の治療は薬物治療が中心となる．ASO の治療に用いられる薬物を表 4-24（p.153）に示した．ASO の薬物治療は，閉塞血管の拡張と血栓形成の抑制の２つの目的で行われる．

また，ASO の患者では全身の血管の動脈硬化が進行していると考えられるため，下肢の症状改善だけでなく冠動脈疾患や脳卒中などの心血管イベントの発症を抑制する薬物（脂質異常症治療薬，糖尿病治療薬，降圧薬など）も積極的に使用する必要がある．ASO が進行して Fontaine 分類のⅢ度に達し，安静時にも疼痛が発生するようになった場合には薬物治療と並行して血行再建術を行う．具体的には血管をバルーンで物理的に膨らませて閉塞区間を開通させたり，ステントの留置を行う末梢血管インターベンションや，人工血管や静脈グラフトを用いたバイパス手術を行う．潰瘍や壊疽が発生している場合には，患肢の切断術が施行されることもある．

4.1.6　心原性ショック

【概念･定義】　急激な心機能の低下によって生じるショック状態のことを指す．直接の原因疾患として，急性心筋梗塞，心室性不整脈がある．心原性ショックの診断基準の一つとして米国 National Heart, Lung, and Blood Institute（NHLBI）の Myocardial Infarction Research Unit（MIRU）の作成した診断基準が用いられる（表 4-25：p.153）．

【症　状】　蒼白，虚脱，冷汗，脈拍触知不能，呼吸不全（以上の５つをショックの 5P という），血圧低下，脈圧減少，意識障害，四肢の冷感，聴診によるラ音の聴取が症候としては重要である．

表 4-24　ASO の治療に用いられる薬物

カテゴリー	薬物名	作用機序・特徴
プロスタグランジン（PG）製剤	アルプロスタジルアルファデクス	PGE_1 製剤．プロスタグランジン EP 受容体に作用して血管拡張作用を示す．動脈内あるいは静脈内投与する．
	アルプロスタジル	PGE_1 を脂肪乳剤化することにより，病巣に薬物が集積して，低用量で上記薬物と同等の薬効を発揮する製剤である．静脈内投与する．
	リマプロスト アルファデクス	PGE_1 製剤．プロスタグランジン EP 受容体に作用して血管拡張作用を示す．経口投与可能な製剤である．
	ベラプロスト	プロスタグランジン IP 受容体に作用して血管拡張作用や抗血小板作用を示す．
β 刺激薬	イソクスプリン	血管平滑筋の β 受容体を刺激して弛緩させ，血管拡張作用を示す．
ニコチン酸誘導体	ヘプロニカート，トコフェロールニコチン酸，ニコモール，ニセリトロール	血管平滑筋に直接作用し，血管を弛緩させる．血小板凝集を抑制する作用もある．また，脂質代謝を亢進して，血清脂質を減少させ動脈硬化を改善する．
抗血小板薬	チクロピジン，クロピドグレル	代謝物が血小板の ADP 受容体を不可逆的に阻害して，アデニル酸シクラーゼを活性化して細胞内 cAMP を増加させ，凝集を抑制する．
	シロスタゾール	血小板のホスホジエステラーゼを阻害して，細胞内の cAMP 量を増加させて凝集を阻害する．
	サルポグレラート	血小板のセロトニン $5\text{-}HT_2$ 受容体を遮断して，セロトニンによる血小板凝集を抑制する．
	イコサペント酸エチル	血小板の細胞膜に取り込まれてシクロオキシゲナーゼの基質となり，アラキドン酸からのトロンボキサン A_2 合成を競合的に阻害する．血清脂質を低下させて，動脈硬化を改善する効果もある．
抗トロンビン薬	アルガトロバン	トロンビンを直接阻害して，フィブリン形成を抑制し，抗凝固作用を示す．
フィブリノーゲン産生抑制薬	バトロキソビン	フィブリノーゲン濃度を持続的に低下させて，血栓形成を抑制する．点滴静注にて使用する．
血栓溶解薬	ウロキナーゼ	プラスミノーゲンをプラスミンに転化し，血栓を溶解する．静脈内投与する．発症後 10 日以内に使用する．

表 4-25　心原性ショックの診断基準（MIRU/NHLBI による）

1．収縮期血圧 90 mmHg 未満または普段より 30 mmHg 以上の低下
2．末梢循環不全の徴候 1）乏尿（20 mL/hr）未満 2）意識障害 3）末梢血管収縮（冷たい湿潤した皮膚）

ただし，胸痛などによる迷走神経緊張，不整脈，薬物，循環血漿量減少（脱水）などによる低血圧を除く．

【検査・診断】 血圧，脈拍，呼吸，体温，意識の程度のバイタルサインの測定を中心として患者の身体所見を基本にショック状態を判断する．また，心機能や血行動態を知るために，心エコー検査，肺動脈カテーテル検査などが行われることがある．心電図検査による心臓の電気生理を調べることも有用とされる．尿量，血液生化学検査を通した水分量・電解質のチェックも有用である．組織へ酸素が行き届いているかを知るには，動脈ガス検査，パルスオキシメーターを用いた酸素分圧の測定が有用である．

【治　療】 治療の方針としては，一般的なショックの治療を行いながら，循環の改善を目指す．すなわち，心停止や呼吸停止がある場合には心肺蘇生術（気道確保，人工呼吸，心臓マッサージ）を行う．ショックに対する治療としては，気道の確保（人工呼吸器，酸素投与，気管内挿管），輸液の開始，心機能の改善を図る．心機能の改善のための薬物療法としてはドパミン，ドブタミンの静脈内投与が第一選択である．不整脈がある場合には，リドカインの静脈内投与が行われる．循環が確保できたら，心不全の治療に準じて，強心薬，利尿薬あるいは血管拡張薬の投与も考慮に入れる．

4.1.7 弁膜症

【概念・定義】 心臓の弁膜の様々な機能障害のことである．そのほとんどが僧帽弁疾患，大動脈弁疾患である（表 4-26：p.155）．

【症　状】 表 4-26（p.155）参照．

【検査・診断】 機能障害を起こした弁膜の部位の診断には，聴診，心エコー検査，胸部エックス線検査，心電図検査，心臓カテーテル検査，造影検査などを組み合わせて行う．

【治　療】 表 4-26（p.155）参照．根治を目指す場合には外科的治療が原則であるが，症状が軽い場合には経過観察とする場合もある．大動脈圧の減少に伴って冠循環の血流量が低下するため，胸痛など狭心症様の症状が現れる．胸痛の程度が強い場合には，狭心症の治療に準じた治療を行う．また，末梢チアノーゼや肺うっ血など心不全の症候がみられる場合には，心不全の治療に準じた薬物治療が行われる．

表 4-26 主な弁膜症

疾 患	原 因	主な症状	治 療
大動脈弁狭窄症	大動脈弁口の狭窄により，収縮期に左心室から大動脈への駆出障害をきたす．動脈血の環流量が減少するため，酸素不足の諸症状が現れる．左心室に圧負荷がかかるため，左心肥大を生じる．先天性や感染によるものの他，動脈硬化による弁の変性や石灰化によるものが多くなっている．	息切れ，胸痛，失神	無症状であれば経過観察．有症状の場合には大動脈弁置換術を行う．
大動脈弁閉鎖不全症	拡張期の大動脈弁の閉鎖が不完全であるために，大動脈へ押し出された血液の一部が左心室に逆流する疾患である．左心室に圧負荷がかかるため，左心肥大を生じる．代償機構が破綻した場合，心不全となる．先天性のものもあるが，感染性疾患，自己免疫疾患，大動脈解離など大動脈弁の器質的変化や周辺部の異常によっても引き起こされる．	動悸，呼吸困難，胸痛	無症状であれば経過観察．左室機能の低下が認められるようであれば大動脈弁置換術を行う．
僧帽弁狭窄症	僧帽弁の狭窄により，左心房から左心室への血液の流入が障害されている状態である．左心房〜肺静脈に血液が滞留するため，肺高血圧になる．また，心房細動を合併することが多く，心房で形成された血栓が原因で塞栓症を引き起こす．成人で発見される僧帽弁狭窄症は幼少期のリウマチ熱の罹患に合併していることが多い．	動悸，労作時呼吸困難	経皮的僧帽弁交連切開術を行う．効果がなければ，僧帽弁置換術を行う．その他，心房細動を合併している場合には，心房細動の治療に準じた治療を行う．（不整脈の治療や塞栓症の予防など）
僧帽弁閉鎖不全症	僧帽弁の閉鎖不全により収縮期に左心室から左心房へ血流が逆流する疾患である．肺へ向かって血液が逆流することから肺うっ血の症状を呈する．リウマチ熱の感染によるもののほか，僧帽弁逸脱症や腱索・乳頭筋断裂によっても生じる．	動悸，労作時呼吸困難，易疲労感	外科的治療として僧帽弁形成術や僧帽弁置換術がある．また，心房細動や心不全を合併しているときにはこれらの疾患の治療法に準じる．
肺動脈弁狭窄症	表 4-27「肺動脈狭窄症」p.156 参照		

4.1.8 先天性心疾患

【概念・定義】 先天性心疾患は，胎生期の心臓の発生過程において生じた心血管の異常構造のため，出生後の循環が異常となる疾患のことである（胎内では胎盤を通して母体から酸素を受け取っているため，影響が少ない）．原因となる部位により様々な疾患があり（表 4-27：p.156），左心と右心との間に短絡路を生じるか，脈管に閉塞を生じるものが多い．その発生頻度は，全新生児の 1％程度であり，新生児における先天性疾患は，心室中隔欠損症が最も頻度が高い．

【症 状】 表 4-27（p.156）参照．

【検査・診断】 右心から左心への短絡路がみられる場合，チアノーゼを呈するため，この所見は疾患の鑑別に用いられる．また，欠損部位や狭窄部位の診断には，心エコー検査，胸部エックス線検査，心電図検査，心臓カテーテル検査などを組み合わせて行う．

表 4-27 主な先天性心疾患とその原因部位

先天性心疾患	原 因	主な症状	治 療
心房中隔欠損症	右心房と左心房の中隔の欠損による．左心房から右心房へ血液流入が生じ肺循環の血流が増大する．	小児期では自覚症状は乏しい．成人期以降に肺高血圧症や心不全を併発する．	欠損部の縫合術
心室中隔欠損症	右心室と左心室の中隔の欠損による．左心室から右心室へ血液流入が生じ肺循環の血流が増大する．	欠損の程度によって異なる．欠損の程度が小さければ無症状であるが，欠損の程度が大きいと呼吸困難，心不全を併発する．	欠損の程度が小さければ経過観察． 大欠損例では欠損孔閉鎖術
房室中隔欠損症（心内膜床欠損症）	心房の中隔の欠損と僧帽弁および三尖弁の閉鎖不全（完全型では心室中隔欠損症も合併する）完全型はダウン症に合併しやすい．	重篤な心不全症状を伴う．外科的処置を施さない場合には致命的である．	欠損孔閉鎖術，弁形成術
肺動脈狭窄症	先天的な肺動脈の狭窄が生じ，右心への圧負荷が高まる疾患である． 肺動脈弁の狭窄を伴うものが最も多い．	軽症・中等症では無症状である．成人期以降，労作時呼吸困難や易疲労感を訴えることがある．重症例では，新生児期や乳児期にチアノーゼを認め，心不全で死亡することもある．	軽症では経過観察． 中等症以上では経皮的バルーン肺動脈弁形成術を行う．
Fallot（ファロー）四徴症	胎生期の心室流出路の形成障害により，肺動脈狭窄，心室中隔欠損，大動脈騎乗（大動脈が右心室と左心室にまたがる），右心室肥大の四徴を伴う．	新生児期から泣くとチアノーゼや無酸素発作（体内の酸素が極度に減少してぐったりする）を生じる．幼児期では，運動中に突然しゃがみこむ姿勢をとるようになる（蹲踞）．	根治術としては心室中隔欠損の閉鎖術と右室流出路の形成術を行う． 無酸素発作に対しては酸素投与やβ遮断薬の投与が行われる．
動脈管開存症	大動脈と肺動脈の間にある胎児期の動脈管が残ったものである． 大動脈の一部が肺動脈へ流入し，肺高血圧症を呈する．	成人まで無症状で経過するが，肺に高い血圧負荷がかかり続けた結果，肺動脈が肥厚し，肺血流が減少し，右心から左心への短絡路を生じるEisenmenger症候群になる場合がある．	根治術として乳児期に心臓カテーテルを用いたコイル塞栓術が行われる．Eisenmenger症候群の治療には血管拡張薬が用いられる．
完全大血管転換症	肺動脈と大動脈が入れ替わり，右室から大動脈が左室から肺動脈が出ている状態である．心房中隔欠損症，動脈管開存症，心室中隔欠損症，肺動脈狭窄症のいずれかあるいはその複数を合併する．合併症の種類によって3型に分かれる．	出生直後よりチアノーゼや呼吸困難を生じる．	新生児期に根治術を行う． 低酸素血症の治療として，プロスタグランジン製剤の投与も行われる．

【治 療】 表 4-27 参照．根治を目指す場合には外科的治療が原則であるが，症状が軽い場合には経過観察とする場合もある．また，チアノーゼの程度が強い場合には酸素投与（酸素吸入，非侵襲的陽圧換気療法）が行われ，心不全の症候がみられる場合には心不全の治療に準じた薬物治療が行われる．

（日塔武彰）

4.2　血液・造血器系疾患の薬，病態，治療

血液は細胞成分である赤血球，白血球，血小板と液体成分である血漿からなる．白血球はさらに顆粒球（好中球，好塩基球，好酸球），リンパ球および単球に分類される．これら血液細胞は多能性幹細胞から様々な因子の関与によって分化したもので，機能がそれぞれに異なっている（図 4-8）．

血液疾患は，赤血球，白血球，血小板の血球系の量的・質的異常によるものと，血液凝固因子などの血漿成分の異常によるものなどがある．赤血球の異常は量的な減少による貧血が最も多い．血小板および血液凝固因子はともに止血に働く重要な因子であることから，これらの量的減少で出血傾向が高まるなどの異常が生じる．

なお，白血病についての解説は，第 8 章のがん各論（p.346）を参照されたい．

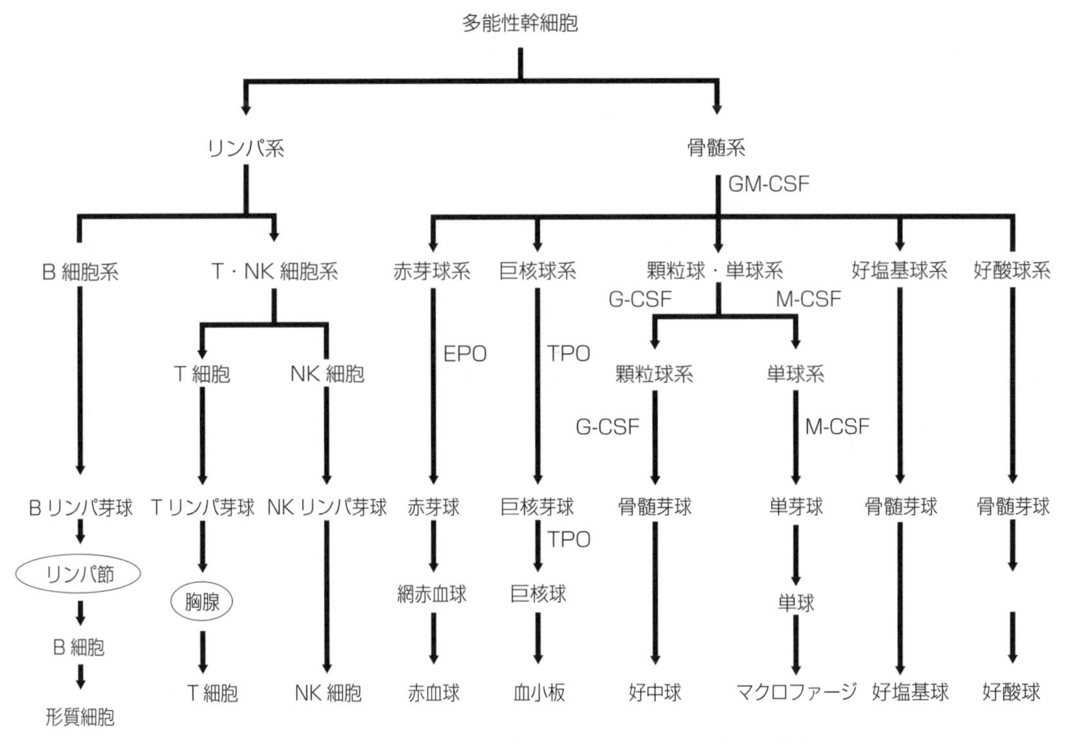

図 4-8　血液細胞の分化

4.2.1　貧　血

貧血とは，赤血球による酸素運搬能が低下することにより，組織の酸素需要に供給が追い付かない状態の総称である（図 4-9：p.158）．そのために，動悸，息切れ，易疲労感，全身倦怠，脱力感などの酸素欠乏とその代償による貧血に共通する一般症状を呈する．貧血では，通常，単位容積当たりの赤血球数，ヘモグロビン（Hb）濃度，

ヘマトクリット（Ht）値が問題となり，低値（WHO では Hb 濃度が男性では 13 g/dL 未満，女性では 12 g/dL 未満，妊婦・幼児では 11 g/dL 未満）を示す場合を貧血という．

貧血の原因としては，①赤血球の産生障害（**再生不良性貧血**，**巨赤芽球性貧血**，**腎性貧血**），②ヘモグロビンの合成傷害（**鉄欠乏性貧血**，**鉄芽球性貧血**），③赤血球の破壊亢進（**溶血性貧血**），などがある（図 4-9）．また，失血による赤血球の損失が原因である出血性貧血には，急性（外傷，大動脈瘤破裂，子宮外妊娠など）と慢性（消化管潰瘍，子宮筋腫，過多月経など）がある．

貧血は，赤血球の形態から，**小球性低色素性貧血**，**正球性正色素性貧血**，**大球性正**

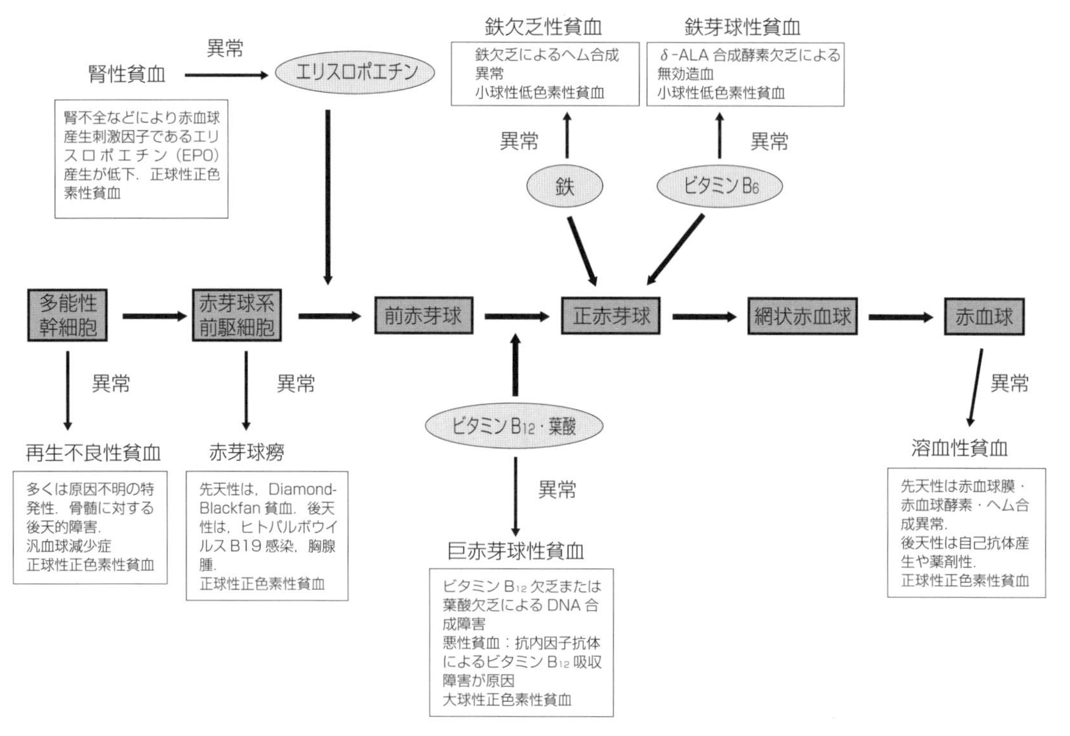

図 4-9　貧血の種類

表 4-28　貧血の形態学的分類

貧血の分類	検査値			原　因
	MCV (fL)	MCH (pg)	MCHC (%)	
小球性低色素性貧血	80 以下	25 以下	30 以下	・鉄欠乏性貧血 ・サラセミア（グロビン合成障害）
正球性正色素性貧血	80～100	25～35	30～38	・再生不良性貧血 ・溶血性貧血
大球性正色素性貧血	100 以上	35 以上	30～38	・巨赤芽球性貧血（悪性貧血）

MCV（平均赤血球容積）：mean corpuscular volume
MCH（平均赤血球ヘモグロビン量）：mean corpuscular hemoglobin
MCHC（平均赤血球ヘモグロビン濃度）：mean corpuscular hemoglobin concentration
MCV（fL）＝ Ht × 10/RBC（$\times 10^6$）

（高）色素性貧血に分類されている（表4-28：p.158）.

4.2.1a　鉄欠乏性貧血（iron deficiency anemia）

【概念・病態】

健常人の体内には約3〜4gの鉄が存在しており，2/3はヘム鉄としてHbを構成し，約1/4はフェリチンやヘモジデリンとして細網内系（肝臓・脾臓など）に貯蔵され，残りは筋肉中のミオグロビンや血清鉄として存在する．食物から摂取される鉄分の多くは吸収されにくい第二鉄（Fe^{3+}）なので，胃酸で還元されて第一鉄（Fe^{2+}）となり，十二指腸で吸収された後，トランスフェリンと結合して血清鉄となって運搬され，一部は骨髄で赤芽球に取り込まれている．赤血球の寿命は約120日で，常に入れ替わるため，新たなHb合成のために1日20〜30 mgの鉄が必要となる．鉄は1日の食事中に平均20 mg含まれており，そのうち約1 mgが十二指腸から吸収される．これにより，消化管などからの鉄の消失（約1 mg/日）を補っており，残りは破壊された赤血球のHb鉄を再利用することで，ほとんどの鉄需要が賄われている．

鉄欠乏性貧血は，ヘム合成に不可欠な生体内の鉄が長期にわたり不足した結果，赤芽球のヘモグロビン産生量が減少し**小球性低色素性**を示す貧血であり，一般に若年〜中年女性に多い．日本では貧血の約2/3を占め，臨床上重要なものである．

鉄欠乏をきたす原因には，①鉄の吸収減少（胃切除），②成長期（筋肉中のミオグロビン増加）や妊娠による需要の増加，③急性あるいは慢性的な出血による鉄の喪失（女性は，月経時には15〜40 mgの鉄分が喪失するので，この年齢の女性は貧血に陥りやすい．また，妊婦は，胎児造血，分娩時出血・授乳のために多くの鉄を失う），④食物からの鉄摂取不足，などがある．最も多いのは慢性的な消化管出血によるもので，胃・十二指腸潰瘍や痔などが原因となる．特に，中年男性や閉経後の女性に鉄欠乏性貧血がみられたら，消化管を含む全身の悪性腫瘍の存在が疑われる．

【症　状】

鉄欠乏性貧血は鉄の消費に順序があり，貯蔵鉄→血清鉄→ヘモグロビン鉄→組織鉄の順に減少するに従って進行し，症状も徐々に出現する．

貧血に共通する症状（全身倦怠，めまい，動悸，息切れ，耳鳴，頭痛）以外に，スプーン状爪，プランマー・ビンソン（Plummer-Vinson）症候群（鉄欠乏性貧血に舌炎，口角炎，嚥下障害を伴ったもの），舌乳頭の萎縮などがみられる．ときに食物の嗜好が変化し，壁土などを食べる異食症とよばれる症状もみられる．

【検査・診断】

末梢血検査では，**小球性低色素性貧血**が特徴である．形態学的には赤血球は淡く染まり（末梢血標本で菲薄赤血球），大小不同や小型の赤血球がみられる．MCV，MCH，MCHCは低下．血清鉄減少，血清フェリチン減少，不飽和鉄結合能（TIBC）は増加する．

【治　療】

まず，鉄欠乏をきたしている原因に対する治療（原因除去）を行い，鉄剤補充により不足鉄量を補う．2価鉄のほうが3価鉄より吸収されやすいので，鉄剤は原則として2価鉄を経口で投与する．有機鉄剤は還元鉄剤より，胃腸障害が少ない．鉄の補給は，組織鉄→ヘモグロビン→血清鉄→貯蔵鉄の順番に回復するので，血清鉄上昇後，貯蔵鉄が正常に達するまで行う．鉄剤投与によってヘモグロビンは約2か月で正常になるが，貯蔵鉄が正常化するためにさらに2～4か月服用を続ける．鉄剤は，経口用剤として硫酸鉄（徐放剤），クエン酸第一鉄ナトリウム錠などが，注射剤として含糖酸化鉄，シデフェロンなどが用いられる．

4.2.1b 巨赤芽球性貧血（悪性貧血）（megaloblastic anemia）

【概念・病態】 骨髄に巨赤芽球が出現する貧血の総称を巨赤芽球性貧血という．この疾患は，DNA合成障害に基づく核の成熟障害，無効造血を特徴とする．成因は，①ビタミンB_{12}欠乏，②葉酸欠乏に大別される．巨赤芽球性貧血では，骨髄系細胞も傷害を受け，赤芽球の分裂障害のために骨髄中に巨赤芽球が現れ，**大球性正色素性貧血**が生じる．

食物中のビタミンB_{12}の吸収には胃液中の**内因子**（胃の壁細胞から分泌される）が不可欠である．**悪性貧血**は，ビタミンB_{12}欠乏によって生じる巨赤芽球性貧血であるが，その原因として胃粘膜の萎縮と血中および胃液中の**抗内因子抗体**などによる自己免疫が内因子欠乏に関与していると考えられるものである．見方を変えると，悪性貧血は胃の病気と考えられるが，胃全摘後に起こることがある巨赤芽球性貧血とは区別しなければならない．胃全摘では，すぐには発症せず，数年を経てビタミンB_{12}が枯渇することによって発症する．

葉酸の不足による巨赤芽球性貧血は，偏食，小腸疾患などによる空腸からの吸収障害，妊娠や悪性腫瘍による葉酸の需要亢進，抗がん薬などによって起こる．

【症　状】 貧血の一般症状以外に，間接ビリルビン優位の黄疸，老化現象と同じ白髪の増加，舌乳頭の萎縮，疼痛を伴うハンター（Hunter）舌炎などがみられる．萎縮性胃炎による消化器症状や神経症状（手足指のしびれ，異常知覚，知覚鈍麻など）も出現する．

【検査・診断】 末梢血では，MCVが増大する**大球性貧血**を呈する．末梢血では，汎血球減少がみられる．骨髄では巨大な赤芽球の生成，過分葉好中球などがみられる．ビタミンB_{12}の吸収障害の有無を診断するシリング（Schiling）試験が悪性貧血と無胃性貧血では陽性になる．

【治　療】 内因子欠乏による巨赤芽球性貧血にはビタミンB_{12}製剤（メコバラミン，ヒドロキソコバラミンなど）を皮下，もしくは筋注で用いる．経口用剤は吸収・利用が悪いため，実際の必要量より多い投与量が必要となる．ビタミンB_{12}欠乏患者に葉酸を投与しても効果がないばかりか，葉酸の単独投与は神経症状を悪化させるおそれがある．

4.2.1c　再生不良性貧血（aplastic anemia）

【概念・病態】

骨髄における造血能が低下し，末梢血で赤血球，白血球，血小板の血球三系統が減少し，貧血，感染症や出血傾向が出現する疾患である．再生不良性貧血には，一次性（先天性）：（ファンコニー貧血など）と二次性（後天性）（①薬物：抗がん薬やクロラムフェニコール，メフェナム酸，チアマゾールなどの薬物，ベンゼンやトリニトロトルエンなどの化学物質，②放射線，③肝炎ウイルス　など）に分類される．原因の特定できない原発性（特発性）が日本では約80％を占め，そのほとんどが後天性であり，欧米に比較して有意に多い．

本症の原因は，造血幹細胞自体の質的異常と，免疫学的機序による障害が考えられている．その結果として，骨髄系細胞のレベルで骨髄造血能が低下し，骨髄低形成と**汎血球減少**が起こる．再生不良性貧血は，赤血球の大きさや血色素量には異常が現れないので，**正球性正色素性貧血**に分類されている．

【症　状】

赤血球減少による貧血の一般症状，白血球減少による易感染性，血小板減少による出血傾向もしばしばみられ，**汎血球減少**を反映した症状を示す．

【検査・診断】

末梢血検査で**正球性正色素性貧血**，**汎血球減少**（赤血球，好中球，血小板など）が認められる．鉄代謝では，血清鉄増加，血清フェリチン増加，不飽和鉄結合能（TIBC）減少が認められる．骨髄像は，有核細胞数の減少，鉄芽球の増加，脂肪髄がみられる．

【治　療】

重症度に従って治療方針を選択するのが一般的である．

重症例：①同種骨髄移植（40歳以下）．②免疫抑制療法（40歳以上，抗胸腺細胞グロブリン（ATG）療法，シクロスポリン内服）．中等症例：免疫抑制療法が治療の第一選択，①タンパク同化ステロイド内服，②抗胸腺細胞グロブリン（ATG）療法．軽症例：①経過観察，②タンパク同化ホルモン療法（メテノロン）：造血幹細胞の増殖を促進する．ただし，肝障害，多毛，嗄声などの副作用に注意する．

4.2.1d　自己免疫性溶血性貧血（autoimmune hemolytic anemia：AIHA）

【概念・病態】

溶血性貧血は，何らかの機序によって赤血球の崩壊が亢進し，赤血球寿命が短縮した結果生じる貧血である．溶血性貧血は，赤血球が循環血液中で破壊される血管内溶血と，細網系で破壊される血管外溶血とに分けることができる．

また，溶血性貧血は，遺伝性疾患か否かにより，先天性と後天性とに分類される（表4-29：p.162）．病因としては，赤血球膜異常（**遺伝性球状赤血球症**（hereditary spherocytosis：HS），**遺伝性楕円赤血球症**（hereditary elliptocytosis），**発作性夜間血色素尿症**（paroxysmal nocturnal hemoglobinuria：PNH）など），赤血球酵素異常

表 4-29 溶血性貧血の種類

	原 因	疾 患
先天性	赤血球膜異常	遺伝性球状赤血球症（HS）
	赤血球酵素異常	グルコース-6-リン酸脱水素酵素（G-6-PDH）欠損症
		ピルビン酸キナーゼ（PK）欠損症
	ヘモグロビン異常	鎌状赤血球症，サラセミア
後天性	抗体関与	自己免疫性溶血性貧血（AIHA），新生児溶血性疾患，不適合輸血
	幹細胞の突然変異	発作性夜間ヘモグロビン（PNH）
	物理的破壊	赤血球破砕症候群
	脾機能亢進	門脈亢進症，腫瘍（白血病，悪性リンパ腫），など

（グルコース-6-リン酸脱水素酵素（glucose-6-phosphohydrogenase：G-6-PDH）欠損症，ピルビン酸キナーゼ（pyruvate kinase：PK）欠損症など），ヘモグロビン異常（鎌状赤血球症，サラセミアなど）などの赤血球自体の欠陥によって溶血が生じるものがある．赤血球以外の病因としては，赤血球に対する自己抗体（自己免疫性溶血性貧血），同種抗体（血液型不適合輸血），あるいは薬物による抗体などが関与し，抗原抗体反応の結果として赤血球破壊を招くものがある（表 4-29）．

自己免疫性溶血性貧血（autoimmune hemolutic anemia：AIHA）は，後天的に起こる溶血性貧血の中で最も多い疾患である．自分自身の赤血球に対する抗体が産生され，抗体や補体が結合した赤血球が血管外（脾臓・肝臓）または補体により血管内で破壊される疾患であり，自己抗体と赤血球が最もよく結合する温度（至適温度）によって温式と冷式に分類される．**発作性夜間血色素尿症**では，赤血球膜が補体に対する感受性が高く，活性化された補体に結合することにより膜が破壊される発作が夜間に起こり，早朝尿に血色素尿を伴う疾患である．また，**新生児溶血性疾患**（hemolytic disease of the newborn）は母親と胎児の血液型不適合によるもので，胎児の赤血球に母体が感作されてできた抗体が胎児に移行して，胎児の赤血球を破壊することになる．

【症　状】

貧血の一般症状のほか，共通する所見に黄疸，脾腫がある．

【検査・診断】

共通する検査所見として赤血球寿命の短縮，血清間接ビリルビン増加，血清ハプトグロビン値の低下，血清 LDH Ⅰ・Ⅱ増加，尿中ウロビリノーゲン増加，網状赤血球数の増加，骨髄における赤芽球過形成がみられる．クームス試験の陽性化は自己免疫疾患に特異的である．**正球性正色素性貧血**を呈する．

【治　療】

自己免疫溶血性貧血に対しては，副腎皮質ステロイド薬が第一選択である．抗体産生の抑制と，肝・脾臓での赤血球崩壊の抑制を目的としてプレドニゾロンを投与する．プレドニゾロンが無効の症例にはアザチオプリン，シクロホスファミドなどの免疫抑制薬を投与する．脾腫が著明で，脾臓での溶血が明らかな場合は脾臓の摘出を行う．

4.2.1e　腎性貧血（renal anemia）

【概念·病態】

腎性貧血は，慢性腎不全（chronic kidney desease：CKD），透析患者などの腎疾患により，エリスロポエチンの産生低下による赤血球産生低下による貧血である．

【症　状】

貧血の一般的な症状がみられる．

【検査·診断】

正球性正色素性貧血を呈する．

【治　療】

貧血は心不全の独立した憎悪因子であり，貧血の治療により生命予後の改善が期待できる．さらにCKD患者において，腎疾患，貧血，心疾患が互いに影響しあう悪循環を形成するという心腎貧血症候群が提唱されて，貧血治療が勧められている．CDKで貧血を認めた場合は治療を行うことにより，運動能を高め，QOLを改善し，心肥大を改善することができる場合がある．Hb値が9.0 g/dL以下になっているような貧血が進行した状態での治療開始は，Hb値＞13.0g/dLを保つよう早期より開始した場合より予後が悪い．貧血は独立したCKDの進行要因であり，ESA（erythropoiesis stimulating agent：赤血球造血刺激因子製剤）により貧血を早期に改善することにより，CKDの進行を抑制するとの報告がある．CKD患者において貧血を認めた場合は，ESAなどを用いて積極的に加療することが必要とされている．CKD患者における貧血治療では，鉄欠乏の評価とそれに基づく適切な鉄補充が重要である．

鉄剤のみに注目したエビデンスはないが，ESAを用いた試験においても適切に鉄剤補給が行われている．ESA投与により相対的な鉄欠乏となるため，ESA使用時には鉄欠乏対策は重要である．鉄の投与経路は経口を原則とするが，経口投与で改善が十分でない場合や，消化器症状で経口投与が困難な場合には静脈投与が行われる．

4.2.1f　鉄芽球性貧血（sideroblastic anemia）

【概念·病態】

先天的なものと後天的なものに大別される．多くは後天的な要因で起こる（表4-30：p.164）．鉄芽球性貧血は，ヘム合成障害による鉄の利用障害が起こる貧血である．鉄芽球性貧血では，δ-ALA合成酵素とヘム合成酵素の活性低下が認められることが多く，そのためにヘムの合成が阻害される．鉄が赤芽球内のミトコンドリア中に蓄積することにより，環状鉄芽球がみられる．**骨髄異形成症候群**（myelodysplastic syndrome：MDS）によるものが多い．

【症　状】

慢性貧血の症状がみられる．治療と関連した症状として，輸血を繰り返すことによる続発性のヘモクロマトーシス（①鉄が肝臓に沈着：肝障害，肝硬変，②鉄が脾臓に沈着：糖尿病，③鉄が皮膚に沈着：皮膚の色素沈着）の症状がみられることがある．

表 4-30 鉄芽球性貧血の分類

先天性	δ-ALA 合成酵素の活性低下
後天性	・特発性 骨髄異形成症候群（MDS）の一分症 ・二次性 ①薬剤性（イソニアジド，アルコール，シクロセリンなど） ②他の良性疾患（慢性感染症，関節リウマチなど）に伴うもの ③鉛中毒によるもの ④悪性疾患（白血病，がん，骨髄線維症など）に伴うもの

【検査・診断】 小球性低色素性貧血であるが，末梢では**小球性赤血球**と**正球性赤血球**が混在している（二相性貧血）．血清フェリチンと，血清鉄は上昇する．骨髄で，**環状鉄芽球**が全赤芽球の 15％以上にみられるとき，鉄芽球性貧血と診断する．

【治　療】 ピリドキシン（ビタミン B_6）の大量投与を行う．ピリドキシンが無効な場合には輸血を行う．

4.2.2 播種性血管内凝固症候群 (disseminated intravascular coagulation：DIC)

【概念・病態】 播種性血管内凝固症候群（DIC）は，基礎疾患（悪性腫瘍，ショック，感染症，産科的疾患，組織損傷，血管病変など）の存在下で血管内凝固系が活性化され，全身に微小血栓が形成される病態である（表 4-31）．凝固因子と血小板が消費され，また二次的に線溶系も亢進するため，結果的に出血と微小循環不全による多臓器不全が生じる．DIC の二大症状は，**臓器症状**と**出血症状**である．臓器症状の中では，腎臓の細

表 4-31 DIC の基礎疾患

感染症	重症ウイルス感染症，敗血症など
悪性腫瘍	白血病（特に APL），がん，肉腫の侵潤および播種性転移
産科的疾患	常位胎盤早期剝離，羊水塞栓，死胎停留，胞状奇胎，妊娠高血圧症候群など
組織損傷（壊死）	外科手術（肺，前立腺，膵臓，副腎の手術），広範囲の外傷，広範囲の熱傷など
血管障害（病変）	ショック，Kasabach-Merritt 症候群，大動脈瘤，膠原病など
血管内溶血	ABO 型不適合輸血など
その他	熱射病，移植臓器の拒絶反応，毒蛇咬傷

小動脈に微小梗塞が多発し，急性腎不全を引き起こすことが重要である．出血症状が優位なDICを起こす基礎疾患として重要なのが，急性白血病，特に急性前骨髄球性白血病（APL）である．

【症　状】　出血傾向，血栓による臓器障害など．出血症状としては，頭蓋内出血，鼻出血，歯肉出血，皮下出血，喀血，吐血，下血，筋肉内出血，血尿などがみられる．臓器症状は，急性腎不全（乏尿，無尿），中枢神経症状（けいれん，昏睡，片麻痺），消化器障害（下血），心血管障害（ショック），呼吸不全などがみられる．

【検査・診断】　血小板減少，出血時間の延長，APTTとPTの延長がみられる．

【治　療】　まず原因となる基礎疾患の治療を行う．続いて，抗凝固療法（血栓形成を防ぐため，ヘパリンの持続点滴注射．低分子ヘパリンの抗血栓効果は未分画ヘパリンと同程度である．抗トロンビン活性が弱く，出血傾向をきたしにくい特徴がある．ダナパロイドは半減期が長く，1回静注が可能である．抗トロンビン薬（タンパク分解酵素阻害薬）は持続点滴で用いる），補充療法（血小板とフィブリノゲンなどの凝固因子の補充（消耗性の凝固障害による出血症状が主体のDICに対して行う））を実施する．

4.2.3　血友病，特発性血小板減少性紫斑病（ITP），血栓性血小板減少性紫斑病（TTP），白血球減少症，血栓塞栓症

4.2.3a　血友病（hemophilia）

【概念・病態】　伴性劣性遺伝をする凝固因子（図4-10：p.166）の先天性欠乏による出血性疾患である．血友病はA型とB型に分けられ，日本での頻度は，血友病A：血友病B＝5：1で，10～20/10万人である．血友病Aは凝固第Ⅷ因子が，血友病Bは凝固第Ⅸ因子がそれぞれ欠乏する疾患で，その遺伝子はX染色体上に存在するため患者のほとんどは男性に発症するが，全患者中で約30％に孤発例もみられる．

【症　状】　血友病は様々な臨床症状があるが，その本態は出血症状である．最も顕著にみられるのが関節内出血で，膝，足，肘，肩関節の順に多い．本症患者では，関節内に微量の血液が漏れ続けて炎症を惹起し，局所熱感，腫脹を伴う激しい疼痛が生じる．その結果，関節可動域が制限され，筋肉の萎縮をきたす．進行性に関節が侵されて，運動機能障害を呈するようになる．皮下血腫，筋肉内血腫は，周囲の血管や神経を圧迫することによる末梢神経麻痺が出現することもある．幼児期からみられるが，軽症の場合は成人になるまで気がつかないことがある．多くの場合は，抜歯後や外傷後の止血困難で本症が診断される．

【検査・診断】　血友病Aの場合は，血小板数：正常，出血時間：正常，第Ⅷ因子：活性低下，フォ

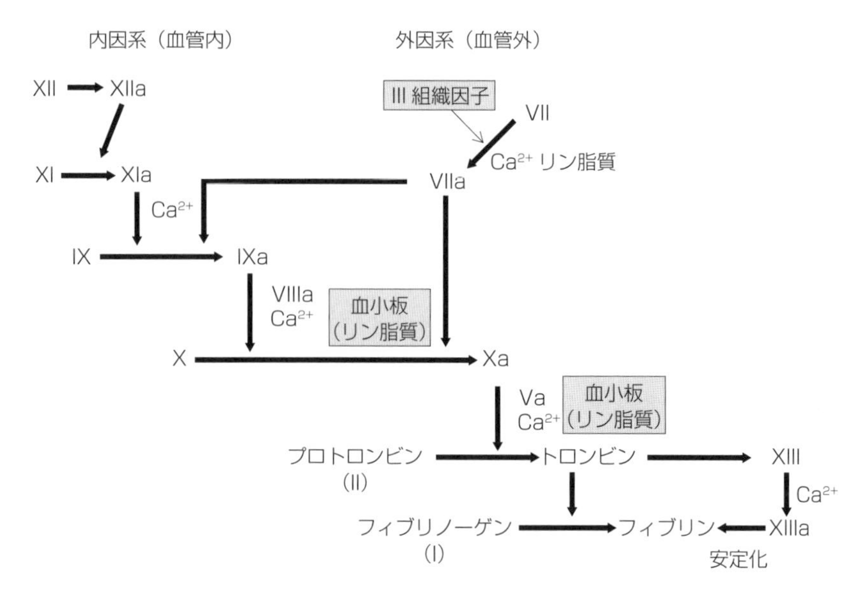

図 4-10 血液凝固機序

ン・ヴィレブランド因子（vWF）：正常，活性化部分トロンボプラスチン時間（APTT）：延長，プロトロンビン時間（PT）：正常である．

【治　療】 欠乏している凝固因子の補充を原則とする．関節機能障害に対する整形外科的治療も行われる．

血友病 A：①第Ⅷ因子製剤の静注，②デスモプレシン静注（軽症時）

血友病 B：第Ⅸ因子製剤の静注

4.2.3b 特発性血小板減少性紫斑病 (idiopathic thrombocytopenic purpurea：ITP)

【概念・病態】 何らかの機序で，血中に血小板自己抗体ができ，それによって血小板が破壊される疾患．ITP には急性型と慢性型がある．推定発病または診断から 6 か月以内に治癒した場合を急性型といい，経過から 6 か月以上遷延する場合を慢性型という．急性 ITP と慢性 ITP の相違点は表 4-32（p.167）に示す通りで，急性 ITP にウイルス感染症が先行するという点は重要である．

【症　状】 皮下出血，歯肉出血，鼻出血，性器出血が四大出血症状である．このうち，皮下出血はほとんどすべての症例にみられる．皮下出血によって，紫斑が現れるが，これが病名の由来になっている．また，脾腫はまれである．この ITP に自己免疫溶血性貧血を合併した患者を Evance 症候群という．

【検査・診断】 血小板数は，10 万/μL 以下であるが，赤血球数と白血球数は，一般に正常値を示

表 4-32　急性 ITP と慢性 ITP の鑑別

	急性 ITP	慢性 ITP
発症年齢	10 歳以下の小児に多い.	20～40 代の成人に多い.
性　差	なし	女性に多い.
発症誘因	・突然に発症する. ・ウイルスなどの上気道感染後などに発症することが多い.	・緩慢に発症 ・誘発原因は特になし
経　過	・数週～3 か月くらいで多くは治癒 ・自然治癒がある. ・慢性型に移行する例がある.	・自然治癒はなく，6 か月以上血小板減少が続く. ・増悪，軽快を繰り返す.

す．出血時間は延長する．凝固時間（PTT，PT）は正常であるが，血小板の寿命は，短縮する．

【治　療】

a．急性型

急性 ITP は自然治癒する例がほとんどなので，対症療法にとどめ経過観察をする．

b．慢性型

出血傾向の改善を目的として治療を行う．血小板を基準値まで戻すのではなく，出血症状が出ない程度までの改善を図る．治療の第一選択薬は，副腎皮質ステロイド薬，第二選択が摘脾，第三選択が免疫抑制薬を用いる．特殊な治療法として，γ-グロブリンの大量療法がある．

4.2.3c　血栓性血小板減少性紫斑病 (thrombotic thrombocytopenic purpurea：TTP)

【概念・病態】

血栓性血小板減少性紫斑病（TTP）は，20～40 代に発病のピークがあり，女性にやや多い病気である．フォン・ヴィレブランド（von Willebrand）因子（vWF）切断酵素（ADAMTS13）の活性低下により超高分子 vWF が出現し，これが血小板血栓を多発させる．血小板は減少しており，出血傾向（紫斑・鼻出血・歯肉出血など）がみられ，破砕赤血球を伴う溶血性貧血を呈する．凝固系・線溶系は正常であり，この点が DIC との大きな鑑別点になる．

【症　状】

TTP は，①血小板減少，②溶血性貧血，③精神神経症状（頭痛，せん妄，意識障害，運動麻痺など），④発熱，⑤腎機能障害の 5 徴候がみられる．

【検査・診断】

血小板減少：消耗性の血小板が減少し，代償的に骨髄の巨核球が増加する．溶血性貧血が起こる結果として，LDH 増加，間接ビリルビン増加，ハプトグロビン減少，網状赤血球増加などがみられる．凝固・線溶系（PT，APTT）は正常である．腎機能障害による所見（血尿，タンパク尿，血中尿素窒素（BUN）増加，血中クレアチニン増加）がみられる．

【治　療】

血漿交換療法：血漿交換療法が行われる以前では，発見から3か月で死亡するといわれていたが，血漿交換療法の導入により70～80%が治るようになった．

4.2.3d 白血球減少症（leucopenia），好中球減少症（neutropenia）

【概念・病態】

末梢血の白血球が4,000/μL以下を白血球減少症とよんでいる．好中球＝白血球減少として考える．原因としては，①細菌感染，②ウイルス感染，③副腎皮質ステロイド（コルチゾール），④全身性エリテマトーデス（SLE），⑤抗がん薬，放射線，⑥血液疾患（急性白血病など）が関係すると考えられる．

白血球減少症は，減少する白血球の種類を明確にする意味から，各細胞種に分けてその減少を考える．白血球中の顆粒球の大部分を占めるのは好中球であり，その減少によって生じる好中球減少症といえる．原因は産生の低下と崩壊の亢進に大別されるが，産生の低下は，骨髄腫，リンパ腫などの骨髄の腫瘍，抗腫瘍薬や代謝拮抗薬，急性白血病や再生不良性貧血などの血液疾患による造血障害が原因となるもので，通常は好中球以外に赤血球，血小板も減少することが多い．崩壊の亢進は主として免疫学的機序による．

新生児好中球減少症は，母児間の好中球特異抗原の不適合によるもので，胎児白血球を破壊する疾患である．また，抗白血球抗体の生成により破壊や貪食が亢進する自己免疫機序による場合もある．薬物により誘発される例では，薬物を抗原とした抗原-抗体反応による免疫的機序により，肺や脾臓による捕捉や崩壊が亢進するものと考えられている．

【症　状】

細菌感染に対する抵抗性が減弱し，グラム陰性桿菌などによる日和見感染や，真菌，ウイルスによる感染を生じやすい．強い悪感，高熱，頭痛，全身倦怠などの感染症状を呈する．重篤な感染症では肝機能障害，敗血症を呈する場合もある．

【検査・診断】

白血球細胞の測定ならびに分類（好中球：2,000/μL未満，好酸球：40/μL未満，好塩基球10/μL未満，リンパ球1,500/μL未満，単球：200/μl未満）．

【治　療】

治療は原因となる基礎疾患を検索し，これに対する治療を行う．薬物が原因と考えられる場合はただちに投与を中止する．顆粒球コロニー刺激因子（G-CSF）も骨髄での顆粒球生成を促進する目的で用いられる．

4.2.3e 血栓症（thrombosis），塞栓症（enbolism）

【概念・病態】

血栓症とは，血管内に血栓が形成され，循環系における血流が閉塞される病態をいう.

静脈血栓症：血液組成（悪性腫瘍，溶血，血栓性血小板減少性紫斑病など）の異常，血管壁の状態（全身性エリテマトーデス，血管炎など），血液のうっ滞（長期臥床など）などによる静脈内での血液凝固．その他，深部静脈血栓症，門脈血栓症，腎静脈血栓症，頸静脈血栓症などがある.

動脈血栓症：動脈の粥状硬化病変，閉塞性血管炎（バージャー病：Buerger 病），動脈瘤など慢性動脈病変を基盤として発生する場合や外傷，解離性動脈瘤，血液凝固異常などによる動脈内での血液凝固.

一方，塞栓症は上流より遊出した血栓（塞栓子）によって動脈内腔が閉塞され，支配領域の血流途絶をきたした状態をいう．塞栓症源は心臓，特に左房内血栓，上流の動脈壁の血栓などが主である．塞栓症と血栓症は，先行する心房細動，心筋梗塞，発症の様式，患肢の血行障害による症状（主に間欠行跛行）があったかどうか，健側肢に慢性動脈病変がないのかどうかを参考にして臨床的に区別しているが，実際は区別しがたい.

血栓塞栓症は，血栓形成とその主な合併症である塞栓症を併せたものの名称をいう（肺血栓塞栓症など).

【症　状】

静動脈の血管壁の病変，血液凝固能亢進，血液成分異常，血液のうっ滞など.

【治　療】

血栓溶解療法：急性期にはウロキナーゼ，組織プラスミノーゲン活性化因子（t-PA）など（静脈注射）を用いる．慢性期には，ワルファリンカリウム，アスピリン，チクロピジン塩酸塩など（経口投与）の血栓溶解薬や抗凝固薬を用いる.

抗凝固療法：ヘパリン，低分子ヘパリン，ワルファリンカリウムなどを用い，血栓症の発現または悪化を防ぐ.

抗血小板療法：抗血小板薬（アスピリン，ジピリダモール，チクロピジンなど）を用いて血小板の血管障害部位への粘着および凝集を抑制することで，血栓症を予防する.

機械的処置：経皮経冠動脈インターベンション（PCI）は，虚血性心疾患患者に対して，カテーテルで狭窄部位に様々なデバイスを送りこみ，血管内腔を広げて血管を形成，あるいは再灌流させる.

（篠塚達雄）

4.3 泌尿器系・生殖器系疾患の薬，病態，治療

4.3.1 腎不全（急性・慢性腎不全）

腎臓は 1 個が約 150 g のそら豆状の臓器で，人体の左右に一対ずつ存在する．腎臓の機能は，細胞外液の電解質組成，pH，浸透圧，液量などを常に一定に保つ調節や体内の老廃物の除去など多岐にわたる．腎臓での尿を産生する器官としての最小単位

は，ネフロン（nephron）とよばれ，腎臓1個に100〜125万本存在する．ネフロンは，ボウマン嚢と糸球体からなる腎小体と，それに続く尿細管（近位尿細管・ヘンレ係蹄・遠位尿細管）からなり，集合管に至るまでの1本の細い管腔を形成する（図4-11）．

薬物が尿中に排泄されるには，糸球体ろ過，尿細管分泌（近位尿細管），尿細管再吸収（遠位尿細管）の3つの過程を経ることになる．これら糸球体組織の機能が60%以下まで低下した状態を腎不全とよび，10%未満までに進行すると透析治療が必要な「末期腎不全」の状態となる．腎不全は発症の経過によって急性腎不全と慢性腎不全に分類される．ここでは，腎不全を急性腎不全と慢性腎不全に分けて説明する．

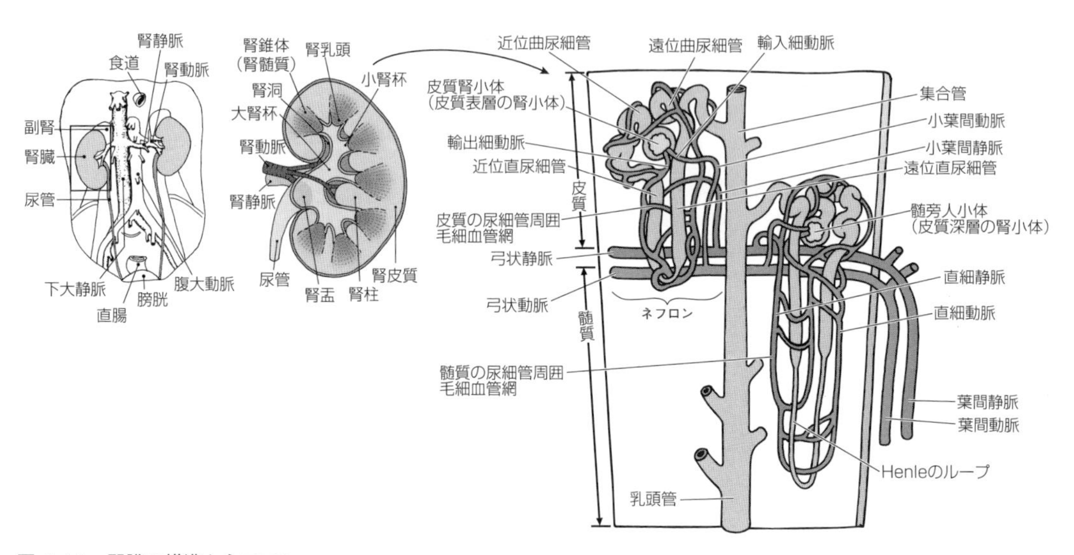

図4-11 腎臓の構造とネフロン

4.3.1a 急性腎不全

【概　念】

可逆的な腎機能の急激な著しい低下により老廃物の排泄が不可能になり，体液の恒常性が維持できなくなった状態を急性腎不全とよぶ．

【病　態】

急性腎不全は病因の違いにより，①腎前性，②腎性，③腎後性と分類される（表4-33：p.171）．

これらの多くは可逆性であり，適切な治療法により回復することが期待できる．

①腎前性急性腎不全は，腎臓自体の機能は保たれているが，腎血流量の低下により糸球体ろ過率が減少し，腎機能が低下した状態をいう．原因には，①出血，熱傷，脱水などの体液量の低下，うっ血性心不全，心筋梗塞などによる心拍出量低下，③アナフィラキシーショック，エンドトキシンショックなどによる末梢血管拡張などがあげられる．

②腎性急性腎不全は，急性糸球体腎炎，急性尿細管壊死（ATN）が起き，ろ過能低

表 4-33 急性腎不全の病因分類

分 類	病 因
腎前性	1. 心拍出量の低下 心筋梗塞，心タンポナーデ，うっ血性心不全 2. 体液量の減少 消化管からの喪失（嘔吐・下痢），皮膚からの喪失（熱傷），腎からの喪失（利尿薬，副腎不全，塩類喪失性腎炎），出血（手術，外傷，消化管出血） 3. 有効循環血液量の減少 肝硬変，膵炎，手術，外傷 4. 末梢血管抵抗の減少 敗血症によるショック 5. 小葉間動脈，輸入細動脈の収縮 肝腎症候群，NSAIDs（特に循環血液量減少時），高カルシウム血症，シクロスポリンの投与 6. 輸出細動脈の拡張 ACE 阻害薬，ARB
腎 性	1. 急性尿細管壊死 a. 腎虚血：ショック，脱水，出血，心不全，敗血症など b. 腎毒性：アミノ配糖体抗菌薬，ミオグロビン，重金属（水銀，鉛，金など） 2. 糸球体障害急速進行性糸球体腎炎，ループス腎炎，Goodpasture 症候群など 3. その他 a. 血管障害：悪性高血圧，HUS，DIC，結節性動脈周囲炎など b. 急性間質性腎炎 c. 尿細管閉塞：尿酸，アムホテリシン B の投与
腎後性	1. 上部尿路系疾患 腎盂尿管腫瘍，尿管結石，骨盤内悪性腫瘍や転移性腫瘍の後腹膜腔浸潤，転移性後腹膜線維化症（特発性，続発性），先天性要因（腎盂尿管移行部狭窄，膀胱尿管移行部狭窄，下大静脈後尿管），医原性 2. 下部尿路系疾患 前立腺肥大症，前立腺がん，神経因性膀胱，膀胱腫瘍，尿道腫瘍，膀胱結石，尿道結石，尿道狭窄，尿道損傷

下，尿量減少をきたす．

③**腎後性急性腎不全**は，尿路閉塞，前立腺肥大が原因となり，腎臓から排出する尿路に閉塞ができ，尿が出せない状態である．尿流が停滞する水腎症を引き起こす．

【症 状】

急性腎不全は，短期間（数時間～数日）に急速に進行し，症期，乏尿期，尿期，回復期に分けられ，これらの期を経て腎機能が回復する．

a．症 期

発症後から乏尿が始まるまでの数日間

b．乏尿期

初期の症状として，乏尿（1 日の尿量 500 mL 以下）または無尿（尿量 100 mL 以下）によって高窒素血症（BUN の上昇），水・電解質の異常が現れ，高カリウム血症，低ナトリウム血症を発症することがある．これがさらに進行すると，消化器症状，循環器症状，神経・筋障害などの尿毒症症状が現れる．

c．利尿期

1日2〜3L度の尿量が排泄されが，高窒素血症は利尿期に入ってもすぐには改善しない．尿量から考えられるほど糸球体ろ過値は回復していない．腎臓の調節機能（特に尿細管の再吸収能）が十分でないためにろ過が少量でも多尿になり，水・電解質が失われる結果，それらの適切な補充を行わないと脱水・電解質異常で死亡することもある．

d．回復期

1〜数か月かかって徐々に回復する．尿量は1,500 mL/日程度に，血圧，血清尿素窒素（BUN），血清クレアチニン値は，ほぼ正常値に戻る．しかしながら，病態によっては，必ずしも病前の腎機能まで回復しないこともある．

【検査･診断】

検査値の異常としては，

①老廃物の蓄積としての血中尿素窒素（BUN）値と血清クレアチニン値の上昇
②糸球体ろ過速度（GFR）の低下
③高カリウム血症
④低カルシウム血症

が認められる．

【治　療】

急性腎不全の治療は，腎前性，腎性，腎後性の発症機序の違いにより異なり，原疾患の治療と血圧維持や体液管理など保存療法が基本となる（表4-34）．

◎薬物療法

急性腎不全の薬物療法には以下の薬物が用いられる（表4-35：p.173）．

急性腎不全時の尿量を増加させることにより過剰な体液量を減少させ，高血圧，浮腫，肺水腫などを改善するため，フロセミドなどループ利尿薬を用いる．尿からのカリウムの排泄が低下すると，血中のカリウム値が高くなる．高カリウム血症は心臓に対し，不整脈などの障害を起こす．このため消化管内でカリウムを吸着し，吸収を抑制する陽イオン交換樹脂であるポリスチレンスルホン酸ナトリウムを使用してカリウムの排泄を促す．代謝性アシドーシスを防ぐため，炭酸水素ナトリウムなどアルカリ化薬を使用してpHを正常に戻す．

高リン酸血症の治療には，消化管内で食物由来のリン酸イオンと結合してリンの吸

表4-34　急性腎不全の治療法

分　類	治療法
腎前性	脱水に対する全身および腎循環血漿量の維持を目的として補液，輸血の投与により細胞外液の補充改善に努める．血圧低下に対して昇圧薬の投与を行う．
腎　性	薬物などの腎毒性物質の投与は中止し，水・電解質・酸塩基平衡の管理を行いながら，体液量，尿量，BUN，血清クレアチニン値，カリウム・リン値の推移に注意を払う．
腎後性	尿管カテーテルの挿入などによる尿流を阻害する要因の改善を行う．

収を抑制するカルシウム塩（炭酸カルシウム，または酢酸カルシウム），セベラマーなどのリン酸結合性制酸薬を用いる．

表 4-35 急性腎不全の治療薬

薬 物	効 果
ループ利尿薬（フロセミド）	尿量を増加させることにより体液量を減少させ，浮腫を改善する．
高カリウム治療薬（ポリスチレンスルホン酸ナトリウム）	消化管内でカリウムを吸着し，吸収を抑制することで血中のカリウム値を下げ，不整脈などの心臓に対する障害を防止する．
アルカリ化薬（炭酸水素ナトリウム）	体液の酸性に傾いた pH を正常に戻す．
カルシウム塩（炭酸カルシウムまたは酢酸カルシウム）セベラマーなどのリン酸結合性制酸薬	高リン酸血症の予防または治療

4.3.1b 慢性腎不全

【概 念】

慢性腎不全（CRF）とは，数か月～数年以上かけて糸球体ろ過量（GFR）が低下し，腎臓の異常が続く状態をいう．ほとんどは不可逆性であり，末期腎不全（ESKD）になると生命維持に透析療法や腎移植が必要となる．ESKD に至るまでの期間を保存期という．

【症 状】

慢性腎不全の病期経過は，第 1 期～第 4 期に分けられる（表 4-36）．

表 4-36 慢性腎不全の病期経過

病 期	症 状
第 1 期（腎予備能減少期）	腎予備機能が減少し，GFR（糸球体ろ過値）が正常～50%（50 mL/分以上）の間に減少，クレアチン値（0.5～1.0 mg/dL）の間に増加した時期であるが，生体の恒常性はほぼ正常に維持されており，症状はまだ現れない．
第 2 期（代償性腎不全期）	GFR が 50～30 %（30～50 mL/分）に低下し，クレアチン値（1.3.～2.0 mg/dL）が上昇し，尿濃縮機能の低下のため夜間多尿となる．軽度の高窒素血症，軽度の貧血を認める．
第 3 期（腎不全期，非代償期）	GFR が 30～5%（10～30 mL/分）に低下し，クレアチン値（2.0～6.0 mg/dL）が上昇し，高窒素血症，等張尿，夜間尿，代謝性アシドーシス，低カルシウム血症，高リン血症，低ナトリウム血症などが認められる．
第 4 期（尿毒症期，末期腎不全）	尿毒症症状によって GFR が 5%（10 mL/分）以下となり，クレアチン値が 6.0 mg/dL 以上となる．多彩な全身症状が出現し，放置すれば死に至る．

【治　療】

腎不全の治療には大きく分けて食事療法，薬物療法および透析療法の３つの方法があげられる．

a．食事療法

表 4-37 に腎疾患の病態と食事療法を示す．

慢性腎不全では，糸球体の機能が低下しているためタンパク質から産生される窒素代謝物を処理するのに糸球体に通常以上の負荷がかかり糸球体の硬化が起こる．そのため糸球体の過剰ろ過の負担を軽減するために食事タンパク質の摂取制限が行われる．また，腎機能が低下すると高血圧になりやすく，高血圧によって腎臓の細動脈が硬化し，腎臓の働きがさらに悪くなるという悪循環に陥いることがある．血圧を下げるため，塩分の制限をする．

さらに，腎機能が低下すると，電解質の一つであるカリウムの排泄も減少し，高カリウム血症が認められ，カリウム制限を行う．このようにタンパク質摂取制限，減塩，カリウム・リン制限食を中心に，摂取エネルギー量を年齢，性別，身体活動レベルを基に算出し，肥満があれば，これよりカロリーを減らす．慢性腎不全の病期の透析患者は透析によって尿素などの老廃物が除去されるので，厳格なタンパク質制限がなくなる．かわりに減塩，カリウム・リン制限が厳しくなる．

表 4-37　腎疾患の病態と食事療法

病　態	食事療法	効　果
糸球体過剰ろ過	食塩制限（3 g/日以上 6 g/日未満）， タンパク質制限（0.6～0.8 g/Kg*/日）	尿タンパク質の減少 腎障害進展の遅延
細胞外液量増大	食塩制限（3 g/日以上 6 g/日未満）	浮腫の軽減
高血圧	食塩制限（3 g/日以上 6 g/日未満）	降圧腎障害進展の遅延
高窒素血症	タンパク質制限（0.6～8 g/kg*/日）	BUN 低下 尿毒症症状の抑制
高カリウム血症	カリウム制限（1500 mg/日以下）	血清カリウムの低下
高リン血症	タンパク質制限（0.6～0.8 g/kg*/日）， リン制限（mg）［タンパク質（9)x15］	血清リンの低下，血管石灰化の抑制
代謝性アシドーシス	タンパク質制限（0.6～0.8 g/kg*/日）	代謝性アシドーシスの改善

＊標準体重（kg）＝［身長（m)]^{2} × 22

b．薬物療法

薬物療法では，腎不全の進行を遅らせるため，また腎臓の機能が衰えたため起こる症状を改善するために，種々の薬物が使われる（表 4-38：p.175）．

降圧薬であるアンジオテンシン変換酵素阻害薬には，血圧の低下作用に加え糸球体の硬化を防ぐ作用ももつ．また抗血小板薬，抗凝固薬は糸球体内の血液の凝固を抑制し，硬化を防ぐ．腎臓が分泌するホルモンであるエリスロポエチンは赤血球の産生を促進する役目を担っている．エリスロポエチンの９割が腎臓で産生されているともされることから，慢性腎不全になると，腎機能が低下に伴いエリスロポエチンの産生が減り，貧血を起こすようになる．貧血を改善するためエリスロポエチン製剤と鉄剤を併せて使用する．腎不全ではビタミンDの活性化が阻害される結果，骨がもろくなる．この骨の障害を防ぐために活性型ビタミンD剤とカルシウム製剤が用いられる．腎機能が悪化すると体液が酸性に傾く．炭酸水素ナトリウムなどアルカリ化薬を使用してpHを正常に戻す．

腎臓の働きが3分の1以下に低下すると，尿からのカリウムの排泄が低下し，血中のカリウム値が高くなる．カリウムの心臓に対する障害を防ぐため，急性腎不全同様ポリスチレンスルホン酸ナトリウムを用いてカリウムの排泄を促す．

薬物療法で腎機能の低下が止まらない場合，あるいは腎機能障害発見時にすでに不可逆的状態に陥っていた場合，人工透析治療が必要となる．その他に腎移植が行われる．

表4-38　慢性腎不全の薬物療法

薬　物	効　果
アンジオテンシン変換酵素阻害薬	血圧の低下作用に加え，糸球体の硬化を防ぐ．
エリスロポエチン製剤と鉄剤	エリスロポエチンの産生低下による貧血の改善
活性型ビタミンD剤	ビタミンDの活性化阻害の防止
アルカリ化薬	体液の酸性に傾いたpHを正常に戻す．
高カリウム治療薬	血中カリウム値を下げ，不整脈などの心臓に対する障害の防止

4.3.2　ネフローゼ症候群

【概念・病態】

腎臓の中の糸球体では，血液がろ過され，老廃物が取り除かれる．この糸球体にろ過機能障害が起こり，多量のタンパク質が尿に漏れて血中のタンパク質が減少する．その結果，高度タンパク尿，低タンパク血症および，浮腫をきたす．ネフローゼ症候群は年齢にかかわることなく発症し，特に小児での発症が多い．

【症　状】

成人においては1日あたり尿中に**タンパク質が3.5 g以上排泄され**（高度タンパク尿），**血中アルブミン濃度が3.0 g/dL以下**（アルブミン血症）となった場合をネフローゼ症候群という．糸球体の障害に伴い血中のタンパク質が減少し，血漿膠質浸透圧の低下が起き，浮腫，血中コレステロールの上昇（高コレステロール血症）が現れる．さらに腎臓機能の低下が進むと尿毒症の症状が発現する．

【検査・診断】

ほとんどの症例では，適切な治療を行うために腎臓の針生検が実施され，腎病理組織分類が行われる．ネフローゼ症候群は，**微小変化型，膜性腎症および巣状糸球体硬化症の3種類に分けられる**（表4-39：p.176）．

【治　療】

一般療法として入院，安静臥床がとられ，薬物療法ではネフローゼ症候群の最も多

表 4-39　ネフローゼ症候群の分類

分　類	特　徴
微小変化型	1. 小児から若年に発症することが多い. 2. 腎生検像では光学顕微鏡においては，ほとんど変化がみられず，電子顕微鏡で基底膜上皮細胞の脚突起の癒合が認められるのみである.
膜性腎症	1. 成人のネフローゼ症候群の多くを占める. 2. 糸球体基底膜に免疫複合体と補体の沈着肥厚がみられる.
巣状糸球体硬化症	1. 成人ネフローゼ症候群の 20%程度と発生頻度は比較的少い. 2. 傍髄質糸球体の一部に硬化像または硝子様物質沈着が認められる.

い原因である微小変化型ネフローゼ症候群の場合には，副腎皮質ステロイド薬（プレドニンなど）が最初に用いられる．90％以上の患者では，この治療法が奏効し尿タンパクが消失する．しかし，60％以上の患者で再発が認められる．膜性腎症や巣状糸球体硬化症などはステロイド薬のみで尿タンパクが減少しないことも多く，ステロイド薬にシクロホスファミドやクロラムブシルが併用される．

高コレステロール血症が合併する場合は HMG-CoA 還元酵素阻害薬のシンバスタチン，プラバスタチン，フルバスタチンなどを用い，血中コレステロールを低下させることにより，糸球体硬化による腎障害の悪化を改善する．抗血小板薬（ジピリダモールなど）が，高投与量で糸球体血管に血小板が付着・凝集するのを防ぎ，タンパク尿改善作用を示す．

4.3.3　過活動膀胱・低活動性膀胱

4.3.3a　過活動膀胱

【概念・病態】

過活動膀胱は蓄尿における膀胱機能の障害である．膀胱が過敏になり過剰に反応して尿を出そうとするため，尿を溜めて我慢することが難しくなる．疫学調査によると，40 歳以上男女の 8 人に 1 人が，過活動膀胱を有している（表 4-40：p.177）．

過活動膀胱の病因は，脳と膀胱を結ぶ神経の障害に起因する**神経因性**と，その他の排尿筋過活動による**非神経因性**とに区分される．神経因性は，脳血管障害，パーキンソン病，認知症，脊髄障害などが原因で起こる．非神経因性は，下部尿路閉塞，加齢，骨盤底筋の脆弱化，特発性などが原因となって起こる．

【症　状】

主に自覚症状に基づいて診断されるが，一日の排尿回数が 8 回以上，夜中排尿回数が 1 回以上，尿意切迫感または切迫性尿失禁が週 1 回以上あれば，過活動膀胱と診断される．

【検査・診断】

a．問　診

過活動膀胱の症状を評価する問診には，日本では過活動膀胱症状質問票（Overactive Bladder Symptom Score；OABSS）が推奨されている（表 4-41：p.177）．

表 4-40　過活動膀胱の病因

1．神経因性
1）脳幹部橋より上位の中枢の障害：脳血管障害，パーキンソン病，多系統萎縮症，認知症，脳腫瘍，脳外傷，脳炎，髄膜炎 2）脊髄の障害：脊髄損傷，多発性硬化症，脊髄小脳変性症，脊髄腫瘍，頸椎症，後縦靱帯骨化症，脊柱管狭窄症，脊髄血管障害，脊髄炎，二分脊椎
2．非神経因性
1）下部尿路閉塞 2）加齢 3）骨盤底の脆弱化 4）特発性

表 4-41　過活動膀胱症状質問票の項目

1．朝起きたときから寝るまでの間，何回排尿しましたか？

点数	回数
0	7 回以下
1	8～14 回
2	15 回以上

2．夜寝てから朝起きるまで，何回くらい尿をするために起きましたか？

点数	回数
0	0 回
1	1 回
2	2 回
3	3 回以上

3．急に尿がしたくなって，我慢が難しいことがありましたか？

点数	頻度
0	なし
1	週に 1 回より少ない
2	週に 1 回以上
3	1 日に 1 回くらい
4	1 日 2～4 回
5	1 日 5 回以上

4．急に尿がしたくなり，我慢ができずに尿を漏らしたことがありましたか？

点数	頻度
0	なし
1	週に 1 回より少ない
2	週に 1 回以上
3	1 日に 1 回くらい
4	1 日 2～4 回
5	1 日 5 回以上

〔日本排尿機能学会過活動膀胱診療ガイドライン作成委員会編（2015）：過活動膀胱診療ガイドライン，第 2 版，リッチヒルメディカル，を参考に作成〕

過活動膀胱と診断する基準としては，「質問 3 の尿意切迫感スコアが 2 点以上，かつ，OABSS が 3 点以上」が推奨されている．また，OABSS を過活動膀胱の重症度判定の基準として用いる場合には，合計スコアが 5 点以下を軽症，6～11 点を中等症，12 点以上を重症とすることが一般的である．

b．検　尿

血尿，膿尿，タンパク尿の有無を確認し，他の病気との鑑別を行う．がん，感染症，結石がないかどうかをチェックする．

c．超音波検査

主な検査としては，腹部超音波検査と膀胱内圧検査が行われる．

d．飲水排尿記録

自宅で，1 日の排尿回数，1 回尿量，飲水量（1 回，1 日）などを記録し排尿状態を確認する．

【治　療】

神経因性膀胱における蓄尿障害と診断された場合，プロピベリン塩酸塩，オキシブチニン塩酸塩などによる抗コリン薬による薬物療法が行われる．抗コリン薬は，膀胱のムスカリン受容体と結合してアセチルコリンの神経伝達を阻止することで膀胱の異常な収縮が起きないように作用する．しかし，膀胱以外の組織にもムスカリン受容体が存在するため，服用すると口の渇きや便秘，目の調節障害などの副作用が起こる．

神経因性膀胱における排出障害に対する薬物治療にはウラピジルなどの α_1 受容体遮断薬，ベタネコール，ジスチグミンなどのコリン作動薬による薬物療法が行われる．α_1 受容体遮断薬は，膀胱頸部や前立腺平滑筋を弛緩させて尿道抵抗を減弱させる．コリン作動薬は排尿筋の収縮力を増強させるが，α_1 受容体遮断薬と併用する場合が多い．

近年，新たに開発された β_3 アドレナリン受容体作動薬であるミラベグロンは，膀胱の平滑筋にある β_3 アドレナリン受容体を選択的に作用し，膀胱の弛緩を促進する．その結果，膀胱尿容量を増加させ，蓄尿機能を増大する．膀胱に選択的に作用するため，心血管系への影響は比較的少なく，口の渇きや便秘などの副作用はないと報告されている．

4.3.3b　低活動性膀胱

【概念・病態】

過活動膀胱が，少ない尿量で尿意切迫感をもつ膀胱の畜尿障害であるのに対し，低活動性膀胱は，下位ニューロン障害により排尿時の膀胱排尿筋の収縮力の低下にし，膀胱に尿が十分に溜っても尿意切迫感をもたない排尿困難を呈する病態をいう．

【症　状】

症状としては，尿勢低下，腹圧排尿，尿線途絶，尿閉などの排尿困難が認められる．

【検査・診断】

蓄尿障害や排出障害において神経学的異常が疑われたとき，尿流動態検査（UDS：ウロダイナミックスタディ）を実施する．蓄尿から排尿終了までの間の膀胱内圧，腹圧（直腸内圧で測定），排尿筋圧，外尿道括約筋活動，尿流測定などを行い，排尿障害の部位や程度を総合的に診断する．超音波断層法による検査が行われる．超音波断層法による膀胱の観察は非侵襲的で簡便に施行できるため，尿の残量を見積もり排尿障害の診断を行うことができる．

【治　療】

末梢神経障害による低活動膀胱に対してコリンエステラーゼ阻害薬を中心として薬物治療を行う．ジスチグミンはコリンエステラーゼを阻害することで，神経末端のアセチルコリンの濃度を上昇させ，障害を受けた副交感神経の働きを補助する．ベタネコールは，副交感神経のムスカリン受容体を刺激して尿管の平滑筋を収縮させることで膀胱の緊張を強め，排尿を促進する．

4.3.4　慢性腎臓病

【概念・病態】

慢性腎臓病（Chronic Kidney Disease：CKD）では，

①尿検査，画像・病理診断や身体所見などにおいて，タンパク尿・血尿など腎障害を示す所見が明らかである．

②糸球体ろ過量（GFR）が 60 mL/min/1.73 m^2（腎臓の働きが健常人の 60%）未満に低下している．

のいずれか，または両方が 3 か月以上持続することである．

【症　状】

一般的にはタンパク尿・血尿・高血圧などの症状が現れる．慢性腎臓病のステージの推定には，血清クレアチニン値を基に糸球体ろ過量を算出した GFR が用いられる（表 4-42）．

正常成人では，GFR は 100 mL/分/1.73m^2 前後であるが，タンパク尿などの腎障害がなくとも，60 mL/分/1.73m^2 未満を 3 か月以上持続していれば，CKD 慢性腎臓病と診断される．さらに，GFR が低下すると慢性腎臓病の重症度（病期）が進み，透析や心臓病などの心血管疾患の危険が高まる．末期慢性腎不全・透析では，15 mL/min/1.73m^2 未満に至る．

しかし，GFR が 90 mL/分/1.73 m^2 以上であっても，高血圧，糖尿病，脂質異常症，肥満，喫煙習慣などの慢性腎臓病 CKD になりやすい危険因子をもっている人はハイリスク群であり，注意が必要である．

表 4-42　慢性腎臓病の重症度分類

<table>
<tr><th colspan="2">疾　患</th><th colspan="2">蛋白尿区分</th></tr>
<tr><td colspan="2">糖尿病</td><td colspan="2">尿アルブミン定量（mg/日），尿アルブミン/Cr 比（mg/gCr）</td></tr>
<tr><td colspan="2">高血圧，腎炎，多発性嚢胞腎，移植腎，不明，その他</td><td colspan="2">尿蛋白定量（g/日），尿蛋白/Cr 比（g/gCr）</td></tr>
<tr><td rowspan="6">GFR 区分
(mL/分/1.73 m²)</td><td>G1</td><td>正常または高値</td><td>≧ 90</td></tr>
<tr><td>G2</td><td>正常または軽度低下</td><td>60～89</td></tr>
<tr><td>G3a</td><td>軽度～中等度低下</td><td>45～59</td></tr>
<tr><td>G3b</td><td>中等度～高度低下</td><td>30～44</td></tr>
<tr><td>G4</td><td>高度低下</td><td>15～29</td></tr>
<tr><td>G5</td><td>末期腎不全（ESKD）</td><td>< 15</td></tr>
</table>

【検査・診断】

慢性腎臓病では，尿検査，画像診断，血液検査，病理および糸球体ろ過量（GFR）など検査が行われる．

【治　療】

慢性腎臓病では，日常的な腎臓の負担をできるだけ少なくするよう，食事などで生活習慣を管理する．糸球体内の血圧を降下させる薬として，レニン-アンジオテンシン系に作用するアンジオテンシン変換酵素（ACE）阻害薬やアンジオテンシンⅡ受容体遮断薬（ARB）を使用する．また，カルシウム拮抗薬や利尿薬も血圧を下げる薬として慢性腎不全に使用される．薬物治療と食事療法などを続けていても腎臓の機能低下が進み，尿毒症を起こす段階に達したときは，透析療法や腎臓移植などの治療を行う．

4.3.5　糸球体炎

4.3.5a　急性糸球体腎炎

【概念･病態】

急性糸球体腎炎は，溶血性連鎖球菌（A群β溶血性連鎖球菌）などの細菌による急性上気道炎などが原因で起こる一過性の急性腎炎症候群である．これらの細菌が体内に入ると，これが抗原となって，その抗体が作られる．この抗原と抗体の結合した免疫複合体が腎臓の糸球体に付着して，糸球体の中に炎症が起こる．

さらに糸球体の中に白血球などが集まり，糸球体の細胞も増殖して毛細血管が詰まり，血流が悪化し，腎臓機能が低下し，尿の産生が減少する乏尿が起こる．すなわち抗原抗体反応（アレルギーⅢ型）によって発症するび慢性の炎症である．急性腎炎は，小児や青年期に発症することが多い．

【症　状】

尿検査では，強い血尿とタンパク尿を認め，時に急性腎不全を呈するほどの腎機能障害を認めることもある．上気道感染の2～4週間後に発症し，血尿やタンパク尿，浮腫，高血圧などが現れる．発熱の最中や，治癒してから5日以内に症状が現れる場合には慢性糸球体腎炎が悪化した場合を想定する必要がある．感染が治癒すると腎炎も治癒する場合が多く，治療率は小児で約90%以上，成人でも50～80%は完治する．

【検査･診断】

乏尿が起こると，体内に水分や塩分が過剰になるため血圧が高くなり，浮腫が観察される．老廃物も排泄されないため，体内に蓄積し，血液中の尿素窒素やクレアチニンが高値となる．尿検査では，タンパク尿・血尿がみられる．細菌学的検査で鼻咽頭からA群β溶血性連鎖球菌（溶連菌）を検出が先行する．その後の血清学的検査では原因となる溶連菌の感染を示すAnti-Streptolysin O（ASO），およびAnti-streptokinase（ASK）値が上昇する．免疫複合体による補体の活性化により，免疫物質の一種である，補体（CH50，C3，C4）の低下が観察される．

【治　療】

感染後の腎炎なので，感染の治療が中心になる．急性期には溶連菌感染に対するペニシリン系（アモキシシリン，アンピシリン），ニューキノロン系，マクロライドおよびセフェム系抗菌薬を用いる．食事制限として塩分，タンパク質，水分の摂取を制限する．高血圧の改善目的で利尿薬のフロセミドを第一に使うことが多い．扁桃炎を繰り返す場合は扁桃の摘出も必要になる．

4.3.5b 慢性糸球体腎炎

【概念・病態】

慢性糸球体腎炎は，多くは発症が不明確で，尿の検査で血尿あるいはタンパク尿が少なくとも 1 年以上続く腎炎を指す．多くの症例では，腎機能低下，浮腫高血圧，タンパク尿，血尿などが認められる．なお，進行により腎不全から尿毒症へと変化する．

【症　状】

慢性糸球体腎炎の約 60%が IgA 腎症である．IgA 腎症とは，免疫グロブリンの一種である IgA が免疫複合体を形成し，腎糸球体メサンギウム領域に沈着することを特徴とする疾患である．

【検査・診断】

尿検査においては，タンパク尿・顕微鏡的血尿がみられる．血液生化学検査では尿タンパク排泄の多いときに総タンパク/総コレステロール比が低下する．糸球体ろ過値が低下しているときには尿素窒素/クレアチニン比の上昇がみられる．

腎機能検査においては血中尿素窒素（BUN），血清クレアチニンが上昇する一方，クレアチニンクリアランス（Ccr）の低下がみられる．

光学顕微鏡での腎生検ではメサンギウム増殖性腎炎を呈する．また，電子顕微鏡での所見では，パラメサンギウム領域を主とする高電子密度物質沈着がみられる．

【治　療】

慢性糸球体腎炎には，病状の進行がみられない場合は生活管理・食事療法を中心として治療を行う．腎臓の炎症の治療，血圧のコントロールおよび浮腫を改善するため，尿の排泄を促す目的で薬物治療が行われる．薬物投与はタンパク尿に対してはジピリダモール，ネフローゼ症候群を呈する場合は副腎皮質ステロイド薬のプレドニゾロンを用いる．また，高血圧の場合はカルシウム拮抗薬，ACE 阻害薬または α-メチルドパを，浮腫の強い場合はフロセミドなどの利尿薬を投与する．

4.3.6 糖尿病性腎症

【概念・病態】

糖尿病性腎症は，糖尿病によって腎臓の糸球体が細小血管障害のため，硬化して数を減じていく病気である．

【症　状】

第 1 期～第 5 期に分けられる（表 4-43：p.182）．

【検査・診断】

糖尿病性腎症では，尿検査，画像診断，血液検査，病理および糸球体ろ過量（GFR）などの検査が行われる．尿検査で微量アルブミン尿が確認できれば，糖尿病性腎症と診断される．腎臓超音波画像診断では，糸球体が腫大するため，腎不全になっても腎臓は萎縮せず，腫大する．病理検査では，毛細血管基底膜が肥厚し，メサンギウム基質が増加する．第 1 期から糸球体メサンギウム領域に結節性病変ができ，腫大する．

表 4-43 糖尿病性腎症病期分類

病 期	尿アルブミン値（mg/gCr）あるいは尿タンパク値（g/gCr）	GFR（eGFR）（mL/分/1.73 m^2）
第 1 期（腎症前期）	正常アルブミン尿（30 未満）	30 以上[注2]
第 2 期（早期腎症期）	微量アルブミン尿（30～299）[注3]	30 以上
第 3 期（顕性腎症期）	顕性アルブミン尿（300 以上）あるいは持続性タンパク尿（0.5 以上）	30 以上[注4]
第 4 期（腎不全期）	問わない[注5]	30 未満
第 5 期（透析療法期）	透析療法中	

注1 糖尿病性腎症は必ずしも第 1 期から順次第 5 期まで進行するものではない．本分類は，厚労省研究班の成績に基づき予後（腎，心血管，総死亡）を勘案した分類である．

注2 GFR 60 mL/分/1.73 m^2 未満の症例は CKD に該当し，糖尿病性腎症以外の原因が存在しうるため，他の腎臓病との鑑別診断が必要である．

注3 微量アルブミン尿を認めた症例では，糖尿病性腎症早期診断基準に従って鑑別診断を行ったうえで，早期腎症と診断する．

注4 顕性アルブミン尿の症例では，GFR 60 mL/分/1.73 m^2 未満から GFR の低下に伴い腎イベント（eGFR の半減，透析導入）が増加するため，注意が必要である．

注5 GFR 30 mL/分/1.73 m^2 未満の症例は，尿アルブミン値あるいは尿タンパク値にかかわらず，腎不全期に分類される．しかし，特に正常アルブミン尿・微量アルブミン尿の場合は，糖尿病性腎症以外の腎臓病との鑑別診断が必要である．

【重要な注意事項】本表は糖尿病性腎症の病期分類であり，薬物使用の目安を示した表ではない．糖尿病治療薬を含む薬剤特に腎排泄性薬剤の使用に当たっては，GFR 等を勘案し，各薬物の添付文書に従った使用が必要である．

〔糖尿病性腎症合同委員会（2013）：糖尿病性腎症病期分類〕

【治 療】 糖尿病性腎症の薬物療法を表 4-44 に示す．薬物療法初期の段階では，血糖コントロールによって進行を遅らせることができるため，経口糖尿病薬やインスリンによって血糖値をコントロールする．浮腫に対しては，腎糸球体ろ過量を低下させないループ利尿薬を用いる．糸球体肥厚や硬化を防ぐために糸球体内圧を下げるため，降圧療法を行う．アンジオテンシン変換酵素阻害薬やアンジオテンシンⅡ受容体拮抗薬の有用性が示されるが，全身の血圧も降圧する必要もあり，カルシウム拮抗薬など他の降

表 4-44 糖尿病性腎症の薬物療法

薬 物	作 用
経口糖尿病薬，インスリン	血糖コントロールによって糸球体細小血管障害の硬化進行を遅らす．
ループ利尿薬	浮腫の改善
アンジオテンシン変換酵素阻害薬 アンジオテンシンⅡ受容体拮抗薬 カルシウム拮抗薬	糸球体内圧を下げ球体肥厚や硬化を防ぐ．
重曹，クエン酸ナトリウム・カリウム合剤	酸塩基平衡を補正する．
エリスロポエチン製剤と鉄剤	エリスロポエチン産生の減少により起こる貧血の防止

圧薬も組み合わせて用いる．

腎機能が悪化すると体液が酸性に傾く．酸塩基平衡を補正するための重曹やクエン酸ナトリウム・カリウム合剤などのアルカリ化薬を内服する．エリスロポエチンは腎臓で産生されることから，慢性腎不全になると，腎臓機能の低下に伴いエリスロポエチンの産生が減り，貧血を起こすようになる．腎性貧血が進行した場合，エリスロポエチン製剤と鉄剤をあわせて用いる．

4.3.7 薬剤性腎症

【概念・病態】

治療および診断に使用される薬剤により引き起こされる腎障害をいう．入院患者に薬剤性急性腎不全の起こる頻度は2～5%といわれている．また，入院患者の急性腎不全の20%が薬剤関連性と報告されている．

【症　状】

薬剤性腎症の発症機序は以下の3つに大別される．

①直接型：薬剤用量に依存して発症頻度が増加する．

②過敏型：薬剤用量に非依存的でアレルギー機序が関与する．

③その他：免疫学的機序を介した糸球体障害（微小変化型，膜性腎症），腎血流低下，血管障害，閉塞性腎症など．

表4-45に薬剤性腎症の成因とそれを誘発する薬剤を示した．

表4-45　薬剤性腎障害の成因

薬剤性腎障害の成因	薬　物
尿細管障害 （急性尿細管壊死）	アミノ配糖体系抗菌薬，セファロスポリン，シスプラチン，メトキシフルラン
腎血流障害	非ステロイド抗炎症薬（NSAIDs），ACE阻害薬，造影剤，シクロスポリン
尿細管閉塞	メトトレキサート，サルファ剤，白血病化学療法時の高尿酸血症
尿細管機能異常	Fanconi症候群：テトラサイクリン，アミノ配糖体系抗菌薬 尿細管性アシドーシス：アムホテリシンB 尿崩症：リチウム，アミノ配糖体系抗菌薬 Mg，K喪失：アミノ配糖体系抗菌薬，アムホテリシンB
血管障害	シクロスポリン， 溶血性尿毒症症候群：マイトマイシンC
アレルギー機序 （急性間質性腎炎）	NSAIDs，サルファ剤，ST合剤，リファンピシン，シメチジン
免疫機序	微小変化型ネフローゼ症候群：トリメタジオン，NSAIDs 膜性腎症：金製剤，ペニシラミン，ブシラミン，NSAIDs 血管炎：プロピルチオウラシル，サイアザイド系利尿薬，ペニシリン系抗菌薬

【検査･診断】 まずは，投与されている薬剤による腎障害の可能性を調べることを第一に行う．基本的に診断は除外診断が基本となる．

【治　療】 治療は，被疑薬の投与中止または投与量の減量を中心として行われる．早期に薬剤性腎症を発見すれば，被疑薬の投与中止または投与量の減量だけで回復することが多い．

4.3.8 尿路結石

【概念･病態】 腎杯（じんぱい）から外尿道口までの尿道を尿路という．尿路に沈着する結晶の石を尿路結石という．腎臓や尿管に形成されるものを**上部尿路結石**，膀胱や尿道に形成されるものを**下部尿路結石**に分類される．結晶成分としてはカルシウムを含むカルシウム結石が約90%以上で，シュウ酸カルシウム，リン酸カルシウムが多数を占め，その他，尿酸結石，リン酸マグネシウムアンモニウム結石，シスチン結石などがある．

この尿路結石が形成される原因は複雑であるが，その過程を大きく分けると2つの因子群に分類される．結石化第1因子は，尿中で結石を構成する晶質や基質の増加に関与する．この結石化第1因子の影響下で，尿路結石は結晶核生成から始まり，その成長，凝集を経て結石化が進むと考えられている．この過程に結石化第2因子群が関与し，結石の形成過程の進行を促進，または抑制すると考えられる．

【症　状】 尿路結石の代表的な症状としては，腎盂・腎杯で形成された上部尿路結石が尿管に下降し，尿路の閉塞をきたし，尿の通過障害が起きた場合，激しい痛みや血尿が起こる．

【検査･診断】 尿検査，腹部の単純エックス線写真，CT 検査，超音波検査などにより，尿路結石を診断する．

【治　療】 尿路結石の治療は，結石が小さい場合は，自然落石または，水分の過剰摂取により落石促進によって行う．外科手術が必要な場合は，経皮的に腰背部より腎尿路に至るルートを作成し，そのルートより内視鏡を挿入し腎尿管内の結石を砕石，除去する経皮的腎結石破砕術（Percutaneous Nephrolithotripsy：PNL），内視鏡を尿道から挿入し，結石を直接観察しながら結石を破砕する経尿道的尿道結石破砕術（Transurethral Ureterolithotripsy：TUL）などが行われる．

尿路結石の外科手術以外の治療には，体外衝撃波結石破砕術（Extracorporeal Shock Wave Lithotripsy：ESWL）による砕石が行われ，現在では，尿路結石治療の第一選択となっている．この装置は体外で発生させた衝撃波を体内の結石に収束させ結石を破砕するものである．破砕された結石は，尿とともに体外に排出される．

表4-46（p.185）に尿路結石の治療薬を示す．

表 4-46　尿路結石の治療薬

薬　物	作　用
アロプリノール	キサンチンオキシダーゼの阻害により尿酸の生合成を抑制し，体内の尿酸を減らし尿路結石の生成を抑制する．
チオプロニン	シスチンと反応してシスチン濃度を低下させる．
クエン酸カリウム・クエン酸ナトリウム含有製剤	代謝産物の重炭酸塩が，尿のアルカリ化を図り尿路結石の溶解度が高まる．
ペンタゾシン，インドメタシン	腎尿管での疼痛に対し投与する．

薬物の服用によって溶解する尿路結石は，尿酸結石，シスチン結石のみである．尿酸結石の場合はアロプリノールを用いる．アロプリノールはキサンチンオキシダーゼを阻害し，尿酸の生合成を抑制する．その結果，体内の尿酸を減らし，尿路結石の生成を抑制する．尿酸結石はアルカリ化で溶解性が高まるため，尿アルカリ化を図る目的で炭酸水素ナトリウム，クエン酸カリウムなどを用いる．シスチン結石ではチオプロニンを用いる．チオプロニンはシスチンと反応してシスチン濃度を低下させる．

4.3.9　前立腺肥大症

【概念・病態】

前立腺は，膀胱のすぐ下にあり，栗の実ほどの大きさで，その重量は数 g であり，内部を尿道が通っている器官である．前立腺肥大症は加齢とともに前立腺の細胞数が増加し肥大化する疾患である．50 代以降の男性には珍しくない良性の疾患であるが，前立腺の肥大化により，尿道や膀胱が圧迫され，様々な排尿障害が現れる．

【症　状】

前立腺肥大症は，尿道付近の前立腺組織が肥大して尿道を圧迫するために起こる病気で，がんとは違って良性の増殖であるので生命にかかわるような病気ではないが，放置すると尿閉（尿が全く出なくなる）を起こすこともある（表 4-47）．

表 4-47　前立腺肥大の症状

頻　尿	トイレが近い．
夜間頻尿	特に夜，何度もトイレに行くために起きる．
排尿遅延	尿の出方が悪い（すぐに出ない．時間がかかる）．
残尿感	排尿が終わっても，まだ残っている感じがする．
尿勢の低下	尿線が細く，チョロチョロと勢いがない．

【検査・診断】

前立腺肥大症の診断には，一般的に表 4-48（p.186）の検査を行う．

前立腺肥大症の問診では，表 4-49（p.186）に示す「国際前立腺症状スコア IPSS, International Prostate Symptom Score」がよく使われる．自覚症状を点数化（スコ

表 4-48　前立腺肥大症の検査

検　査	内　容
問　診	問診によって排尿の障害が日常生活に及ぼす支障を調べる．
直腸診	肛門より指を入れ，前立腺を触診することにより，大きさ，硬さ，表面の状態などを診る．
尿検査	前立腺だけでなく，腎臓の働きや，糖尿病，膀胱炎，がんの可能性などを調べる．
超音波検査（腹部エコー検査）	超音波映像から，前立腺の腹側の状態を観察するとともに膀胱の形，大きさ，さらに残尿量を推定する．
血液検査	腎臓の機能や前立腺がんの有無，前立腺肥大症の程度などを知ることができる．
尿流量測定（ウロフローメトリー）	排尿量やそれに要する時間などを測定する．そのほか尿の勢いなども見積もれる．

表 4-49　国際前立腺症状スコア

□	この 1 か月の間に，以下のことが 5 回以上（最終項目は何回）ありましたか？
□	尿をした後に，まだ尿が残っている感じ（残尿感）があったか？
□	排尿後 2 時間以内に，もう一度しなくてはならないことがあったか？
□	尿をしている間に尿が何度もとぎれることがあったか？
□	尿を我慢するのが難しいことがあったか？
□	尿の出る勢いが弱いことがあったか？
□	尿をし始めるために，お腹に力を入れることがあったか？
□	就寝後，朝起きるまでに，何回尿をするために起きたか？

ア化）し，客観的に病状を把握する．一般に 7 点以下が軽症，20 点以上が重症とされている．

【治　療】

前立腺肥大症の治療は，症状が軽ければ，まず薬物療法を行う．薬の効果は症状が軽いうちほど高いが，放置したまま悪化してしまうと外科的手術が必要になる場合も少なくない．薬物療法としては，α_1 受容体遮断薬と抗男性ホルモン薬が用いられる．α_1 受容体遮断薬は，自律神経により緊張している前立腺や尿道の筋肉を弛緩させるため，排尿障害の症状が改善される．抗男性ホルモン薬は，前立腺肥大を起こす男性ホルモンであるテストステロンの作用を阻害する．その結果，前立腺細胞の増殖を抑制し，前立腺の肥大を抑制する．使用開始後，効果が現れるまでに数か月かかる．

また，服用を中止して再び肥大した場合や薬物療法では十分な改善がみられなかった場合は，手術が必要となる．手術療法としては内視鏡手術，開腹手術が行われる．内視鏡を挿入し，肥大した前立腺の組織を電気メスやレーザーで切除する．

前立腺がかなり大きくなっている場合は，前立腺をすべて摘出するために開腹手術が行われることもある．

4.3.10　子宮内膜症

【概念・病態】

子宮内膜は子宮の内側に存在するが，子宮内膜やそれに類似した組織が子宮内腔や子宮体部以外の骨盤内で女性ホルモン（エストロゲン）の刺激を受けて増殖する疾患が子宮内膜症である．子宮内膜症は発生場所によって病態が異なる（表 4-50：p.187）．

【症　状】

子宮内膜症の代表的な症状は，月経痛と月経困難症である．また骨盤痛，月経時以

表 4-50 子宮内膜症の発生場所と病態

場　所	病　態
子宮自体に子宮内膜症が発生	内性子宮内膜症とよび，子宮全体が肥大する．
子宮以外に子宮内膜症が発生	外性子宮内膜症とよび，以下の３つのタイプに分けられる． 1. 卵巣に発生したとき，内に血液が溜まるタイプを卵巣チョコレート嚢腫という． 2. 子宮や卵巣以外の所に子宮内膜症が発生することがある．これを異所性子宮内膜症とよぶ．この場合，子宮や卵巣の近くにできることがほとんどである． 3. 帝王切開の傷跡など子宮や卵巣と全く離れた所に発生することがある．

外の下腹部痛，腰痛，性交痛，排便痛などの痛みを感じる．約50％の割合で不妊症を合併する．

【検査･診断】

内診，超音波，MRI，腹腔鏡検査，血液検査などにより診断される．通常は問診で内膜症の疑いがあると判断した場合，内診にて子宮の後方（ダグラス窩）にしこりがないかどうか，圧痛があるかどうか，卵巣が腫大していないかを調べる．内膜症が卵巣の内に血液が溜まった状態であるチョコレート嚢腫の診断には超音波，MRI が用いられる．血液検査では，血中の腫瘍マーカーである CA-125 が内膜症で上昇することがあり，この CA-125 が高値であれば，内膜症が進行した状態と考えられる．

【治　療】

薬物療法と手術療法があるが，どちらを選択するかは，症状の種類，程度，進行度，年齢，子どもをつくる希望の有無などを総合的に考慮して決定する．

薬物療法としては，月経時だけ鎮痛薬を服用する**対症療法**がある．また，経口避妊薬によって擬似的に妊娠したような状態にする，**偽妊娠療法**がある．中期的な治療としては，**低エストロゲン療法**が行われ，これには**ダナゾール療法**と **GnRH 療法**の 2 種類がある．

ダナゾールはテストステロン誘導体でありアンドロゲン作用をもち，抗エストロゲン作用と免疫系両方に作用して病変を退縮させる．GnRH 療法は GnRH アゴニストによって偽閉経状態をつくり下垂体の GnRH に対する感受性を低下させ，ゴナドトロピンの産生，分泌を抑制することでエストロゲンの分泌を低下させる．最近では，ジエノゲストという黄体ホルモン製剤によるホルモン療法が導入されている．

いずれにしても薬物療法は根治的なものではないため，治療終了後は再発することが多い．そこで手術療法と組み合わせたり，副作用の違いを考慮しながら交互に用いることが多い．

手術療法は，病巣だけを摘出して子宮や卵巣を温存する保存療法と，子どもを希望しない患者に行われる子宮・卵巣を摘出する根治手術がある．最近は，腹式手術以外に腹腔鏡下手術が行われるようになっている．

4.3.11 子宮筋腫

【概念・病態】

子宮筋腫は，中高年女性の20〜30％に発見される最も一般的な良性腫瘍である．以前は自覚症状のない子宮筋腫は診断されない場合が多かったが，超音波断層法などの画像診断の普及により無症状子宮筋腫の発見率が上昇した．しかし，良性の腫瘍であるために，過多月経，月経困難症，貧血などの臨床症状があれば治療の対象となるが，無症状の場合は治療を必要としないことが多い．

子宮筋層の平滑筋から発生する良性腫瘍で，筋腫ができる部位によって，**漿膜下筋腫**，**筋層内筋腫**，**粘膜下筋腫**の3つに分けられる．婦人科外来患者の約5%を占める．35歳以上の婦人の12〜28％に筋腫が発見されるという報告がある．筋腫は初経開始前にはみられず，また閉経後に発生，増大することはない．これは，本疾患がエストロゲン依存性を有することを意味する．子宮の構造を図4-12に示した．子宮は骨盤の真中にあり，その前方には膀胱，後方には直腸がある．卵巣では卵子が作られ，卵管を通して子宮に運ばれる．

また，卵巣は女性ホルモンの分泌も行う．子宮内膜は受精卵が着床する部位で，着床しない場合には月経時に剝がれて血液とともに膣から体外に排出される．子宮筋層は厚さが約2 cmの平滑筋という筋肉でできていて，子宮の大部分を占めている．子宮筋腫が子宮の中のどの部分にできるかによって症状や治療方法が少しずつ違う．子宮筋腫が子宮の筋肉の中に埋まっているような場合，これを筋層内筋腫とよぶ（図4-12）．筋腫の中には子宮の筋肉の外側や内側に突き出してくるものがあり，これには2つのタイプがある．子宮の筋肉の外側は**腹膜（漿膜）**に覆われ，内側は月経のときに剝がれ落ちる**子宮内膜（粘膜）**に覆われている．

そこで，外側に突き出してくるものは，漿膜の下にある筋腫ということから漿膜下

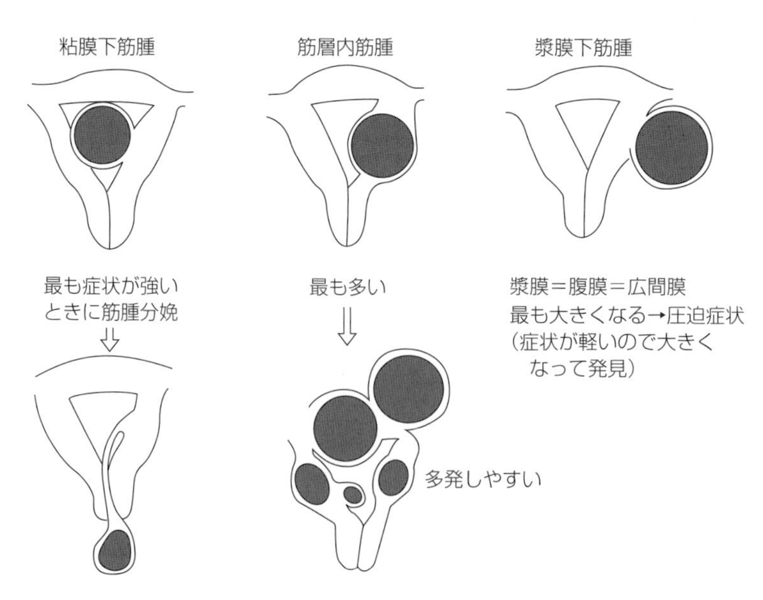

図4-12　子宮筋腫の発生部位

筋腫，内側に突き出すものは，粘膜の下にあることから粘膜下筋腫とよぶ（図4-12：p.188）．また，粘膜下筋腫が子宮の内腔にどんどん押し出されると子宮の入り口から腟のほうに突き出してくる．これを**筋腫分娩**とよんでいる．

【症　状】

子宮筋腫は良性腫瘍であるため，筋腫が小さく，症状がない場合は特別な治療の必要はないが，筋腫が大きく成長すると強い月経痛や過多月経（月経時の出血量が多いこと），貧血などの症状や，さらには不妊や流産，分娩障害などの重大な症状を引き起こすことがある（表4-51）．下腹部の腰痛感の自覚・過多月経・鉄欠乏性貧血・月経困難症・腰痛・頻尿・便秘などは子宮筋腫を疑わせる症状である．粘膜下筋腫では過多月経や貧血を伴うことが多く，漿膜下筋腫ではたとえ大きくとも無症状のことも多い．

表4-51　子宮筋腫の症状

過多月経	月経時に大量に出血したり，月経の期間が10日以上続いたりする．子宮筋腫の症状の大部分を占める．
月経痛	月経時に強い痛みを感じる．
不妊・流産	子宮内膜の血液循環が悪化し，受精卵が着床しにくくなる．
圧迫症状	筋腫の増大により子宮や下腹部などが圧迫され，頻尿や便秘，下腹部痛や腰痛を起こす．
貧　血	過多月経により大量に出血し，鉄分が不足するために貧血が起こる．動悸や息切れ，めまい，ふらつきなどの症状が出ることもある．

※過多月経，月経痛，不妊は子宮筋腫の三大症状といわれている．

【検査・診断】

超音波検査（エコー検査），磁気共鳴画像（MRI），子宮鏡によって観察される．子宮筋腫の検査方法では，小さな子宮筋腫の発見や，数，大きさ，位置などを特定するために超音波検査が必ず行われる．超音波検査には，腹部に超音波を送受信する発振器で超音波を照射して，その反射の程度によって内部の断面を画像に映し出す**経腹超音波検査方法**と，腹部に使うものより小型の細い発振器を，腟内に挿入して子宮筋腫を検査する**経腟超音波検査方法**の2種類がある．超音波検査で子宮腺筋腫や卵巣腫瘍などの疑いがある場合や子宮筋腫の判断ができなかった場合は，MRI検査を行う．

【治　療】

症状がある場合は治療が必要である．治療法は，将来子どもが欲しい人や子宮を残す希望の強い人ではGnRHアナログの投与で閉経状態にしてしまう治療（**偽閉経療法**）がまず行われる．GnRHアナログはGnRHよりGnRH受容体に対する結合力が強く，継続的に使用することでGnRH受容体がダウンレギュレーションを起こしてゴナドトロピンの分泌が抑制され，さらにエストロゲンの遊離抑制を起こし子宮筋腫を縮退させる．

この治療で，筋腫が縮小した後に筋腫だけを取る手術（**筋腫核出術**），子どもの希望がなかったり，悪性所見がみられた場合は子宮をすべて取ってしまう子宮全摘術を行う．筋腫核出術は腹式（開腹），腟式，腹腔鏡下，子宮鏡下といったやり方がある．

4.3.12 その他

異常妊娠，異常分娩，不妊症については定義のみを述べる．

a．異常妊娠

異常妊娠は，妊娠中，子宮外妊娠や多胎妊娠など胎児側または母体側に発生する病的状態のことを指す．子宮外妊娠は受精卵が，子宮内腔以外の場所に着床して発育することをいう．多胎妊娠は2胎児以上が同時に子宮に存在することをいう．

b．異常分娩

異常分娩は，正常な分娩から逸脱する場合の分娩のことをいう．正常な分娩には，娩出力（陣痛・腹圧），娩出物（胎児・付属物），産道（骨産道・軟産道）の3つの要素が必要であるが，このいずれかに異常が認められた場合を異常分娩とよぶ．

c．不妊症

不妊症は，生殖年齢の男女が妊娠を希望し，ある一定期間，性生活を行っているにもかかわらず，妊娠の成立をみない状態をいう（日本産科婦人科学会用語委員会の定義）．

（弓田長彦）

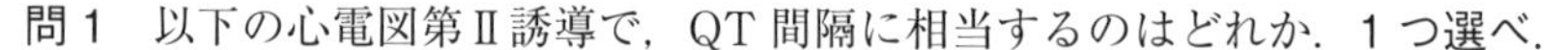

演習問題

問1　以下の心電図第Ⅱ誘導で，QT 間隔に相当するのはどれか．1つ選べ．

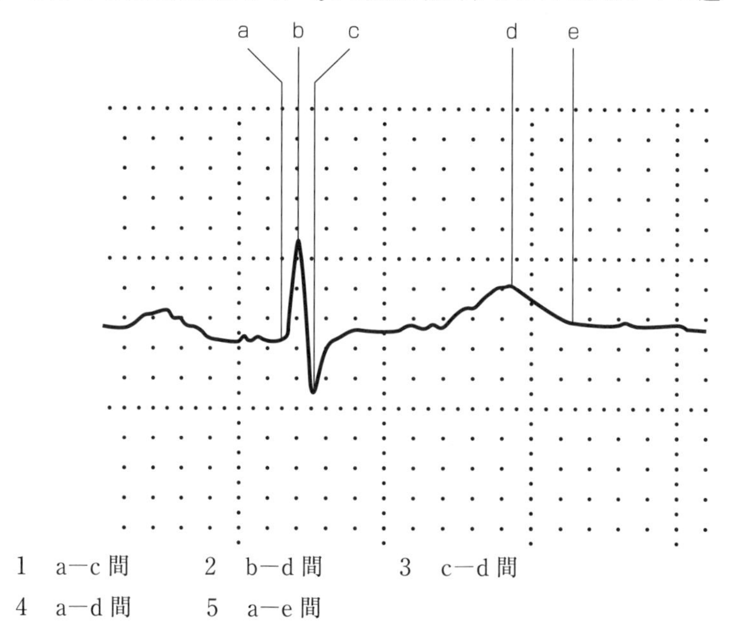

1　a−c 間　　2　b−d 間　　3　c−d 間

4　a−d 間　　5　a−e 間

問2　弁膜症を合併しない心房細動の症例において，抗凝固療法の必要性を判断する上で，重要性が低い合併症はどれか．1つ選べ．

1　高血圧
2　心不全
3　糖尿病
4　貧　血
5　脳梗塞の既往

問3　高度な徐脈を認める高血圧症患者（ただし，他に合併症，臓器障害を有さない）に対して，使用すべきでない降圧薬はどれか．1つ選べ．

1　リシノプリル水和物
2　アムロジピンベシル酸塩
3　アテノロール
4　トリクロルメチアジド
5　オルメサルタンメドキソミル

問4　57歳男性．5時間前に左前胸部痛が突然出現し，2時間ほど続いたので近医を受診した．急性心筋梗塞の疑いがあり，心電図上，心室性期外収縮の頻発を認めたため，緊急措置としてリドカイン塩酸塩の筋肉注射を受けた．その後，救急病院に転送された．救急病院入院時の心電図検査で胸部誘導にST上昇が確認された．この患者の病態及び治療に関する記述のうち，誤っているのはどれか．1つ選べ．

1　クレアチンキナーゼ（CK）の総活性は，筋肉注射の影響を受ける．
2　トロポニンTを測定したところ，高値を示した．
3　心エコー図で左心室の動きに，異常は認めなかった．
4　冠動脈内血栓溶解療法（PTCR）の適応も考えた．
5　リドカイン塩酸塩の静脈内投与を開始した．

問5　70歳男性．1か月前から息切れが出現し，病院を受診した．心機能低下を指摘され，慢性心不全と診断された．以下の内容の処方せんを持って保険薬局を訪れた．

既往歴：特記すべきことなし．常用薬なし．

（処方1）
エナラプリルマレイン酸塩錠2.5 mg　　1回1錠（1日1錠）
　1日1回　朝食後　　28日分
（処方2）
ビソプロロールフマル酸塩錠5 mg　　1回1錠（1日2錠）
　1日2回　朝夕食後　　28日分
（処方3）
フロセミド錠20 mg　　1回1錠（1日1錠）
　1日1回　朝食後　　28日分

本症の重症度の指標として適切な検査項目はどれか．1つ選べ．

1　血清カリウム値
2　血漿脳性ナトリウム利尿ペプチド（BNP）値
3　血清尿酸（UA）値
4　血清クレアチニン（Cr）値
5　血清クレアチンキナーゼ（CK）値

問6　58歳男性．既往歴なし．息切れ，胸痛等の自覚症状はなかったが，健康診断の胸部レントゲン検査で，心拡大を指摘されたため，近医を受診した．心臓超音波検査で壁厚の異常はみられなかったが，心内腔が拡大し，全周性に壁運動が低下していた．血圧138/82 mmHg，脈拍数72/分，心電図上異常なし．腎機能，肝機能異常なし．血漿BNP値は78 pg/mLで軽度上昇していた．本症例に対する第一選択薬として，薬剤師が推奨すべき薬物はどれか．2つ選べ．

1　アミオダロン塩酸塩
2　ドブタミン塩酸塩
3　エナラプリルマレイン酸塩
4　ピモベンダン
5　ビソプロロールフマル酸塩

問７ 急性腎不全に関する記述のうち，誤っているものはどれか．１つ選べ．

1 急性腎不全では H^+ の排泄が減少して代謝性アシドーシスを呈する．
2 急性腎不全では浮腫を改善するためループ性利尿薬を用いる
3 高リン酸血症の治療にはポリスチレンスルホン酸ナトリウムを用いる．
4 急性腎不全は病因の違いにより腎前性，腎性，腎後性に分類される．
5 アミノグリコシド系抗菌薬やシクロスポリンが急性腎不全の原因となることがある．

問８ 慢性腎不全の症候とその治療薬の対応の組合せのうち，正しいのはどれか．２つ選べ．

	症　候	治療薬
1	腎性貧血	メテノロン
2	腎性骨異栄養症	活性型ビタミンD
3	代謝性アシドーシス	ポリスチレンスルホン酸ナトリウム
4	高尿酸血症	アロプリノール
5	高カリウム血症	プロタミン硫酸塩

問９ ネフローゼ症候群に関する記述のうち，正しいのはどれか．２つ選べ．

1 タンパク尿（3.5 g/日以上）と低タンパク血症（血清総タンパク質量 6.0 g/dL 以下，血清アルブミン量 3.0 g/dL 以下）が診断の必須項目である．
2 低アルブミン血症により，肝臓のアルブミン生成能はさらに低下しやすくなる．
3 微小変化型は成人に多く，小児にはまれである．
4 肝臓での脂質合成が増加するため，血清総コレステロール値は高値を示す．
5 免疫抑制薬は副作用が弱いため，初期から積極的に用いられる．

問10 過活動膀胱およびに低活動性膀胱に関する記述のうち，誤っているものはどれか．１つ選べ．

1 過活動膀胱の病因は，神経因性と非神経因性とに区分される．
2 神経因性膀胱による過活動膀胱と診断された場合，抗コリン薬による薬物療法が行われる．
3 過活動膀胱の症状を評価する問診には，過活動膀胱症状質問票が推奨されている．
4 末梢神経障害による低活動性膀胱に対してはコリンエステラーゼ阻害薬による薬物治療が行われる．
5 低活動性膀胱は，上位ニューロン障害により排尿時の膀胱排尿筋の収縮力の低下よって起こる．

問 11　尿路結石に関する記述のうち，正しいものはどれか．2 つ選べ．

1　尿路結石の中で最も多いのは尿酸結石である．

2　上部尿路結石が尿管に下降してもさほど痛みは感じない．

3　尿酸結石の治療には，尿酸が酸性尿中で溶解性が高まるため，尿の pH を下げる．

4　非侵襲的な治療として体外衝撃波結石破砕術による砕石が行われる．

5　薬物の服用によって溶解するのは，尿路結石は，尿酸結石，シスチン結石のみである．

5 呼吸器系・消化器系の疾患と薬

5.1 呼吸器系疾患の薬，病態，治療

呼吸器は，肺，気管，気管支，肺胞，胸膜，肺血管系で構成されている．肺表面は肺側胸膜で，胸壁内側は壁側胸膜で覆われており，胸膜腔を形成する．肺血管系は，ガス交換を行う肺動静脈と栄養血管である気管支動静脈がある．支配神経は交感神経と副交感神経（迷走神経）であり，気管支平滑筋は交感神経の興奮により弛緩し，副交感神経の興奮により収縮する．血管平滑筋は，交感神経の興奮により収縮し，副交感神経の興奮により弛緩する．

呼吸器の最も重要な機能は，動脈血液ガス分圧，すなわち血液中酸素分圧（PaO_2）と炭酸ガス分圧（$PaCO_2$）を一定に保つことである．肺胞換気とは，肺動脈から始まり肺静脈で終わる毛細血管が豊富に分布している肺胞壁において，新鮮な空気と静脈血が薄基底膜を介して接することによってガス交換を行うことである．これは，1 mL の新鮮な空気と 1 mL の静脈血によってなされる（V/Q＝1）．通常，換気（V）より還流（Q）のほうが多く，V/Q は 0.8 である．肺気量は**1 回換気量**（tidal volume：TV，安静呼吸時の呼吸量），**予備吸気量**（inspiratory reserve volume：IRV，1 回換気量を超える最大の吸入量），**予備呼吸量**（expiratory reserve volume：ERV，1 回換気量を超える最大の呼吸量），**残気量**（residual volume：RV，最大呼出後に肺に残存する量）の 4 つに分けられる．これらすべてを合わせた量を**全肺気量**（total

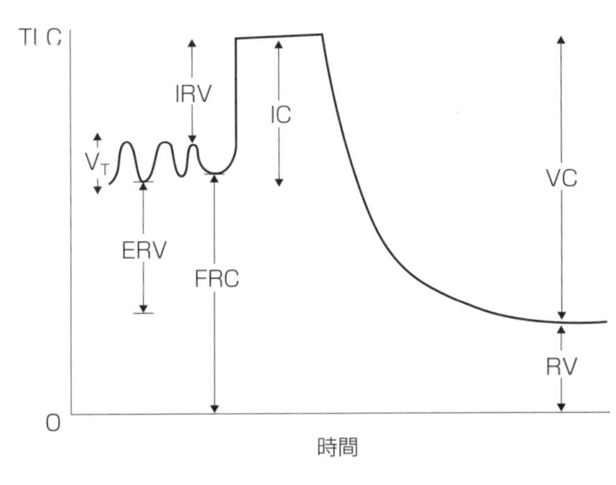

図 5-1　正常な肺気量

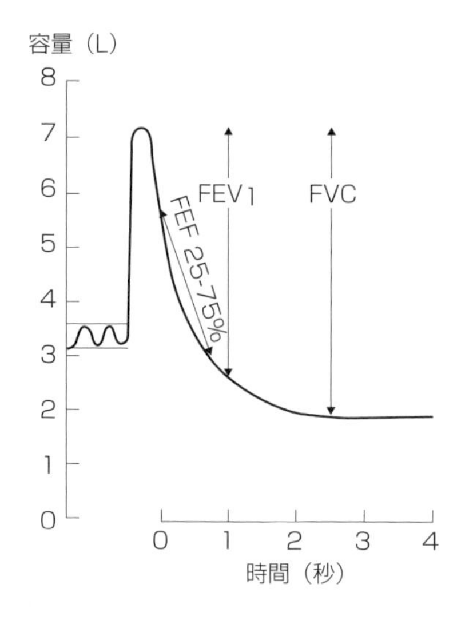

FEV₁＝努力肺活量手技の最初の1秒間の努力呼気量
FEF₂₅₋₇₅%＝FVCの25−75%の呼気中の努力呼気流量
FVC＝努力肺活量（最大量の吸気を行った後に強制的に呼出する空気の最大量）

図5-2　正常なスパイログラム

lung capacity：TLC）とよぶ.

吸気（吸入）において，吸息筋は収縮し胸腔内を陰圧にする．口腔と肺胞の圧力差が肺内に空気を引き入れる（1回換気量)．約1/3量の吸気量が気道内に留まり（死腔)，2/3が肺胞に到達する．通常の呼気（呼出）は受動的であり，吸息筋の収縮の終了によって肺は弾性により元の大きさと容量に戻る．この過程が肺胞圧を口腔に比べて陽圧にし，空気を外に出す.

呼吸中枢は延髄から橋にかけて広がっている神経回路で，呼吸リズムやパターンの形成と呼吸運動をつかさどる筋群を支配する神経活動を制御する．換気は呼吸中枢の自発的，かつ周期的な興奮により制御される呼吸運動によって行われる．呼吸運動は，主に横隔膜，肋間筋，頸部筋，腹筋によって行われる．また，呼吸運動は肺迷走神経や肋間神経を介する神経性（反射性）調節，延髄にある中枢化学受容野や末梢の頸動脈体および大動脈体の**化学受容器**を介する化学的調節を受けるほか，上位脳やホルモンなどの他の要因によって影響を受ける.

気道粘膜は生理的な気道分泌液で潤っている．分泌量は10〜100 mL/1日である．気道液は，粘膜下組織の気管支分泌腺と線毛上皮内に散在する胚細胞から分泌される．気道液にはクララ細胞やⅡ型肺胞細胞から分泌される肺サーファクタントが含まれており，気道全域のクリアランスに重要である．気道の内部は，線毛によって動く粘液の層で覆われている．この粘液層に捕らわれた粒子や，様々な病原体は口腔へと戻される．肺胞はガス交換のため，粘液層や線毛によって保護されていない．肺胞には食細胞（肺胞マクロファージ）が，粒子や沈着物あるいは細菌を貪食する．

呼吸器疾患とは，呼吸器（上気道，気管，気管支，肺など）に起こる疾患の総称であり，罹患した部位により非常に多種多様である．呼吸器疾患は，FEV_1/FVC が低下する**閉塞性肺疾患**（気管支喘息，慢性閉塞性肺疾患）と肺活量が低下する**拘束性肺疾患**（間質性肺炎など）に分類される．

表 5-1　閉塞性および拘束性肺疾患の重症度

	閉塞性		拘束性
重症度	FEV_1/FVC（%予測値）	FEV_1（%予測値）	TLC（%予測値）
正常	≥ 70	≥ 80	≥ 80
軽度	＜ 70	≥ 80	70-79
中等度	＜ 70	$50 \leq FEV_1 < 80$	50-69
重度	＜ 70	$30 \leq FEV_1 < 50$	＜ 50
極めて重度	＜ 70	＜ 30 または ＜ 50 慢性呼吸不全を伴う	—

FEV_1 ＝ 1 秒間の努力呼気量

5.1.1　気管支喘息

【概念・病態】

発作性の呼吸困難，喘鳴，咳を繰り返す疾患で，慢性的な炎症が気道に起こり，気道の過敏性が亢進することがその原因と考えられている．

喘息症状は，炎症を起こした気道がタバコの煙や冷気など様々な刺激に対して過敏に反応し，収縮することで誘発される．気道の炎症が慢性的に続くと，気道の壁が肥厚して内腔が狭くなる．こうなると，どんな治療をしても気道が拡張しなくなり，喘息が難治化してしまう．

気管支喘息の原因は，代表的なものとしてアレルギー説，感染説，自律神経失調説，精神身体要因説などがある．近年，喘息症状の原因は気道の炎症と考えられるようになっている．

喘息患者の気道の粘膜には，好酸球，T リンパ球，肥満細胞を中心とした炎症細胞が集まっており，これらによって気道に炎症が起こる．気道に慢性の炎症があると，様々な刺激に対して気管支平滑筋が過敏に反応して収縮し，呼吸困難，喘鳴，咳などの症状が現れる（**気道過敏症**）．気道狭窄の原因としては，気道の壁の浮腫，気道内の喀痰の存在，気道の壁自体が厚くなることなどがあげられる．

喘息は，**アトピー型**と**非アトピー型**に分類される．アトピーとは，ダニなどの空気中の環境抗原に対して，IgE 抗体を産生する遺伝的な素因である．アトピー型では，産生された IgE 抗体が肥満細胞上に結合している（感作）．ダニ抗原などの空気中の環境抗原が気道に吸入されると，肥満細胞上でⅠ型のアレルギー反応が起こり，肥満細胞から化学伝達物質が放出されて喘息反応が起こる．

非アトピー型では，環境抗原以外の原因で喘息が起こる．慢性の気道炎症があることや，気道過敏性が亢進することに関しては，アトピー型と非アトピー型では差がないと考えられている．そのほか，喘息を悪化させる要因として，激しい運動，ウイルス感染，飲酒，ストレスがあげられる．特に激しい運動や飲酒は，肥満細胞から化学伝達物質を放出させやすくする．

かぜなどのウイルス感染は，感染そのものがアトピー発症の誘因になったり，気道過敏性を亢進させて喘息を悪化させる．また，気温の急激な低下，季節の変わりめ，台風接近前，タバコや線香の煙の吸入，満腹状態，女性では月経や妊娠なども喘息発作の誘因となる．一部の喘息患者では，解熱鎮痛薬（アスピリン）喘息などの薬物や食物により喘息が起こることがある．

【症　状】

喘息発作は夜間から明け方にかけて起こることが多い．初めは喉がつまる感じがあり，やがて**喘鳴**が起こり，呼吸が苦しくなってくる．呼吸困難がひどくなると，横になっていられなくなり，前かがみに座って呼吸する状態となる（**起坐呼吸**）．呼吸困難がしばらく続いた後，咳や痰が出るようになる．咳はいわゆる空咳で，呼吸をさらに苦しくさせる．痰は透明で粘り気が強く，吐き出しにくい．

重い発作の場合は呼吸困難が激しくなり，かなり持続性である．さらに重症になると，血液中の酸素が不足するために意識を失い，指先や唇が冷たく紫色になるチアノーゼ状態となる．脱水状態も随伴する場合もある．重い喘息発作が24時間以上持続するのを「**喘息重積状態**」とよぶ．

【検査・診断】

発作性の呼吸困難や喘鳴，咳が特に夜間から明け方に出現するか否かで診断される．気道過敏性や気道可逆性，アトピーの存在，痰の中の好酸球の存在は，喘息診断の補助になる．がんなどで気道が狭くなったり，心不全でも喘鳴が聞かれるので，これらの疾患は除外する．

【治　療】

気管支喘息の治療は，これまで気管支平滑筋の収縮をとる気管支拡張薬が治療の主体であった．しかしながら，喘息が慢性の気道炎症から起こることがわかり，抗炎症作用が強く副作用の少ない**吸入ステロイド薬**へと治療方針がシフトしてきている．

気道狭窄に対しては，発作寛解薬として，今でも気管支拡張薬（β_2刺激薬）の吸入薬が有用である．ほかに，従来から使用されている徐放性テオフィリン，経口β_2刺激薬，抗アレルギー薬も，吸入ステロイド薬を補助する治療薬として用いる．

喘息治療の目標は，副作用がない薬と量で喘息症状をなくし，運動を含めた日常生活に支障がないよう呼吸機能を正常に保つことである．急に起こる喘息発作を気管支拡張薬で抑えることも大切であるが，普段から吸入ステロイド薬を中心とした治療をきちんと行い，炎症を改善して発作を起こさないようにすることが最も重要である．

即効性のある吸入β_2刺激薬と違い，吸入ステロイド薬は少なくとも数日～1週間以上吸入しないと効果が認められない．発作のないときでも吸入ステロイド薬の治療を続けることが，発作予防につながる．

また，喘息患者では重症になるほど息苦しさの感覚が鈍くなることが知られている．その場合，自宅で呼吸機能を測定できるピークフローメーターが有用である．毎日測定することで，自覚症状だけでは分からない呼吸機能の状態が判断でき，治療の不足や遅れを防ぐことができる．

表 5-2　気管支喘息の重症度分類

重症度*1		軽症間欠型	軽症持続型	中等症持続型	重症持続型
喘息症状の特徴	頻　度	週 1 回未満	週 1 回以上だが毎日ではない	毎　日	毎　日
	強　度	症状は 軽度で短い	月 1 回以上日常生活や睡眠が妨げられる	週 1 回以上日常生活や睡眠が妨げられる	日常生活に制限
				しばしば増悪	しばしば増悪
	夜間症状	月に 2 回未満	月に 2 回以上	週 1 回以上	しばしば
PEF FEV_1 *2	%FEV_1 %PEF	80%以上	80%以上	60%以上 80%未満	60%未満
	変　動	20%未満	20～30%	30%を超える	30%を超える

*1　いずれか 1 つが認められればその重症度と判断する．
*2　症状からの判断は重症例や長期罹患例で重症度を過小評価する場合がある．呼吸機能は気道閉塞の程度を客観的に示し，その変動は気道過敏性と関連する．%FEV_1＝(FEV_1 測定値 /FEV_1 予測値)×100，%PEF＝(PEF 測定値 /PEF 予測値または自己最良値）×100
〔一般社団法人日本アレルギー学会監修（2015）：喘息予防・管理ガイドライン 2015，協和企画，p.6〕

表 5-3　気管支喘息の治療薬

		治療ステップ 1	治療ステップ 2	治療ステップ 3	治療ステップ 4
長期管理薬	基本治療	吸入ステロイド薬（低用量）	吸入ステロイド薬（低～中用量）	吸入ステロイド薬（中～高用量）	吸入ステロイド薬（高用量）
		上記が使用できない場合は以下のいずれかを用いる LTRA テオフィリン徐放製剤 （症状がまれなら必要なし）	上記で不十分な場合に以下のいずれか 1 剤を併用 LABA （配合剤使用可）[5)] LTRA テオフィリン徐放製剤	上記に下記のいずれか 1 剤，あるいは複数を併用 LABA （配合剤使用可）[5)] LTRA テオフィリン徐放製剤 LAMA[6)]	上記に下記の複数を併用 LABA （配合剤使用可） LTRA テオフィリン徐放製剤 LAMA[6)] 抗 IgE 抗体[2, 7)] 経口ステロイド薬[3, 7)]
	追加治療	LTRA 以外の抗アレルギー薬[1)]	LTRA 以外の抗アレルギー薬[1)]	LTRA 以外の抗アレルギー薬[1)]	LTRA 以外の抗アレルギー薬[1)]
発作治療[4)]		吸入 SABA	吸入 SABA[5)]	吸入 SABA[5)]	吸入 SABA

ICS：吸入ステロイド薬，LABA：長時間作用性β_2 刺激薬，LAMA：長時間作用性抗コリン薬，SABA：短時間作用性β_2 刺激薬，LTRA：ロイコトリエン受容体拮抗薬
1）抗アレルギー薬とは，メディエーター遊離抑制薬，ヒスタミン H_1 拮抗薬，トロンボキサン A_2 阻害薬，Th2 サイトカイン阻害薬を指す．
2）通年性吸入アレルゲンに対して陽性かつ血清総 IgE 値が 30～1,500 IU/mL の場合に適用となる．
3）経口ステロイド薬は短期間の間欠的投与を原則とする．短期間の間欠投与でもコントロールが得られない場合は，必要最小量を維持量とする
4）軽度の発作までの対応を示し，それ以上の発作についてはガイドラインの「急性増悪（発作）への対応（成人）」の項を参照．
5）ブデソニド / ホルモテロール配合剤で長期管理を行っている場合には，同剤を発作治療にも用いることができる．長期管理と発作治療を合わせて 1 日 8 吸入までとするが，一時的に 1 日合計 12 吸入まで増量可能である．ただし，1 日 8 吸入を超える場合は速やかに医療機関を受診するよう患者に説明する．
6）チオトロピウム臭化物水和物のソフトミスト製剤．
7）LABA，LTRA などを ICS に加えてもコントロール不良の場合に用いる．
〔一般社団法人日本アレルギー学会監修（2015）：喘息予防・管理ガイドライン 2015，協和企画，p.140〕

現在では気管支喘息の重症度は，患者の自覚症状と呼吸機能から決定される．治療はこの重症度を考慮して行われる．

5.1.2 慢性閉塞性肺疾患，喫煙に関連する疾患（ニコチン依存症を含む）

【概念･病態】

慢性閉塞性肺疾患（COPD：chronic obstructive pulmonary disease）とは，従来，慢性気管支炎や肺気腫とよばれてきた病気の総称である．タバコ煙を主とする有害物質を長期に吸入曝露することで生じた肺の炎症性疾患であり，喫煙習慣を背景に中高年に発症する生活習慣病といえる．

40歳以上の人口の8.6%，約530万人の患者が存在すると推定されている（NICE studyより）が，大多数が未診断，未治療の状態である．全体では死亡原因の9位，男性では7位を占めている．

COPDの最大の原因は喫煙であり，喫煙者の15～20%がCOPDを発症する．タバコの煙を吸入することで気管支に炎症が起き，咳や痰が出たり，気管支が細くなることによって空気の流れが低下する．また，肺胞が破壊されて，**肺気腫**の状態になり，酸素の取り込みや二酸化炭素を排出する機能が低下する．COPDではこれらの変化が併存していると考えられており，治療によっても元に戻ることはない不可逆的な疾患である．

【症 状】

歩行時や階段昇降など，身体を動かしたときに息切れを感じる労作時呼吸困難や慢性の咳や痰が特徴的な症状である．一部の患者では，喘鳴や発作性呼吸困難など喘息のような症状を合併する場合もある．

【診 断】

長期の喫煙歴があり慢性に咳，痰，労作時呼吸困難があればCOPDが疑われる．確定診断には，スパイロメトリーといわれる呼吸機能検査を行う．最大努力で呼出したときにはける全体量（努力性肺活量）とその時に最初の1秒間ではける量（1秒量）を測定し，その比率である**1秒率**（FEV_1/FVC）が気道の狭くなっている状態（閉塞性障害）の目安となる．気管支拡張薬を吸入した後の1秒率が70%未満であり，閉塞性障害をきたすその他の疾患を除外できればCOPDと確定診断される．

また，重症例では胸部エックス線画像で肺の透過性亢進や過膨脹所見がみられることもある．COPDは全身の炎症，骨格筋の機能障害，栄養障害，骨粗鬆症，心肥大などの合併症を伴う全身性疾患である．これらの肺以外の症状が重症度にも影響を及ぼすことから，合併症も含めた病状の評価や治療が必要である．

COPDに対する管理の目標は，①症状および生活の質の改善，②運動能と身体活動性の向上および維持，③増悪の予防，④疾患の進行抑制，⑤全身併存症および肺合併症の予防と治療，⑥生命予後の改善である．気流閉塞の重症度だけでなく，症状の程度や増悪の頻度を加味した重症度を総合的に判断したうえで治療法を段階的に増強していく．喫煙を続けると呼吸機能の悪化が加速してしまうので，禁煙が治療の基本となる．増悪を避けるためには，インフルエンザワクチンや肺炎球菌ワクチンの接種が勧められる．

薬物療法の中心は**気管支拡張薬**（抗コリン薬・β_2刺激薬・テオフィリン）である．効果や副作用の面から吸入薬が推奨されており，主として長時間気管支を拡張する**吸入抗コリン薬や吸入 β_2 刺激薬**が使用されている．気流閉塞が重症で増悪を繰り返す場合は，吸入ステロイド薬を使用する．長時間作用性 β_2 刺激薬と吸入用ステロイド薬の配合薬も有用である．非薬物療法では呼吸リハビリテーション（口すぼめ呼吸や腹式呼吸などの呼吸訓練・運動療法・栄養療法など）が中心となる．低酸素血症が進行してしまった場合には在宅酸素療法が導入される．さらに呼吸不全が進行した場合は，小型の人工呼吸器とマスクを用いて呼吸を助ける換気補助療法が行われることもある．症例によっては過膨張した肺を切除する外科手術（肺容量減少術）が検討される．

◎ニコチン依存症

現在では，喫煙する習慣の本質は「**ニコチン依存症**」という．タバコを吸うと，ニコチンが数秒で脳に達し，快感を生じさせる物質（ドパミン）を放出させる．ドパミンが放出されると，喫煙者は快感を味わうことになる．同時に，またもう一度タバコを吸いたいという欲求が生じる．その結果，次の１本を吸って再び快感を得ても，さらに次の１本が欲しくなるという悪循環に陥る．この状態がニコチン依存症（＝喫煙の習慣）とよばれる．

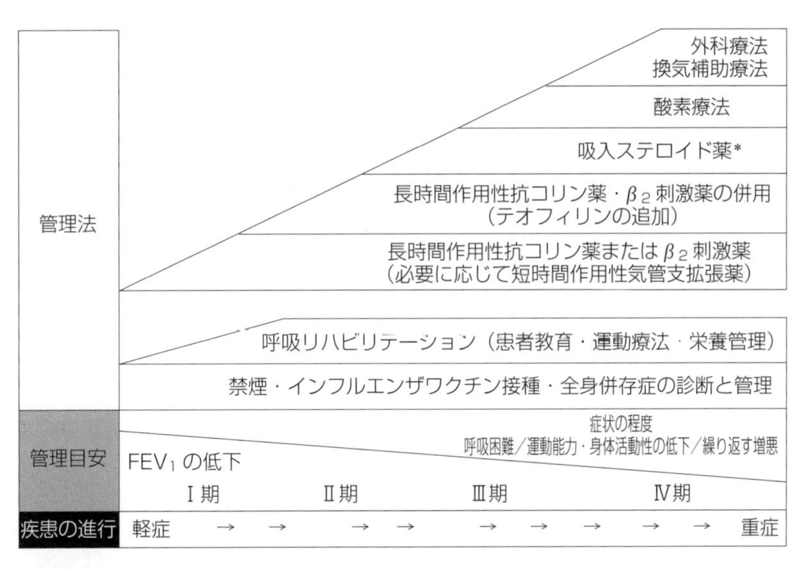

重症度は FEV_1 の低下だけではなく，症状の程度や増悪の頻度を加味し，重症度を総合的に判断したうえで治療法を選択する．

＊：増悪を繰り返す症例には，長時間作用性気管支拡張薬に加えて吸入ステロイド薬や喀痰調整薬の追加を考慮する．

図 5-3　COPD の治療（管理）

〔一般社団法人日本呼吸器学会編，(2013)：COPD（慢性閉塞性肺疾患）診断と治療のためのガイドライン，第４版，メディカルレビュー社，p.64〕

風邪を意思の力で治せないのと同じように，ニコチン依存症を意思の力だけで治すことは困難である．最近では，禁煙治療が健康保険などで受けられるようになるなど，ニコチン依存症を治すための環境が整いつつある．ニコチン依存症の治療は禁煙外来にて行う．

主に精神面で禁煙支援をするカウンセリング療法と，身体的ニコチンの依存状態からニコチンを抜く**ニコチン置換療法**（ニコチンガム・ニコチンパッチを使用）または非ニコチン製剤（バレニクリン）などによる**禁煙法**を併用する．バレニクリンの禁煙に対する効果は，ニコチン受容体の部分作動薬作用（刺激作用と拮抗作用）によって発現する．刺激作用は部分的で，ニコチンより弱い．ニコチン受容体を軽く刺激することで少量のドパミンを放出させ，禁煙に伴う離脱症状やタバコに対する欲求を軽減する．

拮抗作用は，ニコチンのニコチン受容体への結合を妨げ，その作用を弱める．ニコチンによるドパミン放出を抑制するので，喫煙による満足感を得られにくくする．

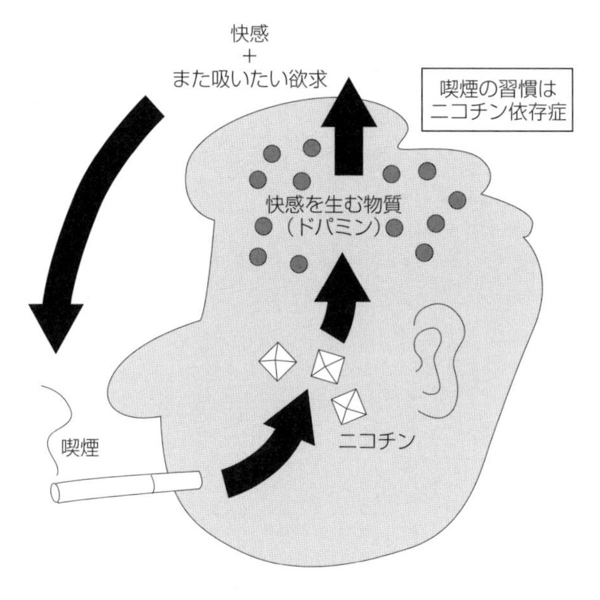

図 5-4　ニコチン依存症の発症機序

5.1.3　間質性肺炎

【概念・病態】

間質性肺炎（interstitial pneumonia）は，肺に間質組織の線維化が起こる疾患の総称である．進行して炎症組織が線維化したものは**肺線維症**とよぶ．特発性肺線維症（IPF）および急性間質性肺炎（AIP）については難治性である．通常，肺炎といった場合には気管支もしくは肺胞腔内に起こる炎症を指し，通常は細菌感染によるものを指す．間質性肺炎の場合は支持組織，特に肺胞隔壁に起こった炎症であり，肺胞性の肺炎とは異なった症状・経過を示す．

【症　状】

呼吸困難や呼吸不全が主体となる（息を吸っても吸った感じがせず，常に息苦しい）．また，肺の持続的な刺激により咳がみられ，それは痰を伴わない乾性咳嗽である（痰は気管支や肺胞の炎症で分泌されるため）．肺線維症に進行すると咳などによって肺が破れて呼吸困難や呼吸不全となり，それを引き金として心不全を起こし，やがて死に至ることもある．

【検査・診断】

診察上特徴的なのは胸部聴診音で，パチパチという捻髪音が知られる．これはマジックテープをはがす音に似ているため，マジックテープのメーカー（ベルクロ社）にちなんでベルクロラ音ともよばれる．また，呼吸器障害を反映してばち指がみられることもある．

単純エックス線撮影および胸部CTではすりガラス様陰影が特徴的である．これは，比較的一様に濃度が上がった，ぼやっとした肺陰影である．進行すると線維化を反映して蜂巣状を呈するようになっていく．診断は画像診断でほぼ確定することができる．

呼吸生理学検査では，%肺活量，一酸化炭素拡散能の低下がみられる．これは重症度判定の目安になる．間質性肺炎は基本的に拘束性換気障害を呈するため，COPDなどの閉塞性肺疾患を合併していない限り，1秒率は低下しない．

血液検査では，非特異的だがLDH，血沈の上昇が知られる．特異性の高い所見としてはSP-A，SP-D，KL-6の上昇があり，これは炎症の活動度の判定や治療効果の判定に信頼性が高い．

【治　療】

炎症の抑制を目的として副腎皮質ステロイド薬や免疫抑制薬が使用される．感染が原因である場合，これらは増悪を招くおそれがある．2008年より，日本ではピルフェニドン（ピレスパ® 錠200 mg）が発売された．現在日本でのみ承認されている．光線過敏症などの副作用はあるが，特発性肺線維症（病理組織分類では通常型間質性肺炎）に対しては，この薬のみが唯一有効性が証明されている．

5.2　消化器系疾患の薬，病態，治療

5.2.1　総　論

消化器系は，経口的に摂取された食物の消化・吸収を行う部位である．構成は口腔，食道，胃，小腸，大腸との管腔臓器と唾液腺，肝臓（胆嚢）や膵臓となっている．消化管は，その粘膜側が常に食物，消化液，細菌などにさらされているため，傷害を受けやすい部位である．近年では，自己免疫疾患も報告されている．

肝臓は，全身で最大の臓器であり，胆汁の合成，グリコーゲンの貯蔵と放出（グルコース），コレステロール代謝，血漿タンパク質の合成，薬物や毒物の解毒・代謝などの多くの機能を有している．膵臓は，消化酵素を含む膵液の外分泌機能とインスリンやグルカゴンなどのホルモンを分泌する内分泌機能を有する．

5.2.2　上部消化管疾患

5.2.2a　逆流性食道炎

【概念･病態】

逆流性食道炎（reflux esophagitis）は，胃の内容物（主に胃酸）が食道に逆流するために起こる食道の炎症である．食道は胃と異なり胃酸を防御することができないため，胃酸が逆流すると炎症が起きやすくなる．炎症が強いと潰瘍を生じて，出血や狭窄の原因となる．

逆流性食道炎では，**食道裂孔ヘルニア**という状態になっている．食道裂孔は，横隔膜に空いた食道を通す穴で，胃と食道を固定して胃内容物の逆流を防止している．しかしながら，これが緩むと胃の一部が胸部に持ち上がって食道裂孔ヘルニアとなる．その結果，噴門のしまりも悪くなり，逆流性食道炎を起こす．

【症　状】

症状は，主に胸焼けで，特に屈んだときや食べ過ぎた後，または就寝後に強くなる．潰瘍がひどい場合は，食物のつかえ感・胸痛や出血による貧血が出現する．

【検査･診断】

逆流性食道炎の診断は，症状，既往歴から見当がつくが，食道がんなどを否定するために，食道造影，内視鏡検査および生検を行う．食道内圧の測定も意義がある．

【治　療】

逆流性食道炎の予防として，肥満や腹部を強く締めることの回避，腰痛でバンドしている人も動かないときは緩めるようにするなどが挙げられる．胸焼けの傾向が強い人は一度に食べ過ぎないこと，特に消化の悪いものや胃に残りやすいものに気をつけることが大切である．食後，すぐに横になることも避ける必要がある．就寝後に症状が強くなる人は，上体を高くして寝るとよい．

薬物療法としては，胃・十二指腸潰瘍で用いる**胃酸分泌抑制薬**が有効である．胃酸分泌抑制薬のほかには，噴門部の緊張や胃の運動を強め，逆流を抑える薬も併用可能である．胃・十二指腸潰瘍で有効なピロリ菌の除菌は無効であり，むしろ悪化したとの報告がある．

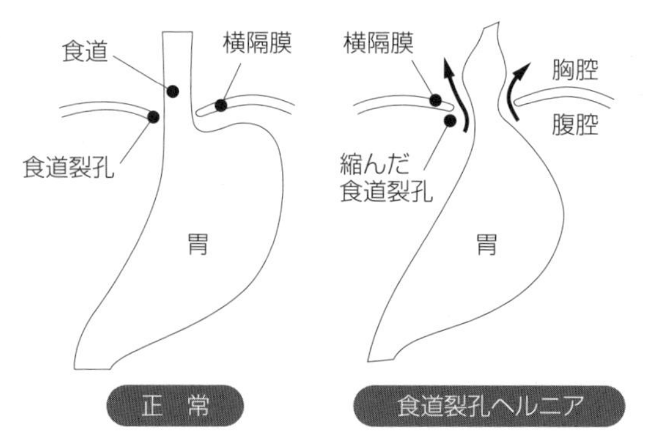

図 5-5　正常な食道裂肛と食道裂肛ヘルニア

表 5-4 逆流性食道炎の薬物療法

薬 物	効果・特徴
胃酸分泌抑制薬	・胃酸の分泌量を減少させる． ・プロトンポンプ阻害薬（PPI）と H_2 受容体拮抗薬（H_2RA）とがある．
消化管運動機能改善薬	・食道の運動機能を改善し，胃酸の逆流を生じにくくする． ・消化管の運動を活発にし，食物が胃に長時間留まらないようにする．
制酸薬	・胃酸を中和して症状を軽減する． ・速効性はあるが作用時間が短い．
粘膜保護薬	・食道の粘膜を保護する． ・炎症を起こした粘膜を修復する．

〔日本消化器病学会ホームページより〕

5.2.2b 消化性潰瘍

【概念・病態】

胃・十二指腸潰瘍（gastric ulcer, duodenal ulcer）は，胃や十二指腸に発生する粘膜下まで達する組織の欠損である．消化性潰瘍と総称される．潰瘍は，炎症⇒びらん⇒潰瘍⇒穿孔と変化する中で，穿孔の次にひどい状態である．急激に発症して早い経過で治る急性のものと慢性のものとがある．急性のものでは胃炎を伴うことが多く，**急性胃粘膜病変**や**急性十二指腸粘膜病変**ともよばれている．

発症の原因は，粘液層と粘膜上皮細胞層にある粘膜防御因子と胃液（胃酸，ペプシンなど），アルコール，細菌などの攻撃因子とのアンバランスが考えられている．その他，ストレス，喫煙，ヘリコバクター・ピロリ菌なども考えられている．胃潰瘍の好発年齢は 40〜60 歳であり，男女差はほとんどない．十二指腸潰瘍の好発年齢は 20〜40 歳であり，男女比は 3：1 と男性に多くみられる．

【症 状】

症状は，吐血，悪心，タール便，心窩部痛などである．胃潰瘍は食事後に腹痛をきたし，十二指腸潰瘍は空腹時に腹痛を起こす．胃・十二指腸潰瘍は穿孔するおそれのある疾患である．のた打ち回るように痛がっている場合は，穿孔している可能性があり，その場合は腹膜刺激症状が出てショックを起こすことがある．

【検査・診断】

潰瘍の存在の確定診断は，エックス線検査と内視鏡検査による．病理診断を含めた最終診断は，内視鏡検査が優れている．

【治 療】

胃・十二指腸潰瘍は慢性疾患であるので，薬物療法とともに，胃腸の安静，食事療法が重要である．また，ストレスも増悪因子であることから，精神的・身体的過労を避ける必要がある．胃潰瘍ががん化し，大出血があるときや狭窄・穿孔などの合併症を起こした場合では緊急手術となる．

薬物療法は，攻撃因子を抑制する薬と防御因子を増強する薬がある．攻撃因子抑制薬は，**胃液分泌抑制薬**（抗コリン薬，抗ガストリン薬，抗ヒスタミン薬），抗ペプシン薬，強力に胃酸分泌を抑制するヒスタミン H_2 受容体拮抗薬やプロトンポンプ阻害

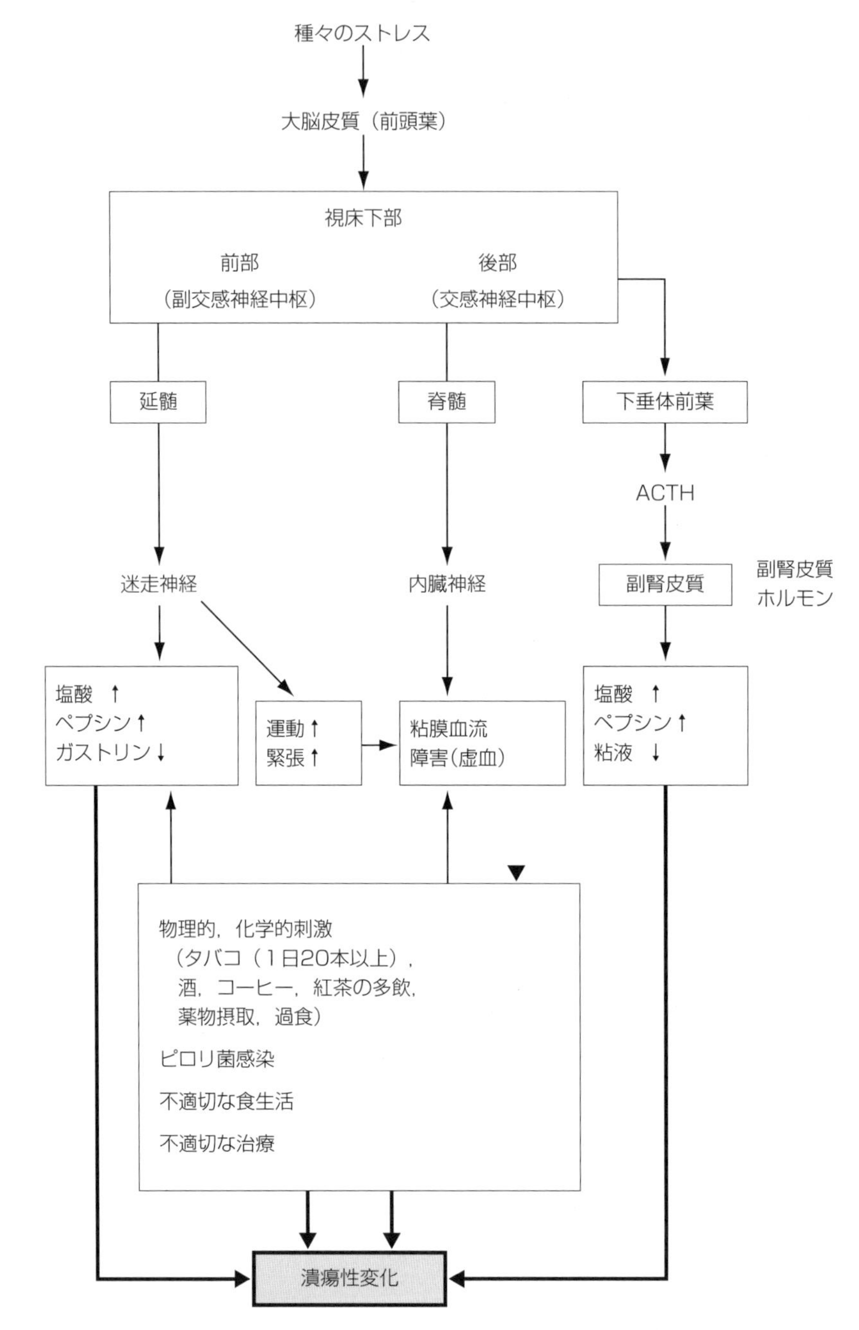

図 5-6　胃炎および胃潰瘍の成因
〔松田佳和，他編（2007）：疾病薬学，テコム，p.163〕

薬がある．防御因子増強薬には，粘膜保護薬や組織再生促進薬などがあり，胃酸分泌抑制薬との併用により潰瘍治療の促進および治癒の質を高めると報告されている．

一方，ヘリコバクター・ピロリ菌の除菌には，プロトンポンプ阻害薬とペニシリン系のアモキシシリンとマクロライド系のクラリスロマイシンの三者併用の1週間投与

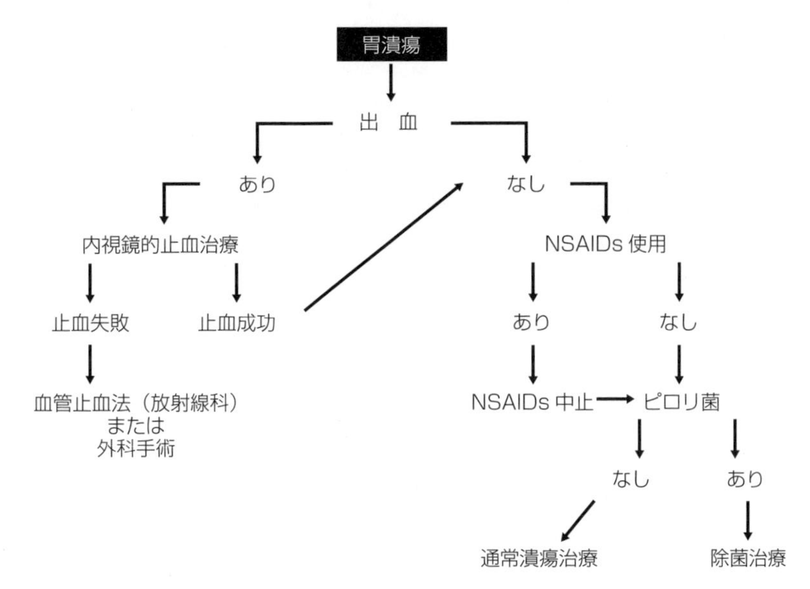

図 5-7 胃潰瘍診療ガイドラインによる胃潰瘍治療の基本方針
〔胃潰瘍ガイドラインの適用と評価に関する研究班編（2007）：EBM に基づく胃潰瘍診療ガイドライン，第 2 版，じほう，p.58 を参考に作成〕

が行われ，良好な除菌成績が得られている．

潰瘍から大量に出血した場合，吐血してショック状態に陥る危険性があるので，内視鏡を用いてエタノールを局部注入し，血管を固める内視鏡止血療法がとられる．

5.2.2c 慢性胃炎

【概念・病態】

胃炎は，様々な原因で胃粘膜に発赤，浮腫，びらんなどが生じた状態をいい，急性と慢性に分類される．胃炎の原因としては，アルコール，コーヒー，香辛料，薬物および喫煙などの化学的因子，異物，高温食，過食，早食いなどのよる機械的・物理的因子，細菌や寄生虫などがあげられる．内因性の原因としては，ストレス，アレルギー，肝障害などの全身性疾患があげられる．

【症　状】

急性胃炎では，悪心，嘔吐，上腹部膨満感および上腹部痛などが急激に襲ってきて，我慢できないような状態になる．時には，吐血や下血などがみられることもある．腹部を触ると圧痛や緊張がみられ，通常は原因として思いあたるものがある．

慢性胃炎は無症状のことが多いが，よくみられる症状としては，悪心，嘔吐，胸焼け，げっぷ，上腹部の重い感じと上腹部の鈍痛などがある．これらの症状は食後に多くみられ，時には食欲不振をきたすことがある．

【検査・診断】

慢性胃炎では，他の胃の病気（胃潰瘍，胃ポリープ，胃がんなど）を合併する場合がある．したがって，定期的に胃や胃粘膜の状態を確認する必要がある．また，ヘリコバクター・ピロリ菌の有無を確認することも重要である．

エックス線検査では，造影剤を使用して，胃粘膜の萎縮状態やその範囲を確認する．内視鏡検査では，胃の内部を直接観察し，胃粘膜の組織片を採取して組織診断を行う．

【治　療】

慢性胃炎では，症状を抑える治療と根本的な治療とを併用して行う．表層性胃炎では，胃・十二指腸潰瘍や急性胃炎に類似した症状を示すことが多いので，薬物療法が効果的である．**ヒスタミン H_2 受容体拮抗薬**，**抗コリン薬**，**制酸薬**，**胃粘膜保護薬**，**粘膜防御因子増強薬**の単独または併用療法を行う．萎縮性胃炎は，器質的には腺萎縮による酸分泌の低下がある．

しかし，症状の多くは精神的，心理的，性格的な背景を伴っていることが多く，患者と十分な対話と適切な説明が必要である．薬物療法は，消化管機能調整薬をベースに消化酵素薬および少量の鎮静薬（精神安定薬）の併用がよいと考えられている．

表 5-5　健胃消化薬・胃腸機能改善薬

分　類	品　名	商品名
消化酵素薬	消化酵素・制酸・生薬・被覆剤	S・M 等
	消化酵素複合剤	エクセラーゼ等
	アスペルギルス属菌由来消化酵素	タカヂアスターゼ
	ジアスターゼ	ジアスターゼ
	パンクレアチン	パンクレアチン
	パンクレリパーゼ	リパクレオン
	納豆菌配合消化酵素製剤	コンクチーム N 等
消化管運動抑制薬	トリメブチンマレイン酸塩	セレキノン
消化管運動促進薬	イトプリド塩酸塩	ガナトン
	ドンペリドン	ナウゼリン等
	メトクロプラミド	プリンペラン等
	モサプリドクエン酸塩水和物	ガスモチン
	アクラトニウムナパジシル酸塩	アボビス
	カルニチン塩化物	エントミン
アセチルコリンエスタラーゼ阻害薬	アコチアミド塩酸塩水和物	アコファイド
アセチルコリン受容体刺激薬	ベタネコール塩化物	ベサコリン
胃腸機能調整薬	アカメガシワエキス	マロゲン
その他	ロートエキス配合剤	ベルサン

5.2.3 炎症性腸疾患

5.2.3a クローン病

【概念・病態】

クローン病（Crohn's disease）は，食物の通過する器官（口腔，食道，胃，小腸，大腸，肛門）に起こる全層性の慢性炎症性疾患である．主として10〜20代の若年者に好発する．原因は不明であるが，食物に対する組織の過敏反応が病態の本態であると考えられている．事実，食物を摂らないと炎症は治まっていく．発症率は，10万人に対して0.5人で，男性にやや多い．

【症 状】

クローン病の症状としては，腹痛，下痢，発熱，体重減少を四主徴とするが，貧血，全身倦怠感，下血・血便，肛門部病変も生じる．病変は口腔から肛門部のいずれにも発生しうるが，特に小腸・大腸に好発する．病変の特徴として，非連続性・区域性病変，敷石像，縦走潰瘍，全層性炎症，裂溝または瘻孔，多発するアフタ潰瘍または不整形潰瘍，非乾酪性類上皮細胞肉芽腫などがある．

【検査・診断】

検査所見では，炎症反応陽性，低栄養，貧血などを認める．日本の診断基準では腸結核などの肉芽腫を有する他疾患が除外され，敷石像，縦走潰瘍を認めるか，多発するアフタ潰瘍または不整形潰瘍，非乾酪性類上皮細胞肉芽腫の両者を満たすと確定診断となる．鑑別すべき疾患として，腸結核，虚血性腸炎，潰瘍性大腸炎がある．

【治 療】

一般的には外科的手術後の再発率が高く，その場合は再手術，再々手術が必要となり，腸管の吸収面積減少が問題となる．したがって，食事療法と薬物療法を基本とし

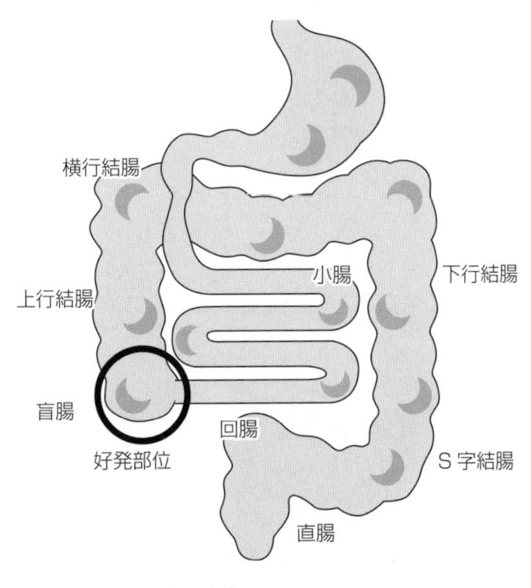

図5-8 クローン病の病変

た内科的治療が行われている．薬物療法は，栄養療法と併用する．栄養療法には，**完全静脈栄養法**（total parenteral nutrition：TPN）ないし**経管成分栄養療法**（elemental diet：ED）がある．栄養療法は少なくとも4週ないし8週間施行するので，体重や生化学データを指標に投与量を適宜増減し，微量元素やビタミンの欠乏症に注意する．

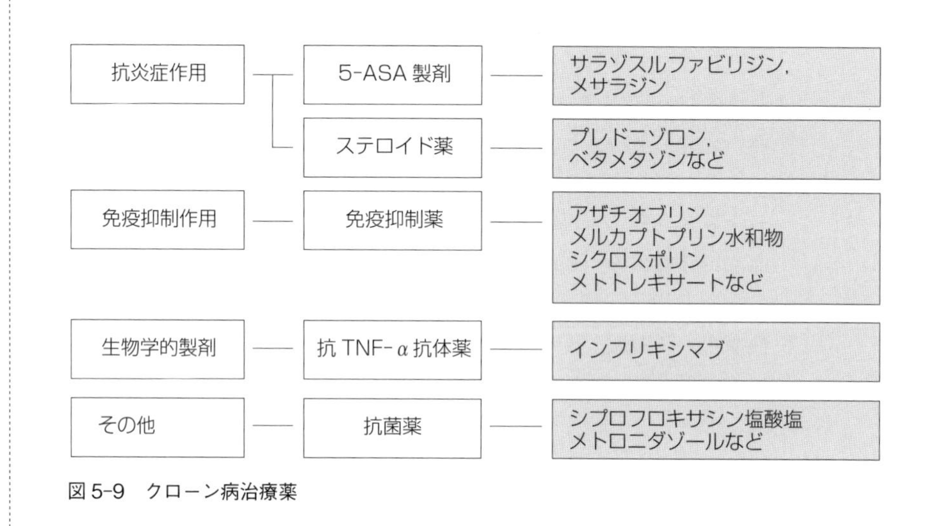

図5-9　クローン病治療薬

5.2.3b　潰瘍性大腸炎

【概念・病態】

潰瘍性大腸炎（ulcerative colitis）は，大腸の粘膜および粘膜下層がびまん性，連続的に侵される原因不明の非特異性炎症性疾患であり，ほとんどの症例で直腸より上行性・連続性にびらん，潰瘍，浮腫，充血，炎症性ポリープなどを形成する．抗体依存型細胞傷害と即時アレルギーの自己免疫疾患である．心理的要因の関与もあり，脅迫的性格の人がなりやすい．年齢区分は2峰性で，20歳から25歳に第一のピークがあり，50歳から60歳にかけて第二のピークがある．クローン病とあわせて**炎症性腸疾患**（inflammatory bowel disease：IBD）とよばれる．

【症　状】

血性粘血便や下痢が主症状である．排ガスしようとして，誤って粘液が出てしまって下着が汚れてしまう症状が特徴的である．各種の血栓症，結節性紅斑様皮疹，硬化性胆管炎，関節炎などの全身症状を伴う場合もある．

【検査・診断】

慢性の粘血便または血性下痢により本症を疑い，放射線照射（放射線性腸炎），抗菌薬服用歴（菌交替性腸炎・偽膜性腸炎），海外渡航歴（南米などアメーバ赤痢による腸炎）などを聴取し，細菌学的検査，寄生虫検査などによって感染性腸炎を除外する．その後，内視鏡検査および生検組織学的検査により確定診断を行う．

大腸内視鏡検査では，直腸から連続した炎症を認める．活動期は粘膜下血管の不透見，発赤，黄白斑，浮腫，広範な壊死を認める．重症例の非活動期には，粘膜層の非薄化，炎症性ポリープ，有窓粘膜などを認めることもある．

【治　療】

軽症・中等症では，サラゾスルファピリジン，メサラジン，副腎皮質ステロイド薬が中心となる．これらで効果のないときは，免疫抑制薬のアザチオプリンやシクロスポリンが試みられることもある．

難治例では，メトロニダゾールや広域スペクトラムの抗菌薬が効くこともある．メサラジンはサラゾスルファピリジンの有効成分である5-アミノサリチル酸の徐放製剤であり，サラゾスルファピリジンに比べて安全性が高く，臨床的に有用な製剤である．

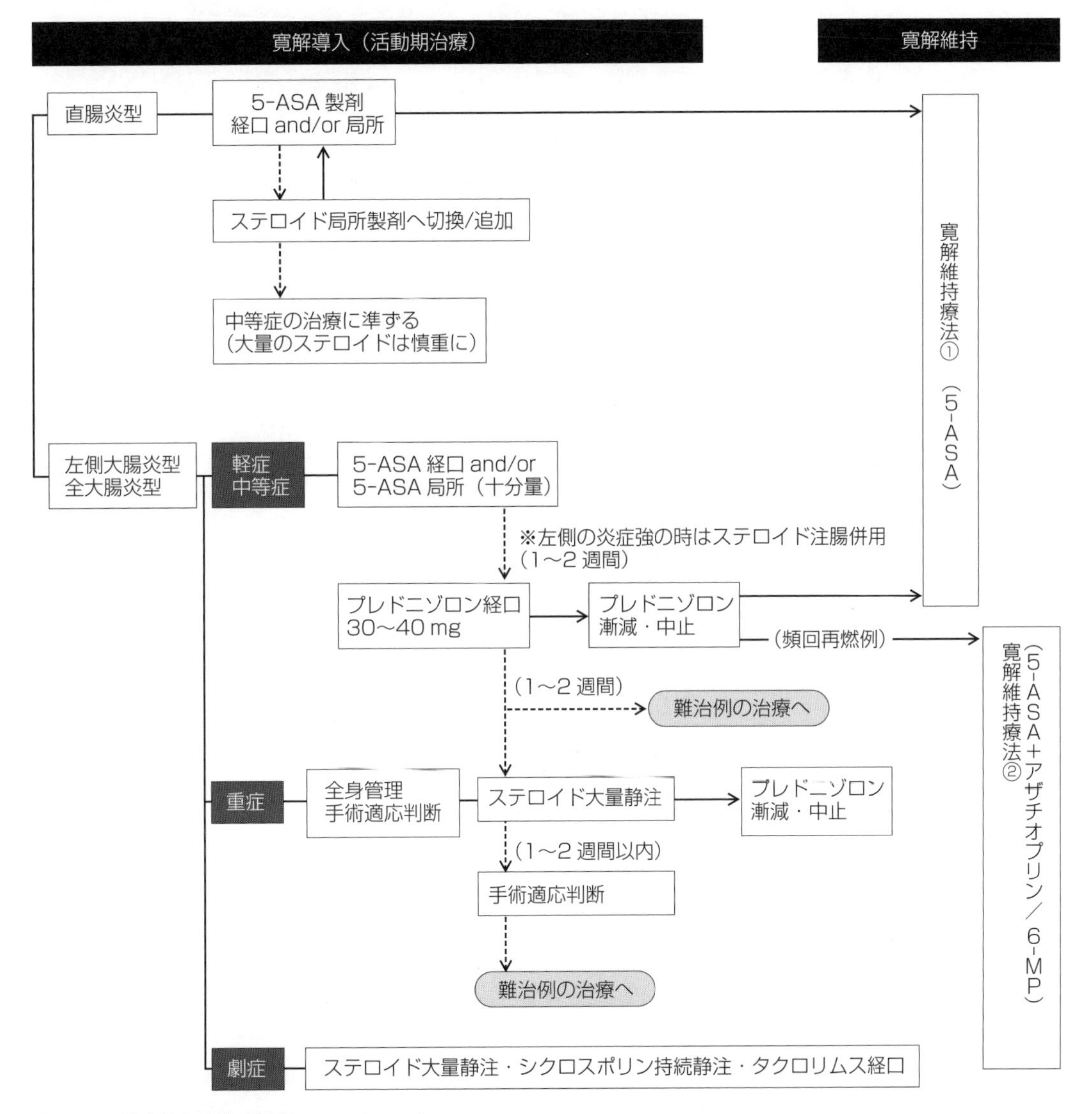

図 5-10　潰瘍性大腸炎の治療フローチャート

〔厚生労働科学研究費補助金　難治性疾患克服研究事業 「難治性炎症性腸管障害に関する調査研究」班（渡辺班）（2014）：潰瘍性大腸炎・クローン病　診断基準・治療指針　平成 27 年度　改訂版 （平成 28 年 1 月 31 日）〕

重症例では，当初よりプレドニゾロンの経口投与，さらには注腸を併用する．静脈点滴よりも支配動脈からの動注療法が効果的である．効果があれば，プレドニゾロンを減量し，軽症・中等症に準じた治療を行う．プレドニゾロンで明らかな改善が得られない場合は，絶食療法，中心静脈栄養療法，白血球除去療法などを行う．以上で明らかな改善が得なれない場合は手術を考慮する．

劇症型は，極めて予後不良である．当初より，強力静注療法を行い，症状が悪化する場合や早期に症状改善がみられない場合は緊急手術を考慮する．シクロスポリンも有効である．重症例にロペラミドなどの止瀉薬や鎮痙薬を投与すると，中毒性巨大結腸症を誘発する危険性がある．

大腸穿孔，中毒性巨大結腸症，コントロール困難な大量出血，強力な内科療法に対する抵抗例は外科手術の適応となる．外科手術は全大腸切除術と回腸によるパウチ形成術が原則であるが，全身状態や社会的な都合によっては，姑息的な炎症部位の摘除術にとどまる場合もある．

潰瘍性大腸炎は全体的に長期予後は良好であるが，がんや血栓症に注意が必要である．潰瘍性大腸炎患者の死因のトップは脳血栓や冠動脈不全などの血栓症である．また，全大腸型で，炎症が長引いた症例では潰瘍性大腸炎発症後 7 年くらいから大腸がんが出やすくなる．

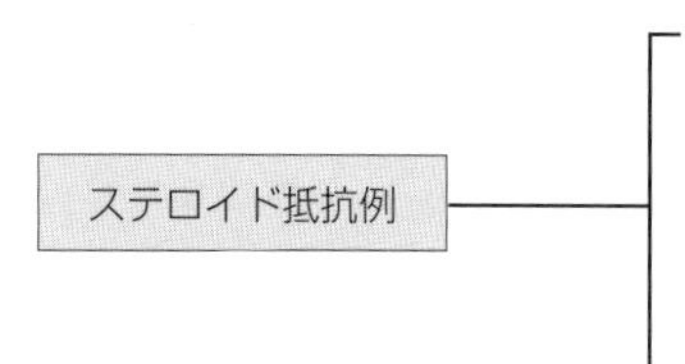

・血球成分除去療法（中等症に推奨　週 2 回法が効果大）
・タクロリムス経口投与（トラフ管理が重要）
・インフリキシマブ点滴静注･アダリムマブ皮下注射（使用前の感染症チェック重要）
・シクロスポリン点滴静注（トラフ管理が重要，特に重症度の高い例・劇症例）

※これらのオプションの複数使用は、感染症や合併症を慎重に
　判断し（専門家の意見を聞く），外科治療も考慮する

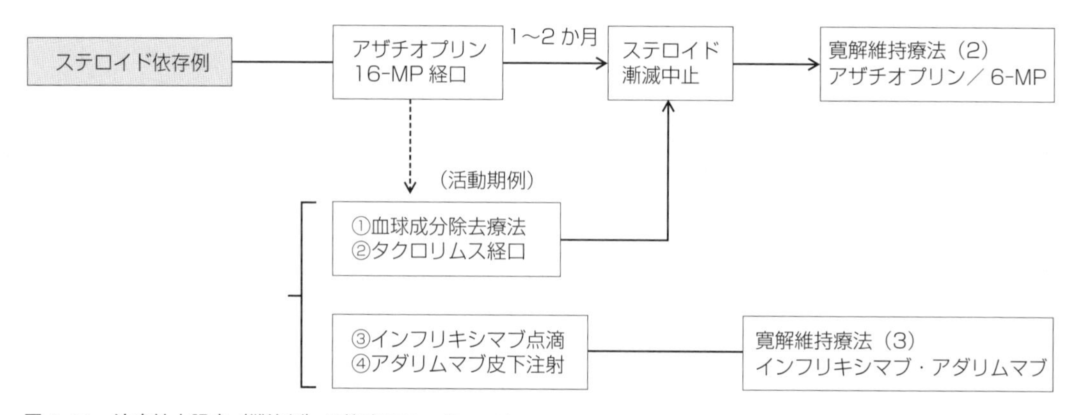

図 5-11　潰瘍性大腸炎（難治例）の治療フローチャート
〔厚生労働科学研究費補助金　難治性疾患克服研究事業 「難治性炎症性腸管障害に関する調査研究」班（渡辺班）（2014）：潰瘍性大腸炎・クローン病　診断基準・治療指針　平成 27 年度　改訂版 （平成 28 年 1 月 31 日）〕

5.2.3c　イレウス

【概念･病態】

イレウス（ileus）とは腸閉塞のことであり，肛門側への内容物の通過障害，停滞により腸管が異常に拡張する．その結果，腹部膨満感や腹痛を生じ，腸内容物が口側に逆流し，嘔吐をきたす．腸閉塞には，機械的閉塞と機能的閉塞がある．機能的閉塞は，腸管運動の低下による麻痺性イレウスと腸管の局所的けいれんによるけいれん性イレウスに分けられる．麻痺性イレウスは，腹膜炎の二次的徴候として現れることが多い．

イレウスの状態では，嘔吐により体外に水分が流出しなくても，高度の脱水状態になる．電解質の喪失もあり，閉塞部位によっては体液の酸・塩基平衡も異常をきたす．複雑性腸閉塞では，これらの病態に血行遮断による血流障害が加わり，早急に処置をしなければ腸管壊死をきたす．その結果，絞扼分節の漿膜側から腹腔内に血性粘液が流入し，血性腹水の状態になるだけではなく，エンドトキシンなどの菌体成分が腸管壁や腹膜から吸収されて腫瘍壊死因子（TNF），インターロイキン（IL），プロスタグランジン（PG）やロイコトリエン（LT）などの炎症性メディエーターを誘導する．さらに全身では好中球や血小板などが活性化し，過剰な炎症反応や活性酸素の産生など連鎖反応を起こし，**多臓器不全**などの重篤な病態に至る．

【症　状】

イレウスの一般的症状としては，腸内容物の通過障害による排ガス，排便の停止，腹部膨隆，腹痛や嘔気・嘔吐を生じる．血行障害によるイレウス（腸重積や腸管動静脈閉塞）では，血便もみられることがある．

【検査･診断】

開腹手術の既往があれば，術後の癒着によるイレウスを考える．開腹手術の既往，腹部の手術創がないときは，機械的イレウスか内外ヘルニアを考慮する．腹部の理学的，機械的（特に単純性腸閉塞）所見では蠕動不穏や腸管を細長い腫瘤として触知する腸管硬直，鼓腸，聴診上の金属音などが特徴的である．麻痺性イレウスでは，腸雑音が減弱ないし消失することが多く，腹水を伴うこともある．

急性腹症であり，特に複雑性腸閉塞は早期の外科処置を要するため，迅速な診断が必要となる．診断には，腹部単純エックス線写真が必須である．複雑性か単純性かの鑑別は，腹部超音波検査が必須である．嘔吐を示す場合は，閉塞による嘔吐か腹膜刺激性の嘔吐かを判断する必要がある．嘔吐，腹痛，腹部膨満感を訴える疾患は，急性膵炎，急性胆嚢炎，子宮外妊娠などがある．

【治　療】

病院で行われる腸閉塞の治療は，症状や重症度によって異なるが，以下の２つに大別される．

ａ．保存療法

がんによって腸管が狭くなったり，癒着により腸が折れ曲がったりする機械的腸閉塞の場合には，原則として保存療法が選択される．保存療法は，鼻や口から細い管を閉塞部まで挿入し，腸内にたまっている水分や内容物，ガスを排出する方法である．

a. 索状物による絞扼

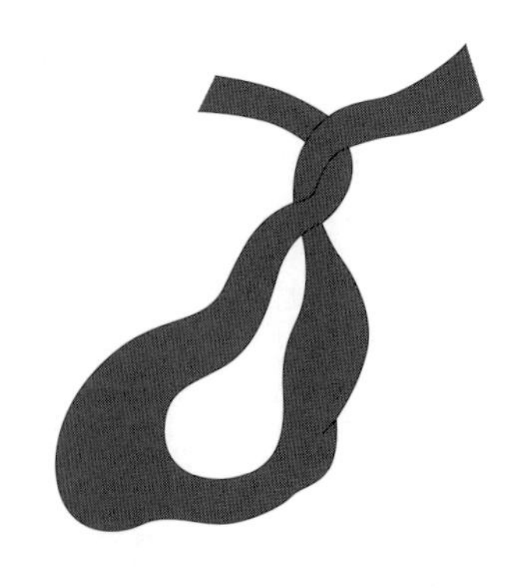
b. 小腸軸捻転絞扼性イレウスの型

c. 小腸係蹄の結節形成

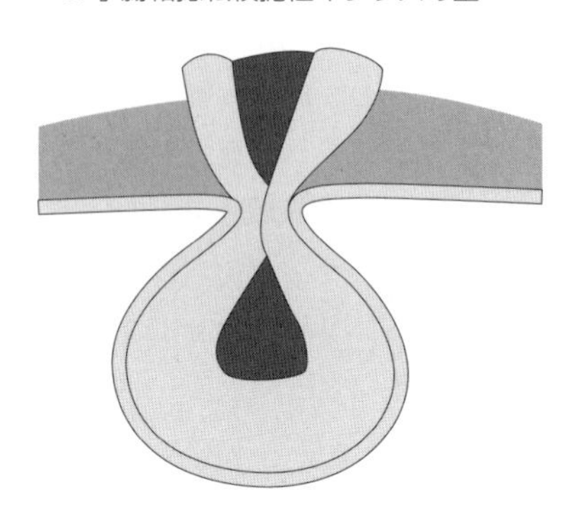
d. 嵌頓ヘルニア

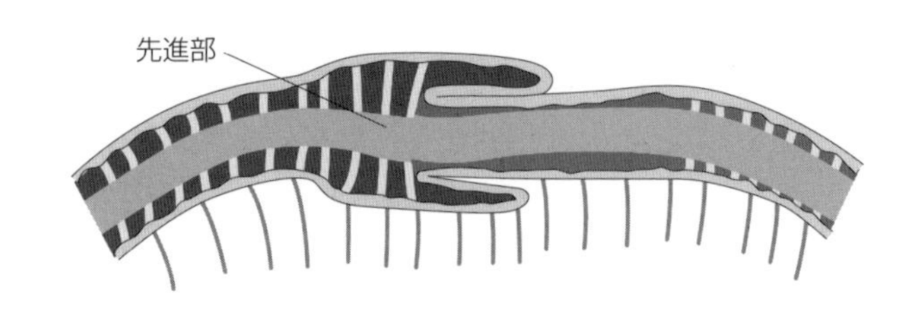

e. 腸重積症

図 5-12　イレウスの分類

閉塞部位が腸の上部にある場合は胃管を，下部にある場合はイレウス菅を使う．

腸閉塞が発症した場合，口から水分や食事を補給するのは，病態を悪化させる原因となるため，治療期間中の栄養補給は点滴で行う．また，血液濃度と電解質バランスを補正する点滴や，感染症を防ぐための抗菌薬の点滴も同時に行う．この方法で症状が改善し，排ガス，排便が起こり，エックス線検査で腸管内のガスの減少，消失がみられた場合は，改善の兆候である．

b．手術法

保存療法を 3〜7 日間（高齢者の場合は 3〜4 日）行っても症状が改善されない場合，血行障害がある場合，腸閉塞を繰り返す場合などでは，開腹手術を行う．手術は，腸管のねじれ部分や折れ曲がった部分の修正，原因となる異物や腫瘍の除去，必要に応じて腸管の一部を切除する．また，より重症度の高い「絞扼性腸閉塞」の場合は，緊急手術を行う必要がある．癒着した部分を慎重に剝がし，腸の血流が回復すれば腸を切る必要はないが，すでに腸の一部が壊死していて，放置しておくと腸に孔が空く危険があるときは，壊死した部分を切断して正常な部分をつなぎ合わせる処置をとる．

そのほか，ストレスや薬物中毒による「麻痺性腸閉塞」では，腹膜炎を合併している可能性がある．この場合，腹膜炎の部位を切除し，胃や腸に穴が開いている場合は，その穴をふさぐ手術を行う．最近では，開腹手術のような大掛かりな手術ではなく，内視鏡の一種である腹腔鏡手術による検査や手術が増えてきている．

5.2.4　肝疾患（肝炎，肝硬変，薬剤性肝障害）

5.2.4a　ウイルス性肝炎

【概念･病態】

日本人の肝臓病の約80%はウイルスによって引き起こされている．肝炎ウイルスには，A型，B型，C型，D型，E型などがあり，日本に多いのはA型，B型，C型の3種類である．D型やE型はほとんどみられない．また，肝硬変や肝臓がんといった重い肝臓疾患へ移行していくのは，B型肝炎とC型肝炎である．

主な感染経路は，A型，E型は汚染された食物や水で，B型は血液媒介，親子（垂直），性行為（水平），C型はウイルスの混入した血液を介したもの（輸血や集団予防接種の注射針の回し射ち，刺青など）である．C型肝炎の性行為での感染，母子感染はまれであるとされている．

ウイルス性肝炎（viral hepatitis）とは，肝炎ウイルスが原因の肝臓の炎症性疾患のことを指す．病態として，急性に発症する急性肝炎と，肝臓の炎症が一定期間以上持続する慢性肝炎および急性肝炎の劇症化した劇症肝炎に分けられる．

a．A型肝炎

A型肝炎はA型肝炎ウイルス（HAV）に汚染されたもの（生カキが多い）や生水が感染源になっている．感染すると2～4週間の潜伏期間の後，急性肝炎を発症する．症状は，最初，発熱や吐き気，倦怠感など風邪によく似ているが，やがて黄疸が現れる．昏睡状態などの激しい症状を伴う劇症肝炎になることはごくまれである．普通は1～2か月で完治する．一度かかると抗体ができるので再発しない．

b．B型肝炎

B型肝炎ウイルス（HBV）の感染様式には，成人が性行為などにより感染して急性肝炎を発症する場合と，出産時に母子間で成立する持続感染状態（キャリア）の2種類がある．垂直感染したHBVは，感染者の肝臓や血液中に長時間とどまり，キャリアとなる．

キャリアの10～20%は生涯のどこかの時間に慢性肝炎を発病する．成人での感染では，数%に劇症肝炎がみられるが，ほとんどの場合ウイルスは排除され，肝炎は鎮静化する．そして，感染後6か月でHBs抗体が出現することで，終生免疫を獲得し肝炎は治癒する．

一方，日本でのキャリアのほとんどが母子間垂直感染である．母親がHBe抗原陽性例では，高率でキャリア化する．HBVのキャリアは，感染早期の10～20代までの若年齢では宿主の免疫応答が乏しい（免疫寛容）ため，ウイルス量が多いにもかかわらず肝炎の起きていない状態で推移する．HBe抗原陽性，HBe抗体陰性，血中HBV-DNAおよびDNAポリメラーゼは高値で，これがヘルシーキャリアとよばれる時期である．20歳後半から30歳前半にかけ，HBV感染肝細胞はリンパ球の標的にされ，肝臓に炎症が生じる．

この肝炎は，一過性に終わり，HBe抗原陽性の陰性化，さらにHBe抗体の陽性化をみる．これがHBeセロコンバージョン（血清変換）とよばれる重要な現象である．HBe抗原の産生が停止すると，HBVの産生も著しく低下し，多くの例で肝障害はほぼ終焉する．全HBVキャリアの80～90%は，このような良好な経過をたどり，特に治療の必要はない．HBeセロコンバージョンは，35歳を過ぎると自然には起きにくく，ALTの変動が激しく，肝硬変への移行が危惧される場合は，積極的な治療の対象となる．HBVキャリアの10%に肝硬変，4%に肝細胞がんが発生すると推定されている．

c．C型肝炎

C型肝炎ウイルス（HCV）に感染すると，多くの場合，程度の差はあるが，肝臓に急性の炎症が起こるが，約2割の患者は，体の治癒力がうまく働いてウイルスが排除され，急性肝炎の段階で治癒してしまう．この場合にはがんの危険性はない．

しかし，7～8割の患者は，ウイルスを除去できなくて慢性化し，慢性肝炎，肝硬変に進行する．肝硬変になると，肝臓がんを発病する可能性が高くなる．C型肝炎の場合，感染してから30年以上経過してから発がんすることが多く，C型慢性肝炎から肝発がん率は年1～2%，C型肝硬変からのそれは6～7%といわれている．B型やC型の慢性肝炎は，肝炎ウイルスの感染によって引き起こされるが，ウイルス自体が肝臓に直接攻撃を加えて，ASTやALTが上昇するわけではない．肝炎ウイルスは，ヒトに感染すると，肝臓の細胞に侵入し，肝細胞を利用して増殖していく．

これに対して，生体側では，細胞傷害性T細胞（CTL）がウイルス感染細胞を認識して，ウイルスが感染した肝細胞を細胞ごと攻撃する．この免疫細胞による攻撃によって細胞が壊れ，細胞の中にあったASTやALTが血中に漏れ出て，測定値が高くなるというわけである．細胞が壊れるとさらに炎症反応が起こり，次第に線維化が進行し，慢性肝炎から肝硬変へと進行していく．

【症　状】

急性肝炎はウイルスに感染してから数週間から数か月後に発症する．一般的な症状としては，風邪のような症状（全身倦怠感，発熱，頭痛，関節痛，悪心，食欲不振，右脇腹痛など）がみられる．また，黄疸がみられる場合もある．

慢性肝炎は急性肝炎が治りきらずに，肝細胞の破壊と修復が6か月以上にわたって絶え間なく続いている状態をいう．肝臓病の中で一番多いのがこの慢性肝炎で，一部は肝硬変へ進むことがある．人によっては，体のだるさや吐き気，食欲不振などの症

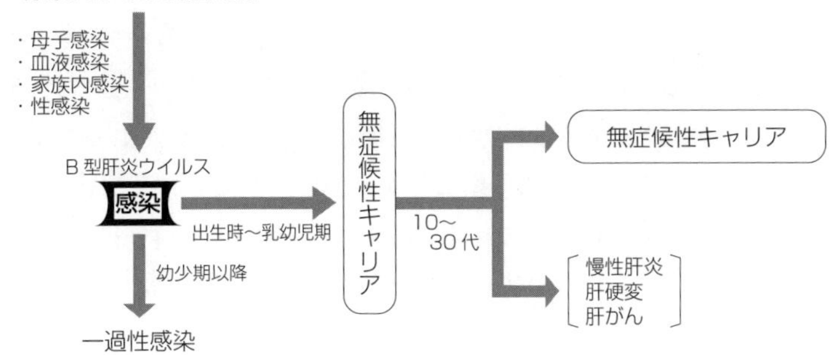

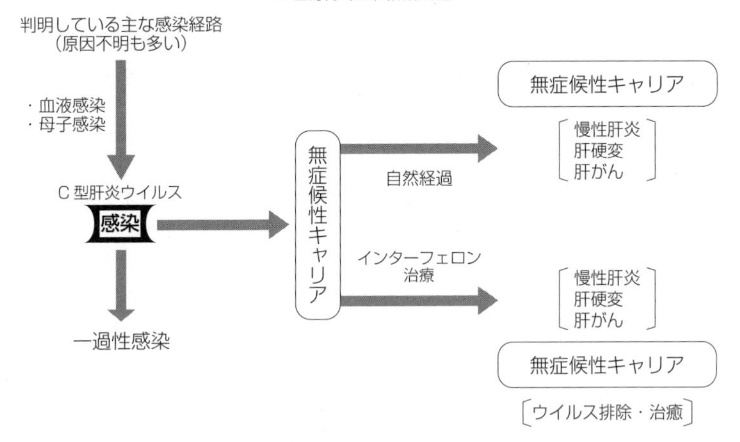

図 5-13　B 型肝炎と C 型肝炎の自然経過
〔日本肝臓学会編（2006）：慢性肝炎の治療ガイド 2006，文光堂，を参考に作成〕

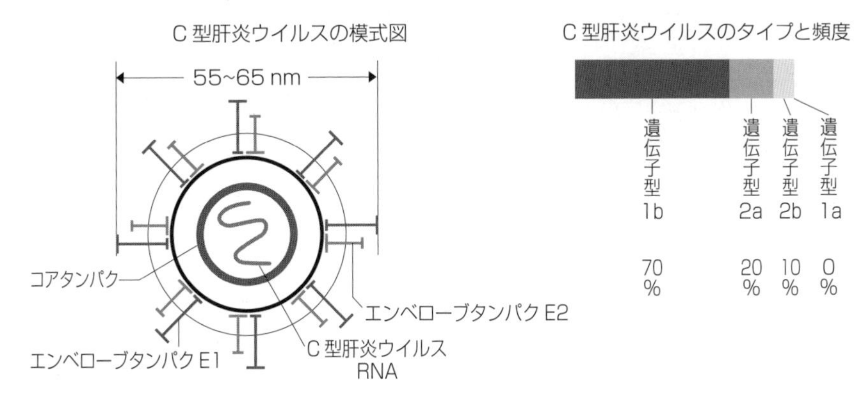

図 5-14　C 型肝炎ウイルスの形とタイプ
〔日本肝臓学会編（2008）：慢性肝炎の治療ガイド 2008，文光堂，を参考に作成〕

状がみられることもあるが，一般的には慢性肝炎の自覚症状はほとんどない．そのため，慢性肝炎と診断された人の大半は，検診などで偶然見つかったケースである．

急性肝炎の中で約1%が劇症肝炎になるといわれている．初期症状は急性肝炎と同じであるが，普通の急性肝炎の場合は黄疸が出現し，**肝性脳症**という意識障害に至る．最初の症状が出てから8週間以内に肝性脳症が出て，なおかつプロトロンビン時間が40%以下になると**劇症肝炎**と診断される．初期症状から10日以内に肝性脳症が出るものを，急性型，それ以降に出るものを亜急性型と分類する．劇症肝炎は脳浮腫，感染症，消化管出血，腎障害等の重い合併症を引き起こすことが多く，多臓器不全の病態を示す．劇症肝炎は，肝臓病の中でも死亡率が極めて高く，70〜80%の人が死亡する．

【検査·診断】

肝機能は複雑多岐にわたるので，単一の血液生化学検査で肝疾患の診断を下すことは困難であり，通常いくつかの検査を組み合わせて診断を進めることになる．いずれの種類の肝炎でも，肝臓の障害の程度をAST，ALT，ビリルビン，アルブミン値，ヘパプラスチンテスト，プロトロンビン時間，アンモニア，フィッシャー比，インドシアニングリーン15分値などで評価する．そして，A型肝炎ではHA抗体，B型肝炎ではIgM-HBc抗体，HBs抗原・抗体，HBe抗原・抗体，HBV-DNA定量，HBVポリメラーゼ，C型肝炎ではHCV抗体，HCV-RNA定性/定量，HCV-Core抗原定量，HCVジェノタイプなどがある．AST，ALTは肝臓中にある酵素で，肝細胞が破壊されると血液中に流れ出る．正常値は，ASTが10〜34単位，ALTが5〜46単位であるが，肝炎ウイルスに感染すると数百から数千単位になることもある．

血液中のウイルス抗原，抗体の有無を調べると，ウイルス感染の有無や肝炎の状態が分かる．また，C型肝炎では，血小板数の減少によって病態が推測できる．

画像診断では，非侵襲的なものから順に行うことが原則である．通常は，まず超音波検査（US）を行い，次にエックス線コンピュータ断層撮影（CT）を考慮する．しかし，病変によってはCTを行ってもUS以上の情報が得られない場合もある．したがって，一般的には，USとCTの両者の所見をあわせて診断することが重要である．また，磁気共鳴画像（MRI）も腹部臓器に応用される．

【治　療】

ウイルス性肝炎治療の戦略は，ウイルスの排除と病気の進行を抑えることである．以下のような治療法が中心になる．

a．ウイルスの排除

C型慢性肝炎の治療としては，これまで**インターフェロン（IFN）製剤**とウイルスの核酸合成を阻害するリバビリンの併用療法が標準治療であった．近年，**持続的ウイルス陰性化（SVR）**率を向上させたNS3/4Aプロテアーゼ阻害作用のあるテラプレビルやシメプレビルなどの**直接作用型抗ウイルス薬（Direct acting antiviral agents：DAAs）**が使用されるに至っている（図5-15）．

①インターフェロン（IFN）を中心とした治療：C型慢性肝炎に認可されているIFNにはα型とβ型がある．このうちα型にはポリエチレングリコール

（polyethylene glycol：PEG）を結合させた**PEG-IFN α-2a** と **PEG-IFN α-2b** がある．β型にはPEGが結合したものはない．

IFNによる治療は，1986年にHoofinageらがnonA/nonB型肝炎に対してヒト組換えIFN-α投与し，肝逸脱酵素の正常化を確認したことに始まり，欧米で1991年，日本では1992年からC型肝炎に対するIFN治療が開始された．その後，IFN単独療法からリバビリン併用療法，さらにPEG-IFNとリバビリン併用療法が標準療法となり，SVR率は向上した．しかしながら，難治性であるHCVジェノタイプ1型・高ウイルス量症例では，SVR率は40〜50%にとどまっており，約半数の症例ではHCVを排除することができなかった．その後，2011年には第1世代のプロテアーゼ阻害薬である**テラプレビル**がジェノタイプ1型高ウイルス量症例に対して，一般臨床で使用が可能になった．このことを踏まえ，テラプレビル+PEG-IFN+リバビリンの3剤併用療法により，初回治療のSVR率は約70%と向上した．しかしながら，高度な貧血の進行，重篤な皮膚病変の出現，腎機能低下などの副作用が問題となった．2013年には第2世代のプロテアーゼ阻害薬である**シメプレビル**が認可され，シメプレビル+PEG-IFN+リバビリンの3剤併用療法が導入されるようになり，国内臨床試験では初回治療のSVR率は約90%まで向上し，副作用もプラセボ群とほぼ同等であった．一方，ジェノタイプ2型に対しては，PEG-IFN+リバビリン併用療法において約80%のSVR

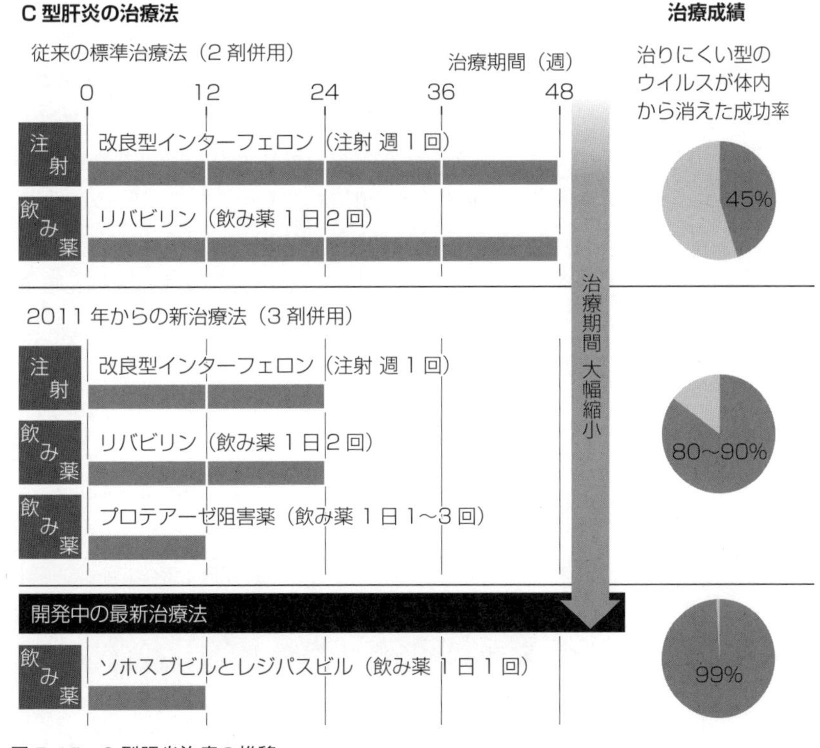

図5-15 C型肝炎治療の推移
〔MSDホームページ http://www.c-kan.net/ より〕

率が得られていたが，2014 年からこの PEG-IFN＋リバビリン併用療法の非著効例に対してテラプレビル＋PEG-IFN＋リバビリンの 3 剤併用療法が適用可能となっている．

②直接作用型抗ウイルス薬（インターフェロンフリー療法）：C 型肝炎ウイルスのプラス 1 本鎖 RNA ゲノムは約 9,600 塩基対であるが，このうちウイルス粒子に取り込まれない非構造領域は，NS2～NS5B 領域に分けられている．現在，直接型抗ウイルス薬（DAAs）の標的となっているのは，NS3/4A，NS5A，NS5B 領域であり，それぞれプロテアーゼ活性，ウイルスゲノム複製複合体形成，RNA 依存性 RNA ポリメラーゼ活性を有している（図 5-16））．2015 年 12 月現在，**NS3/4A プロテアーゼ阻害薬**としてはテラプレビル，シメプレビル，アスナプレビル，バニプレビル，パリタプレビルの 5 種，**NS5A 複製複合体阻害薬**としてはダクラタスビル，レジパスビル，オムビタスビルの 3 種，さらに **NS5B 阻害薬**としてソスホスブビルが認可されている．このうち，プロテアーゼ阻害薬であるテラプレビル，シメプレビル，バニプレビルは PEG-IFN やリバビリンとともに INF-based therapy として使用され，その他の DAAs はアスナプレビル＋ダクラタスビル，ソホスブビル＋レジパスビル，パリタプレビル＋オムビタスビルの組合せで **IFN-free therapy** として投与される．

2015 年 9 月には，レジパスビル/ソホスブビルの合剤（ハーボニー® 配合錠）が発売された．1 錠中にソホスブビル 400 mg とレジパスビル 90 mg を含有した DAAs の配合製剤である．適応は「セログループ 1（ジェノタイプ 1）の C 型慢性肝炎または C 型代償性肝硬変におけるウイルス血症の改善」で，1 日 1 回 1 錠を 12 週間経口投与する．この最大の特徴はインターフェロン製剤やリバビリンとの併用を必要としないことである．In vitro でソホスブビルとレジパスビルとの併用は，HCV に対して相加的な抗ウイルス作用を示し，交差耐性も認められなかったことが報告されている．ハーボニー® の国内外第 3 相臨床試験の結果では，SVR12 率（投与終了から 12 週間後の HCV RNA が定量下限値未満の割合）は，実に 100％を達成した．この試験成績は，IFN 製剤を用いなくても C 型肝炎の慢性化を抑えることが十分可能であることを示している．

b．抗炎症薬，肝細胞保護薬

肝臓の炎症を抑える抗炎症薬，肝細胞の障害を防ぎ細胞を保護する薬，肝臓全体の

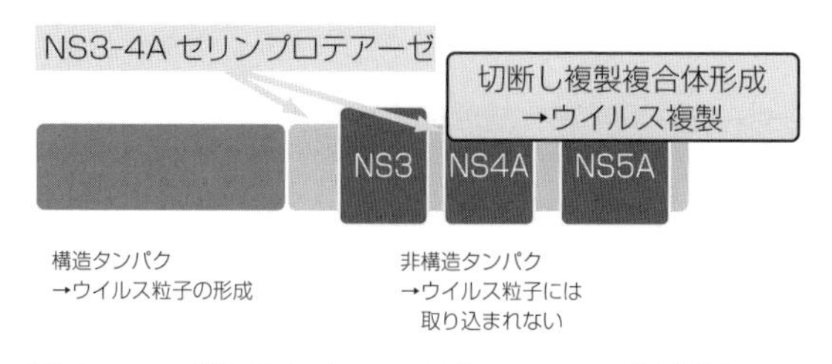

図 5-16　C 型肝炎ウイルスに対する DAAs の作用機序

機能を高める薬などを使って，肝細胞の破壊を抑え，病気の進展を遅らせることができる．

グリチルリチン製剤や胆汁酸の一成分であるウルソデオキシコール酸が肝炎治療薬として使われる．

グリチルリチンには，ステロイド様作用，抗炎症作用，抗アレルギー作用があり，特に肝機能改善薬として広く用いられている．

ウルソデオキシコール酸には，肝細胞を保護する作用（肝細胞保護作用）や胆汁酸の排泄を促進する作用（利胆作用）がある．ウルソデオキシコール酸は，活性化したT細胞を減少させ，免疫応答と深くかかわっているサイトカインや免疫グロブリンの産生を抑制する作用も報告されている．C型肝炎による肝障害の別の機序としてアポトーシスがあるが，ウルソデオキシコール酸がアポトーシスを抑制するという報告もある．

肝臓の炎症によって肝細胞が障害されると，肝細胞内酵素のASTやALTが血液の中に流出するが，血中AST，ALT濃度を指標にした臨床研究の結果，グリチルリチン製剤やウルソデオキシコール酸を使うとAST，ALTが低下することが明らかになっている．

c．免疫能の調整

肝炎は，ウイルスに感染した肝細胞をリンパ球が攻撃することによって発生する．免疫反応を調整して炎症を抑える薬で，肝細胞の破壊を食い止めることができる．

5.2.4b　肝硬変

【概念・病態】

肝硬変（liver cirrhosis）は，種々の原因によって生じた慢性肝炎が治癒しないで，長い経過をたどった後の終末像であり，その肝病変は一般に非可逆的である．すなわち肝硬変とは，種々の原因によってびまん性の肝細胞の壊死と炎症，再生が繰り返し起こり，その場所に高度の線維が増生した結果，肝臓の本来の小葉構造と血管系が破壊されて偽小葉と再生結節が形成され，肝臓が小さく，かつ硬くなる疾患である．

臨床的には，肝細胞障害による肝機能の低下，門脈圧亢進，門脈-大循環系短絡（シャント）形成の3大要因により，症状の乏しい初期から多様な症状を示す進行期まで，様々な症状を示す．肝細胞障害に反応して，増殖調節因子は肝細胞過形成（再生性結節を形成する）および動脈の成長（血管新生）を引き起こす．増殖調節因子としては，サイトカインと肝成長因子（例：上皮増殖因子，肝細胞増殖因子，トランスフォーミング増殖因子α，腫瘍壊死因子）がある．

また，インスリン，グルカゴンおよび肝内血流パターンは，結節がどの部位にどのように生じるかを示す．血管新生では結節を囲む線維鞘の中で新しい血管が生じる．これらの“橋”は肝動脈と門脈を肝静脈へつなぎ，肝内の循環経路を回復させる．こうした接続血管は，比較的低容量で高圧の静脈排出路となり，これは正常な血液量を収容できず，門脈圧を上昇させる．このような結節への血流異常は，再生性結節による肝細静脈の圧迫とともに，門脈圧亢進症を助長する．

肝硬変の原因としては，①ウイルス性，②アルコール性，③自己免疫性，④薬物・毒物性，⑤胆汁うっ滞性，⑥うっ血性，⑦栄養・代謝障害性，⑧感染症（寄生虫を含む）など，多岐にわたっている．日本の肝硬変では肝炎ウイルス（C 型，B 型）によるものが最も多く，次いでアルコールによるものとなっている．ウイルス性肝硬変では，C 型肝炎ウイルス（HCV）によるものが大半を占めている．

【症　状】

肝硬変の症状の主なものは，肝細胞の機能障害と**門脈圧亢進**により生じる．**代償性肝硬変**では，自覚症状をほとんど訴えないことが多く，あっても軽微である．一部には，まったく自覚症状もなく，かつ通常の血液生化学検査でも異常を示さず，偶然の機会に発見される，いわゆる潜在性肝硬変と考えられる患者も存在する．肝機能障害が進行するとともに，肝臓の予備能力が低下してくると非代償性肝硬変となる．

非代償性肝硬変では全身倦怠感，脱力感，易疲労感，尿の色が濃く染まる，腹部膨満感，吐き気（悪心），嘔吐，腹痛など，消化器症状を主とする全身症状を訴えることが多くなる．

さらに重症になると，黄疸，腹水，吐血，**肝性昏睡**などの症状が現れる．また，肝硬変の皮膚所見としては，黄疸のほかに，**くも状血管腫**，女性化乳房，手掌紅斑，皮膚の色素沈着，出血傾向，皮下出血，太鼓ばち状指，白色爪などが認められる．

【検査・診断】

肝硬変は，本来，病理組織学的診断を行う必要があるが，すべての患者に腹腔鏡検査や肝生検を繰り返し行って，顕微鏡検査で病理組織診断を確定することは困難である．そこで，血液生化学的検査，血液学的検査，画像検査などから得られた情報を総合的に判断する．肝硬変は，臨床的な機能分類として，肝硬変の原因を問わず，肝不全症状の有無から代償性（期）と非代償性（期）とに分けられる．

代償性肝硬変とは，黄疸，腹水，浮腫，肝性脳症，消化管出血などの肝機能低下と門脈圧亢進に基づく症候が代償されて認められない病態である．代償機構の限界により，非代償性肝硬変では，肝機能低下と門脈圧亢進症に基づく症状が一つ以上が認められる病態である．

肝臓は脂質，炭水化物，タンパク質，アミノ酸の代謝およびエネルギー代謝など栄養代謝の中心的な臓器であるため，肝硬変，特に機能不全をきたす非代償性肝硬変では，様々な栄養代謝障害が引き起こされる．通常，肝硬変の診断では，肝細胞の機能障害を反映したアルブミン，コリンエステラーゼ，凝固因子（プロトロンビン時間，ヘパプラスチン），コレステロールなどの低下，血漿遊離アミノ酸異常，間葉系反応を反映したγ-グロブリンの上昇，硫酸亜鉛混濁試験・チモール混濁試験（膠質反応）などの高値，肝線維化マーカーの上昇，肝循環動態の異常を反映したインドシアニングリーン負荷試験（停滞率，最大除去率）の上昇，そして門脈亢進に伴う脾機能亢進を反映した血小板数の減少などが認められる．

新犬山分類による慢性肝炎と肝硬変の病期と血小板数（基準値：14～45 万μL）の関係では，病期の進行とともに段階的に血小板数は減少していき，血小板数が 12 万μL 以下に低下してくると，肝硬変へ進展する可能性が高くなる．

表 5-6 Child-Pugh 分類

項 目	1点	2点	3点
脳 症	ない	軽 度	ときどき昏睡
腹 水	ない	少 量	中等量
血清ビリルビン値（mg/dL）	2.0 未満	2.0～3.0	3.0 超
血清アルブミン値（g/dL）	3.5 超	2.8～3.5	2.8 未満
プロトロンビン活性値（%）	70 超	40～70	40 未満

各項目のポイントを加算し，その合計点で分類する
Child-Pugh 分類　A：5～6 点　B：7～9 点　C：10～15 点
〔日本肝癌研究会編（2015）：臨床・病理　原発性肝癌取扱い規約，第 6 版，p.15〕

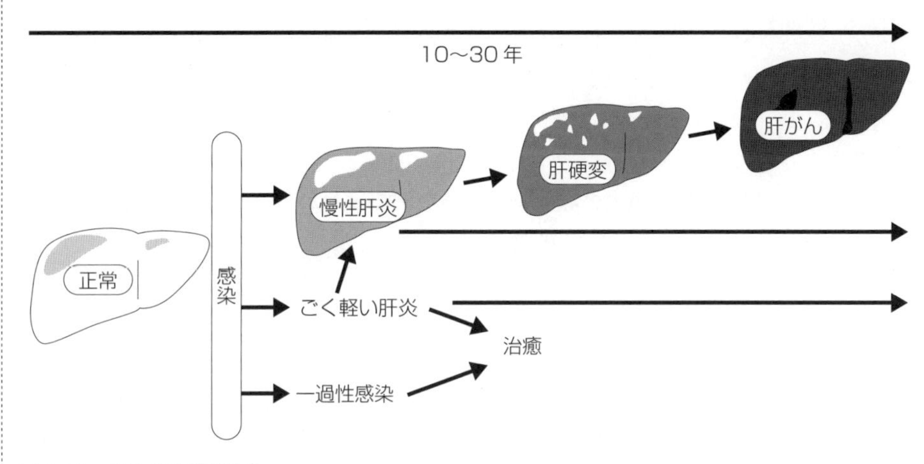

図 5-17　肝疾患の慢性変化

肝硬変の治療方針を決定したり生活指導を行う場合には，病態の重症度判定が非常に重要である．肝硬変の重症度および手術適応決定の際には**Child-Pugh 分類**（表 5-6）が用いられる．肝機能検査と予後との関係では，ビリルビン，アルブミン，凝固因子，γ-グロブリン，ALP，コリンエステラーゼ，総コレステロール，総胆汁酸，75 g 糖負荷試験，インドシアニングリーン負荷試験（最大除去率）などが重要である．

【治　療】

肝硬変の治療は，現在の病態をさらに悪化させることなく生活の質（QOL）と日常生活動作（ADL）を維持，改善させ，予測される合併症に早期に対応していく．

a．指　導

過労を避け，禁酒し，バランスのよい食事をとり，規則正しい生活をするよう生活指導する．しかし，病態が急性増悪して，自覚症状と肝機能障害が強くなったり，あるいは黄疸，浮腫・腹水，意識障害などが現れているような時期には入院管理が必要となる．

b．一般的な薬物療法

肝硬変そのものに対する治療薬はない．肝障害の重症度に応じて，**肝臓加水分解物**（プロヘパール），**肝臓抽出薬**（アデラビン9号），**胆汁酸製剤**（ウルソデオキシコール酸：ウルソ），**グリチルリチン製剤**（内服薬がグリチロン，注射薬が強力ネオミノファーゲンシー），漢方薬，ビタミン剤などを単剤，または併用する．

これらの肝臓用薬（肝庇護薬）の服用・静脈注射によって，肝細胞の壊死・炎症を鎮静化させてAST，ALTを基準値の2倍以内の低い値に維持できると，肝がんの合併を抑制して，発がんの時期を遅らせることができる．

非代償性の肝硬変では，黄疸，浮腫・腹水，肝性脳症などへの対症的な治療対策がそれぞれ必要となる．基本的には，安静臥床，食塩制限（1日3〜6 g），軽度の水分制限，タンパク質の摂取制限（1日40 g程度）が行われる．そのうえで，浮腫・腹水には利尿薬を投与する．低アルブミン血症が高度のために，利尿薬の投与にもかかわらず浮腫・腹水が改善しない場合には，アルブミン製剤を補給する．

なお，内科的治療により軽減できない中等量以上の腹水（難治性腹水）に対しては，腹腔頸静脈シャント術（LeVeenシャントなど），腹水濾過濃縮再静注法，経頸静脈肝内門脈大循環シャント術などが行われることもある．

c．ウイルス性肝硬変での抗ウイルス療法

C型肝硬変のうち，腹水，肝性脳症および門脈圧亢進などの既往がない代償性肝硬変では，**インターフェロン**（IFN-α，IFN-β）が適応となる．また，代償性・非代償性B型肝硬変では，**核酸アナログ製剤**（エンテカビル，ラミブジン，アデホビル）が適応となっている．平成20年度厚生労働科学研究で提言された「ウイルス性肝硬変に対する包括的治療のガイドライン」に示すように，ウイルスの駆除・減少によりAST，ALT値が正常化し，肝組織学的な改善が認められる．

また，肝細胞がんの発生リスクを低くすることも期待できる．なお，C型肝硬変に対するインターフェロン治療は，慢性肝炎より著効率が低く，副作用の発生率や治療脱落率などが高く，費用対効果が悪いという問題点がある．

d．肝性昏睡の治療

肝性脳症は肝疾患に伴う精神神経症状のことで，意識障害が昏睡に進行した場合を肝性昏睡という．そのほか，性格変化や知能低下などがみられる場合もある．肝性脳症の治療は，あらかじめ脳症の合併が予想される患者では，予防的処置（高アンモニア血症の誘因の回避，特殊組成アミノ酸製剤の服用など）を普段から行っておく．脳症が発症したときには，脳症から覚醒させるための積極的な治療が行われる．すなわち，**高アンモニア血症対策**が中心となり，誘因（高タンパク食，便秘，消化管出血，低カリウム血症に伴うアルカローシス，向精神薬など）を除去したうえで，便秘の回避（浣腸，下剤），非吸収性の抗菌薬（フラジオマイシン，ポリミキシンB，バンコマイシンなど），**合成二糖類**（ラクツロース，ラクチトール）の経口投与もしくは浣腸，さらに分岐鎖アミノ酸（BCAA）を主体とした**特殊組成アミノ酸製剤**（輸液または内服）などで，総合的に治療する．

ｅ．肝移植

2004年に肝移植対象疾患の保険適応が拡大されたことにより，Ｂ型およびＣ型肝硬変や肝がんに対する肝移植が増加している．日本での肝硬変における肝移植適応は，末期肝不全状態を示す例となっており，その大部分は生体部分肝移植である．肝移植による成績では，Ｂ型よりもＣ型肝硬変で予後が不良であり，移植後の抗ウイルス療法の確立が課題である．

ｆ．合併症への対処

肝硬変の合併症としては，食道静脈瘤と肝がんが重要である．食道静脈瘤では，静脈瘤破裂を予防する処置として，一般的には内視鏡的硬化療法（EIS）や静脈瘤結紮術（EVL）が行われる．外科的治療法としては，食道離断術とハッサブ手術がある．さらに最近は，頸静脈から経皮的にステントを挿入し，門脈肝静脈短絡を形成する手術が行われている．

肝がんの合併に際しては，早期発見・早期治療が最も重要であるが，肝臓の予備能力の程度と肝内の腫瘍の占拠状況によって治療法の選択が異なる．現在，肝がんの治療法としては，外科的肝切除術，経肝動脈塞栓術（TAE），肝腫瘍内エタノール局注療法（PEIT），ラジオ波焼灼療法（RFA），経皮的マイクロ波凝固療法（PMCT），リザーバー留置による**抗がん薬動注化学療法**，などが行われる．進行肝がんに対しては，フルオロウラシル（5-FU）の肝動注療法とインターフェロンの全身投与を併用することで，良好な成績が得られている．

5.2.4c　薬剤性肝障害

【概念・病態】

薬剤性肝障害（drug-induced liver injury）とは，薬物が原因となる肝障害である．アレルギー性機序により起こる薬剤過敏性肝障害と，肝毒性機序により起こる薬剤中毒性肝障害に大別される．前者は過敏性機序であり肝障害を予知できないが，後者は用量依存性であり肝障害を予知できる．薬剤過敏性肝障害は血液中の肝機能所見により，**肝細胞障害型**（肝炎型，肝壊死型），**胆汁うっ滞型**，**混合型**の３型に分類されている．

薬剤過敏性肝障害は，①少数のヒトに起こる，②動物で同様の変化を起こすことができない，③投与量と障害とが並行しない，④潜伏期が一定しない，⑤肝組織傷害像が個体により異なる，⑥過敏性反応として，⑦しばしば発熱，発疹，好酸球増多を伴うなどの特徴を示す．

薬剤過敏性肝障害の発症には，個体の細胞性免疫能が深くかかわっている．多くの薬物は，肝臓で代謝を受ける過程で，最初に肝ミクロソームの**薬物代謝酵素**（P-450）で修飾を受けるが，薬物自身またはその中間代謝物が肝組織成分と結合し，**ハプテン-キャリア複合体**を形成して抗原性を獲得する可能性がある．

しかし，例えハプテン-キャリア複合体が形成されても，免疫応答は個体の免疫応答遺伝子によって規定されているので，直ちに薬物過敏性の発症に結びつくわけではない．したがって，特定のヒトのみが薬物過敏性障害を発症する．薬物中毒性肝障害

表 5-7　薬剤性肝障害の原因薬物

<table>
<tr><td>肝毒性薬物</td><td colspan="2">マイトマイシン，アクチノマイシン D，6-メルカプトプリン，5-フルオロウラシル，メトトレキサート，クロルプロマジン</td></tr>
<tr><td rowspan="4">過敏性薬物</td><td rowspan="2">肝細胞障害型（肝炎型）</td><td>アセチルサリチル酸，イソニアジド，インドメタシン</td></tr>
<tr><td>エタンブトール，トルブタミド，ハロタン，6-メルカプトプリン，リファンピシン</td></tr>
<tr><td>胆汁うっ滞型</td><td>アロプリノール，クロルプロマジン，エストラジオール，グリセオフルビン</td></tr>
<tr><td>混合型</td><td>テストステロン，スルホンアミド，チオウラシル</td></tr>
</table>

は，医薬品の場合には十分な毒性試験が行われているので，起こっても比較的軽度である．

【症　状】

臨床症状として，発熱，発疹，皮膚瘙痒感，全身倦怠，嘔気，黄疸などが初発症状として起こる．これらの症状は 40〜60％の頻度で出現する．しかし，症状がなくて，血液検査で偶然判明することもある．まれに，強い肝壊死型の経過をとると，肝腫大，黄疸，倦怠感などが強度となり，肝不全の病状を呈することがある．

【検査・診断】

肝機能検査において，種々の肝機能指標に異常を認めたときには，経過を追って異常値の推移を追跡することと，精査を加える必要がある．肝細胞障害型は，皮膚瘙痒を伴うことはないが，AST，ALT が主として異常値（500 kU 以上）を示し，薬物投与中止後，多くは比較的速やかに治癒する．一部に劇症化することがある．

胆汁うっ滞型は，皮膚瘙痒を伴うことが多く，アルカリホスファターゼ（ALP：25 kU 単位以上）と総コレステロール（250 mg/dL）の上昇と AST，ALT の軽度の上昇がある．薬物中止後，肝細胞障害型に比べて経過の緩慢化することが多く，慢性に移行する例もあるが，劇症化することはほとんどない．混合型は，両者の特徴を加味したものである．末梢血液像において，好酸球増加が 35〜60％の例に認められる．これはアレルギー性機序を反映したものである．白血球増加は軽度であるが，好酸球増加は特異反応の一つであるため，経時的追跡が必要である．ウイルス性肝炎で好酸球が増加することはまれであるので，鑑別の指針となる．

なお，好酸球増加は肝障害発現の初期（20 日以内が多い）に認められる．特殊検査として，薬剤感受性試験および再投与試験が行われることがある．薬剤感受性試験においては，薬剤過敏性肝障害が遅延型過敏症と考えられるため，細胞性免疫を利用した検査が応用される．リンパ球幼若化試験，マクロファージ遊走阻止試験，白血球遊走阻止試験などが特異的診断法として用いられる．また，再投与試験は，偶然の再投与による肝障害の出現により，特異診断に結びつくこともあるが，診断のための再投与試験は好ましくないとされている．

【治　療】

治療としては，原因薬物の投与中止や副腎皮質ステロイド薬療法がある．

5.2.5　膵　炎

【概念・病態】

急性膵炎（acute pancreatitis）は，種々の原因により膵臓自体の防御機構が破壊されて，リパーゼ，ホスホリパーゼ，エラスターゼなどの膵酵素が，膵臓の細胞周囲の組織に漏れ出して，膵臓の自己消化を起こし，膵実質の破壊，脂肪壊死，膵出血をきたす疾患である．膵臓のみならず，周囲の消化管，腎臓や肝臓，心臓，肺，脳などにも及び，ショック，腎不全，呼吸不全などを引き起こし，死亡率50～80％と高い，極めて重篤な疾患である．

急性膵炎の誘因としては，胆石症，胆道炎，脂肪の豊富な食事の過食，アルコールの長期摂取や過剰摂取，腹部外傷，腹部手術，慢性膵炎，膵臓がん，胃・十二指腸潰瘍，回虫症，流行性耳下腺炎など様々なものがあるが，胆石症とアルコール摂取が二大成因である．胆石症では，胆石が胆管内で嵌頓することや胆道の炎症を併発して膵臓の圧力が上昇し，膵液のうっ滞，胆汁などの膵管内逆流を起こすことによる．また，アルコールはあわせて膵炎を起こすと考えられている．食生活の欧米化，アルコール摂取の増加に伴って，近年増加傾向にある．30～50代の人に多く，胆石症によるものは女性に，アルコールによるものは男性に多い．

慢性膵炎（chronic pancreatitis）は，長期間にわたって炎症が続き，膵臓の線維化や石灰化が起こり，膵臓全体が固くなって萎縮する疾患である．膵臓には，トリプシ

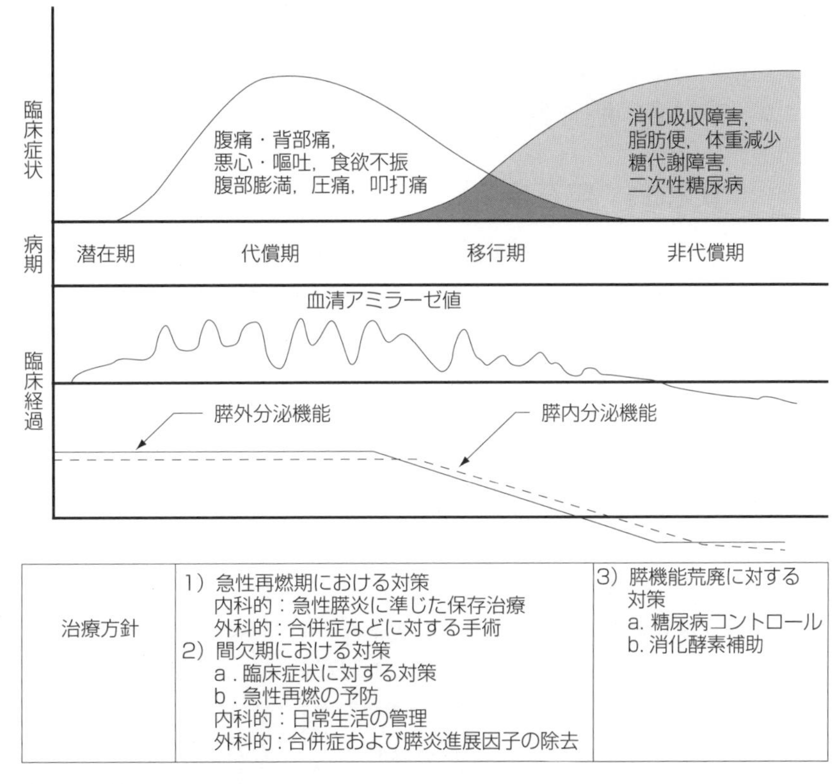

図5-18　慢性膵炎の臨床経過

ン，アミラーゼ，リパーゼなどの消化酵素を含んだ膵液を分泌する外分泌作用とインスリンやグルカゴンなど血糖値を調節するホルモンを分泌する内分泌作用の2つの重要な働きがある．慢性膵炎では，この両者の機能が徐々に低下し，全身に大きな影響を与えることになる．

【症　状】

急性膵炎は，心窩部痛と背部痛が特徴で，腹痛は膵炎発症時より徐々に増悪して，数時間で持続する激痛となる．吐き気，嘔吐を伴うこともある．

【検査・診断】

急性膵炎の検査は，血液と尿中のアミラーゼ測定，さらに腹部超音波検査，CTなどで膵臓の状態を調べる．これらの検査では，膵臓の形や膵石の有無，膵嚢胞，膵壊死，膿瘍形成などを調べることができる．

慢性膵炎では，血液検査として膵酵素や腫瘍マーカーを定期的に調べる．さらに，腹部超音波検査，CT検査などで膵臓の大きさ，膵管の拡張や膵石の有無，膵腫瘍の有無を確認する．

【治　療】

急性膵炎では絶食をして，点滴による保存的治療を行うが，膵壊死や膿瘍形成があれば緊急手術となる場合もある．

アルコール性の慢性膵炎では，禁酒が必要である．また，痛みを和らげる，消化酵素を補うなど，それぞれの症状に応じた対症療法が行われる．慢性膵炎時に糖尿病を発症した場合はインスリン注射による治療を行う．

5.2.6 胆道疾患

5.2.6a 胆石症

【概念・病態】

胆嚢，胆管などの胆道の中で，胆汁の成分から作られる石を胆石という．胆石は，その構成成分により**コレステロール胆石**と**色素胆石**（ビリルビン胆石）の2つに大きく分かれる．コレステロール胆石は，胆嚢内でコレステロールが結晶化したものである．一方，ビリルビン胆石は，胆汁中のビリルビンとカルシウムが結合して石となったものである．高齢者はビリルビン胆石が多い．胆石のある場所によって，胆嚢胆石，胆管胆石，肝内胆石に分けられる．

胆石ができやすい条件としては，胆汁成分の変化，胆汁うっ滞，胆道の感染症などがあげられる．また，胆石の形成を促進する因子としては，脂肪を中心とした食事，肥満，回虫や肝ジストマなどの寄生虫，運動不足などがあげられる．日本の胆石保有率は食生活の欧米化とともに増加し，15〜20%と推測されている．このうち，コレステロール胆石が80%，ビリルビン胆石が10%前後の割合を示しており，特にコレステロール胆石は2：1の割合で女性に多い傾向にある．また，年齢とともに胆石の保有率も高くなっており，60歳以上では若年者の2〜3倍といわれている．

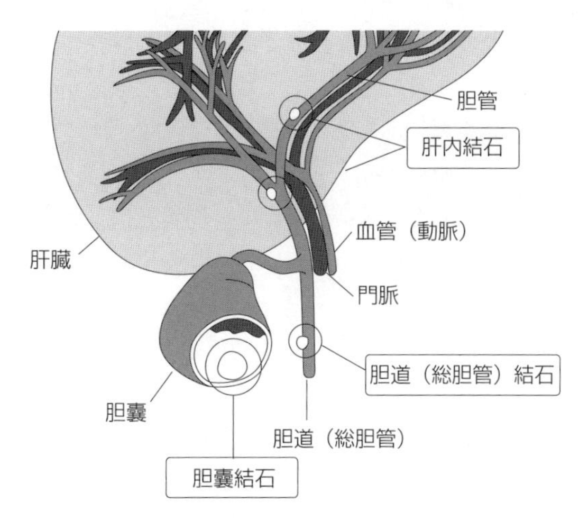

図 5-19 胆石の発症部位

【症 状】

胆石症（cholelithiasis）の最も特徴的な症状は，胆石痛発作とよばれる急激に起こる激しい発作性の上腹部痛である．脂肪分の多い食事（天ぷら，うなぎ，中華料理など）を摂ってから，数時間後に出現することが多く，夕食後の寝入りばなに発作が起こるケースが一般的である．これは，胆石が胆嚢管や胆管の末端に嵌頓することによって起こる．

本人は，胃けいれんと感じるようである．悪感，戦慄，発熱などを伴うこともある．腹痛は心窩部から右季肋部にかけて出現し，右肩や背中へ放散する．高齢者の場合は，このような激しい疝痛発作を起こさず，右脇腹の鈍痛，重圧感，右肩のこり，右背部痛を感じるだけの場合もある．また，無症状の場合もある．胆石の嵌頓によって胆嚢炎をもたらし，腹痛や発熱とともに黄疸がみられる場合もある．

【検査・診断】

胆石症の診断は，ごく小さな結石でなければ，腹部超音波検査で判明する．さらにCT 検査を行えば，まず見落としをすることはない．

【治 療】

症状が現れていない場合は，特に治療を必要としないが，脂質の多い食事は控えるよう心掛ける．症状がみられる場合，発作的に起こる激痛へは坐薬や点滴などの外来治療で痛みを軽減させる．黄疸を伴っている場合は，入院して絶食し，胆汁の分泌を抑える．また，薬物で結石を溶解したり，超音波で砕くなどの治療もある．

本症から胆嚢がんへ移行することがあるため，自覚症状がなくても胆嚢がん予防手術を行うことがある．手術療法では，全身麻酔をかけて内視鏡による胆嚢摘出手術を行うのが一般的である．この場合，傷も小さく，痛みも少ないため回復が早い．ただし，いろんな場所に結石がある場合は，開腹手術となる．

5.2.6b 胆道炎

【概念・病態】

胆道炎とは，胆道感染症のことである．細菌が胆道（胆嚢と胆管）内に侵入して炎症を起こすのが基本的な病態である．特に胆汁の流れが悪くて，胆嚢内あるいは胆管内に胆汁のうっ滞を起こしているときは，細菌が感染しやすくなる．細菌として最も多いのが大腸菌である．この感染が起こる部位によって**胆嚢炎**（cholecystitis）と**胆管炎**（cholangitis）とに分類されるが，両方同時に起こることもあり，胆道感染症とよばれている．細菌感染のほかに，胆嚢頸部，胆嚢の出口，総胆管などに胆石が嵌頓して閉塞したときも，胆嚢炎は起こりやすくなる．

【症　状】

胆道炎の症状としては，右季肋部痛（右脇腹の痛み），寒気，ふるえ，発熱，心窩部痛などが出現する．吐き気，嘔吐を伴うこともある．疼痛は持続性で，胆石の疝痛発作とは異なる．また，嘔吐により胆道内圧が低下すると一時的に腹痛が軽減することもある．胆嚢炎には胆管炎が合併することが多く，進行すると黄疸が現れ，上腹部痛，発熱，黄疸を繰り返す．

【検査･診断】

詳細な問診（脂っこい食事習慣など）とともに，発熱や右上腹部痛がないか確認する．血液検査では，白血球の増加や炎症反応（C 反応性タンパク：CRP），肝機能障害がないかを調べる．画像診断では，急性胆嚢炎の場合，腹部超音波検査で胆嚢の腫大，胆嚢壁の肥厚，胆嚢結石の有無を調べるとともに，胆嚢を超音波で描出しながら押してみて痛みがあるかどうかを確認する．

急性胆管炎では，腹部超音波検査で胆管の拡張や胆管結石の有無を調べ，閉塞の原因が結石なのかがんなのかを調べるために造影 CT を行うこともある．胆管および胆嚢を調べる MRI 画像も重要な検査である．

腹部超音波検査や CT，MRI でも診断がつかない場合でも臨床経過から胆道感染症が疑われる場合には，内視鏡などを用いて直接胆管や胆嚢にチューブを挿入して原因を調べることもある．

【治　療】

急性胆管炎の診断がついたすべての症例に対しては，絶食，輸液，抗菌薬投与など初期治療を開始するとともに重症度評価を行う．中等症・重症では，呼吸，循環管理や緊急ドレナージが常時施行できる施設に搬送する必要がある．ターゲットは，腸内細菌，特に大腸菌，クレブシエラ菌，エンテロバクター，緑膿菌などである．また，胆管空腸吻合のある患者や重症の高齢者では，バクテロイデスのような嫌気性菌もカバーする必要がある．可能な限り胆汁を採取して起炎菌の同定を行い，適切な抗菌薬を選択する必要がある．**アミノグリコシド系薬**は，胆道炎の主たる起炎菌であるグラム陰性菌に対して強い抗菌力を有するため，軽症から中等症の胆道炎に対する標準的薬物として欧米では長らくアンピシリン＋アミノグリコシド系薬が推奨されてきた．

しかし，アミノグリコシド系薬の胆汁移行性が極めて不良であること，単剤では利用できないこと，胆道閉塞がある場合は腎毒性などのリスクが増強する懸念もあることから，広域ペニシリン，セフェム系やニューキノロン系に加えて，第 3 世代，第 4 世代の**セフェム系**や**カルバペネム系抗菌薬**の中から使用薬物が選択される．

血圧低下や意識低下を伴う重症急性胆管炎や，抗菌薬による治療が効果を示さない場合は緊急的な胆道ドレナージの対象となる.

5.2.7 機能性消化管障害（過敏性腸症候群）

【概念・病態】

腸の検査や血液検査で明らかな異常が認められないにもかかわらず，腹痛や腹部の不快感を伴って，便秘や下痢が長く続く疾患で，過敏性大腸炎ともいわれていた．日本を含む先進国に多い．日本人では10～15%に認められ，消化器科を受診する人の3分の1を占めるほど，頻度の高い病気である．発症年齢は20～40代に多く，男女比は1：1.6で，やや女性に多い．便通の状態により，便秘型，下痢型，交代型の3つに分けられ，男性では下痢型，女性では便秘型が多い．

過敏性腸症候群では，消化管運動異常，消化管知覚過敏，心理的異常の3つが考えられているが，詳細は不明である．一部の患者では，感染性腸炎の後に発症することが明らかになっており，何らかの免疫異常がかかわっている可能性も指摘されている．ストレスは，症状を悪化させる要因となっている．

【症　状】

主な症状は，腹痛もしくは腹部不快感と便通異常である．腹痛は，左下腹部に最も多くみられるが，部位が一定しない場合もある．腹痛の性状は，発作的に起こる疝痛，または持続性の鈍痛のいずれかで，便意を伴っていることが多く，排便後に一時的に軽快する傾向を示す．一般的に，食事によって症状が誘発され，睡眠中は症状がないという特徴がある．その他，腹部膨満感，腹鳴（おなかがごろごろ鳴る），放屁などのガス症状も比較的多くみられる．また，頭痛，疲労感，抑うつ，不安感，集中力の欠如など，様々な消化器以外の症状もみられることもある．

a．下痢型

突如として起こる下痢が特徴であり，突然おそってくる便意のため，通勤や通学，外出が困難となる．不安は増悪因子である．

b．便秘型

腸管がけいれんを起こして便が停滞する．水分不足や脱水の場合は，ウサギの糞のようにコロコロした便となり排便が困難となる．

c．交代型

下痢と便秘を交互に繰り返す．

【検査・診断】

診断の第一段階は，特徴的な自覚症状のパターンから，まずこの病気を疑う．次に似たような症状を示す他の病気（腸のポリープやがん，憩室，潰瘍性大腸炎，クローン病などの器質的疾患）を除外する．自覚症状からの診断方法として，次の①および②の症状が3か月以上存在する場合に，診断基準（ローマ基準）を満たすと判定する．

①排便によって軽快するか腹痛もしくは腹部不快感，または排便回数もしくは便の硬さの変化を伴う腹痛もしくは腹部不快感

②次の症状の2つ以上を伴う排便障害……排便回数の異常，便性状の異常，便排出

異常，粘液の排出，鼓腸または膨満感

腹部の診察では，特に左下腹部に圧痛を認めることが多い．

検査としては，血液生化学検査，尿一般検査，便潜血検査が行われるのが一般的で，50歳以上で初めて発症した場合や発熱，3 kg以上の体重減少，直腸出血のような「警告徴候」が存在する場合には，大腸内視鏡検査もしくは大腸バリウム検査によって器質的疾患を除外する．

【治　療】

治療においては，「命にかかわることはないが，経過が長く完全に治ることが少ない」といわれるこの病気の性質を理解することが必要である．また，症状の完全な消失にこだわらず，日常生活の中で病気とうまく付き合っていくことも大切である．

過敏性腸症候群の治療は，①生活・食事指導，②薬物療法，③心身医学的治療，の3つが基本となる．生活習慣の中で，不規則な生活，睡眠不足，慢性疲労の蓄積，睡眠不足，心理社会的ストレスなど，この病気の増悪因子と考えられるものがあれば修正を試みる．症状を悪化させる食品（大量のアルコール，香辛料など）の摂取は控えるべきである．食物繊維の摂取は，便秘または下痢どちらのタイプにも有効なので積極的に摂るべきである．

薬物療法が必要な場合は，高分子重合体，消化管運動調節薬，漢方薬などがまず投与される．下痢に対して**乳酸菌**や**酪酸菌製剤**（いわゆる整腸薬），**セロトニン受容体拮抗薬**，**止瀉薬**，便秘に対して**緩下薬**，腹痛に**鎮痙薬**が投与される．これらの薬物で改善がみられない場合は，**抗不安薬**，**抗うつ薬**が考慮される．心身医学的治療としては，精神療法，自律訓練法，認知行動療法などがある．

5.2.8　便秘，下痢

5.2.8a　便　秘

【概念・病態】

大腸は，上部消化管で消化・吸収を受けた後の残渣の処理と排泄を行う器官である．盲腸と上行結腸で，液状の内容物から小腸で吸収されなかった水分と電解質を吸収し，横行結腸，下行結腸へと送られ徐々に固形化されていく．内容物の移送時間は食べた物の性状，腸管の運動や吸収機能，精神状態などで異なるが，盲腸には4〜6時間，S状結腸には12〜16時間で達し，排便は一般的に食後24〜72時間後に起こるとされている．

【症　状】

便秘（constipation）とは，糞便が長い間腸管にとどまって水分が減少して硬くなり，排便に困難を伴う状態のことで，通常は便の回数の減少，便量の減少，硬い便，排便困難感，残便感があるときに便秘と呼ばれる．慢性の便秘とは，旅行などで食事や生活環境が急に変化して起こる一過性の便秘ではないものを指す．

【検査・診断】

器質的障害による便秘を区別するために，血液検査，腹部単純エックス線検査，大腸内視鏡検査や大腸エックス線検査を実施する.

【治 療】

便秘の原因になりえる疾患は, 習慣性の便秘以外に, 大腸の腫瘍や炎症, 狭窄, 向精神薬などの薬物性, 過敏性腸症候群, 移動盲腸, 先天性巨大結腸症, 脳や神経の病気, 内分泌の異常など様々で, 便秘の機序 (仕組み) も異なり, 原疾患の治療が必要である. **機能性便秘**の場合にはストレスを避けたり, 生活や食事の習慣を変える必要がある. **弛緩性便秘**には膨潤性下剤 (便の量を増やして大腸を伸ばし, 大腸運動を誘発する) や大腸平滑筋運動を促進させる薬物を投与する. **けいれん性便秘**には塩類下剤で便を軟らかくし, ストレスや不安が背景にあるときには抗不安薬や抗うつ薬を使うこともある.

5.2.8b 下 痢

【概念・病態】

下痢 (diarrhea) は, 健康時の便と比較して, 非常に緩いゲル (粥) 状, もしくは液体状の便のことである. 主に消化機能の異常により, 人を含む動物が患う症状である. 軟便, 泥状便, 水様便ともいう. 通常, 便は大腸内にて水分やミネラルを吸収された上で排出されるが, 何らかの原因で水分を多分に残したまま便意を催して排便されることがある. さらに重症な場合は, 逆に腸壁から腸管内に水分が排出される. これが下痢である.

下痢は急性のものと慢性のものに大まかに分けられる. 発症から 2 週間以内のものを急性のものとして扱う. ウイルス性のものである可能性が高い. ほとんどの場合, 自然に治癒する. これに対して, 発症から 4 週間以上たったものを慢性の下痢として扱う. 慢性の下痢には大腸がん, 潰瘍性大腸炎, クローン病などの炎症性腸疾患, 甲状腺機能亢進症, 糖尿病, 慢性膵炎などの重要疾患が隠されていることがあるがたいていの場合, 比較的予後良好の場合が多い.

しかし, 下痢は, 赤痢やコレラなどの伝染病や, クリプトスポリジウムなどの病原性原虫や寄生虫の寄生でも発生するうえに, 結果的に死に至る場合もあるため, 少しでも続くようなら医師に相談したほうが賢明である. 特に海外旅行の後で症状が出た場合にはなおさらである (輸入感染症).

【症 状】

便が非常に柔らかくなる以外の主な症状としては, 腹痛, **脱水症状**, 虚血, 悪心・嘔吐, 食欲減退, 疲労や体力消耗などがあげられる. 特に大腸での水分吸収が行われないために生じる脱水症状は危険である.

【治 療】

下痢の際には通常より多くの水分が失われるため, それを補充するために多目の水分補給が必要である. 浸透圧の問題と, ナトリウムの吸収経路の問題 (ナトリウムのトランスポーターはグルコースと共輸送のものがあるため) から, 家庭では, 温かい「ごく薄い」味噌汁やスポーツドリンクなどをこまめに少しずつ取るとよいといわれる. 脱水症状は重篤になることもあるため, 水分補給は気をつけて行う必要がある.

食事をとらない場合は，1日2,000 mLを目安に少しずつ飲むとよい．尿量が「いつもくらい出る」というのも一つの目安になる．東洋医学によると，冷やした飲み物は望ましくないとされている．西洋医学においても，冷たい飲み物は胃腸に刺激になるため，避けたほうがいいと考えられる．医療機関においては，嘔吐などにより経口摂取が不可能，または経口では不十分にしか摂取できないと判断されると，経静脈輸液を行う．

いつもの下痢が突然起きた場合には，下痢止め薬を服用するとよい．食中毒などの感染症に伴う下痢は，病原体を速やかに排出する防衛作用であり，むやみな下痢止め処置はかえって病状の悪化を招くため，服用すべきでない．「いつもの下痢」でも異常に下痢が続く場合や，症状が急変した場合はすぐに医師に相談すべきである．

予防も含め，東洋では下痢に対しては腹部を冷やさないようにすることが大切であるとされている．不快感を軽減することもできるため，使い捨てカイロのような発熱体を腹部にあてがうことも役に立つ．ファッションの趣味として，腹部を露出することを好む者の場合，下痢になるリスクが高いため，飲食物に注意を払うのが望ましい．なお，同じ腹痛でも，虫垂炎などの炎症が原因の場合，温めることは逆効果となるので注意を要する．

5.2.9 悪心，嘔吐

【概念・病態】

悪心（nausea）とは，「むかむかする」とか「吐きそうだ」「気持が悪い」など嘔吐しそうな差し迫った感覚をいう．**嘔吐**（vomiting）とは，胃内容物が食道，口腔を介して排出されることをいう．

悪心，嘔吐は延髄毛様体にある嘔吐中枢，および第4脳室底にある**化学受容器引き金帯**（**CTZ**）が刺激されることによって惹き起される．そして，**嘔吐中枢**の周辺には呼吸中枢，血管運動中枢，消化運動中枢，唾液分泌中枢，前庭神経核などが存在する．そのため悪心，嘔吐に伴ってこれらの中枢が刺激され，発汗，唾液分泌，顔面蒼白，脈拍微弱，徐脈，頻脈，血圧の変動，めまいなどの症状が現れる．嘔吐中枢やCTZの刺激としては，脳圧の亢進による物理的刺激，強い心理情動刺激，生理活性物質による直接の刺激，末梢からの求心性神経刺激などがある．現在，悪心，嘔吐を起こす機序として中枢における**アルギニンバゾプレシン**（AVP）や**コレシストキニン**（CCK）‒B受容体刺激を介した反応と，末梢における**セロトニン3**（5‒HT_3）受容体を中心とした反応が考えられている．

a．中枢性変化による悪心，嘔吐

強い情動刺激は，コルチコトロピン放出ホルモン（CRH）を分泌させ，ドパミンDA_1受容体を介して**AVP**の分泌を促す．乗り物酔いのような視覚刺激や内耳刺激を介した悪心でもAVPは上昇することから，AVPを介した悪心発現が推定されている．ケトアシドースや電解質異常，あるいは尿毒症などの血漿の化学的変化，あるいは**CCK**，ドパミンのような生体内活性物質，アポモルフィンや強心配糖体などの薬物によってもAVPの放出が増加する．

また，CCK_4 や CCK_8 はCCK－B受容体を直接刺激して悪心を誘発すると考えられている．このほかエンドトキシンなどのリポ多糖類は，中枢でのインターロイキン1β（IL－1β）放出を促進し，プロスタグランジン E_2（PGE_2）を介して胃運動の抑制とともに悪心，嘔吐を惹起する．

b．末梢性変化による悪心，嘔吐

腹部内臓に対する種々の刺激により，セロトニンやサブスタンスP，グルタミン酸を介して求心性神経を刺激し，悪心，嘔吐を引き起こす．また，腹部臓器の炎症では，炎症性サイトカインやその他の生理活性物質により末梢神経の知覚閾値の低下が惹起され，嘔吐中枢への刺激を増大する．腹部悪性腫瘍への放射線照射は，腸管のEC細胞からセロトニン（5－HT）の放出を促し，放出されたセロトニンは迷走神経求心路の5－HT_3 受容体を刺激し，孤束核最後野への刺激となって悪心を誘発する．したがって，5－HT_3 受容体選択的阻害薬は化学療法時などの悪心の治療に用いられている．腹部臓器への刺激はセロトニン以外にもサブスタンスP放出も促し，ニューロキニン1（NK_1）受容体を介して嘔吐を惹起する．

【症　状】

a．消化管疾患による悪心，嘔吐

悪心，嘔吐をきたす疾患のうち最も頻度が高いのは急性胃炎であり，下痢や発熱を伴う急性胃腸炎の場合もある．**非ステロイド抗炎症薬**（NSAIDs）や，抗菌薬による**急性胃粘膜病変**（AGML）でも悪心，嘔吐の頻度は高い．胃幽門部潰瘍，十二指腸潰瘍，胃がんなどで幽門狭窄を起こすと，吐物に大量の食物残渣を認めるのが特徴である．急性虫垂炎の初期には腹痛よりも悪心が前景に立つことがあり，急性肝炎では黄疸が極期になる前に食欲不振を伴う悪心が持続することがある．

b．消化器疾患以外の悪心，嘔吐

脳腫瘍や脳出血，髄膜炎による脳圧亢進時には頭痛，徐脈，意識障害を伴った嘔吐がみられる．めまい，耳鳴を伴えばメニエール病（Ménière's disease）を，眼痛を伴えば緑内障が疑われる．

アルコール，モルヒネ，睡眠薬，重金属などの薬物中毒でも悪心，嘔吐が出現する．妊娠可能の女性の悪心では，妊娠性悪阻も考えなければならない．ヒステリーや神経性食思不振症などでは，精神性嘔吐もみられる．

【検査・診断】

悪心ならびに嘔吐は日常頻繁にみられる症状の一つで，多くの疾患で出現し，中枢性と末梢性の嘔吐に分けられる．病歴では，腹痛などの腹部症状や悪心を伴う嘔吐では一般的に末梢が，突然の嘔吐では中枢性が考えられる．

嘔吐の時間も情報を与えてくれる．尿毒症や妊娠，慢性アルコール中毒などでは早期の嘔吐が多い．食直後は胃の機能性嘔吐であることが多く，食後数時間では胃・十二指腸潰瘍が，下痢を伴った嘔吐は黄色ブドウ球菌などによる毒素型食中毒が疑われる．また，食後24時間の下痢，発熱，腹痛を伴った嘔吐はサルモネラなどの感染型食中毒が考えられる．

吐物の性状も嘔吐の原因診断に役立つ．吐物の性状が胆汁性であれば，ファーター乳頭部よりも肛門側の閉塞，非胆汁側であれば，ファーター乳頭部よりも口側の閉塞ないし胆汁流出障害が考えられる．吐物が糞便臭を帯びている場合には下部小腸の閉塞が疑われる．血液が混入していると吐血という．ときに吐物中に寄生虫が存在することもあり，寄生虫症の診断につながる．

頭痛や視力障害がある場合には，脳圧亢進を疑って眼底検査が必要である．うっ血乳頭を認めれば，脳腫瘍などの可能性が高い．頭部外傷などの疑いでは頭部エックス線写真やCT検査が，髄膜炎ならば髄液検査も必要である．

5.2.10　痔

【概念･病態】

痔は直立歩行を始めた人類に特有の疾患ともいわれ，日本では3人に1人は何らかの痔疾患（hemorrhoidal disease）があるといわれている．痔は“痔核”“痔瘻”“裂肛”の3種類に分類される．痔核（いぼ痔）とは肛門周辺の静脈がうっ滞し，静脈瘤となった組織が浮腫や肥厚して生じたものである．痔瘻とは，肛門の内部と肛門周囲の皮膚にトンネルができた状態であり，トンネルの出口に肛門から流れてきた便と細菌により，膿のたまり場が形成されて生じる．裂肛（切れ痔）は，肛門にできた傷を指す．

【症　状】

痔核の症状は出血，痛み，突出であり，痔瘻は痛みや発熱を伴う．裂肛では手足の切り傷と同様に痛みと出血が主な症状である．痔の患者は，恥ずかしがって診察，治療が遅れることがある．しかしながら，痔は直腸がんや大腸がんと同じような症状を示すことから，がんの早期発見のためにも早期受診が必要である．特に排便時の肛門出血の場合は必ず検査が必要である．

【治　療】

痔核は，軽度のものであれば軟膏，坐薬などの使用で軽快する．痛みの強い血栓性痔核には，局所麻酔薬で麻酔し，血栓を除去する（血栓除去術）．また，突出した痔核に対しては，ゴム輪を掛け結紮し，脱落させる治療がある（痔核結紮術）．これらは，いずれも外来で行われ，平常生活のまま過ごすことができる．しかしながら，常時脱出しているような痔核で症状が強い場合は手術適応となる．

痔瘻は，表層の切開のみで排膿を行うが，それだけでは排膿できず，また再発を繰り返す場合は手術が必要になることもある．

裂肛は，多くは通常の創傷と同じく傷の保護，消毒と安静によって治る．しかしながら，慢性化すると瘢痕化して肛門が狭くなってしまうことがあるので，注意が必要である．

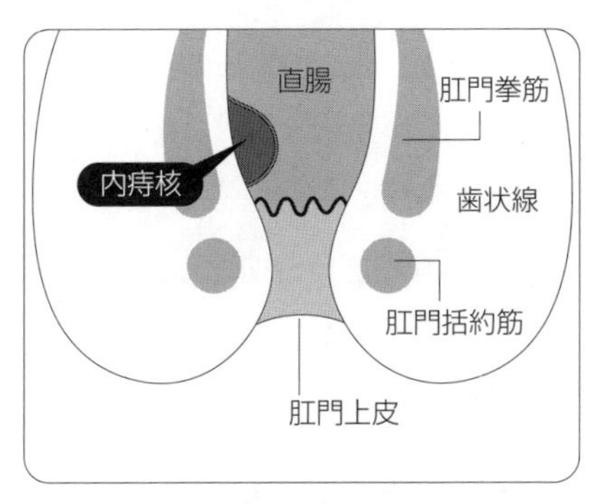

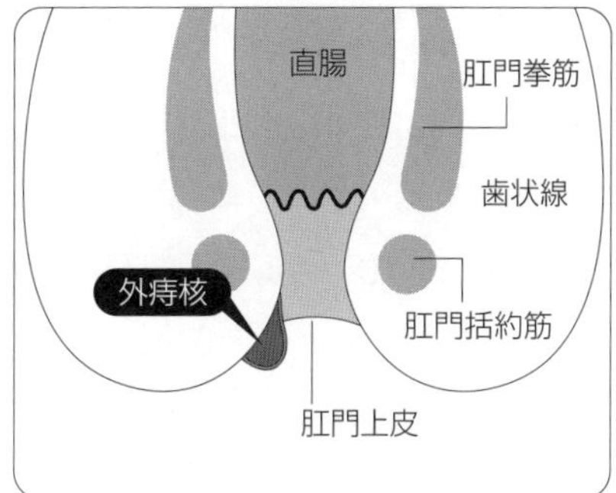

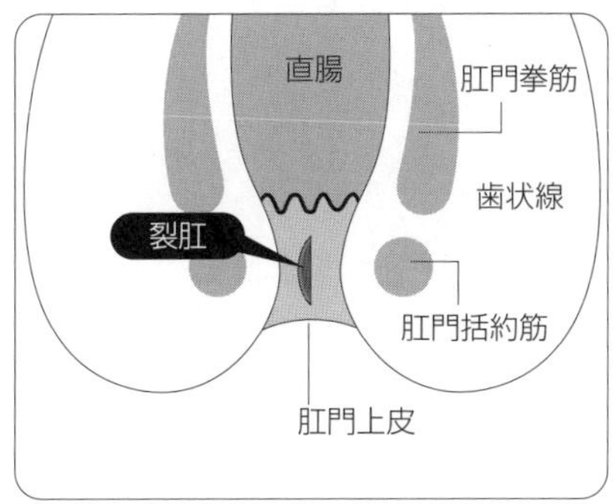

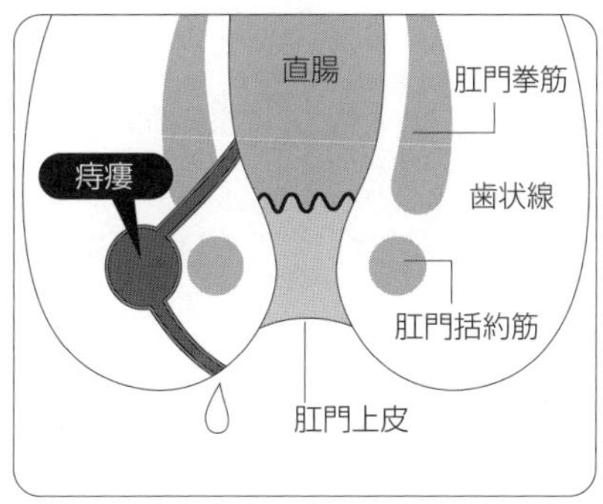

図 5-20　痔の分類

（松田佳和）

演習問題

問 1　気管支喘息の病態と薬物治療について説明しなさい.

問 2　慢性閉塞性肺疾患の病態と薬物治療について説明しなさい.

問 3　拘束性肺疾患と閉塞性肺疾患について説明しなさい.

問 4　ニコチン依存症の治療について説明しなさい.

問 5　間質性肺炎の病態と薬物治療について説明しなさい.

問 6　逆流性食道炎の病態と薬物治療について説明しなさい.

問 7　消化性潰瘍の病態と薬物治療について説明しなさい.

問 8　慢性胃炎の病態と薬物治療について説明しなさい.

問 9　クローン病の病態と薬物治療について説明しなさい.

問 10　潰瘍性大腸炎の病態と薬物治療について説明しなさい.

問 11　ウイルス性肝炎の病態と薬物治療について説明しなさい.

問 12　肝性昏睡の病態と薬物治療について説明しなさい.

問 13　薬剤性肝障害の病態について説明しなさい.

問 14　膵炎の病態と薬物治療について説明しなさい.

問 15　胆道炎の病態と薬物治療について説明しなさい.

6 代謝系・内分泌系の疾患と薬

6.1　代謝系疾患の薬，病態，治療

6.1.1　糖尿病とその合併症

【概念·病態】

糖尿病は，インスリン分泌が失われたり減少したり（インスリン分泌障害），あるいはインスリンの効果が不十分となる（インスリン抵抗性亢進）などにより，インスリン作用不足になって，細胞に糖が取り込まれなくなった**慢性の高血糖状態を主な徴候とする代謝疾患群**である．

炭水化物は消化によって糖として体に吸収される．その際のブドウ糖（グルコース）が血糖として測定され，糖は血液の血漿成分として体中に運ばれる．ほかにも体内の糖新生でブドウ糖は作られる．

インスリン（表6-1）は，血糖を下げる唯一のホルモンであり，インスリンの血中濃度の多寡，インスリンの効果により血糖の濃度は決定される．血糖が高いことは，糖が細胞にうまく取り込めないという糖代謝が十分に行われない状態のモニタリングの結果である．糖の利用障害状態である糖尿病は，糖の利用のほかにタンパク質，脂肪などの吸収や利用での障害を起こすことになる．さらに，高血糖はその単独で直接の糖毒性によって，より血糖を上昇させたりする．

長期間にわたる高血糖は，従来からいわれる**3大合併症（糖尿病腎症，糖尿病網膜症，糖尿病神経障害）**や，動脈硬化の結果として発生する大血管障害（脳梗塞や心筋梗塞）などの原因疾患となり，生命予後を悪くする．また，糖尿病と認知症との関

表6-1　インスリンの主な作用

1．骨格筋
ブドウ糖の取り込み↑　グリコーゲン合成↑　アミノ酸取り込み↑
タンパク質合成↑　タンパク質分解↓　K^+取り込み↑
2．肝　臓
グリコーゲン合成↑　グリコーゲン分解↓　解糖↑
糖新生↓　タンパク質合成↑　脂肪合成↑
3．脂肪組織
ブドウ糖取り込み↑　解糖↑　タンパク質合成↑
脂肪酸合成↑　脂肪合成↑　脂肪分解↓

↑：促進・増加　↓：抑制・低下

係や糖尿病とがんとの関係についても注目されている．さらに血糖不良は創傷治癒にも悪影響を与えるし，外的ストレス時には血糖異常は助長される．そのため外科手術などにおいても，糖尿病は手術のリスクであり，コントロールされない血糖では手術が行えない状況にもなることがある．

糖尿病患者は増加の一途をたどっていたが，生活習慣病としてクローズアップされ，その増加は弱まったとの見方もある．また，糖尿病治療では，患者の身体的異常のほかに全人格的な対応が必要である．

病気の成因によって，1 型糖尿病，2 型糖尿病，その他の特定の機序，疾患によるもの，妊娠糖尿病に分けられる（表 6-2）．

1 型糖尿病は，日本人においては糖尿病の 5％程度といわれていたが，現在増加傾向にある．自己免疫が主な成因で，膵臓のランゲルハンス島にある β 細胞の破壊・消失によって，インスリン分泌障害が高度になり糖尿病になるものである．そのため病気は発症とともに改善することなく進行することが多い．インスリンの絶対的欠乏が 1 型糖尿病の成因であることからインスリン依存状態となる．抗 GAD 抗体など自己抗体が陽性となることが多い．しかし，抗 GAD 抗体が陰性で，急激な発症で著しい代謝異常を示す劇症 1 型糖尿病も存在する．

糖尿病患者の 95％が 2 型患者といわれている．中高年者での患者が多いとされるが，子どもの患者も存在する．インスリン分泌低下やインスリン抵抗性をきたす複数の遺伝因子と，いわゆる生活習慣がかかわる過食，運動不足，肥満，ストレスなどの環境因子と加齢などによって発症し，高頻度に家族歴がみられる．糖代謝異常の進行は病状により異なるが，インスリン依存状態となりインスリンが必要となる患者もいる．

表 6-2　糖尿病と糖代謝異常の成因分類

Ⅰ．1 型	膵 β 細胞の破壊，通常は絶対的インスリン欠乏に至る．
	A．自己免疫性
	B．特発性
Ⅱ．2 型	インスリン分泌低下を主体とするものと，インスリン抵抗性が主体で，それにインスリンの相対的不足を伴うものなどがある．
Ⅲ．その他の特定の機序，疾患によるもの	
	A．遺伝因子として遺伝子異常が同定されたもの
	B．他の疾患，条件に伴うもの：膵外分泌疾患，内分泌疾患，肝疾患，薬物，感染症など
Ⅳ　妊娠糖尿病	

〔清野裕，他著（2012）：糖尿病の分類と診断基準に関する委員会報告（国際標準化対応版）〕

【症　状】

高血糖の持続はインスリン作用不足であることを示しており，特徴とされる口渇，多飲，多尿，体重減少，疲れやすい（易疲労感）といった自覚症状を呈する．その他の患者の自覚症状は乏しく，患者は不十分な病識しかもたないケースが多い．

自覚症状が乏しいので，糖尿病の症状ではなく合併症の症状が最初の訴えであることもいまだに起こっている．突然の眼底出血で視力障害を訴えるもの，片麻痺など脳梗塞の症状や虚血性心疾患などの糖尿病合併症で医療機関に受診して，初めて糖尿病と分かるケースもある．

さらに，健康診断などで検査の結果のみで糖尿病が疑われ，実際糖尿病であることが多い．

【検査・診断】

a．診断のための検査

インスリン作用不足による慢性の高血糖状態であることを証明することによって診断する．そのため血糖測定や糖化ヘモグロビンの測定が必要となる．また，場合によっては**糖負荷試験**が必要となる．

はじめに患者の血糖が糖尿病型であるかどうかを判定する（表6-3：p.242）．

1）糖尿病型

①早朝空腹時血糖126 mg/dL以上，②75 gOGTT（75 g経口糖負荷試験）で血糖2時間値200 mg/dL，③随時血糖値200 mg/dL以上，④HbA1cが6.5%以上のいずれかによって糖尿病型と判定する．また，⑤早朝空腹時血糖値110 mg/dL未満，⑥75 gOGTTで2時間値140 mg/dL未満，⑤⑥の血糖値が確認されたときに正常型と判定する．正常型とも，糖尿病型のいずれかにも属さない場合には境界型と判定する．

2）初回検査だけで糖尿病と診断

血糖値とHbA1cを同日に測定し，いずれも糖尿病型であれば糖尿病と診断できる．また，①口渇，多飲，多尿，体重の減少など典型的な症状や，②確実な糖尿病網膜症がある場合は1回の血糖値が糖尿病型であることで糖尿病と診断できる．

3）再検査で糖尿病と診断

さらに別の日の検査で糖尿病型であることを確かめ，慢性的な高血糖状態であることを証明して診断する．ただし，HbA1cが6.5%以上であることを反復して確認しても糖尿病の診断とはならない．

b．インスリン分泌能を評価する検査

糖尿病の成因による分類や，治療の方針の決定のためにインスリン分泌能を評価する．これらの検査で，インスリンを必要とする**インスリン依存状態**と，**インスリン非依存状態**に分けられる．

1）インスリン分泌指数

75 gOGTTの負荷前および負荷後30分の血糖値の増加分をインスリンの増加分で割った値をインスリン分泌指数という．糖負荷に対するインスリン追加分泌のうち初期分泌能の指標となる．

インスリン分泌指数（insulinogenic index）

＝Δ血中インスリン値（30分値−0分値）(μU/mL)／Δ血糖値（30分値−0分値）(mg/dL)

糖尿病患者ではこの値が 0.4 以下になり，境界型でも 0.4 以下のものは，糖尿病への進展率が高い．

2）尿中・血中の C ペプチド値

空腹時血中 C ペプチド値 0.5 ng/mL 以下，24 時間尿中 C ペプチド排泄量が 20 μg/日以下であれば，インスリン依存状態と考えられる．

c．インスリン抵抗性を評価する検査

インスリン存在下でのインスリンの作用を評価するための検査では，高インスリン血症はインスリンの効果が出にくいことを示す．

1）早朝空腹時の血中インスリン

早朝空腹時の血中インスリン値が 15 μU/mL 以上を示す場合は，インスリンの必要量が多いことを示し，明らかにインスリン抵抗性の存在が疑われる．

2）HOMA-IR

空腹時血糖値が 140 mg/dL 以下では，他のより正確な方法で求めた値に相関し，インスリン抵抗性の指標として使用される．

HOMA-IR＝空腹時インスリン値（μU/mL）× 空腹時血糖値（mg/dL）/405

血糖値に対して，インスリン量が多ければインスリンが効きにくいことを示す．この値が 1.6 以下では正常，2.5 以上はインスリン抵抗性があると考えられる．

d．膵島関連自己抗体

1 型糖尿病と 2 型糖尿病の鑑別のために**自己抗体検査**がある．膵島関連自己抗体には抗 GAD 抗体，抗 IA-2 抗体，インスリン自己抗体および抗 ZnT8 抗体などがあり，1 型糖尿病で陽性になる．緩徐進行型 1 型糖尿病（slowly progressive type 1 diabetes：SPIDDM）では，病初期には非インスリン依存状態であるため，抗 GAD 抗体などの測定が有用である．

e．糖尿病の治療の評価としての検査

1）**HbA1c**（ヘモグロビン A1c）

表 6-3　75 g OGTT（75 g 経口ブドウ糖負荷試験）と空腹時血糖値および 75 g OGTT による判定区分と判定基準

75 g OGTT：朝まで 10 時間以上絶食の後，患者が空腹のまま採血し血糖値を測定する（空腹時）．
無水ブドウ糖ないし澱粉分解産物相当量を飲用させ 30 分，1 時間，2 時間の逐次採血を行って，下記の判断基準に基づいて糖尿病型，境界型，正常型を判定する．

判定基準：

	血糖測定時間			判定区分
	空腹時		負荷後 2 時間	
血糖値（静脈血漿値）	126 mg/dL	または	200 mg/dL	糖尿病型
	糖尿病型にも正常型にも属さないもの			境界型
	110 mg/dL	および	140 mg/dL	正常型

〔日本糖尿病学会糖尿病診断基準に関する調査検討委員会編（2010）：糖尿病の分類と診断基準に関する委員会報告，を参考に作成〕

HbA1cは糖尿病治療の経過をみるため，血清中の赤血球のヘモグロビンがどの程度糖化したかの割合から血糖の推移を考えるものである．赤血球の寿命が3か月程度であることから，採血をする前1～2か月程度の糖化の程度が評価され，糖尿病のコントロール状態を評価するのに用いられる．また，糖尿病の診断のために継続的な高血糖を証明するために使われる．

2）GA（グリコアルブミン）

GAは，血中アルブミンの寿命を利用して採血前の約2～3週間の平均血糖値を反映している．基準値は11～16％である．

3）1,5-AG（1，5アンヒドログルシトール）

1,5-AGは，尿糖の排泄量に相関して低下するため，糖代謝状況の急激な変化を反映している．血糖が上昇すると数値は低下する．基準値は14.0 μg/mL以上である．

f．その他の検査

脂質代謝異常の評価も糖尿病の検査として重要である．インスリンの作用不足はFFA濃度高値やケトン体の血中濃度を上昇させる．尿中ケトン体陽性は，代謝失調の可能性がある．

【治　療】

糖尿病治療は，血糖，体重（目標BMI 22，肥満者ではまず5％減），血圧（収縮期血圧130 mmHg未満，拡張期血圧80 mmHg未満），血清脂質（LDLコレステロール120 mg/dL未満，中性脂肪150 mg/dLなど）の良好なコントロール状態を維持し，合併症の発症や進展を阻止して，健康な人と変わらないQOLの維持，健康な人と変わらない寿命の確保が目的とされる．

血糖のコントロール目標は，画一的ではなく，患者の年齢，罹病期間，臓器障害，低血糖の危険性などで個々に決められるものである．血糖正常化を目指すHbA1c 6.0％未満，合併症予防のため7.0％未満，治療困難なときは8.0％未満が目標とされている（表6-4）．高齢者では，治療による低血糖の危険性が高いため，よりゆるやかなコントロールが選択される．

インスリン依存状態，非依存状態どちらの状態であっても食事療法，運動療法は，病期・病態に合わせてその内容や量は変化するもののであり，すべての治療の基礎であり欠くことができないものである（表6-5：p.244）．

薬物療法では，**インスリン依存状態**と非依存状態では治療指針が異なる．インスリン依存状態はインスリン欠乏のため，著しい高血糖や脱水が起こる状態で，インスリンによる治療が必須となる．**インスリン非依存状態**では，インスリンも含めた各種薬物が病態に合わせて選択される．インスリンの分泌能の評価とインスリン抵抗性の評価で経口薬剤は選択される．

表6-4　糖尿病コントロール目標

コントロール目標			
目標	血糖正常化	合併症予防	治療強化が困難
HbA1c	6.0％未満	7.0％未満	8.0％未満

表 6-5 糖尿病の病態による分類，特徴，治療の選択

糖尿病の病態	インスリン依存状態	インスリン非依存状態
特　徴	インスリンの絶対不足 生命維持にインスリン治療が不可欠	インスリンの相対的不足，生命維持にインスリン治療は必要ではないが，血糖コントロールを目的としてインスリン治療が選択される場合がある．
臨床指標	血糖が高く不安定 ケトン体が著増することが多い．	血糖は様々である． ケトン体の増加はわずか
治　療	1．強化インスリン療法 2．食事療法 3．運動療法 （代謝が安定しているとき）	1．食事療法 2．運動療法 3．経口糖尿病薬，GLP-1 作動薬またはインスリン療法
インスリン分泌能	空腹時血中Ｃペプチド 0.6 ng/mL 未満が目安となる	空腹時血中Ｃペプチド 1.0 ng/mL 以上

〔日本糖尿病学会編・著（2016）：糖尿病治療ガイド 2016-2017，文光堂，p.15 より一部改変〕

また，今日の糖尿病治療では，患者と医療スタッフが協力して問題解決にあたる必要がある．患者中心の医療を実現するために，看護師・保健師，管理栄養士，薬剤師，臨床検査技師，理学療法士，さらには健康運動指導士，臨床心理士，ソーシャルワーカーまで含めての治療が望ましい．さらに専門病院とかかりつけ医の連携のもとに現在の糖尿病治療が行われつつある．

a．食事療法

食事療法は，糖尿病，糖尿病腎症，腎不全といった病態によって異なるが，病気に従った適正なエネルギー摂取とバランスのとれた食品構成が必要である．単に血糖を下げる目的での極端な糖質制限食は勧められない．

基本的なエネルギー量は，理想体重 kg＝Body Mass Index（体重（kg)/身長(m)^2)×22 に対して運動強度や仕事などを考えて，25 kcal～35 kcal/ 理想体重 kg 程度が選択される．身長が 160 cm であれば 1,500～1,600 kcal 程度となる．

b．運動療法

運動療法は，急性効果としてブドウ糖，脂肪酸の利用が促進され，血糖が下がる．また，慢性効果としてインスリン抵抗性が改善することがある．しかし，運動療法については，極端に代謝コントロールの悪い状況や増殖性網膜症で新鮮な眼底出血があるような場合や進行した腎不全，虚血性心不全や心肺機能に障害があるような場合，骨・関節疾患がある場合，急性感染症，糖尿病壊疽，重篤な糖尿病自律神経障害がある場合などは禁止，あるいは制限されるべきである．

c．薬物療法

インスリン依存状態では，インスリンの治療が必須となる．

インスリン非依存状態ではインスリンも含めた各種薬物が病態に合わせて選択される．インスリンの分泌能の評価とインスリン抵抗性の評価で経口薬剤は選択される．糖尿病の治療は，患者が糖質を消化吸収し血液内の糖（血糖）となり，さらに細胞に糖が取り込まれるまでの各段階において治療機会がある（表6-6：p.246）．インスリン分泌能とインスリン抵抗性の強さを考えて，経口血糖降下薬は選択される（図6-1）．これらの薬物を必要があれば，多剤併用して治療にあたる．

インスリン製剤は，作用発現時間や作用時間によって超速効型，速効型，中間型，持効型およびそれらの混合型に分けられる．患者の体がインスリンを必要とするときには，上記のインスリン製剤を単独や併用して使用する．病院内などでの血糖調整では，経静脈的に速効型ヒトインスリンを治療に用いることもあるが，多くは在宅自己注射で皮下注射として，インスリンは使用される．

インスリン強化療法はインスリンの頻回注射，または持続皮下インスリン持続注入法によって，医師の指示によって患者自身がインスリン量を決められた範囲で調節しながらよりよい血糖コントロールを目指すものである．

さらに，糖尿病薬として糖尿病神経障害のためにアルドラーゼ還元酵素阻害薬なども利用される．

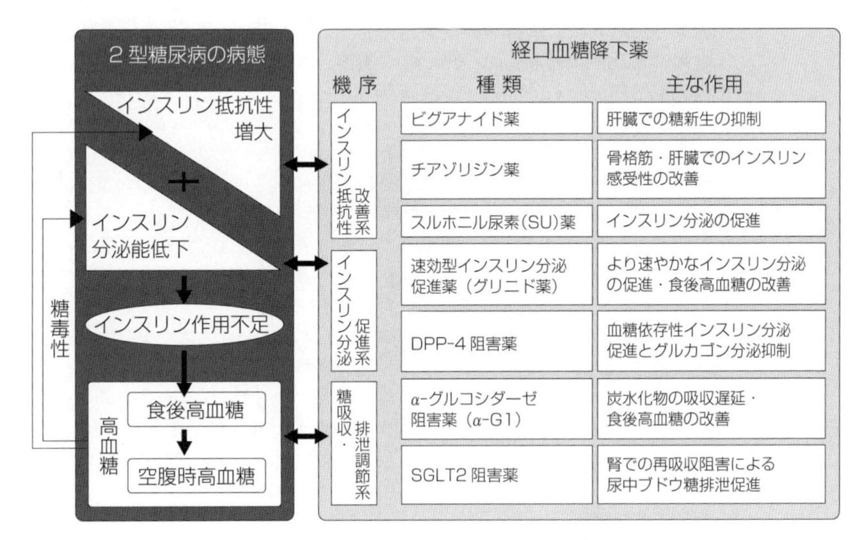

図6-1　病態に合わせた経口血糖降下薬の選択
〔日本糖尿病学会編・著（2016）：糖尿病治療ガイド2016-2017，文光堂，p.31〕

【合併症】

a．急性合併症

急激かつ重篤なインスリン作用不足は，血糖の急上昇を引き起こし，糖尿病ケトアシドーシスや高浸透圧高血糖症候群による著しい脱水を起こし，さらに意識障害を起こすこともある（表6-7：p.247）．インスリンと補液が治療の中心となる．

また，治療によりインスリン過剰状態となって低血糖を生じることもある．低血糖は中枢神経での糖不足による意識障害を起こすことがあり，速やかな糖の補充による低血糖からの離脱を図らなければならない．ブドウ糖の補充が第一であるが，意識障

表 6-6　糖尿病治療薬の作用部位

体内への糖の動きを中心に考えると

①小腸からのブドウ糖などの単糖類が吸収される.

2 糖類（蔗糖，麦芽糖，果糖）が α グルコシダーゼによってブドウ糖などの単糖類になって吸収される.

この α GI 酵素を阻害すれば，吸収速度は遅くなり，食後の血糖の上昇を防ぐことができる.

→ α-グルコシダーゼ阻害薬（α-GI 阻害薬）

②食物が小腸に達すると小腸壁よりインクレチン（GLP-1 など）が分泌されると膵臓からインスリンが分泌促進される.

インクレチンの代表の GLP-1 は GLP-1 受容体に作用して，膵臓からのインスリン分泌を促進し，かつ 2 型糖尿病で亢進している血糖を上げるグルカゴンの分泌が抑制し，血糖を下げる方向に働くが，この GLP-1 はすぐに DPP-4 という酵素によって分解されてしまってそれほどインスリン分泌を促進しない.

この DPP-4 を阻害すればインクレチンの作用が持続しインスリンを分泌させ血糖降下が期待される.

→抗 DPP-4 阻害薬（GLP-1 受容体作動薬の一つ）

インクレチン作用のある物質で DPP4 に分解されない薬を使えば直接膵臓に働きインスリン分泌が促進される.

→ GLP-1 アナログ製剤（GLP-1 受容体作動薬の一つ）

③膵臓に働きインスリンを分泌させる.

代表とされる薬はスルホニルウレア（SU）薬である.

速効性インスリン分泌促進薬であるグリニド薬は同様にインスリンを分泌させる.

④インスリンを注射すれば血糖は下がる.

インスリンの作用によって糖の利用や細胞への流入で血糖は下がる．実際には基礎分泌として使われる作用時間の長い持効型インスリンや，食事による糖の流入に対する超速効型や速効型，さらには中間型，また 2 つのインスリンを混ぜた混合型インスリンなどがあるが，いずれも通常のインスリンの作用を有するものである.

⑤肝臓での糖新生を抑制してインスリン抵抗性を改善する.

肝臓での糖新生により血糖は上昇するがその抑制薬としてビグアナイド薬がある.

⑥脂肪細胞に働き，骨格筋・肝臓でのインスリン感受性の改善させる.

インスリンがあっても骨格筋や肝臓へのブドウ糖の取り込みが悪いようなインスリンの作用が働きにくいことをインスリン抵抗性が高いという．チアゾリジン薬は，皮下脂肪中心に脂肪酸の取り込みを増やし骨格筋や肝臓から皮下脂肪への中性脂肪を移動させて（脂肪の再分布）インスリン抵抗性を下げるといわれる．さらに脂肪細胞の質の変化によるアディポネクチンの上昇といったことにより，臓器（骨格筋，肝臓）でのインスリン感受性を高める作用（インスリン抵抗性の改善）で，血糖を改善する.

⑦糖は腎臓で尿に排泄させるが糖閾値以内（血糖 160-180 mg/dL 程度）であればほとんど再吸収される.

この時ブドウ糖の再吸収に SGLT2 という酵素が主に作用して糖の再吸収が行われる．これを阻害することで尿中にブドウ糖排泄を促進して血糖を改善する.

→ SGLT2 阻害薬

害などでは他者によるグルカゴン注射などでの改善が必要な場合もある.

b．慢性合併症

慢性合併症としては，網膜（**糖尿病性網膜症**），腎の最小血管症（**糖尿病性腎症**），**糖尿病神経障害**，全身の動脈硬化性疾患（**冠動脈疾患**，**脳血管障害**，**末梢動脈疾患**（PAD））さらには足潰瘍・壊疽を引き起こす．すべてが患者の QOL を著しく低下させる.

それぞれの合併症に対する治療も重要であるが，糖尿病治療ではこれらの合併症の原因である血糖コントロールが重要であることを忘れてはならない.

表 6-7 糖尿病ケトアシドーシスと高浸透圧高血糖症候群の鑑別

	糖尿病ケトアシドーシス	高浸透圧高血糖症候群
糖尿病の病態 （インスリンの必要性）	インスリン依存状態 絶対的インスリン不足でインスリンが必要である．	インスリン非依存状態 ただし 高血糖治療のために治療にはインスリンが必要である．
誘因など	インスリンの中止や減量，感染，糖分を含む清涼飲料（ソフトドリンク）の多飲，インスリン抵抗性の増大 暴飲，暴食，ストレス 1 型糖尿病の発症時	薬剤（利尿薬，ステロイドなど） 高カロリー輸液，脱水，手術 急性感染症や火傷などの身体ストレス
発症年齢	若年者が多い．	高齢者が多い．
発症前の症状	激しい口渇，多飲，多尿，体重減少，悪心，嘔吐，腹痛などの腹部症状，著しい全身倦怠感意識障害	倦怠感，元気がないなどが主であるが，特に高齢者では患者の訴えがはっきりしないことも多い．特徴とした症状は乏しい．
身体症状	呼気アセトン臭あり Kussmaul 大呼吸 著しい脱水，発汗なし 血圧低下，循環虚脱，頻拍，意識障害	著しい脱水，呼気アセトン臭なし 血圧低下，循環虚脱，けいれん，振戦，横紋筋融解症，腎不全，動静脈血栓，低血圧，意識障害

6.1.2 脂質異常症

【概念・病態】

血中脂質のうち水に溶けにくいものはアポタンパク質とともにリポタンパク質を構成している．リポタンパク質の脂質構成やその含有量とアポタンパク質の種類で，リポタンパク質にはカイロミクロン，VLDL（超低比重リポタンパク質），IDL（中間比重リポタンパク質），LDL（低比重リポタンパク質），HDL（高比重リポタンパク質）に分類される（表 6-8：p.248）．

脂質異常症は，このリポタンパク質の代謝障害によって発症する血中脂質の異常症である．他の基礎疾患の関与が否定される**原発性**（一次性）の脂質異常症（表 6-9：p.248）と，他の基礎疾患により生じる**続発性**の脂質異常症がある．続発性の脂質異常症の原因としては，高コレステロール血症を呈する甲状腺機能低下症，ネフローゼ症候群，原発性胆汁性肝硬変，閉塞性黄疸，糖尿病，クッシング症候群などがある．高トリグリセライド血症の原因としては飲酒，肥満，糖尿病，クッシング症候群，尿毒症，全身性エリテマトーデスなどがある．

脂質異常症は**動脈硬化性疾患の原因**となる．脂質異常症に喫煙，高血圧，糖尿病，慢性腎臓病の異常などのリスクが合併することにより動脈硬化性疾患の可能性は高まる．

脂質異常症は，増加するリポタンパク質分画表現型によって分類される．Ⅰ，Ⅱa，Ⅱb，Ⅲ，Ⅳ，Ⅴに分けられる（表 6-10：p.249）．

脂質異常症である高 LDL（low density lipoprotein）血症，高 TG（Triglycelide）血症，低 HDL（High density lipoprotein）血症などメカニズムを，リポタンパク質代謝からみてみると図 6-2（p.249）のようになる．例えば，カイロミクロンは TG

表 6-8　リポタンパク質の種類と組成

リポタンパク質		カイロミクロン	VLDL	IDL	LDL	HDL
比　重		＜0.96	0.96 ～1.006	1.006 ～1.019	1.019 ～1.063	1.063 ～1.21
直径（nm）		90～1,000	30～75	22～30	19～22	7.5～20
電気泳動		原点	pre β	midband	β	α
脂質成分	中性脂肪	85%	55%	24%	10%	5%
	コレステロール	7%	19%	46%	45%	19%
	リン脂質	6%	18%	12%	22%	26%
タンパク質成分		2%	8%	18%	23%	50%
主要アポタンパク質		A 群，B-48，C 群	B-100，C 群，E	B-100，C 群，E	B-100	A 群，C 群，E

VLDL：超低比重リポタンパク質，IDL：中間比重リポタンパク質，LDL：低比重リポタンパク質，HDL：高比重リポタンパク質

表 6-9　原発性の脂質異常症（原発性高脂血症）

1　原発性高カイロミクロン血症
　①　家族性リポタンパク質リパーゼ（LPL）欠損症
　②　アポリポタンパク質 C-Ⅱ欠損症
　③　原発性Ⅴ型高脂血症
　④　その他の原因不明のカイロミクロン血症
2　原発性高コレステロール血症
　①　家族性高コレステロール血症
　②　家族性複合型高脂血症
3　内因性高グリセライド血症
　①　家族性高トリグリセライド血症
4　家族性Ⅲ型高脂血症
5　原発性高 HDL コレステロール血症

〔厚生省特定疾患原発性高脂血症調査研究班〕

が豊富であり，LPL（lipoprotein lipase，リポタンパク質リパーゼ）の欠損症では高カイロミクロン血症となり，TG は高値を示す．また，家族性高コレステロール血症では，LDL 受容体異常や PCSK9 異常症により LDL が高値となる．

【症　状】

脂質異常症の自覚症状はほとんどないことが多く，健康診断での採血や動脈硬化性疾患の発症後に検査で疾患が発見される．他覚症状としての身体所見では，アキレス腱の肥厚，眼瞼黄色腫，手の黄色腫などのコレステロールエステルを多量に含む泡沫細胞の集束による黄色腫をみることもある．

表 6-10　脂質異常症の分類（WHO）と臨床症状

型	増加するリポタンパク質	脂質の動き		徴候，症状
		コレステロール	中性脂肪	
I	カイロミクロン	～ または ↑	↑↑↑	発疹性黄色腫，膵炎，肝脾腫
Ⅱa	LDL	↑↑↑	～	腱黄色腫，動脈硬化症
Ⅲb	VLDL，LDL	↑↑	↑↑	腱黄色腫，動脈硬化症
Ⅳ	IDL	↑↑	↑↑	結節性黄色腫，手掌線条黄色腫，動脈硬化
Ⅴ	VLDL	～ または ↑	↑↑	動脈硬化
Ⅵ	カイロミクロン，VLDL	↑	↑↑↑	発疹性黄色腫，膵炎，肝脾腫

↑：増加

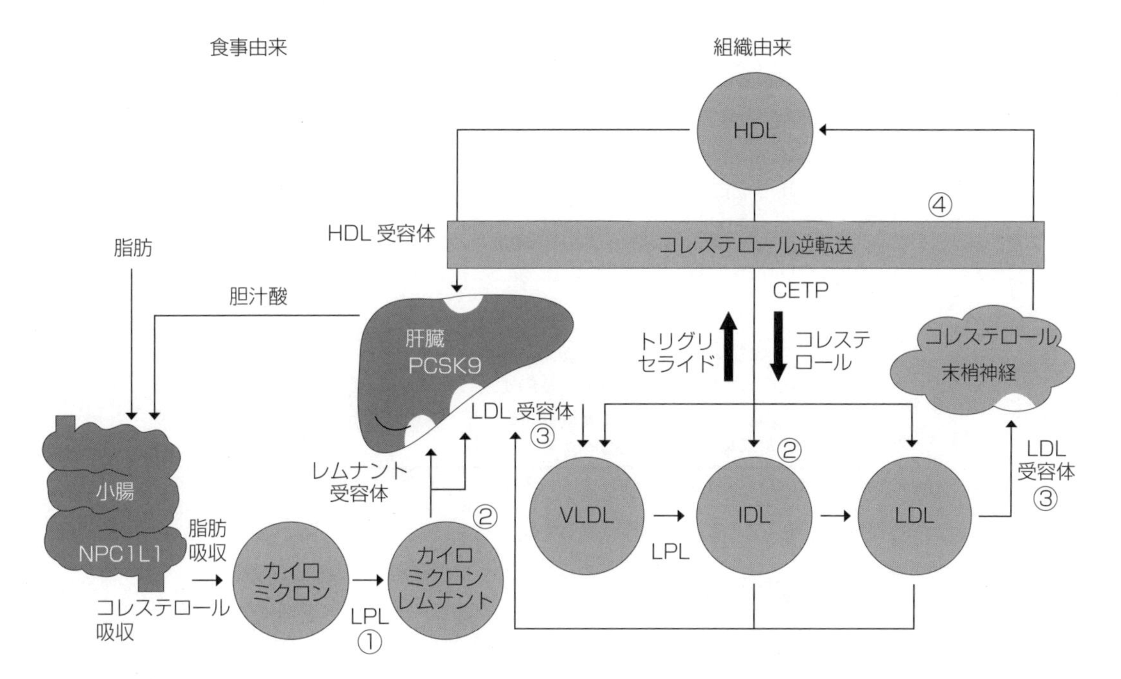

障害部位：①高カイロミクロン血症（LPL 欠損症）　③家族性高コレステロール血症（LDL 受容体-PCSK9 異常症）
②Ⅲ型脂質異常症（アポタンパク質 E 異常症）　④高 HDL コレステロール血症（CETP 欠損症）

VLDL（超低比重リポタンパク質：very low density lipoprotein）
IDL（中間比重リポタンパク質：intermediate density lipoprotein）
LDL（低比重リポタンパク質：low density lipoprotein）
HDL（高比重リポタンパク質：high density lipoprotein）
NPC1L1（Niemann-PickC1-like 1）
LPL（リポタンパク質リパーゼ：lipoprotein lipase）
HL（肝性リパーゼ：hepatic lipase）
CETP（コレステリルエステル転送タンパク：cholesteryl ester transfer protein）
PCSK9（proprotein convertase subtilisin/kexin type 9）

図 6-2　リポタンパク質代謝とその異常
〔日本動脈硬化学会（編）：動脈硬化性疾患予防のための脂質異常症治療ガイド 2013 年版，日本動脈硬化学会，2013〕

【検査・診断】

脂質異常症の診断は，空腹時の静脈採血による血清脂質の値で診断基準により行う．次にリポタンパク質電気泳動を行い，脂質異常のタイプを決定する．さらに続発性脂質異常症の有無などを検討し，原発性脂質異常症の鑑別診断を行う．原発性脂質異常症に続発性脂質異常症が合併する場合もある．

a．診断のための検査

◎**血中脂質の測定**：脂質異常症診断のための必要な血清脂質は，空腹時採血における総コレステロール（TC），トリグリセライド（TG），HDL-コレステロールである．また，LDL-C の測定については，直接測定法もあるが現在は Friedewald の式：LDL-C＝TC-HDL-C-TG/5（TG<400 mg/dL の条件）を用いた算定で評価されている．

脂質異常症の診断基準は，この **LDL コレステロール**，**HDL コレステロール**，**トリグリセライド**の値で決められる（表 6-11）．

表 6-11　脂質異常の診断基準（空腹時採血）

LDL コレステロール	140 mg/dL 以上	高コレステロール血症
	120～139 mg/dL	境界域高 LDL コレステロール血症
HDL コレステロール	40 mg/dL 未満	低 HDL コレステロール血症
トリグリセライド	150 mg/dL 以上	高トリグリセライド血症

10～12 時間以上の絶食を「空腹時」とする．
LDL コレステロールは Friedewqld の式（TC-HDL-C-TG/5）とする．
TG400 mg/dL 以上や食後採血の場合には，nonHDL-C（TC-HDL-C）を使用し，その基準を LDL-C＋30 mg/dL とする．

〔日本動脈硬化学会（編）：動脈硬化性疾患予防のための脂質異常症治療ガイド 2013 年版，日本動脈硬化学会，2013〕

b．病態把握のための検査

◎**リポタンパク質分画**：病態の把握のための検査としてはアポタンパク質やアガロースゲル電気泳動などがある．アガロースゲル電気泳動は脂質異常症の表現型の分類に用いられる．例えばⅢ型脂質異常症では特徴的な Broad-β の泳動パターンがみられ，検出には必須である．

脂質は血中では，アポタンパク質と結合してリポタンパク質を構成している．TG，TC などは血中リポタンパク質に含まれるそれぞれの合計が反映される．例えば，TC は高 LDL 血症では高値になるが，TC を含まない高カイロミクロン血症では高値にはならないが，VLDL，IDL，LDL，HDL の増加では高値になる．

◎**アポタンパク質**：アポタンパク質の測定はリポタンパク質異常の鑑別診断に有用であることがある．

【治　療】

脂質異常症の治療は，冠動脈疾患の予防が最大の目的となる．そのためには患者の管理目標値が設定されている．この管理目標値の達成を目的として治療が決められる．

管理区分は，男女，年齢，喫煙の有無，収縮期血圧，血清コレステロール値などで区分された各々の10年間の冠動脈疾患の死亡率（絶対リスク）を基礎として，低HDLコレステロールの有無，家族歴などを加えて3つのカテゴリー分類を行う．

次に，患者が冠動脈疾患の既往がある場合の二次予防と冠動脈疾患の既往のない一次予防に分けられる．さらに一次予防での①糖尿病，②慢性腎臓病，③非心原性脳梗塞，④末梢動脈疾患（PAD）があることによってより厳しい制限が必要になりカテゴリーが上がる．これらによって一次予防の3つのカテゴリーと二次予防についてリスク別の脂質管理目標が定められている．

この管理基準に基づき，リスク区分別脂質管理目標値の達成を目指す（表6-12）．細かなカテゴリー分類は臨床の場では重要であるが，ここではリスクの高い順，つまり冠動脈疾患の既往者では最も強い脂質管理目標が掲げられている．

続発性脂質異常症では，第一に原疾患の治療が優先される．また，脂質異常は食事をはじめとして生活習慣が血清脂質に大きく関与するため，食事療法，運動療法，禁煙指導が必要である．また，冠動脈疾患を有する患者においてはさらに薬物治療を考慮する．脳梗塞でも発症当初からの薬物治療を考慮する．

薬物治療は，LDL-Cが高い場合，LDL-CとTGが高い場合，TGが高い場合，HDL-Cが低い場合によってその選択薬は異なる．

LDLが高い場合は，コレステロールの生合成阻害薬であるHMG-CoA還元酵素阻害薬（プラバスタチンなど）を第一選択薬として，小腸コレステロールトランスポーター阻害薬（エゼチミブ），イオン交換樹脂，ニコチン酸誘導体，プロブコールを用いる．

LDL-CとTGが高い場合は，スタチン系，エゼチミブあるいはフィブラート系薬とする．スタチン系とフィブラート系薬の併用は横紋筋融解症に注意しなければなら

表6-12　リスク区分別脂質管理目標値

治療方針の原則	管理区分	脂質管理目標値（mg/dL）			
		LDL-C	HDL-C	TG	non HDL-C
一次予防 まず生活習慣の改善を行った後，薬物療法の適用を考慮する	カテゴリーⅠ	<160			<190
	カテゴリーⅡ	<140			<170
	カテゴリーⅢ	<120	≧40	<150	<150
二次予防 生活習慣の改善とともに薬物療法を考慮する	冠動脈疾患の既往	<100			<130

・これらの値はあくまでも到達努力目標値である．
・LDL-Cは20〜30%の低下を目標とすることも考慮する．
・non HDL-Cの管理目標は，高TG血症の場合にLDL-Cの管理目標を達成したのちの二次目標である．
・TGが400 mg/dL以上および食後採血の場合は，non HDL-Cを用いる．
〔日本動脈硬化学会（編）：動脈硬化性疾患予防のための脂質異常症治療ガイド2013年版，日本動脈硬化学会，2013〕

ない．腎障害患者には併用禁忌である．スタチン系とニコチン酸誘導体の併用では，肝障害に注意する．

TG が高いときには，フィブラート系薬，ニコチン酸誘導体，イコサペント酸エチル，オメガー3脂肪酸エチルを用いる．低 HDL-C に確実に有効な薬物はない．

さらに薬物療法で効果の得られない重篤な高 LDL-C 血症に対する治療法には LDL アフェレシスがある．家族性高コレステロール血症ホモ接合体や重症ヘテロ接合体などがこれの適応になる．

また，最近，肝臓の LDL 受容体のリサイクリングを増加させ，LDL の取り込みを促進し，血中 LDL コレステロールを減少させる，ヒト抗 PCSK9 モノクローナル抗体製剤が使用可能となった．

6.1.3　高尿酸血症，痛風

【概念·病態】

食事と体内で産生されるプリン物質が代謝経路（図 6-3）を通じて尿酸（通常 700 mg/日）となり，尿（500 mg/dL）および便中排泄（200 mg/dL）され，定常状態（平均 1,200 mg/dL）を保っている．この尿酸産生が過剰や，排泄が低下すると高尿酸血症となる（表 6-13：p.253）．

高尿酸血症は，男性では増加傾向がみられ，100 万人くらいの通院患者がいる．そ

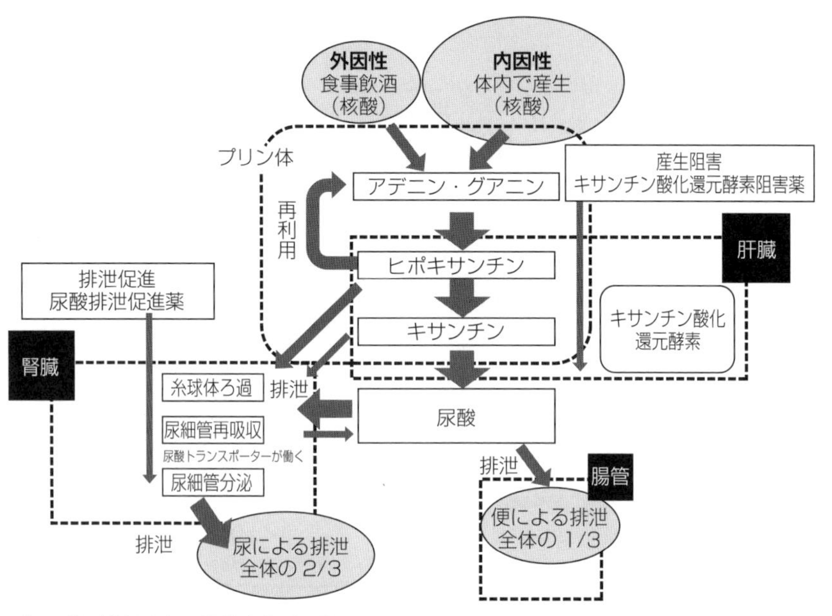

図 6-3　プリン体代謝経路と治療薬物の作用点

〔金子希代子：日本医師会雑誌 140（2）：275-278.2011，庄司拓二他：Medicina49（8）：1398-1401.2012，を参考に作成〕

表 6-13 高尿酸血症の原因

尿酸産生過剰	尿酸排泄低下	混合型
遺伝因子	遺伝因子	産生過剰と排泄低下の混在
先天性代謝異常	トランスポーターの異常	
環境因子	環境因子	
食事 (プリン体の摂取過剰糖質過剰など) アルコール，過激な運動，肥満，ストレス，がん	食事など	

の尿酸塩が沈着したものが**痛風（尿酸塩沈着症）**である．

尿酸塩の沈着による腎障害（痛風腎），尿路に結石をつくる尿路結石，痛風結節を生じる．

尿酸沈着を伴わない高尿酸血症であっても肥満，糖尿病，脂質異常症，高血圧と関連して動脈硬化の促進要因として働き，心血管系疾患や脳血管障害とも関連する．

【症　状】

健康診断などで発見させる高尿酸血症は無症状である．それに対して，痛風発作は，関節で起こる炎症で疼痛，発赤などを伴う．発作は下肢に多く，初回発作は第一中足趾節関節に生じ，1～2 週間で消失する．痛風発作の機序は，関節内に析出した尿酸塩が関節腔内に遊離し，白血球などの炎症細胞が遊走し炎症細胞が尿酸塩結晶を貪食して，タンパク質分解酵素やインターロイキンなどを放出して炎症を起こすことによって生じる．

【検査・診断】

高尿酸血症は，**血清尿酸値が 7.0 mg/dL** を超えるものと定義される．さらに尿酸産生過剰型，尿酸排泄低下型，混合型に分類される（表 6-14）．

表 6-14 高尿酸血症の病型分類

	尿中尿酸排泄量 (mg/kg/時)		尿酸クリアランス (mL/分)
尿酸産生過剰型	＞0.51	および	≧7.3
尿酸排泄低下型	＜0.48	あるいは	＜7.3
混合型	＞0.51	および	＜7.3

【治　療】

高尿酸血症の治療は，生活指導を基に必要があれば尿酸降下薬を使用する．

治療の目標は血清尿酸値 6.0 mg/dL 以下とする．

産生過剰を改善する薬物は，キサンチン酸化還元酵素を阻害することによって，ヒポキサンチンがキサンチンへの変化，キサンチンが尿酸に変化することを阻害し，尿酸の産生を抑える．

また，尿酸の排泄を促進する薬物は，尿管からの尿酸の再吸収を阻害して排泄を増加させる．

痛風発作の治療は，尿酸降下薬が未使用の場合は，非ステロイド性抗炎症薬（NSAIDs）を使用し，関節炎の寛解後2週間後より徐々に血中尿酸値を低下させ，6.0 mg/dL 以下として以後それを維持させる．尿酸降下薬の使用中は，尿酸降下薬を中止することなくNSAIDsを使用する．

【合併症】

慢性合併症として重要なものは痛風腎である．高尿酸血症に酸性尿が加わることによって尿細管管腔内に尿酸結晶が析出し，腎髄質が障害され慢性間質性腎炎が起こる（狭義の痛風腎）．さらに，高血圧や糖尿病などの代謝障害による細動脈性腎硬化症の合併（広義の痛風腎）により腎障害は悪化する．

（薬師寺史厚，廣井直樹）

6.2 内分泌系疾患の薬，病態，治療

6.2.1 Basedow（バセドウ）病

【概念・病態】

甲状腺は前頸部の中央，甲状軟骨の下方に位置し，横径15 mm，縦径40〜50 mm，厚み10 mm，約15 gである．甲状腺ホルモン（サイロキシン（T4）とトリヨードサイロニン（T3））の合成・分泌は視床下部-下垂体-甲状腺の負のフィードバック機構によりコントロールされている（図6-4：p.255）．甲状腺で合成される甲状腺ホルモンの80〜95%はT4であり，T3は10%前後でしかない．半減期は，T3は約1日であるが，T4は約1週間であり安定している．一方，ホルモン活性はT3が強く，T3はT4の約4倍である．末梢組織においてT4からT3に代謝され，甲状腺ホルモンの効果を発揮する．甲状腺ホルモンは発達や分化，代謝，生体恒常性の維持に関与する．

バセドウ病は臓器特異的自己免疫性疾患の一つであり，自己免疫異常により産生されたTSH受容体抗体（TRAb）が甲状腺を刺激する結果，**甲状腺機能亢進**を呈する疾患である．バセドウ病の頻度は1.5%，男女比は1：2〜4，特に20〜30代の女性に多い．

【症　状】

バセドウ病の症状には，甲状腺機能亢進症に共通なもの（表6-15：p.255）とバセドウ病に特異的なものに分類される．眼球突出や眼瞼浮腫，眼痛，充血，目の不快感などのほか，進行した病変では視力低下を示すバセドウ眼症（Graves'ophthalmopathy）と前脛骨粘液水腫に代表される甲状腺皮膚障害（Thyroid dermopathy），太鼓バチ状指（Thyroid acropathy）はバセドウ病の特徴的な症状である．メルセブルグ（**Merseburg**）の三徴といわれる頻脈・びまん性甲状腺腫大・眼球突出は重大な症状である．

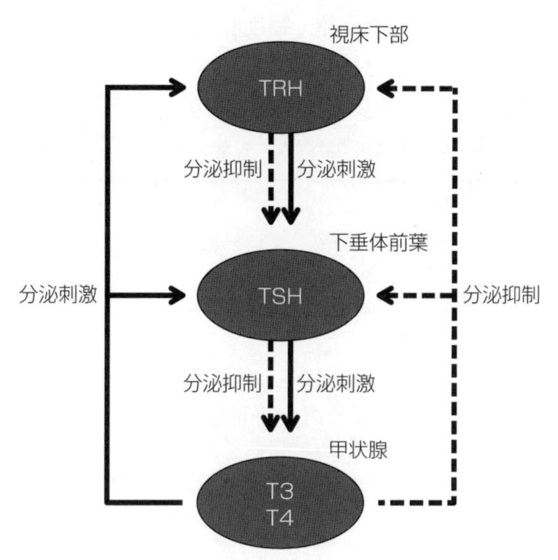

視床下部で産生される甲状腺刺激ホルモン放出ホルモン（TRH）により下垂体からの甲状腺ホルモン刺激ホルモン（TSH）の分泌が促進される．TSH は甲状腺に作用し，サイロキシン（T4）とトリヨードサイロニン（T3）の分泌を増加させる．T3・T4 は視床下部，下垂体へのネガティブフィードバックにより TRH，TSH の分泌を抑制する．

TRH，TSH が抑制されると T3，T4 の合成分泌は低下する．逆に低下した T3，T4 は視床下部，下垂体へのネガティブフィードバックにより TRH，TSH の分泌を増加させる．

図 6-4　視床下部-下垂体-甲状腺の負のフィードバック機構

表 6-15　甲状腺機能亢進症の症状

全身症状	全身倦怠感，暑がり，体重減少
精神症状	いらいら，不穏
循環器症状	頻脈，心房細動，収縮期血圧上昇，脈圧増大
消化器症状	腸蠕動運動亢進，下痢・軟便，食欲亢進
筋・神経症状	近位筋の筋力低下，手指振戦，深部腱反射亢進
その他	無月経・希発月経，脱毛，発汗過多，皮膚湿潤

【検査・診断】　バセドウ病の診断には，甲状腺機能亢進症の存在の証明と原因検索を行う必要がある．バセドウ病では，TSH の抑制（未治療症例では測定感度未満）と遊離 T4 と遊離 T3 の上昇がみられ，TRAb 陽性により確定診断となる．甲状腺超音波検査では，びまん性甲状腺腫大と内部血流の増加（火焔状血流増加）が特徴的である．診断が難しい症例では 123-I シンチグラフィが有用であり，甲状腺ヨード摂取率高値，びまん性集積がバセドウ病の特徴所見である．生化学検査では総コレステロール低値，アル

カリホスファターゼ高値，軽度肝機能低下がみられることがある．バセドウ病の診断ガイドラインを表 6-16 に示す．

表 6-16　バセドウ病の診断ガイドライン

a）臨床所見

1. 頻脈，体重減少，手指振戦，発汗増加などの甲状腺中毒症所見
2. びまん性甲状腺腫大
3. 眼球突出または特有の眼症状

b）検査所見

1. 遊離 T4，遊離 T3 のいずれか一方，または両方高値
2. TSH 低値（0.1 μU/mL 以下）
3. TSH 受容体抗体陽性
4. 放射線ヨード甲状腺摂取率高値，シンチグラフィでびまん性取り込み

バセドウ病	a）の 1 つ以上に加えて，b）の 4 つを有するもの
確からしいバセドウ病	a）の 1 つ以上に加えて，b）の 1，2，3 を有するもの
バセドウ病の疑い	a）の 1 つ以上に加えて，b）の 1 と 2 を有し，遊離 T4，遊離 T3 高値が 3 か月以上続くもの

〔日本甲状腺学会（2013）：甲状腺疾患診断ガイドライン 2013〕

【治　療】

バセドウ病の治療は甲状腺ホルモンの正常化と TRAb の陰性化を図り，最終的には寛解状態を維持することを目的とする（表 6-17）．

薬物治療では，甲状腺ホルモン合成抑制作用を有するチアマゾール（MMI・メルカゾール®），もしくはプロピルチオウラシル（PTU・プロパジール®，チウラジール®）が用いられる（表 6-18：p.257）．動悸や振戦などの交感神経症状が強い場合には，β 阻害薬を併用することがある．速やかに甲状腺機能を正常化させたいときには無機ヨード薬を投与する．

放射性ヨードによるラジオアイソトープ（RI）治療は甲状腺ホルモン合成にヨードが必要であり，バセドウ病ではその取り込みが亢進している性質を利用して ^{131}I の

表 6-17　バセドウ病の治療法別長所と短所

	薬物療法	手術療法	アイソトープ療法
長　所	・通院での治療が可能 ・診断当日から治療開始が可能	・他の治療より治療効果が早期に得られる． ・手術直後から内服中止可能	・基本的には外来治療 ・薬物療法より治療効果が短期間に得られる． ・副作用がない．
短　所	・治るまでに時間がかかることが多い（数年以上）． ・再発が多い（50％程度）． ・内服開始後 2～3 か月間は副作用が出ることがある．	・入院が必要 ・傷跡が残る． ・甲状腺機能低下症になることがある．	・甲状腺機能低下症になることがある（50～70%）． ・高血圧や糖尿病などの合併症，高齢の場合などは入院を要することがある．

表 6-18　抗甲状腺薬の留意事項

	チアマゾール（MMI）	プロピオチオウラシル（PTU）
特　徴	1日1回の内服で可 効果はPTUよりも強い． 妊娠時，授乳中の内服は不可 副作用の発生頻度はPTUより少ない（15 mg内服時の副作用発生頻度は14%）．	1日3回に分けて内服 効果はMMIより弱い． 妊娠時，授乳中の内服は可 副作用の発生頻度はMMIより多い(300 mg内服時の副作用発生頻度は52%)．
軽～中等度の副作用	かゆみ・発疹・じんま疹（4～6%） 軽度肝機能障害 筋肉痛・関節痛 発熱・脱毛	かゆみ・発疹・じんま疹（4～6%） 軽度肝機能障害 筋肉痛・関節痛 発熱・脱毛
重篤な副作用	無顆粒球症・白血球減少症（0.1～0.5%） 重症肝機能障害（0.1～0.2%） 多発関節炎 インスリン自己免疫症候群	無顆粒球症・白血球減少症（0.1～0.5%） 重症肝機能障害（0.1～0.2%） 多発関節炎 劇症肝炎 ANCA関連血管炎・SLE様症候群

経口投与により甲状腺組織を破壊する治療である．**妊娠中もしくは妊娠の可能性のある女性に対しては禁忌**である．

外科的治療の適応は薬物療法抵抗性，早期寛解希望，長期の治療経過などであり，甲状腺亜全摘術により甲状腺機能の正常化を図る．

6.2.2　甲状腺炎（慢性甲状腺炎，破壊性甲状腺炎）

【概念･病態】

甲状腺炎とは，原因にかかわらず甲状腺に炎症が起きる病態である．自己免疫機序により発症する**橋本病（慢性甲状腺炎）**と，甲状腺濾胞の破壊により一過性の甲状腺中毒症（甲状腺ホルモンが高値となる状態）となる**破壊性甲状腺炎**に大別される．破壊性甲状腺炎は無痛性甲状腺炎と亜急性甲状腺炎に分けられる（表 6-19：p.258）．

橋本病では，甲状腺に炎症が起きていること自体は大きな問題ではなく，甲状腺機能に異常がなければ治療の適応とはならない．多くの患者は甲状腺機能正常であるが，潜在性甲状腺機能低下症から甲状腺機能低下症，一過性甲状腺中毒症と多彩な病態を示す．橋本病の頻度は女性では11%，男性で2.5%，甲状腺機能低下症の頻度は0.5%といわれている．

無痛性甲状腺炎の多くは橋本病を基礎に有しており，自己免疫反応が過大になることにより広範囲の甲状腺濾胞破壊が生じると考えられている．亜急性甲状腺と異なり痛みを伴わないことが特徴であり，バセドウ病との鑑別が重要となる．亜急性甲状腺炎はウィルス感染によると考えられているが，原因ウィルスは明らかでない．甲状腺の強い炎症と濾胞破壊が生じる結果，発熱と甲状腺の自発痛，一過性甲状腺中毒症が出現する．一般に破壊性甲状腺炎では一過性甲状腺中毒症の後，移行期→代償期→回復期と経過し，多くの症例では自然治癒する（図 6-5：p.258）．

表 6-19 甲状腺炎の鑑別

	亜急性甲状腺炎	無痛性甲状腺炎	橋本病 （慢性甲状腺炎）	バセドウ病
FT3・FT4	↑	↑	↑ → ↓	↑
TSH	↓	↓	↓ → ↑	↓
ヨード摂取率	↓	↓	→ ↓	↑
頸部痛・熱感	あり	なし	なし	なし
CRP	↑（WBC 軽度↑）	なし	なし	なし
甲状腺腫	結節性 有痛性	瀰漫性 凹凸 硬	瀰漫性 凹凸 硬	瀰漫性 表面滑 軟
組織像	巨細胞 肉芽腫性変化	橋本病と同じ	リンパ濾胞形成 炎症性細胞浸潤	過形成 肥大
その他	先行感染 ステロイド薬有効	分娩後 インターフェロン治療 ステロイド薬の中止	甲状腺機能は多彩 TgAb・TPOAb 陽性	TRAb 陽性

↑：増加 ↓低下

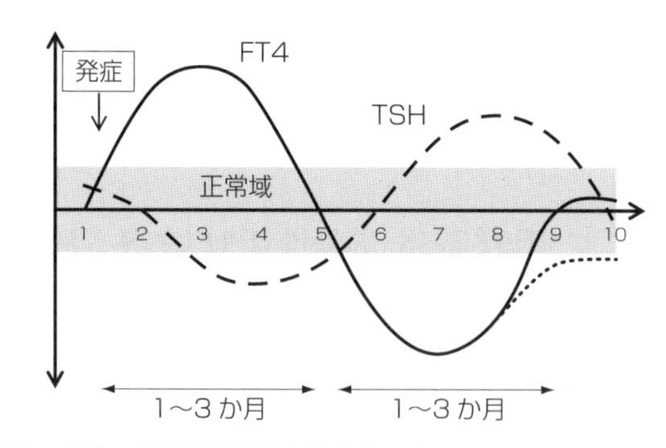

FT4 の推移を実線で示す．破壊性甲状腺炎発症後，約 1〜3 か月間は中毒症期となるが，その後移行期→代償期（低下症期）→回復期が約 1〜3 か月間持続する．多くの症例は正常化するが，一部低下症となるものがある（点線）．TSH の推移を破線で示す．甲状腺ホルモン値の上昇とともに TSH は低下し，その後代償期になると TSH は上昇する．

図 6-5 破壊性甲状腺炎の経過

【症 状】

橋本病特有の症状はないが，病状の進行に伴い甲状腺機能低下症となった場合，いわゆる甲状腺機能低下症状が出現する（表 6-20：p.259）．

破壊性甲状腺炎の急性期では甲状腺中毒症となり，一般に1〜3 か月持続する．その後，機能低下症が1〜3 か月程度持続し，正常化する．慢性甲状腺炎（橋本病）や寛解バセドウ病の経過中，出産後数か月経って甲状腺中毒症状が出現する場合は無痛性甲状腺を考えるが，無痛性甲状腺では甲状腺中毒症状のほかに特徴的な所見はみられない．一方，亜急性甲状腺では有痛性甲状腺腫が特徴的であり，上気道感染症状などの先行感染をしばしば伴い，高熱をみることもまれでない．また，甲状腺の疼痛はしばしば反対側にも移動する．

表 6-20 甲状腺機能低下症の症状

全身症状	易疲労感，動作緩慢，寒がり，体重増加
精神症状	感情鈍麻，傾眠傾向
循環器症状	徐脈，拡張期血圧上昇，心拡大
消化器症状	腸蠕動運動低下，便秘，食欲低下
筋・神経症状	筋力低下，深部腱反射減弱
皮膚症状	発汗低下，皮膚乾燥
その他	月経過多，脱毛，嗄声，巨大舌

【検査･診断】 橋本病による甲状腺機能低下症（原発性甲状腺機能低下症）では，遊離 T4 の低下と TSH の上昇がみられる．生化学検査では総コレステロールやクレアチンホスホキナーゼの上昇，高度の低下症では正球性正色性貧血がみられることがある．橋本病の診断ガイドライン（表 6-21）では，甲状腺機能には触れられていないことに留意すべきである．びまん性甲状腺腫大と抗甲状腺抗体（TPO 抗体と Tg 抗体）の存在が診断にとって重要であり，細胞診で甲状腺組織中へのリンパ球浸潤の確認により，甲状腺の炎症が証明される．

表 6-21 橋本病の診断ガイドライン

a）臨床所見

1. びまん性甲状腺腫大
   ただし，バセドウ病など他の原因が認められないもの

b）検査所見

1. 抗甲状腺マイクロゾーム（または TPO）抗体陽性
2. 抗サイログロブリン抗体陽性
3. 細胞診でリンパ球浸潤を認める．

慢性甲状腺炎　　a）および b）の 1 つ以上を有するもの

【付記】

1. 他の原因が認められない原発性甲状腺機能低下症は，慢性甲状腺炎（橋本病）の疑いとする．
2. 甲状腺機能異常も甲状腺腫大も認めないが，抗マイクロゾーム抗体，および／または抗サイログロブリン抗体陽性の場合は慢性甲状腺炎（橋本病）の疑いとする．
3. 自己抗体陽性の甲状腺腫瘍は，慢性甲状腺炎（橋本病）の疑いと腫瘍の合併と考える．
4. 甲状腺超音波検査で内部エコー低下や不均一を認めるものは，慢性甲状腺炎（橋本病）の可能性が強い．

〔日本甲状腺学会（2013）：甲状腺疾患診断ガイドライン 2013〕

表 6-22　無痛性甲状腺炎，亜急性甲状腺炎の診断ガイドライン

無痛性甲状腺炎		亜急性甲状腺炎	
a）臨床所見 1．甲状腺痛を伴わない甲状腺中毒症 2．甲状腺中毒症の自然改善（通常 3 か月以内） b）検査所見 1．遊離 T4 高値 2．TSH 低値（0.1 μU/mL 以下） 3．抗 TSH 受容体抗体陰性 4．放射性ヨード（またはテクネシウム）甲状腺摂取率低値 抗甲状腺マイクロゾーム（または TPO）抗体陽性		a）臨床所見 1．有痛性甲状腺腫 b）検査所見 1．CRP または赤沈高値 2．遊離 T4 高値，TSH 低値（0.1 μU/mL 以下） 3．甲状腺超音波検査で疼痛部に一致した低エコー域	
無痛性甲状腺炎	a）および b）のすべてを有するもの	亜急性甲状腺炎	a）および b）のすべてを有するもの
無痛性甲状腺炎の疑い	a）のすべてと b）の 1～3 を有するもの	亜急性甲状腺炎の疑い	a）と b）の 1 および 2
除外規定	甲状腺ホルモンの過剰摂取例を除く．	除外規定	橋本病の急性増悪，嚢胞への出血，急性化膿性甲状腺炎，未分化がん

〔日本甲状腺学会（2013）：甲状腺疾患診断ガイドライン 2013〕

無痛性甲状腺炎，亜急性甲状腺炎の診断ガイドラインを示す（表 6-22）．これら破壊性甲状腺炎急性期では一過性甲状腺中毒症（遊離 T4 上昇と TSH 低下）を示し，放射性ヨード（またはテクネチウム）**甲状腺摂取率は低値**となる．これによりバセドウ病との**鑑別が可能**となる．一方，亜急性甲状腺炎では CRP または赤沈の高値がみられ，甲状腺超音波検査で疼痛部に一致した辺縁不正の低エコー域がしばしばみられる．

【治　療】

橋本病に対する特別な治療はない．また，甲状腺機能正常，潜在性甲状腺機能低下症の場合にも治療は必要ない．永続的甲状腺機能低下症では甲状腺ホルモン製剤（レボチロキシン）の補充療法を行う．レボチロキシン（チラーヂン S®）は T4 製剤であり，ホルモン活性は T3 と比較して弱く（約 1/4），半減期も約 1 週間と安定しており（T3 は 1 日）使いやすい．甲状腺ホルモン剤には T3 製剤としてのリオチロニン（チロナミン®）もあるが，半減期が短く活性が強いことから一般には用いられない．

無痛性甲状腺炎の場合，通常は自然治癒する病態であり，特に治療は必要としないが，動悸や振戦などの交感神経症状が強い場合には β 遮断薬を併用することがある．一過性であっても，顕性甲状腺機能低下症の場合にはレボチロキシン少量（25 μg/日）を一時的に用いることもある．

亜急性甲状腺では，軽症例では解熱鎮痛薬の投与で経過観察する場合もあるが，プレドニゾロンの投与を原則とする．プレドニゾロンは 20 mg/日から開始し，症状を

鑑みながら5 mg/週のペースで漸減していく．精神疾患や糖尿病，結核などのステロイド薬が使いにくい病態が合併していないかを確認することは重要である．

6.2.3 中枢性尿崩症（バゾプレシン分泌低下症）

【概念・病態】

抗利尿ホルモンは下垂体後葉から分泌されるペプチドホルモンであり，腎臓の尿細管での水の再吸収を促進する．国際的にはアルギニンバゾプレシン（AVP）の名前が使用される．視床下部・下垂体後葉からのAVPの合成・分泌障害により，腎集合管における尿の濃縮障害をきたす疾患である．腎臓でのAVPへの反応性低下により，尿の濃縮障害をきたすものは**腎性尿崩症**とよばれる．

【症　状】

突発的な口渇・多尿・多飲により発症する．多尿は3 L/日以上であり，多くの症例では6～10 L/日に達する．その結果，夜間排尿回数の増加，不眠をきたす．強い口渇感のために飲水量は増加し，特に冷水を好む傾向が強い．渇中枢は保たれており，飲水により体液量は保持されるので，脱水をきたすことは少ない．

【検査・診断】

AVP分泌低下症（尿崩症）の診断の手引きを**表6-23**（p.262）に示す．

多尿をきたす中枢性尿崩症以外の疾患として，①著明な高カルシウム血症，②心因性多飲症，③腎性尿崩症，を鑑別診断として考える必要がある．また，続発性中枢性尿崩症の原因疾患としてはリンパ球性漏斗下垂体後葉炎や腫瘍性疾患（胚芽腫，頭蓋咽頭腫，奇形腫，下垂体腺腫，転移性腫瘍など），脳炎，脳出血，外傷・手術などを考える必要がある．

【治　療】

中枢性尿崩症では，不足している抗利尿ホルモンを補充することが治療の中心であり，デスモプレシンが用いられている．デスモプレシンは合成ペプチドであり，AVPと比較して，①抗利尿作用が長時間持続する，②末梢血管の収縮作用が弱く，血圧上昇などの副作用が少ない，③鼻腔内投与で確実に有効，といった点で優れている．日本ではデスモプレシン点鼻薬やスプレーが用いられていたが，近年経口デスモプレシン（ミニリンメルト®）が認可され，用いられるようになっている．副作用としては，頭痛や嘔気・嘔吐，浮腫，鼻粘膜刺激（点鼻製剤），水中毒，低ナトリウム血症などであるが，重篤なものとして脳浮腫，昏睡，けいれんなどを伴う重篤な水中毒には注意を要する．

表 6-23　バゾプレシン分泌低下症（中枢性尿崩症）の診断と治療の手引き（平成 22 年度改訂）

区分	No.	内容
Ⅰ 主症候	1.	口　渇
	2.	多　飲
	3.	多　尿
Ⅱ 検査所見	1.	尿量は 1 日 3000 mL 以上.
	2.	尿浸透圧は 300 mOsm/kg 以下.
	3.	水制限試験においても，尿浸透圧は 300 mOsm/kg を超えない.
	4.	血漿バゾプレシン濃度：血清 Na 濃度と比較して総体的に低下する．5%高張食塩水負荷（0.05 mL/kg/min で 120 分間点滴投与）時に，血清ナトリウムと血漿バゾプレシンがそれぞれ，① 144 mEq/L で 1.5 pg/mL 以下，② 146 mEq/L で 2.5 pg/mL 以下，③ 148 mEq/L で 4 pg/mL 以下，④ 150 mEq/L 以上で 6 pg/mL 以下である.
	5.	バゾプレシン負荷試験で尿量は減少し，尿浸透圧は 300 mOsm/kg 以上に上昇する.
Ⅲ 参考所見	1.	原疾患の診断が確定していることが特に続発性尿崩症の診断上の参考となる.
	2.	血清ナトリウム濃度は正常域の上限に近づく.
	3.	T1 強調 MRI 画像における下垂体後葉輝度の低下．ただし，高齢者では正常人でも低下することがある.
	4.	尿中アクアポリン-2 排泄は 40 fmol/mg クレアチニン以下であることが多い（基準値 100～200 fmol/mg クレアチニン）.

【診断基準】
完全型中枢性尿崩症：ⅠとⅡに合致するもの.
部分型中枢性尿崩症：ⅠとⅡの 1，2，5 に合致し，Ⅱの 4 ①～④の少なくとも 1 項目がこの条件を満たすもの.

【病型分類】尿崩症の診断が下されたら，下記の病型分類をすることが必要である.
特発性尿崩症：ⅠとⅡ以外には，画像上認められる器質的異常，あるいは機能的異常を視床下部-下垂体系に認めないもの.
続発性尿崩症：ⅠとⅡに加えて，画像上認められる器質的異常，あるいは機能的異常を視床下部-下垂体系に認めるもの.
家族性尿崩症：原則として常染色体優性遺伝形式を示し，家族内に同様の疾患患者があるもの.

〔厚生労働科学研究費補助金　難治性疾患克服研究事業　間脳下垂体機能障害に関する研究班（2011）：平成 22 年度総括・分担研究報告書〕

6.2.4　その他

6.2.4a　先端巨大症

【概念･病態】　成長ホルモン（GH）は主に肝臓で産生されるインスリン様成長因子-1（IGF-1）の産生を促進する作用とともに脂肪分解促進やインスリン抵抗性増大作用を有している．GH 過剰分泌により，骨・軟部組織の肥大をきたす結果，特徴的な顔貌を呈する疾患である．本症のほとんどは GH 産生下垂体腺腫により引き起こされる.

【症　状】　GH および IGF-1 の増加の結果，眉弓部や下顎の突出や鼻・口唇の肥大，巨大舌，手足容積の増大といった特徴的な先端肥大症様顔貌を呈する．糖尿病（インスリン抵抗性増大）や脂質異常症（脂肪分解作用），高血圧（Na 貯留亢進）などを合併する.

【検査･診断】 典型的な身体所見とGHの過剰（75 g糖負荷試験によりGH底値が1 μg/L未満とならない）とIGF-1の高値，下垂体腺腫の存在により診断可能である．「先端巨大症の診断と治療の手引き」が日本内分泌学会より発表されているので参考にされたい．

【治　療】 治療の第一選択は，経蝶形骨洞的下垂体腫瘍摘出術（TSS）である．手術後コントロール不良，または手術により十分な腫瘍摘出ができない場合には薬物療法が用いられる．手術不能例や手術後コントロール不良で薬物療法により効果がない場合には，定位的放射線治療（ガンマナイフ，サイバーナイフなど）が用いられる．

薬物療法には，①ソマトスタチン誘導体，②GH受容体拮抗薬，③ドパミン作動薬，が用いられる．

①ソマトスタチン誘導体：オクトレオチド酢酸塩（サンドスタチン®），ランレオチド酢酸塩（ソマチュリン®）が用いられる．ソマトスタチン受容体を阻害することでGHの産生を抑制する．また，腫瘍縮小効果を有しており，術前にオクトレオチド酢酸塩を投与することで手術による治癒率が向上するとの報告もある．

②GH受容体拮抗薬：ペグビソマント（ソマバード®）は成長ホルモン受容体に直接作用し，過剰に分泌されている成長ホルモンの作用を拮抗阻害する結果，IGF-I分泌のシグナル伝達が抑制され，血中IGF-Iが正常化する．

③ドパミン作動薬：カベルゴリン（カバサール®）が用いられる．ソマトスタチン誘導体と比較してその有効性は低いが，腫瘍縮小効果を有している．

治療の目的はブドウ糖75 g経口投与後の血中GH底値が1 μg/L未満，かつIGF-1値を年齢・性別基準範囲内に保つことである．

6.2.4b　プロラクチン（PRL）分泌過剰症

【概念･病態】 下垂体前葉からのプロラクチン（PRL）の過剰産生となる病態である．原因として薬物性，下垂体腫瘍によるものが多い．PRLの産生分泌はドパミンにより抑制されることが知られている．

【症　状】 高プロラクチン血症となる結果，女性ではプロラクチンによる乳汁産生の亢進とゴナドトロピン放出ホルモンの抑制に伴い乳汁漏出，無月経，不妊がみられる．男性では腫瘍増大による頭痛や視野狭窄，ゴナドトロピン放出ホルモンの抑制による性欲減退といった症状が出現する．本症の80％は女性であり，特に続発性無月経の20％に本症が隠れているといわれている．

【検査･診断】 PRLの高値により容易に診断可能であるが，薬物性の除外のために内服歴の詳細な聴取は重要である．レセルピンやα-メチルドパなどの降圧薬（ドパミン生成阻害作用），メトクロプラミドやドンペリドンなどの抗潰瘍薬・制吐薬，フェノチアジンやハロペリドールなどの向精神薬（ドパミン受容体遮断作用），経口避妊薬などのエストロゲン製剤（PRL産生刺激作用）には特に注意が必要である．下垂体MRIによる下垂体腫瘍の証明も必要である．「プロラクチン（PRL）分泌過剰症の診断と治療の手引き」が日本内分泌学会より発表されているので参考にされたい．

【治　療】

薬物性であれば，基本的には中止とする．下垂体PRL産生腫瘍の場合，薬物療法が第一選択であり，ドパミン作動薬のカベルゴリン（カバサール®）やブロモクリプチン（パーロデル®）が用いられる．副作用として吐き気や嘔吐，食欲不振，胃の不快感，便秘などの胃腸症状が多い．少量から始め，漸増することで軽減することがある．他に不安，焦燥感，興奮，不眠，眠気などの精神症状がみられる．重篤なものとしてまれではあるが，悪性症候群や幻覚，妄想，せん妄，錯乱の初期症状に注意する．

6.2.4c　下垂体機能低下症

【概念･病態】

一般に下垂体前葉機能低下症を指す．すべての下垂体前葉機能の分泌が低下した状態を汎下垂体機能低下症，2種類以上のホルモン分泌が障害された場合を部分的下垂体機能低下症，1種類だけ障害されたものを**単独欠損症**という．

原因は下垂体腫瘍（約27%）や視床下部腫瘍（約13%）が多いが，原因の明らかでない特発性のものも約21%にみられる．

【症状･検査･診断】

欠損するホルモンの種類により症状は異なり，多彩である．ホルモン検査データと併せ，表6-24（p.265）に示す．

【治　療】

欠乏しているホルモンの補充を行うことが原則である（表6-24：p.265）．副腎皮質ホルモンと甲状腺ホルモンは生命維持に必須なホルモンであり重要である．副腎皮質ホルモンの補充は維持量としてヒイドロコルチゾンで10〜20 mg/日を用いるが，発熱などの軽度のストレス時には2〜3倍量の内服をするよう患者に指導する必要がある．甲状腺ホルモンの補充の留意点は副腎不全を合併している場合には，甲状腺ホルモン増加による急性副腎不全を予防する必要があるので副腎皮質ホルモンの補充を行ってから甲状腺ホルモンの補充を行う．

性腺機能低下症では，男性と女性で治療が異なる．男性では性欲や生殖機能，活動性の回復目的でテストステロンのデポ製剤の筋注（エナルモンデポー®）を行うことが主流である．女性の場合，エストロゲンとプロゲステロンを組み合わせて投与するカウフマン療法を行う．挙児希望時にはhCG（人絨毛性ゴナドトロピン）とhMG（ヒト閉経期尿中ゴナドトロピン）の併用により，精子形成や排卵誘発を促進させる．

表 6-24 下垂体機能低下症のまとめ

欠損するホルモン	症 状	検査所見		治 療
		ホルモン基礎値	負荷試験	
副腎皮質ホルモン（ACTH）	全身倦怠感，易疲労性，食欲不振，意識障害（低血糖や低ナトリウム血症），低血圧，体重減少	血清コルチゾール低値 血漿 ACTH 低値 尿中遊離コルチゾール低値	CRH 負荷試験で ACTH 低反応 迅速 ACTH 負荷試験で低～無反応（連続不可で反応あり）	副腎皮質ホルモンの補充
成長ホルモン（GH）	低身長，低血糖，筋力低下，筋肉量減少，体脂肪増加	血清 GH 低値 血清 IGF-1 低値	GH 分泌刺激試験（GHRP2 やインスリン，アルギニン負荷など）で低～無反応	成長ホルモンの補充
性腺刺激ホルモン（LH・FSH）	二次性徴の欠如，月経異常や無月経，不妊，陰毛・腋毛の脱落，性欲低下，インポテンス，乳房や性器の萎縮	血清 LH・FSH は高値ではない 血中性ステロイドホルモン低値 尿中血中性ステロイドホルモン低値	GnRH 負荷試験で低～無反応	男性：テストステロン製剤 女性：エストロゲンとプロゲステロンの補充 挙児希望時：hCG・hMG 投与
プロラクチン（PRL）	産褥時の乳汁分泌低下	血中 PRL 低値	TRH 負荷試験で低～無反応	特になし
甲状腺刺激ホルモン（TSH）	活動性の低下，耐寒性低下，皮膚乾燥，徐脈，脱毛，便秘，さ声，発育・発達障害	血中 TSH は高値ではない 遊離 T3・遊離 T4 低値	TRH 負荷試験で低～無反応	甲状腺ホルモン（T4）の補充

6.2.4d バゾプレシン分泌過剰症（SIADH）

【概念・病態】 バゾプレシン（AVP）が血漿浸透圧に対して絶対的，あるいは相対的に過剰に分泌されるために起こる水過剰貯留状態で，希釈性低ナトリウム血症を主徴とする．原因は肺がんなどによる異所性 AVP 産生や，中枢神経系疾患や肺疾患による AVP の合成・分泌調節系の障害の結果 AVP 分泌抑制異常が生じるなどに大別される．

【症 状】 水過剰貯留による希釈性低ナトリウム血症による症状が主体であるが，全身浮腫などの著明な水過剰状態を発生しない．

【検査・診断】 低浸透圧血症（低ナトリウム血症），尿浸透圧：300 mOsm/kg 以上，尿中ナトリウム濃度：20 mEq/L 以上，腎機能，副腎機能正常，血漿 ADH が測定可能，であることが診断の重要なポイントである．「バゾプレシン分泌過剰症（SIADH）の診断と治療の手引き」が日本内分泌学会より発表されている．

【治 療】 原疾患がある場合には，原疾患の治療を行う．

SIADH の治療の原則は，水制限（15～20 mL/kg/日以下）と Na の補充である．

けいれんなどの中枢神経症状がある場合には，高張食塩液による血清ナトリウム補正を検討するが，急速な補正を行うと橋中心髄鞘崩壊に代表される重篤な中枢神経の脱髄性病変を発生するので注意が必要である．異所性 AVP 産生腫瘍による SIADH では ADH-V2 受容体拮抗薬であるモザバプタン塩酸塩（フィズリン®）が使用可能である．また，トルバプタン（サムスカ®）の適応拡大が検討されている．

6.2.4e クッシング症候群

【概念・病態】

副腎からのコルチゾール分泌が慢性的に分泌過剰になり，特異的な症候を呈する状態を**クッシング症候群**という．コルチゾール分泌を刺激する副腎皮質刺激ホルモン（ACTH）の分泌が過剰となったものを **ACTH 依存性クッシング症候群**とよび，下垂体からの ACTH 過剰によるものを**クッシング病**，悪性腫瘍などからの ACTH 過剰によるものを**異所性 ACTH 症候群**とよぶ．副腎皮質ホルモン薬の投与による医原性クッシング症候群にも留意が必要である．

【症　状】

副腎性クッシング症候群，クッシング病のいずれもコルチゾール過剰産生による症状が主体であり，特徴的な症候としては，皮下溢血，皮膚のひ薄化，近位筋萎縮による筋力低下，中心性肥満，水牛様脂肪沈着，満月様顔貌，伸展性赤色皮膚線条，小児における成長遅延である．耐糖能異常，高血圧，月経異常，にきび，浮腫，肥満，骨粗鬆症，多毛，色素沈着，うつ状態などを伴うことがしばしばある．

【検査・診断】

副腎性クッシング症候群，クッシング病の診断アルゴリズムを図 6-6（p.267）に示す．下垂体 MRI や副腎 CT，MRI などで腫瘍の局在を確認することが適切な治療のために必要である．

【治　療】

クッシング病では経蝶形骨洞的下垂体腫瘍摘出術，異所性 ACTH 症候群では原因となる腫瘍の摘出，副腎性クッシング症候群では疾患側の副腎摘出（腹腔鏡下副腎摘出術）が第一選択である．

手術不能例や摘出困難例，再発例などでは，ステロイド合成酵素阻害薬を用いる．最近治療薬として保険で認められたメチラポン（メトピロン®）は，即効性があり可逆性である．ミトタン（オペプリム®）は細胞毒性があり不可逆性で，効果発現に 1～3 か月かかる．現在，クッシング病に対するソマトスタチンアナログ治療の応用が検討されている．

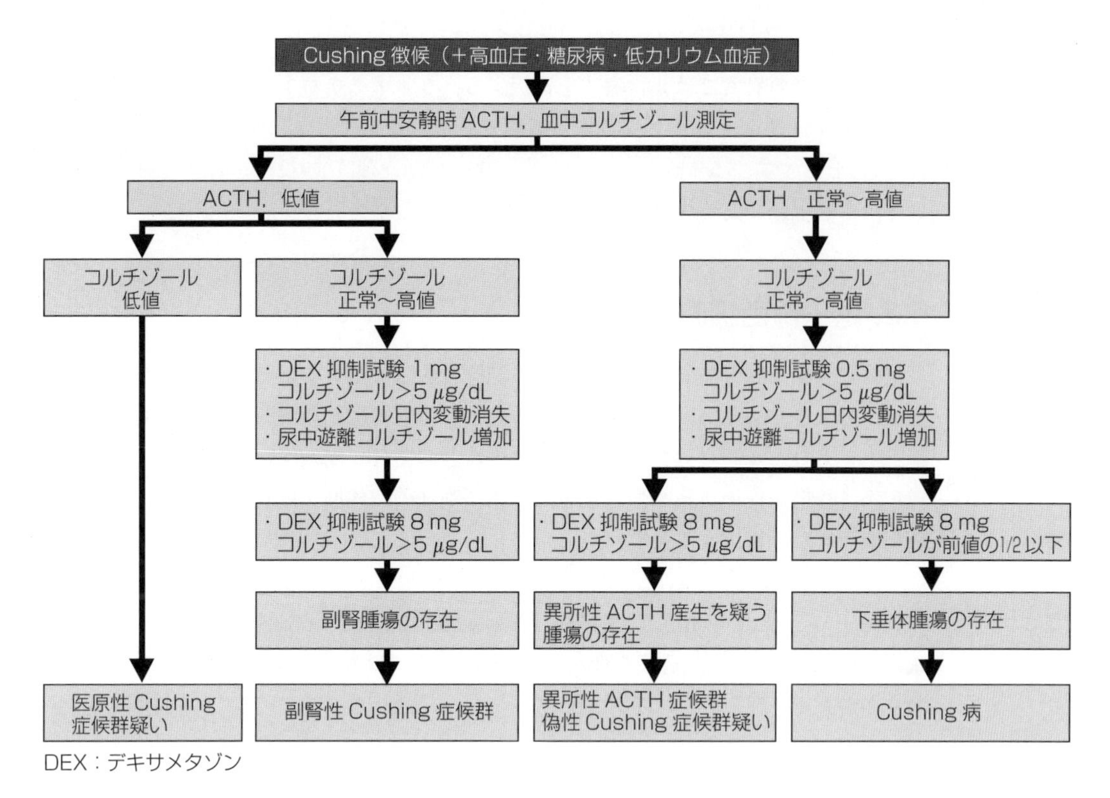

図 6-6 クッシング症候群の診断アルゴリズム

6.2.4f 原発性アルドステロン症

【概念・病態】

原発性アルドステロン症は，副腎皮質腫瘍または過形成病変などの副腎皮質病変によりアルドステロンの自律的過剰分泌が生じた病態である．高血圧の 5〜20%程度の頻度で発見されると報告されている．アルドステロンそのものによる臓器障害（脳出血，脳梗塞，心筋梗塞，心肥大，不整脈，腎不全など）をもたらす疾患である．

【症 状】

アルドステロンの過剰分泌により体内の Na は貯留，体液増加となる結果，高血圧となる．同時に K 排泄増加による低カリウム血症，代謝性アルカローシスを呈する．高血圧および低カリウム血症が主症状であり，典型例では低カリウム血症による筋力低下，四肢麻痺などを示す．

【検査・診断】

血漿アルドステロン濃度（PAC：pg/mL）と血漿レニン活性（PRA：ng/mL/hr）の測定を行う．PAC/PRA 比（ARR）が 200 以上の場合，本症を疑う．その場合，確定診断のために，カプトプリル負荷やフロセミド立位負荷，生理食塩液負荷試験を実施する．原発性アルドステロン症との確定診断が得られた場合，副腎静脈採血検査を実施し病型分類を行う．「原発性アルドステロン症の診断治療ガイドライン 2009」を参照されたい．

【治　療】　片側の副腎からのアルドステロン過剰分泌の場合，腹腔鏡下副腎摘出術を施行する．両側副腎の異常では薬物療法を選択する．アルドステロンの作用を阻害する目的で，ミネラロコルチコイド受容体阻害薬であるソルダクトン（アルダクトン®：25〜100 mg/日）やエプレレノン（セララ®：50〜100 mg/日）の投与を行う．血圧コントロールが不十分である場合には，通常の降圧薬の投与を行う．

6.2.4g　褐色細胞腫

【概念·病態】　褐色細胞腫は副腎髄質のクロム親和性細胞に由来するカテコラミン産生性神経内分泌腫瘍のことである．副腎外傍神経節に由来するものはパラガングリオーマとよばれる．コントロール不良，発作性糖尿病合併などの要件を満たす高血圧患者，副腎偶発腫症例，蒼白発作の訴えのある患者，褐色細胞腫の家族歴・既往歴のある場合には褐色細胞腫を疑い検査する必要がある．

【症　状】　高血圧（Hypertension），代謝亢進（Hypermetabolism），高血糖（Hyperglycemia），頭痛（Headach），発汗過多（Hyperhydrosis）が典型的な症状であり，それぞれの頭文字から5H病といわれる．

【検査·診断】　褐色細胞腫を疑った場合にはカテコラミンの過剰を血中・尿中のカテコラミンやその代謝産物を測定し，カテコラミン過剰であることを証明する必要がある．カテコラミン過剰が証明された場合，過剰産生部位同定のために副腎CTやMRI，MIBGシンチグラム，FGD-PETなどの画像検査を行う．

【治　療】　治療の基本は可及的速やかな褐色細胞腫の摘出である．

術前からα受容体遮断薬の投与を行い，血圧のコントロールを図る必要がある．β受容体遮断薬の単独先行投与は禁忌である．正常血圧であっても，低血圧とならない程度に少量のα遮断薬を投与する．

6.2.4h　副腎皮質機能不全（慢性・急性）

【概念·病態】　副腎皮質機能不全（低下症）は，慢性副腎皮質機能不全と急性副腎皮質機能不全（副腎クリーゼ）に分類される．慢性副腎皮質機能不全は，副腎に異常があり，出現する原発性副腎皮質機能不全，いわゆる「アジソン病」（p.100参照）と上位中枢の異常によりコルチゾールの産生低下をきたす続発性副腎皮質機能不全（3.下垂体機能低下症参照）に分類される．一方，急性副腎皮質不全は，①慢性服腎不全の経過中に新たなストレスが加わった，②副腎皮質が急速かつ広範に障害された場合，③下垂体の急激な障害，④長期ステロイド薬投与患者での急激な内服中止などにより出現する病態で，適切な処置が行われない場合には致命的となる病態である．

【症　状】　慢性副腎皮質機能不全では，コルチゾール欠乏症状が主体であり易疲労感や食欲不振，体重減少，低血糖，低血圧，関節痛，食欲不振などがある．急性副腎皮質不全は意識障害，血圧低下やショック，悪心嘔吐，下痢，脱水などの症状を呈する．

【治　療】　副腎皮質機能不全の治療の基本は副腎皮質ホルモンの補充である．維持量としてヒドロコルチゾンで10〜20 mg/日を用いる．急性副腎皮質機能不全では，可及的速やかに低血糖とショックの治療を行うとともに経静脈的に副腎皮質ホルモンの投与を行う．ヒドロコルチゾン100 mgの投与後，6時間おきに100 mgの投与を継続し，全身状態が落ち着いた後，内服に変更する．急性副腎皮質機能不全の治療で重要なことはコルチゾール値の確認ができなくても病歴，症状から本症を疑った場合には，速やかに治療を開始する．

（廣井直樹，薬師寺史厚）

演習問題

問1　糖尿病の慢性合併症のうち，三大合併症は網膜症，腎症の他，もう一つはどれか．

1　神経障害
2　体重増加
3　心筋障害
4　黄色腫

問2　次の文章で間違っているのはどれか．

1　糖尿病は，インスリン作用不足により慢性の高血糖状態を主な徴候とする代謝疾患群である．
2　血糖のコントロール目標は，画一的ではなく，患者の年齢，罹病期間，臓器障害，低血糖の危険性などで個々に決められるものである．
3　糖尿病は，3大合併症や大血管障害などの原因疾患となり，生命予後を悪くする．
4　2型糖尿病ではインスリン治療が必ず必要である．
5　糖尿病の食事療法は，適正なエネルギー摂取とバランスの取れた食品構成が必要であり，極端な糖質制限食はすすめられない．

問3 脂質異常症について誤っているのはどれか．

1 脂質異常症は，リポ蛋白の代謝障害等によって発症する血中脂質の異常症である．

2 脂質異常症の治療は，冠動脈疾患の予防が最大の目的となる．

3 続発性脂質異常症では，原因疾患の治療が優先されるべきである．

4 血中コレステロール値は低いほど脂質コントロールとしては優れている．

5 家族性高コレステロール血症では，虚血性心疾患の発症の可能性が高い．

問4 脂質異常症でみられる症状で動脈硬化症，膵炎のほかにみられるものはどれか．

1 黄色腫

2 発　熱

3 関節痛

4 貧　血

問5 高尿酸血症で誤っているのはどれか．

1 尿管結石ができることがある．

2 痛風腎は腎機能を悪くする．

3 初回の痛風発作ではすぐに尿酸排泄促進薬や尿酸産生阻害薬を使用する．

4 アルコール多飲やプリン体を多く産生する食事内容などによって高尿酸血症は悪化する．

問6 Basedow（バセドウ）病の薬物療法の重篤な副作用はどれか．

1 顆粒球減少症

2 じんま疹

3 意識障害

4 筋肉痛

5 奇形児

問7 メルセブルグ（Merseburg）の3徴について説明せよ．

問8 甲状腺炎について正しいのはどれか．

1 橋本病（慢性甲状腺炎）では診断がつき次第，速やかに治療を開始する．

2 無痛性甲状腺炎は分娩後にみられることが多い．

3 無痛性甲状腺炎の中毒症期にはチアマゾールの投与を行う．

4 亜急性甲状腺は橋本病を基礎疾患として発症することが多い．

5 亜急性甲状腺ではステロイド薬の投与が有効である．

問9 甲状腺機能低下症でレボチロキシン（チラーヂンS®）を用いる理由を説明せよ.

問10 デスモプレシンの副作用として誤っているのはどれか.

1 低ナトリウム血症
2 頭 痛
3 嘔気・嘔吐
4 浮 腫
5 高カリウム血症

問11 中枢性尿崩症（バソプレシン分泌低下症）の症状について説明せよ.

問12 下垂体前葉ホルモン欠乏症とその症状の組み合わせで正しいのはどれか.

1 副腎皮質ホルモン ――― 易疲労性
2 成長ホルモン ――― 高身長
3 性腺刺激ホルモン ――― 月経過多
4 甲状腺刺激ホルモン ―― 動 悸
5 プロラクチン ――― 乳汁分泌

問13 先端巨大症の治療で正しいのはどれか.

1 経蝶形骨洞的下垂体腫瘍摘出術は薬物療法の無効例に用いられる.
2 第一選択は定位的放射線治療である.
3 ソマトスタチン誘導体は成長ホルモン産生を抑制する.
4 ペグビソマントは成長ホルモン産生を抑制する.
5 ドパミン作動薬は成長ホルモンの作用を拮抗阻害する.

問14 急性副腎皮質機能不全の治療について説明せよ.

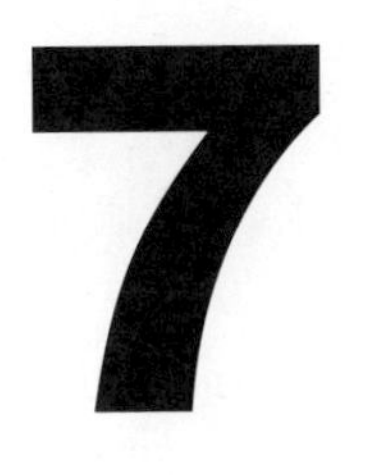

7 感覚器・皮膚の疾患と薬

7.1 感覚器疾患の薬，病態，治療

7.1.1 眼科疾患・総論

本章で解説する眼科疾患を理解するために，眼球の構造を復習しておくことが重要である（図 7-1）．**緑内障**では前眼房における眼圧の亢進に隅角がかかわり，隅角の異常による眼圧上昇が眼球全体に及び，視神経乳頭を圧迫することが原因で生じる．また，白内障は水晶体の混濁が原因で起こる．加齢性黄斑変性は，視神経乳頭付近で，水晶体からの光が像を結ぶ黄斑部が，浮腫や血管新生により膨らみ，像が歪む疾患である．

糖尿病網膜症は，網膜に沿って栄養を供給する網膜毛細血管が糖尿病により障害を受け，虚血網膜から血管新生因子が放出される疾患である．ぶどう膜とは眼球の2層目を覆う虹彩毛様体，脈絡膜からなり，この部位の炎症を総称して**ぶどう膜炎**という．**結膜**と**角膜**は瞬きにより常に涙液を通して接しており，感染症では両器官が障害を受ける．角膜は免疫寛容を受ける組織であるため，アレルギー性疾患は血流の豊富な**結膜**に生じる．

眼球内部は免疫寛容を受けているため，薬物治療を考える場合，**術後感染症**にも特に注意が必要である．

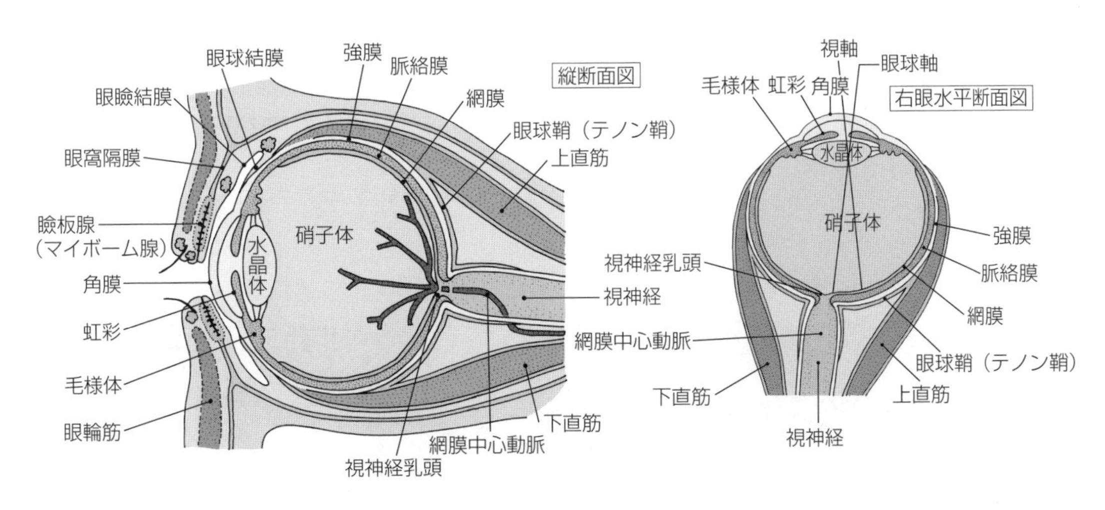

図 7-1　眼球の構造

7.1.2 緑内障

【概念・病態】

緑内障は，「視神経乳頭，視野の特徴的な変化の少なくとも一つを有し，通常，眼圧を十分に下降させることにより，視神経障害の改善あるいは進行を阻止しうる眼の機能的，構造的異常を特徴とする疾患」と定義されるように，眼圧が基準値以上に上昇することだけが原因ではなく，眼内における相対的眼圧上昇により起こる**正常眼圧緑内障**が，近年増加している．日本では，**後天的失明原因の第1位**で，その8割以上が正常眼圧緑内障．全国の患者数は推定約400万人に達するといわれている．

眼球を球形に保つため，眼内にかかる圧力を**眼圧**といい，房水が眼圧を調節する役割を担っている．この房水は毛様体で作られ，水晶体の周囲を循環した後，前房（虹彩と角膜の間）を経由し，隅角に存在する線維柱帯（フィルター）を通ってシュレム管から排出される．眼圧を一定に保つには，房水の産生・分泌と排出のバランスが保たれていることが必要である．

何らかの原因で房水産生増加，排泄遅延が起こると眼圧が相対的に上昇し，視神経乳頭が圧迫され視野欠損の原因となり，進行すると失明に至る．

眼圧の相対的上昇の原因は，**房水の排出阻害**と**産生促進**の2つに大きく分けることができる．

【分　類】

房水の排泄に重要な役割を果たす隅角の機能と形態から，緑内障は大きく2つに分類される（図7-2）．

a．閉塞隅角緑内障

隅角が物理的に狭くなる．

b．開放隅角緑内障

隅角は正常だが，線維柱帯に目詰まりが生じた状態．

また，眼圧は正常であるが，緑内障症状が起こる病態を，正常眼圧緑内障とよんでいるが，開放隅角緑内障の一種である．

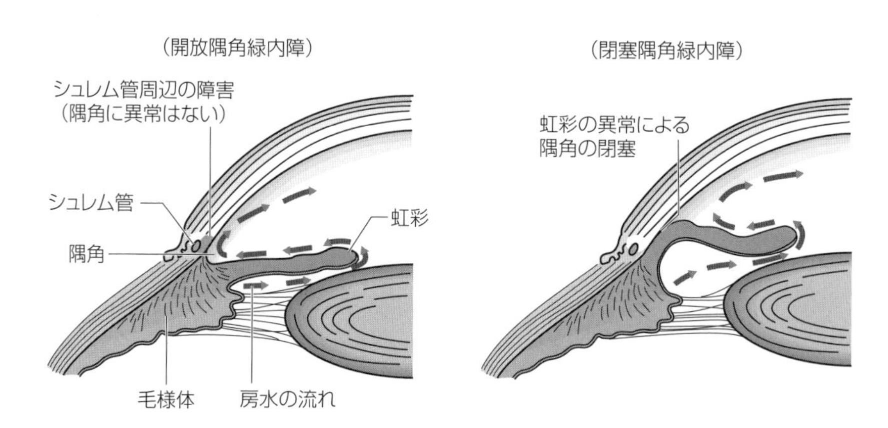

図7-2　緑内障の発症機序

【症　状】

一般的に初期には**自覚症状はほとんどなく**，知らないうちに症状が進行する．視神経の圧迫による障害は非常にゆっくりと進行し，視野が狭くなるのも少しずつであるために，目に異常を感じることはほとんどない．進行すると，視野の欠損が進み，最終的には失明の危険性がある．**急性緑内障発作**は，閉塞隅角緑内障で起こることが多く，症状は，眼痛，頭痛，吐き気などが起こる．

【検査・診断】

a．ゴールドマン型眼圧計

診断基準は 21 mmHg 以上

b．眼底鏡

視神経乳頭陥凹の拡大，乳頭血管の走行異常などを認める．

c．視野検査

鼻側階段，弓状暗点などを認める．

緑内障の初期の視野異常は，静的視野検査が適している．視野検査は緑内障の診断のみならず，治療効果の判定にも欠かせない重要な検査である．

LASIK（**レーシック：角膜屈折矯正手術**）などを行っている場合，眼圧測定値に影響するため，問診による確認が大切である．

【治　療】

a．閉塞隅角緑内障

レーザー虹彩切開術が原則．予後により，レーザー隅角形成術やトラベクロトミー（生理的房水流出路の再建），トラベクレクトミー（非生理的房水流出路の作製）がある．急性発作の場合，術前にアセタゾラミドやマンニトールが使われる．

b．開放隅角緑内障

薬物治療が原則．

眼圧を低下させるために用いられる薬物の作用機序は大きく 2 つに分けられる．

◎**房水排出促進**：主経路である線維柱帯経路からの房水流出促進には，副交感神経作動薬，交感神経作動薬などが用いられ，副経路であるぶどう膜，強膜経路に対しては，$PGF_{2\alpha}$製剤，α遮断薬が流出促進的に作用する．

◎**房水産生抑制**：房水は毛様体上皮細胞で，炭酸から炭酸脱水素酵（CA）の働きにより産生される．

$H_2CO_3 \rightarrow (CA) \rightarrow CO_2 + H_2O$

このため，炭酸脱水酵素阻害薬は上記の反応を抑制し，房水量を低下させる．また，β遮断薬も房水産生を抑制する．

表 7-1　主な緑内障治療薬

薬効分類名	一般名	薬理作用
プロスタグランジン製剤	トラボプロスト	ぶどう膜強膜経路の房水排出を促進する．虹彩色素沈着（メラニンの増加）が起こることがある．
	イソプロピルウノプロストン	
	ラタノプロスト	
	タフルプロスト	
	ビマトプロスト	
炭酸脱水酵素阻害薬	ブリンゾラミド	房水の産生にかかわる炭酸脱水酵素を阻害することにより，房水の産生を抑制する．重篤な腎疾患には点眼薬でも禁忌である．
	ドルゾラミド塩酸塩	
	アセタゾラミド（経口投与）	
副交感神経作動薬	ピロカルピン塩酸塩	線維柱帯，シュレム管経路による房水流出を促進する．
抗コリンエステラーゼ薬	ジスチグミン臭化物	瞳孔括約筋を収縮させ，縮瞳させることで，隅角を確保し線維柱帯経路からの房水流出促進．
交感神経作動薬	ジピベフリン塩酸塩	房水産生を抑制する．
β遮断薬	カルテオロール塩酸塩	β受容体遮断による，房水産生を抑制する．喘息患者には点眼薬でも禁忌である．
	チモロールマレイン酸塩	
β_1 遮断薬	ベタキソロール塩酸塩	
α_1・β遮断薬	ニプラジロール	房水産生抑制作用と，ぶどう膜強膜経路の房水流出促進作用がある．
	レボブノロール塩酸塩	
α_1 遮断薬	ブナゾシン塩酸塩	ぶどう膜強膜経路の房水流出を促進する．

近年ではアドヒアランスの向上のため，点眼薬にも作用機序の異なる配合薬が用いられている．

1）PG 製剤＋β遮断薬：トラボプロスト＋チモロールマレイン酸塩
　　ラタノプロスト＋チモロールマレイン酸塩

2）炭酸脱水酵素阻害薬＋β遮断薬：ドルゾラミド塩酸塩＋チモロールマレイン酸塩

7.1.3　白内障

【概念・病態】

水晶体のタンパク質が変性することによって**水晶体が混濁**し，**無痛性の視力低下**を伴う状態で，代表的な加齢性疾患である．原因ははっきりしていないが，いかなる原因によって混濁した水晶体でもグルタチオン（GSH）の低下が共通にみられることから，発症には種々の酸化性ストレスが関与していると考えられている．**過度の紫外線曝露**や，**副腎皮質ステロイド薬**の副作用として起こることがある．

また，全身の栄養状態低下も発症要因の一つである．日本では眼内レンズ挿入手術により，患者の満足度の高い疾患になっているが，世界的にみた場合，後天的失明の大きな原因となっており，経済状態の格差が疾患の治療に大きな影響を与えている．

【分　類】

a．成因による分類

◎**先天性**：妊娠時の母親の風疹感染

◎**後天性**：加齢性，糖尿病性，薬物性（副腎皮質ステロイド薬の長期大量投与）放射線被ばく

◎**加齢白内障**：加齢とともに水晶体の混濁は進行する．視力低下が顕著な場合，加齢白内障とよぶ．白内障の原因としては最も多い．皮質白内障が多く，混濁は，一般的に水晶体周辺部から始まる（**初発白内障，皮質白内障**）．この時点では，視力低下を感じない患者が多い．徐々に混濁部は中心部に進展し（**未熟白内障**），水晶体全体に及ぶ（**成熟白内障**）．放置しておくと水晶体の形が崩れ，**過熟白内障**の様態を示す．

b．混濁部位による分類

水晶体の濁り方によって大きく3つに分類される（図7-3）．

◎**皮質白内障**：周辺部の皮質部からくさび形の濁りが始まり，次第に中心部に進行していく．加齢白内障に多い．

◎**後嚢下白内障**：水晶体後方の中心部，すなわち後嚢下皮質が皿状に濁り始める．副腎皮質ステロイド薬の大量投与など，薬物性に多い．

◎**核白内障**：水晶体の中央部，核から混濁がはじまる．

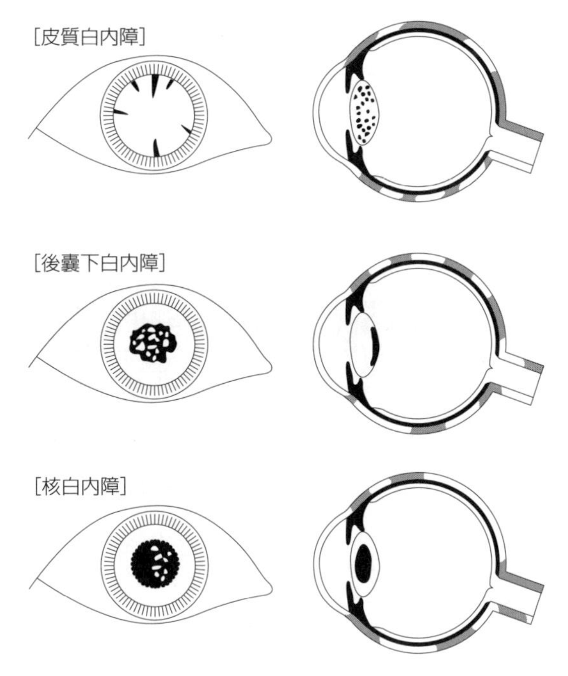

図7-3　白内障の分類

【症　状】

視力低下が主な原因であるが，コントラストが弱くなったり，白いもやがかかった状況が多く，視力検査の値とは異なった見にくさを感じることが多い．眼の疲れや車を夜間運転しているときに対向車のヘッドライトで見えにくいといった症状で受診することも多い．

【検査・診断】

細隙（さいげき）灯顕微鏡による観察で診断する．

【治　療】

白内障の治療は，先進国においては眼内レンズ挿入術（水晶体嚢を残して水晶体を摘出し，残った嚢内に人工レンズを挿入する）が一般的である．手術のタイミングを計るため，点眼薬を投与し，進行を観察する．薬物療法は，その効果が十分でないと考えられている．

7.1.4　加齢黄斑変性

【概念・病態】

加齢により網膜の中心部である黄斑に障害が生じ，見ようとするところが歪んだりして見えにくくなる疾患である．日本では成人の失明原因の第4位であるが，欧米では成人の失明原因の第1位であり，日本でも高齢化と生活習慣の欧米化により**近年増加傾向**にある．最近まで治療法がなかったが，最近では新たにいくつかの治療法が開発され，視力の維持や改善が期待されている．

詳しい原因はわかっていないが，網膜のすぐ外側にある脈絡膜から，網膜にむかって**新生血管が発育**し，出血などにより**黄斑**に**浮腫**が起こる．

新生血管の発育には網膜色素上皮と脈絡膜の間にあるブルッフ膜が，老化に伴う老廃物の沈着のために厚くなることと関係があるといわれている．加齢や遺伝的要因との関連が指摘されている．

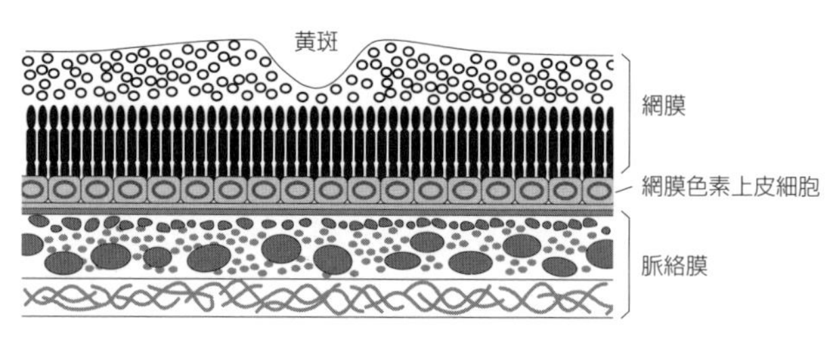

図7-4　網膜（黄斑部）の断面図

【分　類】

加齢黄斑変性には大きく**萎縮型**と**滲出型**の2つに分けられる．

a．萎縮型

網膜色素上皮が徐々に萎縮し，視力が徐々に低下していく．

b．滲出型

脈絡膜新生血管から漏出される血液の成分により網膜が腫れたり（**網膜浮腫**），網膜下に液体が溜まる（**網膜下液**）．血管が破れると出血となり網膜を障害する．

萎縮型と滲出型を比べると，滲出型のほうが進行が早く，視力悪化も重症なことが多い．

【症　状】

a．変視症

網膜浮腫や網膜下液により網膜が歪むため，見ると物が歪んで見える．

b．視力低下，中心暗点

さらに黄斑部の網膜が障害されると，真ん中が見えなくなり（中心暗点），視力が低下する．通常，視力低下は徐々に進行し，無治療では視力が0.1以下になることが多い．網膜下に大きな出血が起こると突然，著しい視力低下が起こる．

c．色覚異常

症状が進行すると色が分からなくなってくる．

【検査・診断】

a．アムスラー検査（図7-5）

碁盤の目の図を見て，格子の歪みを調べる検査である．変視症を早くから検出することができる（片眼ずつ検査する）．

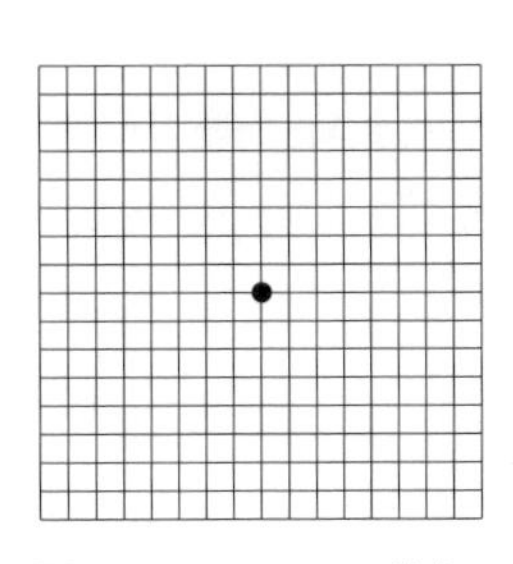

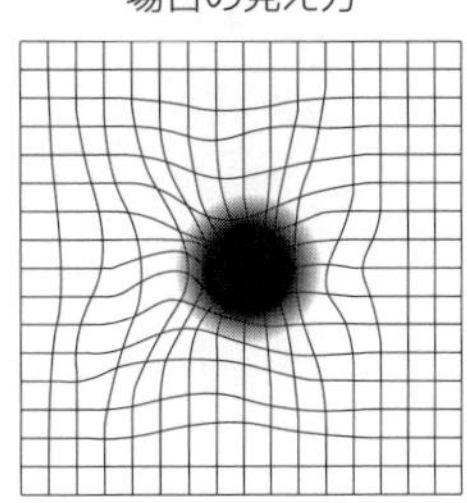

図7-5　アムスラー検査

b．眼底検査

出血や新生血管が判定できる．

c．造影検査

静脈からフルオレセインあるいはインドシアニングリーンを造影剤として注入し，新生血管を詳しく調べる検査である．

d．光干渉断層計

網膜の断面を調べる検査であり，網膜やその下の新生血管などの状態を立体的に把握することができる．

【治　療】

a．萎縮型

現在のところ，治療方法はない．

b．滲出型

◎**薬物治療**：数種の血管内皮増殖因子（vascular endothelial growth factor：VEGF）の中でVEGF-A，VEGF-B，PlGF（胎盤成長因子）などが発症原因因子として眼内に存在するため，**VEGF阻害薬**であるラニビズマブ（抗VEGF-A抗体）あるいは，アフリベルセプト（抗VEGF-A，抗VEGF-B，抗PlGF作用）を硝子体腔に6週あるいは4週ごとに2～3回注射することで，新生血管の成長や血管透過性の亢進を抑制する．

◎**光線力学的療法（photodynamic therapy：PDT）**：光感受性物質（ビスダイン®）を点滴し，その後にレーザーを病変に照射する．

7.1.5　糖尿病網膜症

【概念・病態】

高血糖状態の持続により網膜毛細血管がもろくなり，血管透過性亢進，血管閉塞などにより，網膜が虚血（酸素，栄養不足）状態となり，網膜が破壊され，虚血網膜からの血管新生因子が原因で起こる**眼内血管新生疾患**である．糖尿病網膜症を原因とした**失明者は，年間約3,000人と推定**されている．網膜症を発症するまでの期間は1～20年以上，平均すると15年で約40%の人に発症する．糖尿病の罹病期間が長くなればなるほど，網膜症は発症しやすくなる．

糖尿病網膜症の発症と進行の危険因子

①糖尿病網膜症発症には血糖コントロール（HbA1c），収縮時血圧，糖尿病罹病期間が有意に関連し，進展には血糖コントロールが関連する．
② 40歳未満の若い年代で増殖網膜症の有病率が高い．
③若い年代で糖尿病を発症すると網膜症が重症化しやすい．

【治療・予防】

①糖尿病初期での血糖コントロールがポイントである．
②網膜レーザー光凝固術
③硝子体手術（術前に抗VEGF抗体を注入することがある）
④糖尿病と診断されたときから，定期的な眼底検査を行う．
⑤ 2007年の大規模研究によると，フェノフィブラートの長期間服用で，網膜症の発症が有意に抑制されたという報告があり，薬物治療への期待が高まっている．

7.1.6　ぶどう膜炎

【概念・病態】

ぶどう膜炎とは，目の中に炎症を起こす病気の総称である．「内眼炎」ともよばれる．前房と硝子体に炎症性細胞が浸潤する．

【症　状】

霧視，飛蚊症，羞明感，視力低下，眼痛，充血などの症状がみられる．片眼だけの場合，あるいは両眼に起こることもあり，両眼交互に症状が現れることもある．

【原　因】

日本ではサルコイドーシス，原田病，ベーチェット病が多く，この3つの病気は「**日本における3大ぶどう膜炎**」といわれている．近年，ベーチェット病は減少傾向にあり，強膜炎による頻度が高くなってきた．

一方，原因疾患が分からない分類不能なぶどう膜炎がおよそ3割にみられる．全身の免疫異常，細菌，ウイルス，真菌，寄生虫感染など，また，強膜炎のように全身の免疫異常と感染がともに要因になることがある．

【治　療】

治療は，原因によって副腎皮質ステロイド薬や抗菌薬が用いられる．

7.1.7　網膜色素変性症

【概念・病態】

2種類の視細胞（中心部以外に多く分布している杆体細胞と黄斑部に分布する錐体細胞）のうち，主に**杆体が障害**される疾患である．原因となる遺伝子異常は多様にわたり，それぞれの遺伝子異常に対応した網膜色素変性症の型があるため，症状も多彩である．患者の約半数が遺伝性といわれている．有効な治療法は確立されていない．

【症　状】

鳥目，夜盲，視野狭窄，視力低下である．

7.1.8　めまい（動揺病）

【概念・病態】

めまいは，平衡機能に障害が起こると生じる．体の平衡機能を調整する器官には，三半規管，耳石器，前庭神経，脳幹，視床，大脳皮質がある．このどの器官に障害が起こってもめまいが起こる．

【症　状】

a．三半規管

三半規管に障害が起こると**回転性めまい**を起こす．

b．耳石器

加速度や重力をとらえる器官であり，障害されると，**浮動性めまい**を起こす．

c．前庭神経

障害されると，**強い回転性**のめまいが起こる．

d．脳　幹

障害されると回転性めまいが起こることが多いが，脳幹の情報は視床，大脳皮質へ通じるため，**浮動性めまい**を感じることも多い．

【分　類】

a．患者自身の表現に従った分類

◎**回転性めまい**：眼がぐるぐると回る状態

◎**動揺型めまい**：身体がふわふわと揺れる状態

◎**失神型めまい**：眼前暗黒感，失神感のある状態

b．病変部位による分類

◎**前庭性めまい**

・末梢性：内耳から前庭神経核までの部位の障害により起こる．

・中枢性：前庭神経核から小脳までの部位の障害により起こる．

◎**非前庭性めまい**：前庭性めまい以外に原因のあるもの．

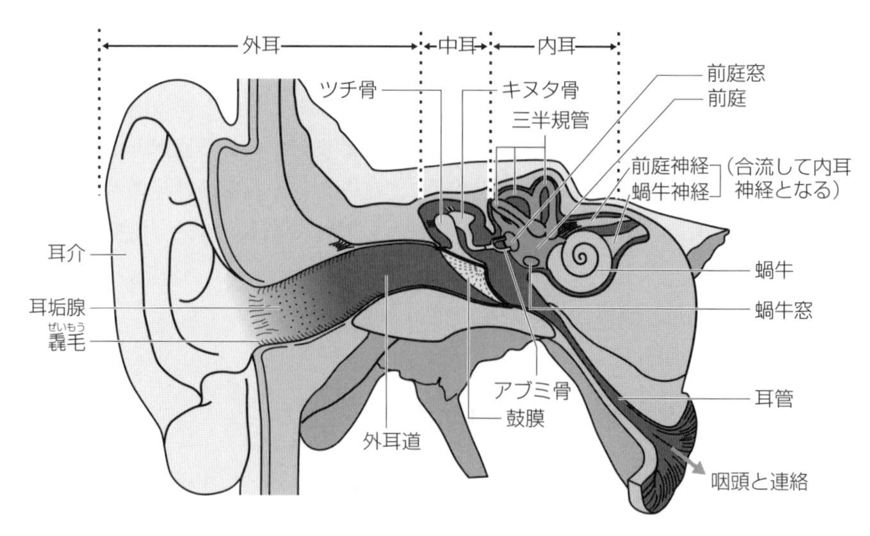

図 7-6　平衡聴覚器の構造

【原　因】

a．末梢前庭性めまい

◎薬物中毒：アミノ配糖体系抗菌薬，シスプラチン，ループ利尿薬など

◎内耳疾患：メニエール病，内耳炎，中耳炎など

◎聴神経障害：耳性帯状疱疹

b．中枢前庭性めまい

脳梗塞，脳出血，一過性脳虚血発作など脳血管循環障害

薬物中毒（フェニトイン，カルバマゼピンなど）．

c．非前庭性めまい

低血圧，貧血，低血糖，酸素欠乏，心因性（心身症，うつ病）など．

【治　療】

a．急性期

対症療法（吐気や嘔吐などの自律神経症状）

◎内服が困難な場合：電解質輸液に炭酸水素ナトリウム，制吐薬を添加する．

◎内服が可能な場合：脳血管拡張薬（内耳の毛細血管を拡張，血流量増加），イソプレナリン塩酸塩，ジフェニドール塩酸塩，ベタヒスチンメシル酸塩

b．間欠期

積極的に頭位を換え，ストレスがかからないよう生活指導する．

◎内耳循環障害が関与している場合：アデノシン三リン酸二ナトリウム，脳血管拡張薬を用いる．

7.1.9　メニエール（Ménière）病

【概念·病態】

内リンパ水腫など，内耳迷路の過大刺激により耳鳴り，回転性めまいが発作的にみられる病態である．ストレス，自律神経障害，血行障害など．性格と環境が織りなす

病気．内耳にリンパ液が溜まる（内リンパ水腫）ことによる内圧の上昇がみられる（特発性内リンパ水腫）．

【症　状】

a．発病早期（発症6か月から1年以内）の症状

耳閉感，低音性耳鳴（時に高音）や難聴，回転性めまいの反復がみられる．強い吐気もある．

b．不可逆期

全音域に及ぶ難聴，頑固な耳閉感や耳鳴，めまいを常時訴える．

◎進行期：難聴が高度に進行，浮動性めまいや不定愁訴を訴える．

【治　療】

a．発作期

制吐薬（メトクロプラミド塩酸塩静注），7%炭酸水素ナトリウム注射液の点滴．

b．急性期

不安が強い急性期には抗不安薬（ジアゼパム）の筋注．

c．慢性期

利尿作用による内リンパ水腫軽減にはイソソルビド，アセタゾラミド

◎局所血流改善：ベタヒスチンメシル酸塩，アデノシン三リン酸二ナトリウム水和物

◎迷路機能亢進抑制：ジメンヒドリナート

◎ドパミン受容体遮断作用：ペルフェナジン

◎末梢神経障害改善薬：メコバラミン

◎めまいがひどい場合：デキサメタゾン

7.1.10　口内炎

【概念・病態】

口腔や周辺の粘膜に起こる炎症の総称である．原因によりいくつか種類に分類されるが，最も高頻度で発症するのは，原因不明の「アフタ性口内炎」である．

【分　類】

a．アフタ性口内炎（潰瘍性口内炎）

ストレスや疲れによる免疫力の低下，睡眠不足，栄養不足（ビタミンB_2欠乏）など．周囲が赤く縁取られた2〜10 mm程度の丸くて白い潰瘍が，口腔内，舌・歯ぐきなどに発生する．再発するときは，ベーチェット病などを疑う．

b．ウイルス性口内炎

ヘルペス性口内炎（単純ヘルペスウイルスの感染），カンジダ性口内炎（カンジダ菌の増殖）が代表的である．その他，梅毒，淋病，クラミジアなどのSTD（性行為感染症）による口内炎も知られている．症状は，口の粘膜に多くの小水疱や，びらん，発熱や強い痛みを伴うことがある．

c．カタル性口内炎

入れ歯や矯正器具の接触や，ほおの内側をかんだことが原因の細菌感染，やけどや薬品の刺激で起こる口内炎の総称である．アフタ性に比べ，境界が不明瞭，唾液量の

増加，口臭，口腔内熱感，味覚低下などがある．

d．アレルギー性口内炎

アレルギー反応によって起こる口内炎で，食品がアレルゲンとなる口内炎が比較的多い．特に果物や野菜によって起こるアレルギー症状は，口腔アレルギー症候群といい，花粉症とは関連性があり，花粉と果物が共通して類似したアレルギーを起こす構造をもっていることが原因と考えられている．これを交叉抗原（共通抗原）という．

e．ニコチン性口内炎

長期間の喫煙習慣などで口の中の粘膜や舌に白斑ができ，がん化することがある．

【受診勧奨の目安】

①症状が口の中全体，唇や口周辺へ広がっている場合
②発熱や全身倦怠感を伴う場合
③症状が 10 日以上続く場合

7.1.11　咽頭炎

【概念・病態】

咽頭に起こる炎症である．風邪やインフルエンザ，単核球症などのウイルス感染によるものが多いが，A 群 β 溶血性連鎖球菌が原因で起きる溶連菌性咽頭炎もある．

【症　状】

ウイルス感染では喉の痛み，乾燥，イガイガ感，くしゃみ，鼻水，頭痛，悪寒，発熱など．

単核球症では，咽頭痛のほかにリンパ節の腫れ，筋肉痛，食欲不振，発疹など．

溶連菌性咽頭炎では，咽頭痛のほかに飲み込みの困難，白い斑点のある喉の発赤など．

7.1.12　扁桃炎

【概念・病態】

喉の手前の左右の少し盛り上がった部位を口蓋扁桃（扁桃腺）という．扁桃炎（急性扁桃炎）は，扁桃の周辺に存在する常在菌により生じる扁桃の炎症の総称である．原因菌として，溶連菌，ブドウ球菌，肺炎球菌などが挙げられる．ウイルスでも炎症を起こすことがある．

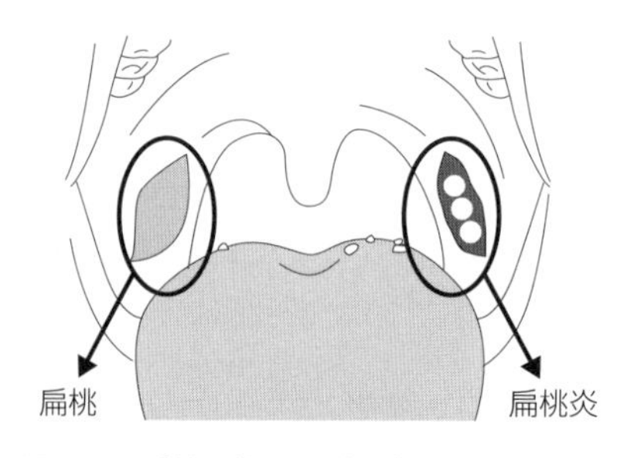

図 7-7　扁桃の位置と扁桃炎

【分　類】 a．慢性扁桃炎

扁桃炎の重症化，反復により起こる．小学校入学前に最も多くみられる．症状は急性扁桃炎と同様であるが，溶連菌の感染では，腎炎，リウマチ，心内膜炎などの合併症を誘発することがある．

b．扁桃周囲炎

急性扁桃炎の原因菌のほかに，嫌気性菌が原因となる．扁桃周囲炎は急性扁桃炎に続いて発症し，扁桃の周囲に膿をもつ炎症が起こる．激しい喉の痛み，高熱を伴う．

7.1.13 急性喉頭蓋炎

【概念･病態】 喉頭蓋（気道の一部である声門のすぐ上）が急激に腫れ，気道を閉塞し，重症の場合には窒息に至る危険性がある．欧米では子どもに多いが，日本では成人例も少なくない．

【原　因】 通常は細菌感染が原因で，そのほとんどはＢ型インフルエンザ菌である．

【症　状】 初期症状は，発熱，のどの痛み，飲み込むときの痛みなど．その後数時間のうちに，呼吸困難や喘鳴が現れ，さらに進行すると窒息に至ることがある．

【検査･診断】 間接喉頭鏡検査，喉頭ファイバースコープ検査（喉頭蓋の腫れを確認）．

【治　療】 軽症例以外は，ほとんどの場合が入院治療．呼吸困難がみられない場合は，細菌感染に対して抗菌薬，喉頭蓋の炎症軽減の目的で副腎皮質ステロイド薬の点滴を行う．

呼吸困難が著しい場合は，気管内挿管や気管切開術により緊急気道確保を行う．

急性喉頭蓋炎を疑ったら，早急に耳鼻咽喉科を受診する．呼吸困難がある場合は，入院施設のあるところに受診することが望ましい．

7.2 皮膚疾患の薬，病態，治療

7.2.1 アトピー性皮膚炎

【概念･病態】 定義は「増悪，寛解を繰り返す，瘙痒のある湿疹を主病変とする疾患であり，患者の多くはアトピー素因をもつ」とされている．

アトピー素因とは，①家族歴，既往歴（気管支喘息，アレルギー性鼻炎，結膜炎，アトピー性皮膚炎のうちのいずれか，あるいは複数の疾患）をもつ，または② IgE 抗体を産生しやすい素因をもつ，のいずれかである．慢性に経過する疾患で，乳児では2か月以上，その他では6か月以上継続するものをいう．遺伝性の湿疹性疾患で，症状形成には**非免疫学的**および**免疫学的機序**が介在する．非免疫学的異常とは，**皮膚粘膜のバリア機能異常**をいい，先天的に皮膚表面のバリア機能が機能しにくく，抗原などが入りやすい状態である．このような状態に免疫学的異常が存在すると，侵入物質に対するアレルギー反応が起こり，皮膚に症状が出る．抗原として，ダニ，ほこり，花粉，カビ，動物の毛，食物などが主なものである．

【症　状】　乳児期は頬，額，瞼，顎，耳などに紅色の小丘疹がみられる．体幹部，手首，足首にも出現することがある．2歳までに軽快することが多い．幼少年期では皮膚の乾燥傾向がみられ，肘，膝の裏の肥厚が顕著となる．思春期，成人期に及ぶと，軽快と憎悪の繰り返し，皮膚の乾燥や肥厚が顕著となる．年齢とともに軽快するが，最近では発症率も増加傾向にあり，成人になっても治らない例が多くなってきている．

表 7-2　湿疹の分類

びらん・潰瘍	**痂皮**（かひ）	**鱗屑**（りんせつ）	**苔癬化**（たいせんか）
表皮が赤くただれ，欠けている．真皮まで及ぶと潰瘍．	皮膚に膿や血液などが付着し固まる，いわゆるかさぶたの状態．	角質層が角化し，肥厚し剝がれ落ちた状態．	皮膚が厚くなり，硬くてザラザラしている．

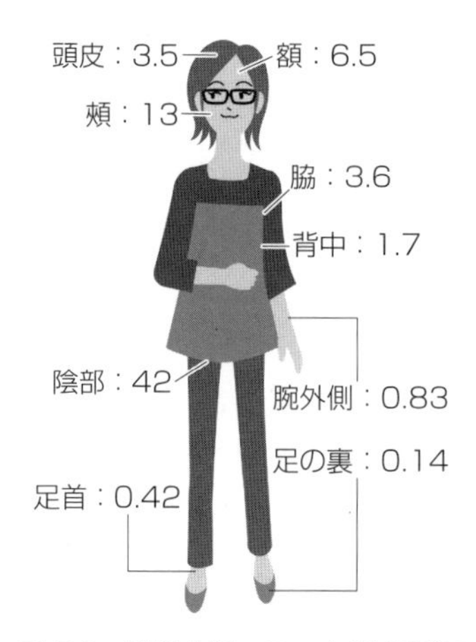

図 7-8　副腎皮質ステロイド外用薬の部位別吸収

【治　療】
①生活指導：疾患，入浴，保湿，食物，ダニなどの説明
②外用療法：• 副腎皮質ステロイド軟膏薬（塗り分け法）
　　強度の違いにより 5 段階に分類（図 7-8）
　• タクロリムス外用薬（顔面皮膚炎の有効率 80～90％）
　• 非ステロイド性抗炎症薬（副作用の軽減）
③内服療法：抗アレルギー薬・抗ヒスタミン薬
　　副腎皮質ステロイド薬（原則内服しない）
④スキンケア：皮膚のバリア機能の保護
⑤紫外線療法：UVA 照射

表 7-3 副腎皮質ステロイド外用薬の臨床効果分類

	一般名	代表的な商品名
Ⅰ群	クロベタゾールプロピオン酸エステル	デルモベート
ストロンゲスト	ジフロラゾン酢酸エステル	ジフラール，ダイアコート
Ⅱ群	モメタゾンフランカルボン酸エステル	アルメタ
ベリーストロング	ベタメサゾン酪酸エステルプロピオン酸エステル	アンテベート
	フルオシノニド	トプシム，シマロン
	ベタメサゾンジプロピオン酸エステル	リンデロン DP
	ジフルプレドナート	マイザー
	アムシノニド	ビスダーム
	ジフルコルトロン吉草酸エステル	ネリゾナ，テクスメテン
	酪酸プロピオン酸ヒドロコルチゾン	パンデル
Ⅲ群	デプロドンプロピオン酸エステル	エクラー
ストロング	デキサメサゾンプロピオン酸エステル	メサデルム
	デキサメサゾン吉草酸エステル	ボアラ，ザルックス
	ハルシノニド	アドコルチン
	ベタメサゾン吉草酸エステル	リンデロン V，ベトネベート
	ベクロメタゾンプロピオン酸エステル	プロパデルム
	フルオシノロンアセトニド	フルコート
Ⅳ群	プレドニゾロン吉草酸エステル酢酸エステル	リドメックス
マイルド	トリアムシノロンアセトニド	レダコート，ケナコルト A
	アルクロメタゾンプロピオン酸エステル	アルメタ
	クロベタゾン酪酸エステル	キンダーベート
	ヒドロコルチゾン酪酸エステル	ロコイド
Ⅴ群 ウィーク	プレドニゾロン	プレドニゾロン

シクロスポリンのアトピー性皮膚炎への適応

◎**適応条件**：既存治療（副腎皮質ステロイド外用薬，タクロリムス外用薬）で十分な効果が得られず，強い炎症を伴う皮疹が体表面積の 30％以上に及ぶ成人重症アトピー性皮膚炎患者．

◎**注意事項**：血中濃度（1 回/月程度）を測定し，投与量を調節することが望ましい．8 週間の投与で改善がみられない場合，投与を中止する．1 回の治療期間は 12 週間以内とする．

◎**禁忌**：①妊婦，妊娠している可能性のある婦人または授乳婦

②タクロリムス（外用剤を除く），ピタバスタチン，ロスバスタチン，ボセンタン，アリスキレンを投与中の患者．

◎製剤：サンディミュン®：油性製剤．適応なし．

ネオーラル®：マイクロエマルジョン前濃縮製剤，適応あり．

7.2.2　皮膚真菌症

【概念・病態】

日本医真菌学会の疫学調査によると，皮膚真菌症は皮膚科の新患患者の約12%を占め，皮膚科医にとって最も頻度の高い皮膚感染症である．真菌（カビ）が皮膚に感染，または寄生して起こる病気で，皮膚糸状菌（白癬菌），カンジダ，癜風菌（でんぷうきん），黒色真菌などが原因である．

【分類・症状】

a．真菌の感染部位による分類

◎浅在性皮膚真菌症：真菌が皮膚の角質，爪，毛，粘膜（口腔，陰部）の表面に存在する真菌症．

◎深在性皮膚真菌症：真皮や皮下組織内で真菌が増殖する真菌症で，比較的まれである．

b．原因菌による分類

◎皮膚糸状菌（白癬菌）

・体部白癬：体や手足にできる浅在性白癬．副腎皮質ステロイド薬を外用している人に多い．比較的強い痒みを伴う輪状に配列する発疹で，小水疱，紅いブツブツができる．

・股部白癬：別名頑癬ともいい，陰股部にできる浅在性白癬．男性に多くみられ，時に集団発生することもある．激しい痒みがある．陰股部，殿部に生じやすく，下腹部にまで及ぶことがある．

・足白癬（水虫）：足にできる浅在性白癬で，最も頻度の高い真菌症．足底に小水疱ができる小水疱型，足の指間にできる趾間（しかん）型，足底全体に角化のみられる角質増殖型に分類される．

・爪白癬：足白癬が進行すると，白癬菌が爪に達し，爪白癬となる．足白癬をもつ患者の約半分にみられ，高齢者に多い．爪の甲の肥厚と白濁が起こり，自覚症状はない．

◎カンジダ症：カンジダによる口，膣，皮膚の表面の感染症で，白や赤の斑点が生じ，痒みや刺激感が主な症状である．カンジダは常在菌であるが，免疫機能低下などの患者でよく起こる．

◎癜風菌（でんぷうきん）：表皮に発症する真菌感染症で，うろこ状のかさつきを伴う変色した皮疹ができる．特に若年成人に多くみられ，痛みや痒みを伴うことはまれである．感染した皮膚は日焼けしにくく，周囲の皮膚よりも色の薄い皮疹ができる．

◎黒色真菌：病原性黒色真菌による皮膚の感染症で，結節を示すクロモミコーシスと皮下腫瘤を示すフェオヒフォミコーシスがある．

【薬物治療】

◎イトラコナゾールの爪白癬に対するパルス療法

1回200 mgを1日2回（1日量400 mg）食直後に1週間経口投与し，その後3週間休薬．これを1サイクルとし，3サイクル繰り返す．

主な抗菌薬を表7-4（p.289）に示した．

表 7-4　主な抗真菌外用薬

分類	一般名	適応症			備考
		白癬	カンジダ	癜風	
イミダゾール系	クリトリマゾール	○	○	○	広い抗菌スペクトル．皮膚糸状菌（白癬の原因菌），カンジダ，癜風菌にも抗菌力あり．
	ミコナゾール塩酸塩	○	○	○	
	エコナゾール硝酸塩	○	○	○	
	イソコナゾール硝酸塩	○	○	○	
	スルコナゾール硝酸塩	○	○	○	
	オキシコナゾール硝酸塩	○	○	○	
	ビホナゾール	○	○	○	
	ネチコナゾール塩酸塩	○	○	○	
	ラノコナゾール	○	○	○	
	ルリコナゾール	○	○	○	
	ケトコナゾール	○	○	○	癜風菌に強い抗菌力がある脂漏性皮膚炎にも適応がある．
チオカルバメート系	トルナフタート	○		○	皮膚糸状菌に強い抗菌活性
	リラナフタート	○			
モルホリン系	アモロルフィン塩酸塩	○	○	○	高い貯留性
アリルアミン系	テルビナフィン塩酸塩	○	○	○	ケラチン親和性が高い．貯留性
ベンジルアミン系	ブテナフィン塩酸塩	○		○	ケラチン親和性が高い．貯留性
ヒドロキシピリドン系	シクロピロクスオラミン	○	○		

7.2.3 褥　瘡

【概念・病態】

皮膚に持続的な圧迫がかかることにより，皮膚組織への血流が減少，消失し，低酸素，虚血状態となり，**皮膚組織の壊死**が起こった状態である．寝たきりや麻痺などで体位を変えられない人に多発する．圧迫を受けやすい仙骨部，かかとなど，骨が突出している部分に起こりやすい．

急性期は水疱や紫斑が生じ，浅いびらんがみられるが，症状が進み，急性期を過ぎると創面が黒ずみ，壊死が起こり始める．黒ずんだ壊死がみられる**黒色期**，**黄色期**，肉芽組織が再生し，創面が赤くなる**赤色期**，上皮が形成される**白色期**と進行する．感染があると悪臭を伴うため，清潔に保ち，感染には注意する．

【検査・診断】

D（深さ），E（滲出液），S（大きさ），I（炎症），G（肉芽組織），N（壊死組織），P（ポケット）の程度を評価する **DESIGN** ツールで褥瘡の状態を判定する．

【治　療】

アルプロスタジル　アルファデクス（軟膏）

アルクロキサ
トレチノイントコフェリル
トラフェルミン（ヒト由来 bFGF 由来の 153 個，154 個のアミノ酸からなるタンパク質）.

（小佐野博史）

演習問題

次の記述のうち正しいものには○，誤っているものには×をつけよ．

問 1　緑内障は眼内圧の上昇などで視神経が圧迫され，視神経萎縮を起こし，視力低下・視野障害を起こす疾患群である．

問 2　眼圧が正常範囲内（正常 10～21 mmHg）にあれば，視神経障害，視野障害を起すことは少ない．

問 3　緑内障は加齢，副腎皮質ステロイド薬の多量投与，紫外線暴露などでも発症頻度が上がり，視機能が低下する疾患である．

問 4　緑内障は，一般的に痛みを伴うことが多い．

問 5　房水は，水晶体で炭酸から炭酸脱水酵素（CA）の働きで産生される．

問 6　房水の流出経路は，毛様体上皮細胞→後房→前房→線維柱帯→シュレム管→細静脈の順である．

問 7　緑内障は，日本において後天的失明の第 1 位である．

問 8　閉塞隅角緑内障の治療は，薬物療法が第一選択である．

問 9　緑内障は，視神経乳頭陥凹（かんおう）により視野障害を経て失明に至る疾患である．

問 10　緑内障は家族性ではないので，身内に緑内障患者の人がいるということは，緑内障発症の危険因子にはならない．

問 11　原発開放隅角緑内障では，主にシュレム管からの房水流出が阻害されて，眼圧が上昇する．

問 12 眼房水の主な排泄経路は，ぶどう膜，強膜経路である．

問 13 緑内障に関する記述のうち，誤っているのはどれか．2 つ選べ．

1 緑内障の患者で，眼圧が正常ならば，視野障害は進行しない．
2 緑内障は，角膜の毛細血管網が充血する疾患である．
3 眼圧の上昇を主徴とする緑内障では，眼圧の著明な上昇が持続すれば視神経と網膜の接合部で視神経を萎縮させ，失明をまねく．
4 急性緑内障発作は眼痛，頭痛とともに吐気を伴う．
5 副腎皮質ステロイド薬の長期の使用により，緑内障が起こることがある．

問 14 眼疾患への治療薬の適応禁忌に関する記述のうち，誤っているのはどれか．2 つ選べ．

1 硝酸イソソルビドの経口投与やニトログリセリンの舌下投与は，開放隅角緑内障の患者には禁忌である．
2 ジアゼパムは，急性狭隅角緑内障の患者には禁忌である．
3 カルテオロール塩酸塩は，緑内障の患者には投与禁忌である．
4 イミプラミン塩酸塩は，緑内障の患者には投与禁忌である．
5 ドロキシドパは，閉塞隅角緑内障の患者には禁忌である．

問 15 白内障の治療薬はどれか．2 つ選べ．

1 ピレノキシン
2 ピロカルピン塩酸塩
3 グルタチオン
4 フルオロメトロン
5 ドルゾラミド塩酸塩

問 16 加齢性白内障に最も多い病型はどれか．1 つ選べ．

1 皮質白内障
2 後嚢下白内障
3 前嚢下白内障
4 核白内障
5 アトピー白内障

問 17 加齢黄斑変性の病態の特徴，原因はどれか．1 つ選べ．

1 ウィルス感染
2 水晶体の混濁
3 視神経乳頭の陥凹
4 細菌感染
5 血管新生

問18 加齢性黄斑変性の原因となる生理活性因子はどれか．1つ選べ．

1 EGF
2 β-FGF
3 インスリン
4 VEGF
5 TNF-α

問19 杆体細胞と錐体細胞のうち，主に杆体が障害される疾患はどれか．1つ選べ．

1 緑内障
2 加齢性黄斑変性
3 ぶどう膜炎
4 網膜色素変性症
5 糖尿病網膜症

問20 副腎皮質ステロイド薬が治療に適応される疾患はどれか．1つ選べ．

1 白内障
2 緑内障
3 糖尿病網膜症
4 加齢性黄斑変性
5 ぶどう膜炎

次の記述のうち正しいものには○，誤っているものには×をつけよ．

問21 めまいの原因となる前庭は，中耳にある．

問22 めまいの主な原因は，蝸牛の機能異常である．

問23 耳鳴りは，三半規管の機能異常で起こる．

問24 メニエール病では，中枢前庭性の回転性めまいが生じる．

問25 メニエール病のめまいは反復性である．

問26 メニエール病では，蝸牛内の内リンパ液が減少している．

問27 メニエール病では，聴力は正常である．

問28 メニエール病の治療には，ベタヒスチンメシル酸塩が内服で用いられる．

問29 メニエール病の発作が起こったときは，制吐薬，7%炭酸水素ナトリウム注射液の点滴を行う．

問30 めまいに関する記述のうち，正しいのはどれか．2つ選べ．
1 メニエール病は内耳の内リンパ水腫による内耳機能障害で，中枢前庭性の回転性めまいが生じる．
2 脳の平衡中枢や内耳の前庭からなる平衡維持機構に障害があると，自覚症状としてめまいが起こる．
3 フェニトイン，カルバマゼピンにより起こるめまいは，末梢前庭性めまいである．
4 アミノグリコシド系抗菌薬により，内耳障害に起因するめまいや平衡障害が起こることがある．
5 シスプラチン服用により起こるめまいは，非前庭性めまいである．

問31 口内炎のうち最も高頻度で発症するのはどれか．1つ選べ．
1 アフタ性口内炎
2 ウイルス性口内炎
3 カタル性口内炎
4 アレルギー性口内炎
5 ニコチン性口内炎

次の記述のうち正しいものには○，誤っているものには×をつけよ．

問32 じんま疹にはアレルギー型と非アレルギー型がある．

問33 じんま疹は，長期にわたり激しい瘙痒を伴う局限性の発赤を有する膨疹が，全身の至るところに生じる．

問34 じんま疹の治療の第1選択は，副腎皮質ステロイド薬の経口投与である．

問35 アナフィラキシーショックを伴うじんま疹の場合，アドレナリンの皮下注が行われる．

問36 H_1受容体遮断薬の服用による眠気の副作用が心配な場合，フェキソフェナジン塩酸塩を選択する．

問37 第1世代の抗ヒスタミン薬とヒスタミンH_1受容体遮断薬は，じんま疹に適応がある．

問38 アトピー性皮膚炎はアレルギー性の湿疹で，発症に非免疫学的機序は介在しない．

問39 アトピー性皮膚炎は年齢とともに軽快するが，最近では発症率も増加傾向にあり，成人になっても治らない例が多くなってきている．

問40 アトピー性皮膚炎には，強力な力価の副腎皮質ステロイド薬は禁忌である．

問41 副腎皮質ステロイド薬は，スキンケアを考え，なるべく頻回に長期間にわたり患部に塗布するよう心がける．

問42 副腎皮質ステロイド薬で最も頻繁に起こる副作用は，毛細血管拡張，皮膚萎縮である．

問43 タクロリムス軟膏は，原則として副腎皮質ステロイド薬と同時に使用する．

問44 タクロリムス軟膏の使用により，塗布部位に熱感やほてりを感じたら，直ちに使用を中止し，医師，薬剤師に相談する．

問45 タクロリムス軟膏は，びらん，潰瘍面への使用は禁忌である．

問46 アトピー性皮膚炎患者はなるべく入浴を控え，湿疹部分は石鹸などで洗わないよう注意する．

問47 既存の治療法に抵抗性のアトピー性皮膚炎には，免疫抑制薬であるシクロスポリンの内服が適応である．

問48 アトピー性皮膚炎に関する記述のうち，誤っているのはどれか．2つ選べ．

1 アトピー性皮膚炎は瘙痒のある湿疹を主な病変とし，増悪と寛解を繰り返す．
2 表皮の角層異常による皮膚の乾燥とバリア機能亢進を示す．
3 アトピー性皮膚炎は，新生児期から乳児期にかけては，顔面から頭部に湿潤性の湿疹として，成人期では苔癬化がみられ，顔面，頸部，前胸部に浮腫性の紅斑が認められる．
4 かゆみはとんどなく，四肢に出現する場合には関節の伸展部に出現しやすい．
5 アトピー性皮膚炎において皮疹は，左右対側性にみられることが多い．

8 病原微生物（感染症）・悪性新生物（がん）と薬

8.1 細菌感染症の薬，病態，治療

8.1.1 呼吸器感染症

鼻腔から肺胞までの気道に起こる感染症であり，鼻腔，鼻咽腔，咽頭，喉頭，声帯までの上気道における炎症性疾患と，気管，気管支，細気管支，肺の下気道における炎症性疾患に分類される．

a．上気道炎（かぜ症候群（大部分がウイルス感染症）を含む），気管支炎

【概念・病態】

上気道炎の原因微生物は，多種類にわたる．上気道粘膜におけるカタル性炎症で，くしゃみ，鼻汁，鼻閉，咽頭痛，倦怠感，発熱などの症状を示す．ウイルス感染が原因となることが多く，これらの症状に対する対症療法がとられる．細菌による二次感染がある場合は，原因細菌の同定とそれに対応した抗菌薬を選択する．ニューキノロン系薬やマクロライド系薬がよく用いられる．これに対して下気道に感染が起こる気管支炎もウイルス感染が原因となることが多く，小児のケースが多い．

乳幼児の細菌感染では，**肺炎球菌**（*Streptococcus pneumoniae*），**インフルエンザ菌**（*Haemophilus influenzae*）やモラクセラ・カタラーリス（*Moraxella catarrhalis*）が原因となることが多いので，アモキシシリンやセフジトレンなどの *β*-ラクタム系薬が用いられる．また乳幼児では，百日咳，肺炎クラミジア，年長児では百日咳やマイコプラズマ肺炎の可能性があるため，抗原診断や遺伝子診断を行ったうえで，クラリスロマイシンやアジスロマイシンなどのマクロライド系薬を投与する．小児の肺炎球菌感染に対する予防として，**13 価肺炎球菌結合型不活化ワクチン**が，またインフルエンザ菌に対する予防として**インフルエンザ菌 b 株**（**Hib**）**不活化ワクチン**が，それぞれ予防接種法で A 類疾病定期接種に定められている．

b．扁桃腺炎

【概念・病態】

咽頭扁桃リンパ節の炎症性疾患であるが，代表的な細菌による扁桃腺炎は，**A 群 *β* 溶血性連鎖球菌**（*Streptococcus pyogenes*）によるもので，浸出を伴う扁桃の腫脹と咽頭痛，軟口蓋の小点状出血やイチゴ舌がみられることがある．ストレプトリジン O などの**溶血毒素**を産生し，ヒツジ赤血球寒天培地上で明瞭な ***β* 溶血**を生じる．

また，免疫機序を介して**リウマチ熱**や**急性糸球体腎炎**などの合併症を起こすことが

ある．この場合は，β-ラクタム系薬が，ペニシリンアレルギーがある場合はマクロライド系薬が用いられる．

c．細菌性肺炎

【概念·病態】

細菌性肺炎の原因細菌として，市中肺炎では**肺炎球菌**（*S. pneumoniae*）の頻度が高く，**インフルエンザ菌**（*H. influenzae*）やモラクセラ・カタラーリス（*M. catarrhalis*），マイコプラズマ（*Mycoplasma pneumoniae*，p.297）によるものも多い．また，レジオネラ菌（*Legionella pneumophila*，p.297）によるものもある．咳嗽や喀痰，発熱，倦怠感，食欲不振，呼吸困難などの症状を示す．尿や喀痰などの抗原検査や喀痰塗沫標本の検鏡，喀痰や血液の培養などで原因菌を突き止めるが，原因微生物を同定できないことも多い．糖尿病や腎疾患，心疾患，肝疾患などの基礎疾患やその他の危険因子をもつ場合は重症化することが多い．

基礎疾患や危険因子がない場合は，スルタミシリンやアモキシシリン／クラブラン酸合剤などのβ-ラクタム系薬を用いる．65歳以上の高齢者や軽度の基礎疾患がある場合は，スルタミシリンに加えてマクロライド系薬，テトラサイクリン系薬のいずれかを併用する．肺炎球菌は，市中肺炎の原因菌として頻度が高く重症化することも多いので，経験的治療をすることが多い．肺炎球菌による肺炎は，胸部エックス線像で典型的な**肺胞性肺炎**（大葉性肺炎）を示す．高齢者では重症化のリスクが高く，**23価多糖体不活化ワクチン**が，65歳以上の高齢者に対する定期接種に定められている．β-ラクタム系薬が有効であるが，ペニシリン耐性肺炎球菌（後述）も増加している．この場合はレボフロキサシン，ガレノキサシン，モキシフロキサシン，シタフロキサシンなどのニューキノロン系薬を用いる．また間質性肺炎を呈するマイコプラズマやクラミジアによる非定型肺炎では，基礎疾患がない，あるいは軽症の若年成人ではマクロライド系薬，またはテトラサイクリン系薬を用いる．65歳以上もしくは慢性心疾患，慢性肺疾患をもつ場合は，ニューキノロン系薬を用いる．

d．肺結核

【概念·病態】

結核菌（*Mycobacterium tuberculosis*）による肺感染症である．肺結核を含めた結核は，「感染症の予防及び感染症の患者に対する医療に関する法律」（以下，「感染症法」）で2類感染症に指定されている．*Mycobacterium*属菌は好気性グラム陽性桿菌であるが，細胞壁最外層を覆う疎水性の高いミコール酸のためにグラム染色では染色されず，抗酸染色によって染色されるため，抗酸菌とよばれている．

日本では年間約2万人が発病し，年間約2千人が死亡する．結核菌感染者の約1割が発病し，約9割は無症候性のキャリアとなり，内因性感染によって発病する場合がある．高齢者をはじめとして易感染性宿主の発症リスクが高い．感染経路は，感染者の咳嗽などからの**空気感染**（飛沫核感染）により経気道的に感染する．結核菌による感染症は，肺結核の他にリンパ節や骨関節，腎臓などに感染が起こる肺外結核や，乳幼児の全身播種性結核（粟粒結核）や結核性髄膜炎もある．

肺結核の診断は，胸部エックス線や必要に応じて胸部CTにより感染巣を確認し，喀痰の塗沫標本抗酸染色と培養検査，またはPCR検査によって診断する．また，ツベルクリン皮内反応は，感染や感染の既往歴，BCG感作の検査に用いられる．

治療は，抗結核薬の多剤併用療法を行うことにより，耐性結核菌の出現を抑止した治療が行われる．**イソニアジド**（INH），**リファンピシン**（RFP），**エタンブトール**（EB），**ピラジナミド**（PZA）の4剤併用療法を2か月間行い，続けてINHとRFPの2剤併用療法を4か月間行う．なお，投薬の際は，耐性菌出現抑止の目的で**直接監視下短期化学療法**（**DOTS**）が実施される．予防には，BCG（ウシ型結核菌の弱毒生ワクチン）の皮内接種（A類疾病，定期接種）が0歳児を対象に行われている．

e．レジオネラ感染症

【概念･病態】

レジオネラ菌（*Legionella pneumophila*）は，グラム陰性好気性桿菌で，アメーバ細胞内に寄生して増殖し，主に水系に存在している．米国の在郷軍人集会において，水冷式空調機を介して集団感染が起こったことから，在郷軍人病ともよばれた．日本では温泉や循環式浴槽などでの感染がよく知られており，菌の増殖したアメーバを含む水滴がエアロゾルとなって経気道的に肺感染して発症する．病型は肺炎とポンティアック熱が知られる．高齢者の発症例が多い．

診断には尿中抗原の検出や喀痰の遺伝子診断がある．ニューキノロン系薬を用いることが多いが，マクロライド系薬も有効である．感染症法で4類感染症に指定されている．

f．百日咳

【概念･病態】

百日咳菌（*Bordetella pertussis*）による上気道感染症で，ヒトからヒトへ飛沫感染する．14日以上続く百日咳に特有の発作性の咳込み（スタッカート様のけいれん性咳嗽），努力呼吸時の吸気性笛声，咳込み後の嘔吐などがみられる．これは鼻咽頭粘膜などの上気道粘膜に定着した百日咳菌が産生する百日咳毒素の働きによるものである．この毒素は，抑制性Gタンパク質をADPリボシル化してアデニル酸シクラーゼを活性化し，気道粘膜のヒスタミンに対する感受性を高めるためとされている．小児科定点医療機関届出5類感染症であり小児の感染が多いが，近年では成人の感染も増加している．

核酸増幅法（PCR法，LAMP法）や血清抗体で診断する．予防には**百日咳不活化ワクチン**が利用でき，**ジフテリアトキソイド**，**破傷風トキソイド**および**不活化ポリオウイルスワクチン**と混合した**4種混合ワクチン**（**DPT-IPV**）として定期接種に定められている．マクロライド系薬の服用が有効である．

g．マイコプラズマ肺炎

【概念･病態】

肺炎マイコプラズマ（*M. pneumoniae*）の飛沫感染によってヒトからヒトへ感染が生じる．晩秋から初冬にかけての感染が増加傾向にあり，若年者の感染が多いが幅広い年齢層に発症し，市中肺炎の起炎菌として頻度が高い．1～3週間の潜伏期間を経て39度に及ぶ高熱と激しい乾性咳嗽で発症が顕在化することが多い．**非定型肺炎**を発症し，胸部エックス線像やCT所見ですりガラス影や浸潤影が観察される．その後微熱と咳嗽が長期にわたって続く．

遺伝子診断や抗原診断が行われる．マイコプラズマは細胞壁を持たないため，β-ラクタム系薬は無効である．マクロライド系，テトラサイクリン系，ニューキノロン系薬のいずれかを用いる．第一選択はマクロライド系薬である．7～10日間投与する．しかし近年，マクロライド耐性菌が増加している．

8.1.2　消化器感染症

a．急性虫垂炎

【概念・病態】

細菌性，あるいはウイルス性感染症による虫垂粘膜の潰瘍形成が原因と考えられている．限局した右下腹部痛が典型的症状で，先行する軟便や心窩部付近の不快感，排便による症状の軽減などがあることもある．

白血球数やCRPの上昇などの炎症所見がみられ，CT検査が診断に広く用いられる．保存的治療は，カタル性などの炎症軽微なもの，炎症が限局しているものなどに適応される．原因菌は，**グラム陰性腸内細菌群**やバクテロイデス（*Bacteroides*）などの嫌気性菌が多く，抗菌薬治療はこれらの菌種をカバーするものを選択する．保存的治療に反応しない場合，腹部症状が強い，あるいは炎症が腹部全体に及んでいる場合，高齢や免疫抑制状態などでは外科的治療を行う．

b．胆嚢炎

【概念・病態】

胆嚢結石の胆嚢管や胆嚢頸部への機械的閉塞に二次的細菌感染が合併して発症する急性胆嚢炎と，急性炎症の遷延・反復による慢性胆嚢炎がある．腸管内からの上行性感染が多く，ほかに門脈性，血行性，リンパ行性感染もある．原因菌は，腸内細菌に由来する腸球菌（*Enterococcus* spp.），大腸菌（*Escherichia coli*），クレブシエラ（*Klebsiella* sp.），エンテロバクター（*Enterobacter* sp.），緑膿菌（*Pseudomonas aeruginosa*）などが多い．上腹部痛をはじめ，悪心，嘔吐，発熱などの症状がある．白血球数増多，CRP上昇などの炎症所見のほかに超音波エコー画像診断が有用である．

重症例では，抗菌薬投与に加えて胆嚢ドレナージによって感染胆汁のドレナージを行い，胆汁培養の結果からより適切な抗菌薬を選択する．全身状態の改善後に胆嚢摘出を計画する．中等症では，抗菌薬投与の反応をみて，必要に応じて胆嚢ドレナージを行い，胆嚢摘出を計画する．軽症例では経過観察もしくは経口抗菌薬投与を適応し，早期に胆嚢摘出を計画する．

c．胆管炎

【概念・病態】

胆管の閉塞や狭窄による胆汁のうっ滞に二次的細菌感染が起こって発症する．原因菌は大腸菌をはじめとするグラム陰性腸内細菌群や腸球菌，嫌気性菌が多い．経乳頭逆行感染によることが多いが，血行性やリンパ行性感染もある．発熱，黄疸，上腹部痛のほかに悪寒，悪心，嘔吐，意識障害などが起こる場合がある．急性閉塞性化膿性胆管炎になると，敗血症の併発による全身状態の増悪が起こることがある．白血球数増多，CRP上昇などの炎症所見のほかに，黄疸などの胆汁うっ滞所見，画像所見などによって診断する．

重症例では抗菌薬投与に加えて胆嚢ドレナージを行い，胆汁培養の結果から適切な抗菌薬を選択する．全身状態の改善後に原因疾患の治療（胆管結石，胆管狭窄など）を行う．中等症では，抗菌薬投与による初期治療を行い，早期に胆嚢ドレナージを行って，原因疾患の治療を計画する．軽症例では，抗菌薬投与を行い，胆嚢ドレナージや原因疾患の治療の必要性を検討する．

d．病原性大腸菌感染症

【概念・病態】

主要な病原性大腸菌は，次の5グループ，①腸管病原性大腸菌（Enteropathogenic *E. coli*），②腸管（組織）侵入性大腸菌（Enteroinvasive *E. coli*），③腸管出血性大腸菌（Enterohemorrhagic *E. coli*），④腸管毒素原性大腸菌（Enterotoxigenic *E. coli*），⑤腸管凝集付着性大腸菌（Enteroaggregative *E. coli*）に分類される．この5つをまとめて下痢原性大腸菌ともよぶ場合もある．このうち腸管病原性大腸菌，および腸管（組織）侵入性大腸菌は感染侵入型の食中毒の原因となり，その他は感染毒素型食中毒の原因となる．各グループには主なO抗原の血清型が知られている．

①**腸管病原性大腸菌（EPEC）**：本菌は感染侵入型の食中毒を起こす．腸管上皮細胞への付着・定着因子を産生し腸管に付着後，上皮細胞に侵入して上皮細胞を直接傷害する．水様性下痢，発熱，腹痛，悪心，嘔吐などの非特異的症状を示し，サルモネラ症に類似する．主な血清型はO55，O85，O111，O119，O125，O126，O127，O141である．

②**腸管（組織）侵入性大腸菌（EIEC）**：本菌は感染侵入型の食中毒を起こす．腸管上皮細胞へ侵入して上皮細胞を直接傷害する．粘血便を伴う下痢，発熱，嘔気，腹痛，嘔吐などの非特異的症状を示し，赤痢に類似する．主な血清型はO28ac，O29，O124，O136，O143，O144，O152，O164，O167である．

③**腸管出血性大腸菌（EHEC）**：本菌による感染症は3類感染症に指定されており，感染毒素型の食中毒を起こす．本菌は酸に強く，ごく少量の経口感染菌量（100～1,000個）でも感染が成立するため，二次感染を起こすリスクが高い．定着因子によって腸管上皮に定着し，ベロ毒素を分泌する．**ベロ毒素**はN-グリコシダーゼ活性を有し，28S rRNAの特定塩基を脱離してタンパク質合成を阻害する．また，アポトーシスを誘導し，これら毒素の作用によって腸管上皮が傷害を受ける．ベロ毒素は赤痢菌の志賀毒素と高いアミノ酸一次配列相同性をもち，生物学的活性も共通する．鮮血を含む下痢便が特徴であり，腹痛，嘔気，嘔吐などの症状がある．

合併症として**溶血性尿毒症症候群**（**HUS**）や血栓性血小板減少性紫斑病（TTP）が起こることがある．主な血清型はO157：H7，O26，O111である．

④**腸管毒素原性大腸菌（ETEC）**：本菌は感染毒素型の食中毒を起こす．CFA/Ⅰ～Ⅳ，PCFOなどの定着因子によって腸管上皮に定着し，2種類の外毒素（**易熱性毒素**と**耐熱性毒素**）を分泌する．これらの毒素の作用によって特徴的な水様性（米のとぎ汁様）下痢が起こり，

腹痛，発熱，嘔気などの症状を呈してコレラに類似した症状を呈する．易熱性毒素は，コレラ毒素とほぼ同じ生物学的活性を示す（後述，「コレラ毒素」の項 p.304 参照）．ADPリボシル化活性を有し，促進性Gタンパク質（Gs）をADPリボシル化することでGsを活性化し，これによってアデニル酸シクラーゼが活性化して細胞内cAMP濃度が上昇する．プロテインキナーゼAの経路を経て Cl^- イオンチャネルを開き，腸管上皮細胞内の Cl^- イオンが消化管内に流出する．この陰イオンの流出を補償するために Na^+ イオンも消化管内に流出し，さらにイオン流出による浸透圧の低下を補償するために水分子が消化管内に流出することで，水様性の下痢便が出現する．

また，耐熱性毒素（ST）はペプチド性毒素であり，100℃ 30分の加熱に安定である．グアニル酸シクラーゼを活性化してcGMPの細胞内濃度を上昇させる働きをもつ．主な血清型はO6，O8，O20，O25，O63，O80，O128，O148である．

⑤腸管凝集付着性大腸菌（EAEC）

本菌は感染毒素型の食中毒を起こす．定着因子AAF/Ⅰ，Ⅱによって腸管上皮に定着し，腸管毒素原性大腸菌のSTと類似した生物活性を示す毒素を分泌し，この作用によって下痢，発熱，腹痛，悪心，嘔吐などの非特異的症状を呈する．

e．食中毒

【概念・病態】

微生物が原因となる食中毒は，主として細菌性食中毒とウイルス性食中毒に分けられる．ウイルス性食中毒の原因ウイルスとしては，この十数年ノロウイルスが発生件数では第1～2位，患者数では第1位を占めている（詳細は「ウイルス性下痢症」p.340 参照）．ここでは，細菌性食中毒について述べる．

細菌性食中毒は，その様式により，**①毒素型**，**②感染毒素型**，**③感染侵入型**，に大別される．毒素型は，食品中で細菌が産生した毒素を食品とともに摂取し，毒素が腸管に作用して症状が発現する場合で，腸管内に生菌が存在する必要はない．感染毒素型および感染侵入型は，食品とともに摂取した生菌が腸管に到達する必要がある．感染毒素型では，腸管に到達した生菌が毒素を産生し，その毒素の作用によって中毒症状が生じる場合である．また，感染侵入型は，腸管に到達した生菌が腸管上皮細胞内に侵入し，直接腸管上皮細胞を傷害する場合である．多くの場合，対症療法（補液や輸液などの脱水への処置）で治癒することが多い．

①毒素型食中毒：代表的な菌種は，黄色ブドウ球菌，ボツリヌス菌，セレウス菌（嘔吐型食中毒）である．

- **黄色ブドウ球菌**（*Staphylococcus aureus*）による食中毒は，**腸管毒素**（**嘔吐毒素**，エンテロトキシン）によって起こる．食品の摂食後1～6時間後に，激しい嘔吐や急激な腹痛の症状が出て，下痢を伴うこともある．嘔吐は，腸管毒素が嘔吐中枢を刺激することによる．この腸管毒素は100℃，30分の加熱でも安定で，食品の加熱では食中毒を予防できない．
- **ボツリヌス菌**（*Clostridium botulinum*）による食中毒は，ボツリヌス毒素によって起こる．ボツリヌス菌は偏性嫌気性芽胞形成グラム陽性細菌であり，芽胞が混入した食品は加熱調理によっても芽胞が残り，真空包装や嫌気的状態の食品（ソーセージ，からしレンコン，オイスターソースなど）中で増殖して毒素を産生する．食品摂食後48時間以内に嘔気，嘔吐，神経症状が出る．ボツリヌス毒素はプロテアーゼであり，骨格筋の神経筋接合部シナプス前膜や副交感神経終末に作用してシナプス小胞とシナプス前膜の膜融合に関与するシナプトブレビンやSNAP25を分解し，アセチルコリンの遊離を阻害する．骨格筋の抑制によって弛緩性麻痺が起こり，複視，嚥下・発語困難，四肢麻痺，呼吸困難などが起こり死亡するケースもある．

- **セレウス菌**（*Bacillus cereus*）の食中毒に関与する外毒素は2種類あるが，毒素型食中毒の原因となるのは嘔吐毒素であり，嘔吐型食中毒を起こす．セレウス菌は好気性芽胞形成グラム陽性細菌であり，芽胞が混入した食品は加熱調理によっても芽胞が残り，空気と混ざりやすい食品中で増殖して嘔吐毒素を産生する．嘔吐毒素は耐熱性であり，食品の再加熱では食中毒を予防できない．食品の摂食後，1～6時間後に嘔吐，悪心，腹部けいれんなどの症状が出る．

②**感染毒素型食中毒**：代表的な菌種は，ウェルシュ菌，セレウス菌（下痢型食中毒），腸炎ビブリオ，腸管毒素原性大腸菌，腸管出血性大腸菌である．

- **ウェルシュ菌**（*Clostridium perfringens*）による食中毒は，腸管毒素によって起こる．ウェルシュ菌は偏性嫌気性芽胞形成グラム陽性細菌であり，芽胞が混入した食品を加熱調理した後，食品の冷却過程（40～50℃）で発芽・増殖する．カレーやシチューなど粘性が高く，食品内部が嫌気的状態になる肉料理が原因となることが多い．食品と一緒に本菌を摂食すると腸管内で再び芽胞を形成し，この時に腸管毒素が産生されて食中毒が起こる．原因食の摂食後6～18時間後に下痢，腹痛などの急性胃腸炎の症状がみられ，1～2日で自然治癒する．
- **セレウス菌**（*Bacillus cereus*）の感染毒素型食中毒の原因となるのは腸管毒素であり，下痢型食中毒を起こす．芽胞が混入した食品の摂食により，腸管内で発芽・増殖して腸管毒素を産生し，これによって食中毒が起こる．食品の摂食後，8～16時間後に腹痛，水溶性下痢がみられる．
- **腸炎ビブリオ**（*Vibrio parahaemolyticus*）による食中毒の原因毒素は，耐熱性溶血毒（TDH）とTDH類似溶血毒である．TDHはプロテインキナーゼCの活性化を介して，細胞内Ca^{2+}濃度の上昇を起こし，Ca^{2+}依存性Cl^-チャネルを開口してCl^-イオンの流出を起こすことで下痢を引き起こす．本菌は好塩性の海洋細菌であり，海洋性魚介類に付着し，生あるいは加熱不十分の魚介類の摂食によって経口感染する．また本菌の付着した調理器具を介して他の食材が汚染され，原因食材となることもある．本菌は低浸透圧で菌体が破壊されるので，食材や調理器具を真水（水道水など）で十分洗浄することで，食中毒を予防することができる．症状として，腹痛，粘血便を伴う下痢，発熱などが起こる．自然治癒するが，脱水症状の改善に補液を行う．
- **腸管毒素原性大腸菌**は，旅行者下痢症や食中毒の原因となるが，生菌を食品とともに摂食することで経口感染する．腸管内で2種類の毒素（易熱性毒素と耐熱性毒素）を産生し，これら毒素の働きで水様性の下痢を起こす．
- **腸管出血性大腸菌**も，生菌を食品とともに摂食することで経口感染する．本菌が産生するベロ毒素の作用によって腸管上皮細胞が傷害され，鮮血便を特徴とする下痢を起こす．また，合併症として溶血性尿毒症症候群や，血栓性血小板減少性紫斑病が起こる重症例もある．本菌は牛など家畜の消化管にみられるため，屠殺・解体の際に汚染された食肉の生食や加熱不十分で感染することが多い．

③**感染侵入型食中毒**：代表的な菌種はサルモネラ菌，腸管病原性大腸菌，腸管（組織）侵入性大腸菌，腸炎エルシニア，カンピロバクターである．

- **サルモネラ属菌**（*Salmonella* sp.）のうち，*S. enterica* が感染侵入型食中毒では重要な位置を占め，*S. enterica* serovar Enteritidis（サルモネラ・エンテリティディス，ゲルトネル菌；O9 群），*S. enterica* serovar Typhimurium（ネズミチフス菌；O4 群）などによる食中毒例が多い．サルモネラ・エンテリティディスは酸に強く，少量（10～10^5 個）の生菌を摂食しただけでも感染・発症することがある．また，サルモネラ・エンテリティディスは鶏卵内に菌の汚染があることがあり，鶏卵が原因食材となることが多い．
- **腸管病原性大腸菌**は，腸管上皮細胞への付着・定着因子を産生し腸管に付着後，上皮細胞に侵入して上皮細胞を直接傷害する．水様性下痢，発熱，腹痛，悪心，嘔吐などの非特異的症状を示し，サルモネラ症に類似する．小児下痢症の原因となることがある「病原性大腸菌感染症」の項 p.299 参照）．
- **腸管（組織）侵入性大腸菌**は，腸管上皮細胞へ侵入して上皮細胞を直接傷害する．粘血便を伴う下痢，発熱，嘔気，腹痛，嘔吐などの非特異的症状を示し，赤痢に類似する（「病原性大腸菌感染症」の項 p.299 参照）．
- **腸炎エルシニア**（*Yersinia enterocolitica*）は，ウシやブタの加熱不十分の食肉，汚染された生乳や水を摂食する経口感染や，ペットの糞便から感染が起こる．生菌の摂取から 3～7 日の潜伏期を経て，嘔吐，腹痛，下痢，微熱などが起こる．また，消化器症状の消退後，反応性関節炎や結節性紅斑を生じることがある．本菌は低温でも徐々に増殖するため，冷蔵庫で食品を保存しても食中毒の防止にならないことがある．

f．ヘリコバクター・ピロリ感染症

【概念･病態】

ヘリコバクター・ピロリ（*Helicobacter pyroli*）は，感染者の糞便による糞口感染や，感染者である親が噛み砕いた食物を乳幼児に与えるなどの口-口感染など，経口感染によって胃や十二指腸に感染・定着する．幼児期での感染が主である．上下水道などの衛生環境の整備によって感染率が抑止されたため，若年層の感染率は低く高齢者での感染率が高い．

本菌はウレアーゼを大量に分泌し，その高いウレアーゼ活性によって，胃粘液中の尿素をアンモニアと二酸化炭素に分解する．このアンモニアによって胃酸を中和して環境の pH を上昇させ，胃や十二指腸に定着する．胃酸分泌が十分な高酸状態では，より酸性の弱い胃前庭部に感染・定着し，十二指腸潰瘍のリスクが高い．一方，胃酸分泌の正常者や胃酸分泌が弱い，胃の部分切除があるなどの個体では，胃前庭部だけでなく胃体部にも感染・定着し，胃潰瘍や胃がんのリスクが高くなる．

また，本菌はムテナーゼやホスホリパーゼ，プロテアーゼなどの粘液分解酵素を分泌して粘液層を破壊し，胃酸による胃粘膜上皮の傷害を起こす．**空胞化毒素**（VacA）やサイトトキシン関連糖タンパク質（CagA）などの外毒素を分泌するが，VacA は胃粘膜上皮細胞内に空胞を形成させ，アポトーシスを誘導する．CagA はⅣ型分泌機

構によって細胞内に注入され，IL-8などのケモカインやサイトカインの遺伝子発現を誘導し，感染局所に好中球などの炎症性細胞を動員して炎症を惹起する．

一方で，ウレアーゼによって産生されたアンモニアは，マクロファージや好中球などの貪食細胞が産生する殺菌物質である次亜塩素酸と反応してモノクロラミンを生じるが，モノクロラミンも細胞傷害性を示して胃粘膜上皮を傷害する．これらの機序により胃粘膜上皮が傷害され，次の病態に進展する．

本菌による胃粘膜障害によって，急性胃炎が起こる．続いて，本菌が胃粘膜に定着することで，急性胃炎から慢性胃炎に進展する．さらに，粘液損傷と胃酸による攻撃が続くと消化性潰瘍（胃潰瘍や十二指腸潰瘍）に進展する．また，粘膜下関連リンパ組織の過形成が起こり，胃MALTリンパ腫が形成することがある．それに加えて胃粘膜上皮の萎縮，腸上皮化成などの上皮異形成を経て，胃がんに進展することがある．日本では，**消化性潰瘍，胃MALTリンパ腫，胃がん**の患者の90％以上に，本菌の感染がみられ，胃がんのリスク因子となっている．

【検　査】

検査は，消化性潰瘍または胃炎を対象に，次のことが行われる．

◎内視鏡による生検を用いる検査

①**迅速ウレアーゼ試験**：生検サンプルを尿素とpH指示薬を含む溶液に懸濁し，アンモニアの生成によるpHの上昇を検出する．

②**検鏡法**：生検サンプルの組織切片を染色し，顕微鏡下で菌体を検出する．

③**培養法**：生検サンプルを平板培養してコロニーを検出する．

◎内視鏡を用いない検査

①**抗ヘリコバクター抗体検査**：血液，尿などから抗ヘリコバクター抗体を免疫検出する．

②**抗原検査**：便中に排泄されたヘリコバクター抗原を免疫検出する．

③**尿素呼気試験**：^{13}Cで標識された尿素を服用し，横臥・体位変換によって胃粘膜全体にいきわたらせ15～20分経過後，呼気を採取する．^{13}C尿素を飲用する前にも呼気を採取しておき，飲用の前後における呼気中の$^{13}CO_2/^{12}CO_2$の増加率を調べる．

【治　療】

治療は，以下の3剤併用除菌治療を行う．

アモキシシリン＋クラリスロマイシン＋プロトンポンプ阻害薬（オメプラゾール，ランソプラゾール，ラベプラゾールまたはエソメプラゾールあるいはボノプラザンの中から1剤）を1週間服用する．治療終了後4週間以降（抗ヘリコバクター抗体を測定する場合は6か月以降）に再度上述検査を行い，陰性であれば除菌に成功したと考えられる．除菌に失敗した場合は，再度3剤併用除菌治療を行う．ただし再除菌で本菌がクラリスロマイシン耐性になっている場合は，クラリスロマイシンに替えてメトロニダゾールを用いる．ペニシリンアレルギーのある場合はアモキシシリンに替えてメトロニダゾールを用いる．

g．赤　痢

【概念・病態】

赤痢菌属（*Shigella* sp.）には，*S. dysenteriae*，*S. flexneri*，*S. boydii*，*S. sonnei*が

属する．このうち *S. dysenteriae* は**志賀毒素**を産生するものがあり，最も毒性が高い．赤痢菌は感染者からの糞口感染や汚染食品の摂食などにより経口感染する．日本の感染例の多くは海外感染例であり，最近は *S. sonnei* によるものが多い．本菌は大腸の腸管上皮に侵入して細胞内で増殖するだけでなく，細胞内を移動し，また隣接する細胞へ再侵入して感染域を進展させ，直接上皮組織を傷害する．宿主細胞への吸着や組織侵入，細胞内の移動に関与する病原因子の遺伝子群は，プラスミドにコードされている．このうち細胞内の移動等に関与する病原因子は菌体の一端に結合して，そこに宿主細胞のアクチンを集積・重合させて，アクチン重合体に押される様式で細胞内の移動や隣接細胞への再感染が行われる．本菌は酸に強く，ごく少量（10 個程度）の生菌の摂取でも発症することがある．感染症法では，3 類感染症に指定されている．

h．コレラ

【概念・病態】

コレラの原因は，**コレラ毒素**を産生する**コレラ菌**（*Vibrio cholerae*）である．コレラ菌の中で，O 抗原血清型が O1 型と O139 型の 2 種類がコレラ毒素を産生する．コレラ菌で汚染された原因食材や水（氷）の摂食で経口感染する．インドや東南アジアなどの流行地域への旅行で感染することがほとんどである．コレラ毒素は A と B，2 つのサブユニットからなり，B サブユニットが腸管上皮細胞の GM_1 型糖脂質糖鎖に結合して，A サブユニットを細胞内に送り込む．A サブユニットは ADP リボシル化活性を有し，促進性 G タンパク質（Gs）を ADP リボシル化することで活性化し，これによってアデニル酸シクラーゼが活性化して細胞内 cAMP 濃度が上昇する．プロテインキナーゼ A の経路を経て Cl^- イオンチャネルを開き，腸管上皮細胞内の Cl^- イオンが消化管内に流出する．この陰イオンの流出を補償するために Na^+ イオンも消化管内に流出し，さらにイオン流出による浸透圧の低下を補償するために水分子が消化管内に流出することで，水様性の下痢便となる．下痢便は米のとぎ汁様であり，脱水によって皮膚に皺が寄り，特徴的なコレラ顔貌（無気力な顔貌）を呈する．感染症法では，3 類感染症に指定されている．

i．腸チフス

【概念・病態】

チフス菌（*Salmonella enterica* serovar Typhi）感染症である．感染症法では 3 類感染症に指定されている．2 週間程度の潜伏期間の後，40℃ 程度の高温の発熱と皮膚にばら疹が出現し，徐脈になる．さらに重症化すると腸管出血が起こり，下痢や下血がみられる．これは，チフス菌が腸管上皮細胞に侵入して組織を壊死させるためである．

j．パラチフス

【概念・病態】

パラチフス菌（*Salmonella enterica* serovar Paratyphi A）感染症である．感染症法では 3 類感染症に指定されている．症状や経過は腸チフスと同じであり，40℃ 程度の発熱とばら疹，徐脈がみられる．さらに重症化すると，下痢と腸管出血に伴う下血がみられる．これは，パラチフス菌が腸管上皮細胞に侵入して組織を壊死させるためである．

k．偽膜性大腸炎

【概念・病態】

リンコマイシンやクリンダマイシン，アンピシリンなどの経口ペニシリン系薬，第2，第3世代の経口セフェム系薬などの投与により，ディフィシル菌（*Clostridium difficile*）が異常増殖して起こる菌交代症である．高齢者や長期間の入院，複数疾患の合併などがリスク因子として知られ，院内感染の場合が多い．経口抗菌薬の投与により腸内細菌叢のバランスが崩れ，芽胞の残存するディフィシル菌が発芽・増殖して毒素を産生し，発熱や腹痛に加えて粘血性または水様性の下痢を伴い，内視鏡検査で大腸粘膜に黄白色でドーム状の偽膜が認められる．原因抗菌薬を中止するとともに，バンコマイシンおよびメトロニダゾールを経口投与する．また，プロバイオティクス（生菌製剤）に予防的効果が知られている．

8.1.3　感覚器感染症

a．副鼻腔炎

【概念・病態】

かぜ症候群ウイルスによる上気道感染に随伴する副鼻腔（上顎洞，篩骨洞，蝶形骨洞，前頭洞からなる空間）の炎症性疾患である．急性副鼻腔炎，慢性副鼻腔炎，真菌性副鼻腔炎，好酸球性副鼻腔炎に分類される．小児の急性副鼻腔炎では，ウイルス感染が契機となって細菌感染に移行することが多い．原因細菌はインフルエンザ菌（*Haemophilus influenzae*）と肺炎球菌（*Streptococcus pneumoniae*）が中心で，ほかに黄色ブドウ球菌（*Staphylococcus aureus*）やモラクセラ・カタラーリス（*Moraxella catarrhalis*）も多い．小児ではアモキシシリンやセフジトレン，成人ではセフカペンやレボフロキサシンを用いる．

慢性副鼻腔炎では，マクロライド系薬やニューキノロン系薬を用い，鼻洗浄と併用し，改善しない場合やポリープでは手術を行う．真菌性副鼻腔炎では菌塊を手術で除去する．好酸球性副鼻腔炎では，経口ステロイド薬と症状に応じて手術を適応する．

b．中耳炎

【概念・病態】

急性，慢性，滲出性中耳炎に分類される．急性中耳炎は小児の発症頻度が高い．耳管経由で上気道から中耳腔に微生物が感染し発症する．原因微生物は細菌，ウイルスおよび両者の混合感染があるが，肺炎球菌（*Streptococcus pneumoniae*）とインフルエンザ菌（*Haemophilus influenzae*）の割合が多い．これらの菌の半数以上がアンピシリン耐性となっており，抗菌薬非投与3日間で改善がみられなければ，アモキシシリン，クラブラン酸／アモキシシリン（合剤）やセフジトレンなどを3日間投与する．

慢性中耳炎では慢性炎症による鼓膜穿孔が長期間残り，細菌感染が反復し，中耳腔の肉芽形成を反復したり，慢性耳漏が起こる．オフロキサシン，レボフロキサシン，フラジオマイシン／ベタメタゾン（軟膏）などを，重症度に応じて単独もしくは併用する．

c．結膜炎

【概念･病態】

感染性結膜炎は原因となる病原体によって選択する治療薬が様々であり，細菌性結膜炎の場合多くはニューキノロン系のレボフロキサシンやモキシフロキサシン，セフェム系のセフメノキシムなどの点眼薬を用いるが，淋菌（*Neisseria gonorrhoeae*）や高齢者でコリネバクテリウム（*Corynebacterium* sp.）が検出された場合はセフメノキシム点眼薬，MRSA が検出された場合はクロラムフェニコール／コリスチン合剤の点眼薬やバンコマイシン眼軟膏，クラミジアによる結膜炎ではオフロキサシン眼軟膏やエリスロマイシン／コリスチン（合剤）点眼薬が用いられる．

8.1.4 尿路感染症

【概念･病態】

尿路感染症は，腎臓，尿管，膀胱や尿道に生じた感染症である．経過の違いから，急性と慢性に分類される．また，尿路の基礎疾患（尿路奇形，腫瘍，結石，カテーテル留置，膀胱尿管逆流現象や前立腺肥大など）の有無によって，単純性と複雑性に分類される．

a．腎盂腎炎

【概念･病態】

尿路感染症のうち，炎症が腎実質や腎盂・腎杯に及んだ細菌感染症であり，片方または両方の腎臓で生じる．

急性単純性腎盂腎炎は，尿路に基礎疾患のない患者に起こる腎盂腎炎である．女性に発症しやすく，特に，性的活動期に好発する．感染経路は上行感染で，膀胱炎に続いて起こることが多い．全身症状が強く，発熱，悪寒，腰背部痛，悪心，嘔吐などの症状がみられ，肋骨脊柱角叩打痛を認める．膀胱炎症状（排尿痛や頻尿など）がみられる場合もある．血液検査では，白血球増加や CRP 値の上昇など，尿検査では膿尿や細菌尿が認められる．中間尿中の細菌数が 10^5/mL 以上の場合，原因菌と考えられる．原因菌としては**大腸菌**が最も多い．治療には，原因菌に感受性があり，腎移行性が高い抗菌薬を投与する．ペニシリン系，セフェム系，ニューキノロン系やアミノグリコシド系薬が使用される．また，水分を摂取して排尿を促進する．

一方，**慢性複雑性腎盂腎炎**は，尿路に基礎疾患のある患者に起こる腎盂腎炎であり，小児や高齢者に好発する．一般的な症状は急性腎盂腎炎と比較し軽微で，緩徐に経過する．微熱や軽度の腰背部痛を認めるが，自覚症状のない症例も多い．しかし，急性増悪とよばれる，急性腎盂腎炎と同様の強い全身症状を呈する場合がある．慢性腎盂腎炎は放置すると慢性尿細管間質性腎炎の原因となり，尿濃縮力低下による多尿などから，慢性腎不全をきたすこともある．尿検査では，膿尿や細菌尿を認める．また，CT や静脈性尿路造影，超音波，排尿時膀胱尿道造影などの検査で尿路の基礎疾患が確認される．

【治　療】

治療は，基礎疾患に対して行う．膿尿と細菌尿を認めるが自覚症状のない場合や，症状が軽微な場合は抗菌薬を用いた積極的な治療は推奨されていない．これは，複雑性腎盂腎炎は複数の細菌が原因であること，耐性菌の占める割合が他の尿路感染症と比較して高いことから，抗菌薬の選択には起炎菌の同定と薬剤感受性試験が必要なためである．ただし，慢性腎盂腎炎の急性増悪の場合には，早急な診断を行い，早期の抗菌薬治療が求められる．

b．膀胱炎

【概念・病態】

尿路感染症のうち，膀胱に炎症を生じる細菌感染症である．**急性膀胱炎**は，尿路に基礎疾患のない単純性が大部分を占める．女性に発症しやすく，特に，性的活動期に好発する．一般的に，尿道からの上行感染によって生じる．原因菌は大腸菌が最も多く，次に腐性ブドウ球菌（*Staphylococcus saprophyticus*）が多い．

症状は，頻尿，排尿痛および膿尿（尿混濁）の三主徴がみられる．他に，下腹部不快感，残尿感，血尿（排尿終末時）などもみられるが，発熱は伴わない．

尿検査で膿尿や細菌尿を認める．

治療は，抗菌薬（ニューキノロン系，セフェム系薬）を用いる．また，水分を摂取して排尿を促進する．一方，**慢性膀胱炎**は，尿路に基礎疾患のある複雑性が大部分を占める．高齢者に多い．**大腸菌や肺炎桿菌**（*Klebsiella pneumoniae*），**緑膿菌**などが原因となる．

【症　状】

症状は，急性膀胱炎と同様であるが，一般に軽微であり，無症状の場合もある．尿検査で膿尿や細菌尿を認める．治療は，急性膀胱炎と同じであるが，基礎疾患の治療も必要である．本疾患は，尿路の基礎疾患に続発することが多く，基礎疾患を治療しない限り再発を繰り返すためである．

c．尿道炎

【概念・病態】

尿路感染症のうち，尿が膀胱から体外に排出されるまでの尿道の感染症である．ほとんどは性感染症として発症し，一般細菌の上行感染によるものはまれである．原因菌により，淋菌性尿道炎と非淋菌性尿道炎に分類される．ただし，両者の混合感染である場合も少なくない．淋菌性尿道炎は**淋菌**（*Neisseria gonorrhoeae*）が原因菌であり，性行為によって感染する．感染後2～7日後に発症し，外尿道口発赤，排尿初期の強い排尿痛，排尿時の尿道灼熱感，尿道分泌物（進行すると膿性，多量になる）などがみられる．尿道分泌物中に多数の多核白血球やグラム陰性双球菌が認められる．淋菌の検出は，分泌物の培養検査や核酸増幅法（PCR 法や TMA 法など）を行う．

治療には抗菌薬を用いるが，現在，有効な薬剤は，セフトリアキソン（注射用第3世代セフェム系薬），セフォジジム（注射用第3世代セフェム系薬）とスペクチノマイシン（アミノグリコシド系薬）のみである．薬剤耐性株の問題から，ペニシリン系，テトラサイクリン系，ニューキノロン系薬は使用すべきでない．

一方，非淋菌性尿道炎の原因としては**クラミジア**（*Chlamydia trachomatis*）が最も多い．その他，マイコプラズマ（*Mycoplasma genitalium*）やウレアプラズマ（*Ureaplasma urealyticum*）などがある．潜伏期間が長く，感染後1～3週間で発症する．発症すると，軽度の尿道瘙痒感，排尿初期の排尿痛，少量で漿液性の尿道分泌物がみられる．症状は淋菌性尿道炎より軽い．尿道分泌物中に多核白血球が認められる．原因菌の検出は，核酸増幅法を行う．治療は，マクロライド系，テトラサイクリン系やニューキノロン系薬の抗菌薬を用いる．

8.1.5　性感染症

a．梅　毒

【概念･病態】

梅毒トレポネーマ（*Treponema pallidum*）による感染症であり，一般に，皮膚や粘膜の小さな傷から梅毒トレポネーマが侵入することによって感染し，やがて血行性に全身に散布されて，様々な症状を引き起こす全身性の慢性感染症である．梅毒には，性行為または類似の行為による後天梅毒（性感染症）と母子感染（経胎盤感染）による先天梅毒がある．梅毒トレポネーマは螺旋状菌で，試験管内での培養が不可能なため，病原性の機構は明らかにされていない．感染症法の5類感染症全数把握疾患である．

潜伏期間は3週間であり，発症すると臨床症状が第1期～第4期へ経時的に変化する．第1期では，感染後約3週間すると，梅毒トレポネーマの侵入部位である感染局所に小豆大から示指頭大までの軟骨様の硬度をもつ硬結（初期硬結）が生じてくる．好発部位は，男性では冠状溝，包皮，亀頭部，女性では大小陰唇，子宮頸部である．やがて初期硬結は周囲の浸潤が強くなって硬く盛り上がり，中心に潰瘍を形成して硬性下疳となる．初期硬結，硬性下疳は，一般に疼痛などの自覚症状はなく，単発であることが多いが，多発することもまれではない．初期硬結や硬性下疳の出現後，やや遅れて両側の鼠径部などの所属リンパ節が周囲に癒着することなく，無痛性に硬く腫脹してくる．大きさは示指頭大で，数個認められることが多い．

これらの第1期疹は，放置していても2～3週間で消退し，約3か月後に第2期疹が出現するまでは無症状となる．第2期になると梅毒トレポネーマが血行性に全身に散布されて，皮膚・粘膜の発疹や臓器梅毒の症状がみられる．第2期でみられる発疹は，丘疹性梅毒疹，梅毒性乾癬，梅毒性バラ疹，扁平コンジローマ，梅毒性アンギーナ，梅毒性脱毛や膿疱性梅毒疹と多彩である．出現頻度は，丘疹性梅毒疹，梅毒性乾癬が高く，これに梅毒性バラ疹，扁平コンジローマ，梅毒性アンギーナ，梅毒性脱毛が続き，膿疱性梅毒疹は低い．

第2期では，3か月～3年にわたり上記の発疹などが混在して，多彩な臨床像を示す．その後，自然に消退して無症候梅毒となるが，再発を繰り返しながら第3期，第4期へと移行していくことがある．無症候梅毒とは，臨床症状は認められないが，梅毒血清反応が陽性のものをいう．感染後3年以上を経過すると，結節性梅毒疹や皮下組織にゴム腫を生じてくることがある（第3期梅毒）．また，感染後10年以後，梅毒による大動脈炎，大動脈瘤あるいは神経梅毒（脊髄癆，進行麻痺）などの症状が現れることがある（第4期梅毒）．ただし，第3期梅毒と第4期梅毒は，現在ではほとんどみられない．

【検査・診断】

検査は，鏡検や血清梅毒反応を行う．鏡検は初期梅毒を確定診断する唯一の方法であり，初期硬結や硬性下疳の表面をメスで擦るなどして得られる漿液から，墨汁法，暗視野法で観察する．血清梅毒反応では，カルジオリピンを抗原とする非特異的なRPRカードテスト（rapid plasma region card test）を行い，陽性の場合には，梅毒トレポネーマを抗原とする特異的なTPHA法（Treponema pallidum hemagglutination test），FTA-ABS法（fluorescent treponemal antibody absorption test）を施行し，陽性の場合に梅毒と診断する．

【治　療】

治療には，ペニシリン系薬を第一選択とする．ベンジルペニシリンカリウム，ベンジルペニシリンベンザチン，アモキシシリンやアンピシリンを投与する．ペニシリンアレルギーの場合には，ミノサイクリンまたはドキシサイクリンを投与する．ただし，妊婦の場合にはアセチルスピラマイシンを用いる．無症候梅毒では，カルジオリピンを抗原とする検査で抗体価が倍以上を示す症例は治療することが望ましい．先天梅毒の治療も，ベンジルペニシリンカリウムの点滴静注を行う．

b．淋病（淋菌感染症）

【概念・病態】

グラム陰性球菌である**淋菌**（*Neisseria gonorrhoeae*）による感染症であり，主に男性の尿道炎，女性の子宮頸管炎を起こす．女性の場合，子宮頸管炎だけでなく尿道炎を併発することも少なくない．重症例では，淋菌が管内性に上行し，男性では精巣上体炎，女性では卵管炎や骨盤内炎症性疾患を生じる．特に女性の淋菌感染症は自覚症状に欠ける場合があり，放置することにより子宮外妊娠，不妊症，母子感染など，重篤な合併症を生じうる．淋菌感染症は，5類感染症としての報告が義務付けられている．

男性の淋菌性尿道炎では，感染後2〜7日の潜伏期ののち，尿道炎症状である排尿時痛，外尿道口からの排膿がみられる．淋菌性尿道炎が治療されないと，尿道内の淋菌が管内性に上行し，精巣上体炎を起こす．はじめは片側性であるが，治療されなければ両側性となり，治療後に無精子症を生じる場合がある．

女性の淋菌性子宮頸管炎による主な局所症状は帯下の増量や不正出血であるが，無症状例が多いため潜伏期は判然としない．感染が子宮から卵管を経て腹腔内へ波及すると，骨盤内炎症性疾患を引き起こす．骨盤内炎症性疾患は，子宮付属器炎（卵管炎，卵巣炎）や骨盤腹膜炎などの総称である．骨盤内感染が重症化し炎症が上腹部まで達すると肝周囲炎，Fitz-Hugh-Curtis症候群を引き起こし，クラミジア感染症と同様に下腹部痛や右季肋部痛を呈する．

また，これらを治療せずに放置すると，卵管機能障害や骨盤内癒着を招き，不妊症や子宮外妊娠の原因となる．生殖器以外では，男性と同様に尿道炎を引き起こし，時に排尿異常を自覚する．さらに，尿道やバルトリン腺，スキーン腺に感染し，感染局所より膿汁排出を認める．膿瘍を形成することがある．母子感染の原因菌としても重要視されており，妊婦が子宮頸管炎を合併すると，産道感染により新生児に結膜炎を発症する．

淋菌は高温にも低温にも弱く，炭酸ガス要求性であるため，通常の環境では生存することができない．そのため，性感染症として，人から人へ感染するのが主な感染経路である．近年，咽頭や直腸感染などの性器外の感染例が増加しているが，このような場合，症状に乏しい場合が多い．性器淋菌感染症患者の10〜30％で咽頭からも淋菌が検出される．

【検査・診断】

淋菌の検出法として，グラム染色標本の検鏡法，分離培養法，核酸増幅法などがある．グラム染色は迅速診断として極めて有用であり，尿道炎における診断には必須である．外尿道口からの膿性分泌物をグラム染色すると，淋菌は多核白血球中に空豆様で２個一対のグラム陰性双球菌として観察される．ただし，子宮頸管，咽頭，直腸など常在菌が多く存在する部位では，推奨されない．

また，分離培養は，日本において多剤耐性淋菌が増加しているため，推奨されている．一方，核酸増幅法は，クラミジアとの同時検査が可能であるため推奨されるが，薬剤感受性が不明な点が問題となる．淋菌性尿道炎の診断法として，検鏡法や培養法，核酸増幅法が使用可能である．子宮頸管検体では，検鏡法での淋菌の同定は困難であるが，培養法や核酸増幅法は使用可能である．

【治　療】

治療では，淋菌の薬剤耐性株の増加が問題となっている．現在，有効な薬剤は，セフトリアキソン（注射用第３世代セフェム系），セフォジジム（注射用第３世代セフェム系薬）とスペクチノマイシン（アミノグリコシド系薬）の３剤である．

再発防止のため，パートナーの治療も同時に行う必要がある．また，淋菌感染症の20〜30％はクラミジア感染を合併しているため，クラミジア検査は必須であり，陽性の場合には，性器クラミジア感染症の治療も行う．

c．クラミジア症

【概念・病態】

性器クラミジア感染症は，偏性細胞内寄生性細菌であるクラミジア（*Chlamydia trachomatis*）が性行為により感染し，主に男性では尿道炎と精巣上体炎を，女性では子宮頸管炎と骨盤内炎症性疾患を発症する．クラミジアは，主に泌尿生殖器に感染し，その患者数は全性感染症の中で最も多い．性器クラミジア感染症は，５類感染症として報告が義務付けられている．

男性クラミジア性尿道炎は，クラミジアが尿道から感染し，1〜3 週間で発症するとされる．発症すると排尿痛，尿道不快感，瘙痒感などの自覚症状が出る．しかし，症状が自覚されない症例も多いため，感染時期を特定するのは困難である．淋菌性尿道炎と比較して潜伏期間が長く，発症は比較的緩やかで，症状も軽度の場合が多い．外尿道口からの排膿もあるが，分泌物の性状は，漿液性から粘液性で，量も少量から中等量と少ない．排尿痛も軽い場合が多く，軽度の尿道瘙痒感や不快感だけで，無症候に近い症例も少なくない．

男性においても無症候感染が増加しているため，注意が必要である．男性クラミジア性尿道炎の5%程度で精巣上体炎を併発することがある．中年以下の精巣上体炎の多くは，クラミジアが原因とされる．クラミジア性精巣上体炎は，他の菌による精巣上体炎に比べて腫脹は軽度で，精巣上体尾部に限局することが多い．また，発熱も軽度なことが多い．

クラミジア性子宮頸管炎は，クラミジアが子宮頸管から感染し，1〜3週間で発症する．この経過中に，クラミジアは上行性感染により腹腔内に侵入し，子宮内膜炎や子宮付属器炎（卵管炎，卵巣炎），骨盤腹膜炎を起こし，骨盤内炎症性疾患を発症する．卵管炎によって卵管障害や腹腔内癒着の形成が起こると，子宮外妊娠（卵管妊娠）や卵管性不妊症の原因となる．上腹部にも感染が拡がると，肝周囲炎を発症する．また，妊婦においては，絨毛膜羊膜炎の発症によって産生されたプロスタグランジンが子宮収縮を促し，流産・早産の原因となることもある．分娩時にクラミジア感染があると，産道感染による新生児結膜炎や新生児肺炎を発症させることもある．子宮頸管炎の症状としては，帯下増量感や軽度の下腹部痛などが認められる．しかし，自覚症状のない女性が大部分といわれている．近年，咽頭や直腸感染などの性器外の感染例も報告されている．

【検査・診断】

男性のクラミジア検出法としては，初尿を検体として，酵素免疫測定法（EIA法）や核酸増幅法などが用いられる．女性のクラミジア検出法としては，子宮頸管の分泌物か，擦過検体からクラミジア検出を行う．分離同定法，EIA法または核酸増幅法などがある．

【治　療】

治療薬としては，マクロライド系，ニューキノロン系またはテトラサイクリン系薬が有効である．ただし，副作用を考慮して，妊婦ではマクロライド系薬を用いる．再発防止のため，パートナーの治療も同時に行う必要がある．

8.1.6　脳炎，髄膜炎

a．脳　炎

【概念・病態】

脳炎は脳実質の炎症であり，主な症状はけいれんや意識障害である．症状の経過によって，急性，亜急性，慢性に分類される．脳炎は，ウイルスが血行性・神経向性に脳に直接感染したり，過去に感染したウイルスが再活性化して脳に直接損傷を与えたりすることによって起こる（感染性脳炎）．また，病原体やワクチン投与が引き金となって，自分の脳組織を攻撃するような自己免疫反応によっても起こる（自己免疫性脳炎）．脳炎の多くはウイルスが原因である．代表的なウイルスとして，単純ヘルペスウイルス，水痘・帯状疱疹ウイルス，日本脳炎ウイルス，ムンプスウイルス，エンテロウイルス71，狂犬病ウイルス，麻疹ウイルス，風疹ウイルスなどである．

一方，脳炎に類似した疾患に脳症があるが，脳症では脳実質の炎症はほとんどなく，急性脳症の多くは，脳以外の場所での感染に伴うサイトカインストームが血液脳関門を破綻し，脳浮腫を生じさせる．代表的なウイルスとしてインフルエンザウイルス，ロタウイルス，ノロウイルス，RSウイルスなどがあげられる．細菌性の急性脳炎，あるいは脳症は，中枢神経系症状を呈する細菌感染症の重篤な合併症である．ウイルス性のものに比べると，報告数は非常に少ない．細菌性の急性脳炎を合併する病原体としては，マイコプラズマ，レプトスピラおよびリケッチア，結核菌などが知られている．また，スピロヘータのライム病ボレリア（*Borrelia burgdorferi*），原虫のトキソプラズマ（*Toxoplasma gondii*）や寄生虫のエキノコックス（*Echinococcus*）も脳炎・脳症の原因となる．

なお，潜伏期が著しく長く，脳実質の変性が主体のウイルス感染による脳炎を遅発性ウイルス感染症とよぶ．1歳未満や免疫機能が低下している状態で麻疹ウイルスに感染した場合に発症が多い亜急性硬化性全脳炎（SSPE），免疫不全を背景に発症するポリオーマウイルス科のJCウイルスが原因の進行性多巣性白質脳症（PML）や異常プリオンが原因のクロイツフェルト・ヤコブ病（CJD）などが含まれる．

【症　状】

臨床症状としては，病原体が多様であるため，症状も様々である．一般的に急性の発熱，髄膜刺激徴候（頭痛，悪心，嘔吐，項部硬直，Kernig徴候，Bruzinski徴候）や意識障害・精神症状が出現する．意識障害は，軽度のものから高度のものまで様々である．また，発揚，幻覚，せん妄などの精神症状が出現することもある．

【検査・診断】

画像検査のCTやMRIでは，びまん性脳浮腫や局在性病変が認められる．血液や髄液検査では炎症反応（CRP値）の他，ウイルス抗体価測定やPCR法によるウイルスDNAの検出が有効である．また，脳波測定も行われ，単純ヘルペスウイルス脳炎やSSPE，CJDでは，周期性同期性放電（PSD）が認められる．診断は，通常意識障害の有無やけいれんの発現状況に加えて，髄液の生化学的検査，脳波やCT・MRIなどを用いた画像診断が重要である．ウイルス性脳炎は症状の進行が極めて速いので，症状が軽度であっても早期診断のためにはウイルス感染の有無が重要となる．特に，単純ヘルペスウイルスや水痘・帯状疱疹ウイルスなどの治療薬がある病原体を鑑別することが重要である．

【治　療】

治療は病原体に応じて，適切な抗菌薬，抗ウイルス薬や抗寄生虫薬などを用いる．けいれんの抑制，脳圧亢進・脳浮腫対策，呼吸管理，体液管理などの支持療法も重要である．予防として，麻疹，風疹，日本脳炎や水痘などでは，ワクチン接種が有用である．

b．髄膜炎

【概念・病態】

髄膜炎は，髄膜のうち，クモ膜，軟膜およびその両者に囲まれているクモ膜下腔に炎症が起きたものである．微生物が原因となる感染性髄膜炎には，細菌性，ウイルス性，結核性，真菌性髄膜炎がある．細菌性やウイルス性髄膜炎では，発症が急性である場合が多い．微生物以外が原因となる非感染性髄膜炎には，がん性，膠原病性，薬剤性髄膜炎がある．細菌性髄膜炎は細菌が原因となって起こる髄膜炎である．肺炎球菌，B 群 β 溶血性連鎖球菌，ブドウ球菌，リステリア菌，髄膜炎菌，インフルエンザ菌，緑膿菌や大腸菌群などが原因となる．細菌性髄膜炎の起炎菌は，年齢によって大きく異なるのが特徴である．ウイルス性髄膜炎はウイルスが原因となって起こる髄膜炎である．

病原体はエンテロウイルス属が全体の約 85%を占める．エンテロウイルス属の多くのウイルスがこの疾患を起こすが，日本ではエコーウイルスとコクサッキー B 群ウイルスが多い．ムンプスウイルス，単純ヘルペスウイルスや水痘・帯状疱疹ウイルスも原因となる．結核性髄膜炎は結核菌が原因となって起こる髄膜炎である．他の部位の結核病巣からの二次感染が多い．真菌性髄膜炎は真菌が原因となって起こる髄膜炎である．

原因菌しては，クリプトコックス属の *Cryptococcus neoformans* が最も多く，カンジダ属の *Candida albicans*, アスペルギルス属，ムコール属などがある．*C. neoformans* は鳥類，特にハトの糞中に生息しており，経気的に感染し，血行性に髄膜に波及する．抗菌薬の乱用，副腎皮質ステロイド薬，免疫抑制薬の使用により，近年増加傾向にある．また，慢性消耗性疾患に続発することが多い．この他，髄液の塗抹染色標本および一般細菌培養で細菌が検出されない髄膜炎を無菌性髄膜炎とよぶ．主に小児に好発する．ウイルスが原因の場合が多いため，一般的は臨床の現場においては，無菌性髄膜炎はウイルス性髄膜炎を念頭において語られることが多い．特定するのが難しい細菌（ライム病ボレリアや梅毒スピロヘータ，結核菌など）によって髄膜炎が起きた場合に，無菌性髄膜炎と診断されることがある．

経過によって，急性髄膜炎（1 週間以内に進行），亜急性・慢性髄膜炎（2～6 週間で進行）に分類される．急性髄膜炎は，細菌性またはウイルス性髄膜炎である．一方，亜急性・慢性髄膜炎は，結核性，真菌性またはがん性髄膜炎である．

【症　状】

原因は様々であるが，一般症状は発熱である．また，脳圧亢進症状（頭痛，悪心，嘔吐），髄膜刺激症状（項部硬直，ケルニッヒ徴候，ブルジンスキー徴候），けいれんや意識障害が出現する．ただし，小児では典型的症状が著明でないため，注意が必要である．

【検査・診断】

髄膜炎においては CT 検査を必ず行い，脳浮腫合併や水頭症合併の有無，脳梗塞の有無を確認する．髄液検査では，髄膜炎の原因によって特徴的な所見が認められる．細菌性髄膜炎の髄液検査では，髄液初圧の上昇，多形核白血球数の増加，タンパク質濃度の上昇およびブドウ糖濃度の低下が認められる．確定診断は，髄液培養や免疫学的検査によって起炎菌を同定する．髄液沈査のグラム染色も迅速診断として有用である．ウイルス性髄膜炎の髄液所見では，液圧の上昇およびリンパ球数の増加が認められるが，ブドウ糖濃度は正常である．

確定診断は，髄液のウイルス抗体価の測定や PCR 法によるウイルス DNA の検出による．結核性髄膜炎の髄液所見では，液圧の上昇，リンパ球数の増加，タンパク質濃度の上昇，ブドウ糖濃度の低下，クロール（Cl）値の減少およびアデノシンデアミナーゼ濃度の上昇が認められる．また，CTやMRIで脳底部の異常，水頭症の所見などがみられる．確定診断は，PCR法による結核菌DNAの検出，Ziehl-Neelsen染色などの抗酸菌染色，小川培地を用いた髄液培養やトリプトファン反応陽性などによる．真菌性髄膜炎の髄液所見は，液圧の上昇，リンパ球数の増加，タンパク質濃度の上昇およびブドウ糖濃度の低下と，結核性髄膜炎によく似ている．確定診断は，ラテックス凝集法，PCR法による起炎菌DNAの検出，墨汁染色（クリプトコックス属），髄液培養などによる．

【治　療】

細菌性髄膜炎の治療は，同定された起炎菌に応じて抗菌薬を投与する（表8-1）．しかし，早期治療開始が必要であるため，起炎菌が不明な場合であっても，患者の年齢に応じた抗菌薬を投与し，同定後は起炎菌に応じた抗菌薬に切り替える．炎症過程におけるサイトカイン放出の抑制を図るために抗菌薬の投与直前または同時に副腎皮質ステロイド薬を併用する．ウイルス性髄膜炎の治療は対症療法が基本となる．安静臥床にて，通常2〜3週間で自然治癒する．単純ヘルペスウイルスや水痘・帯状疱疹ウイルスが原因の場合は抗ウイルス薬を用いる．頭蓋内圧亢進が認められる場合は，抗脳浮腫薬を用いる．結核性髄膜炎は早期治療開始が肝要であるため，結核性髄膜炎が少しでも疑われた場合には速やかに抗結核薬の投与を開始する．脳浮腫が強くなればグリセロール点滴を行う．また，重症度にかかわらず，HIV感染非合併例では副腎皮質ステロイド薬の併用が推奨される．真菌性髄膜炎の治療は，アムホテリシンB

表8-1　細菌性髄膜炎の治療薬

A．起炎菌が未確定（不明）な場合の第一選択薬	
年　齢	第一選択薬
4か月未満	アンピシリン+第3世代セフェム系
4か月〜16歳未満	カルバペネム系+第3世代セフェム系
16歳〜50歳未満	カルバペネム系または第3世代セフェム系+バンコマイシン
50歳以上 免疫不全者	第3世代セフェム系+バンコマイシン+アンピシリン
B．起炎菌が同定された場合の第一選択薬	
起炎菌	第一選択薬
肺炎球菌	カルバペネム系または第3世代セフェム系+バンコマイシン
B群β溶血性連鎖球菌	第3世代セフェム系またはアンピシリン
ブドウ球菌	バンコマイシンまたは第3世代・第4世代セフェム系またはカルバペネム系
リステリア菌	アンピシリン
髄膜炎菌	第3世代セフェム系
インフルエンザ菌	第3世代セフェム系またはカルバペネム系または両者の併用
緑膿菌，大腸菌群	第3世代・第4世代セフェム系またはカルバペネム系

静注とフルシトシン経口の併用療法が基本となる．フルコナゾールは維持療法で用いるが，腎障害でアムホテリシンBが使用できない場合は急性期の第一選択薬となる．

8.1.7　皮膚細菌感染症

a．伝染性膿痂疹

【概念・病態】

伝染性膿痂疹は，「とびひ」とよばれ，皮膚に水疱や痂皮を形成する細菌感染症である．**黄色ブドウ球菌**（*Staphylococcus aureus*）が原因となる**水疱性膿痂疹**と**A群β溶血性連鎖球菌**（*Streptococcus pyogenes*）による**痂皮性膿痂疹**に分けられるが，水疱性膿痂疹が大多数を占める．

水疱性膿痂疹は，主に乳幼児に好発し，夏季に保育園などで集団発生しやすい．小外傷部や湿疹，虫刺されなどの瘙破部位に初発する．症状は，紅斑から始まり，次いで水疱を生じる．水疱は容易に破れてびらんとなり，細菌を含む水疱内容物が周辺や遠隔部へ広がり（とびひ），新たな水疱を形成する．水疱は，黄色ブドウ球菌が皮膚表層（角層）で増殖し，産生した表皮剝脱毒素によって形成される．接触感染により他人に伝播するので注意が必要である．臨床所見で診断できるため，診断のための検査は基本的には行わない．ただし，メチシリン耐性黄色ブドウ球菌（MRSA）が原因となる場合もあるため，水疱の内溶液の培養検査を行い，薬剤感受性を確認することは重要である．

治療は，ポビドンヨードによる消毒やシャワーなどで清潔を保ち，抗菌薬含有軟膏の外用やセフェム系薬の内服を行う．ただし，MRSAが原因の場合は注意が必要である．痒みが強い場合は，抗ヒスタミン薬を併用する．また，痂皮を形成するまではタオルなどを患者専用にして病変の拡散を防ぐ．

痂皮性膿痂疹は，年齢や季節に関係なく発症する．アトピー性皮膚炎患者に合併することが多い．小紅斑から始まり，膿疱が生じ，びらんとなり，黄褐色の痂皮を形成する．痂皮は厚く固着性で，圧迫によって膿汁を排出する．炎症が強く，疼痛を伴う．発熱やリンパ節腫脹，咽頭痛などを呈する場合もある．検査としては，膿疱の内容液の培養を行い，溶血性連鎖球菌を検出する．また，血液検査では，白血球数の増加およびCRP陽性となる．原因菌に対する抗体（抗ストレプトキナーゼ抗体，抗ストレプトリジンO抗体）が上昇することもある．糸球体腎炎の合併がまれにみられるため，尿検査も行う．

治療は，溶血性連鎖球菌が原因の場合，ペニシリン系またはセフェム系薬の内服が効果的である．ただし，黄色ブドウ球菌が混合感染している場合も考慮して内服薬を選ぶ必要がある．外用にはエリスロマイシン軟膏など感受性のある抗菌薬を用いる．腎炎の併発予防の点から，皮疹が軽快後もさらに最低10日間の抗菌薬内服を続ける．

b．丹　毒

【概念・病態】

丹毒は，真皮の病変を主とする化膿性炎症性疾患である．真皮に限局する浅在性の**蜂窩織炎**（ほうかしきえん）ととらえることができる．**顔面に好発する**．主に**A群β溶血性連鎖球菌**

(*Streptococcus pyogenes*) が原因となる．

【症　状】　症状は，突然，悪寒や発熱を伴って，主に顔面や下肢に境界が明瞭な浮腫性の紅斑が生じる．病変部は発赤し，浮腫性に硬化して境界が鮮明であることが特徴的である．紅斑は光沢があり，圧痛や熱感が強い．皮疹は急速に遠心性に拡大していく．時に水疱を形成することがある（水疱性丹毒）．顔面では片側から始まり，対側へ拡大する．通常は，所属リンパ節（頸部，鼠径など）腫脹を伴う．悪心，嘔吐などの症状を伴うこともある．同一部位に繰り返し発症する場合があり，習慣性丹毒とよばれる．習慣性丹毒は，リンパ浮腫などを有する者に生じやすい．

【検査･診断】　診断は，特徴的な発疹の外見に基づいて行う．血液検査では，白血球の増加，CRP陽性や赤沈の亢進がみられる．溶血性連鎖球菌に対する抗体（抗ストレプトキナーゼ抗体，抗ストレプトリジンO抗体）が上昇することもある．

【治　療】　治療薬は，ペニシリン系薬の内服または静注が第一選択となる．再発や腎炎併発の予防の点から，軽快後も10日間程度は抗菌薬内服を続ける．冷湿布や鎮痛薬により不快感を緩和することができる．

c．癰(よう)

【概念･病態】　毛嚢および皮脂腺の化膿性炎症であり，中心に膿栓を形成し，化膿性腫脹をきたす．毛嚢炎が進行したものである．1個の毛嚢に発生したものが癤(せつ)（“おでき”ともよばれる）で，複数の毛嚢に広がったものが癰(よう)である．主に**黄色ブドウ球菌**が原因となる細菌感染症である．癤，癰ともに，基礎疾患に糖尿病のあることが多い．また，免疫不全患者に生じることも多い．

【症　状】　症状は，毛孔に一致した紅色小丘疹や膿疱（毛嚢炎）が進行して硬結を伴うようになり，発赤や壊死，自発痛，局所熱感などが著明となる．数日から数週で硬結は軟化して腫瘍になり，自壊して排膿され，壊死に陥った芯が排出されると症状は急速に改善される．小瘢痕を残して治癒する．このような病変が一つの毛嚢で生じたものが癤である．癤は，頸部や胸部，顔面，殿部に好発する．癤が多発性に認める，長期間にわたって繰り返すものを癤腫症という．また，顔面に生じた癤を面疔とよぶ．癤がさらに増悪し，隣接する複数の毛嚢にわたって炎症が拡大したものが癰である．半球状に隆起する発赤や腫脹硬結として観察され，頂上に複数の膿栓を認める．強い疼痛と発熱，倦怠感などの全身症状を呈することが多い．癰は，項背部や大腿などに好発する．

【検査･診断】　診断は診察にて行い，毛孔に一致した尖型，有痛性，紅色の腫脹があり，中心に膿点があれば確定診断可能である．

また，膿疱内溶液の培養検査を行い，起因菌を検出する．

【治　療】

治療は軽症のものは保存的に処置し，膿栓の排出を待つ．面疔や癤または癰が多発している患者には，セフェム系薬などの抗菌薬治療を行う．癤や癰が波動を示す場合は，消退を促進させるために切開，排膿を行う．

d．毛嚢炎

【概念・病態】

毛根を保護している組織を毛包または毛嚢という．毛嚢炎（毛包炎）は，毛包に起こる細菌感染症であり，皮膚に膿のたまったポケット状のくぼみを生じる．主に，**黄色ブドウ球菌や表皮ブドウ球菌**が原因となる．毛包の微小外傷，瘙破，発汗過多による角質の浸軟やステロイド薬の外用などが誘因となり，毛包へ細菌が感染して炎症が生じ，毛の根元が小さな白にきびのような状態になる．一つの毛包のみに生じることもあれば，多くの毛包に生じることもある．

膿瘍には，毛包だけに生じる浅在性の毛嚢炎と，皮膚のさらに深い構造部にまで及ぶ深在性の毛嚢炎がある．浅在性の毛嚢炎では感染した毛包にわずかに痛みがある程度である．浅在性で顔面などに多発するものを特に尋常性痤瘡という．

一方，深在性の毛嚢炎では炎症症状が強く，癤や癰に移行する場合がある．治療はスキンケアを基本とし，皮膚の清潔を保つ．毛嚢炎が少数の場合は，特に治療の必要はなく，自然治癒する．しかし，多発する場合は抗菌薬の外用や内服を行う．

e．ハンセン病

【概念・病態】

ハンセン病は，抗酸菌の一種であるらい菌（*Mycobacterium leprae*）が原因の慢性細菌感染症であり，遺伝病ではない．主な病変は皮膚と末梢神経である．感染経路は飛沫感染である．らい菌は病原性が非常に弱いため，感染時期は免疫系が十分に機能していない乳幼児期で，その期間のらい菌を多数排菌している患者との濃厚で頻回の接触によって，多数のらい菌が経気道的に入ることで感染する．また，感染から発病までには，生体の免疫能や菌量，環境要因など様々な要因が関与するため，長期間（数年～10 数年，あるいは数 10 年）を要する．なお，成人がハンセン病患者と接触しても発病に至ることはない．発病すると，多彩な皮膚症状や末梢神経障害を呈する．皮膚症状は多彩で，一見しただけで診断することは困難である．皮疹は紅斑，白斑，丘疹，結節や環状の紅斑など多彩で，特異疹はない．末梢神経障害によって，皮疹に痒みはなく，知覚（触覚，痛覚，温冷覚など）の低下，末梢神経の肥厚，神経運動麻痺などを認め，気付かずの外傷や火傷なども起こる．

WHO では，菌量と皮疹の数による分類を用いており，MB（多菌型，皮疹 6 個以上），PB（少菌型，皮疹 5 個以下）または SLPB（皮疹が一つのみの少菌型）に大別される．

また，らい菌に対する免疫能の差で，次のように病型が分類（Ridley-Jopling 分類）される．発症初期の I 群，その後治癒するか，または進展してらい菌に対し免疫能が高い TT 型，全く反応しない LL 型，それらの中間の B 群（BT 型，BB 型，BL 型に細分する）である．

【検査・診断】

検査は，痒みのない皮疹部とその周辺の神経学的検査（触覚，痛覚，温度覚）を行う．神経の肥厚，運動障害なども検査する．らい菌の検出は，皮膚スメア検査によるらい菌の観察やPCR検査によるらい菌DNAの検出を行う．病理検査では，皮膚生検で，肉芽腫やレプローマ，浸潤細胞などを観察する．らい菌は末梢神経親和性を有しており，また，マクロファージ内で増殖するため，病理では肉芽腫やレプローマなどとして観察される．

診断は，皮膚症状，神経の所見，らい菌検出，病理組織学的所見などを総合して判断する．

【治　療】

治療は，リファンピシン，ジアフェニルスルホンおよびクロファジミンの3剤を用いた多剤併用療法が原則で，PBは6か月，MBは1～3年間内服を行う．なお，SLPBの場合，日本ではPBと同じ治療法を適用している．また，治療の前・中・後に急性の反応（らい反応）が出現する場合がある．反応は皮疹の増悪とともに，神経の炎症が強度に出現するため，ステロイド薬の内服が必要となる．

8.1.8 感染性心内膜症，胸膜炎

a．感染性心内膜症

【概念・病態】

弁膜や心内膜，大血管内膜に，細菌や真菌などの感染性微生物を含む疣腫（ゆうしゅ）を形成し，菌血症，血管塞栓，心障害など多彩な臨床症状を呈する全身性敗血症性疾患である．病態の中心は，菌血症と弁膜の炎症性破壊による心機能不全である．心室中隔欠損症や動脈管開存症などの先天性心疾患，僧帽弁閉鎖不全症や大動脈弁狭窄症，僧帽弁逸脱症などの後天性弁膜症を基礎疾患とし，心腔内にジェット血流を生じる心疾患が素地となる．菌血症を引き起こす処置（歯科処置，カテーテル処置，婦人科的処置，泌尿器科的処置など）によって血中へ微生物が侵入すると，非細菌性血栓性心内膜炎の無菌性血栓に微生物が付着する．

原因菌としては，緑色連鎖球菌（*Streptococcus viridans*）が最も多く，黄色ブドウ球菌（*Staphylococcus aureus*），腸球菌（*Enterococcus*）がある．その他，グラム陰性菌（HACEK群含む）や真菌（カンジダ属が大部分）がある．経過は，連鎖球菌が原因である場合には比較的緩徐であるのに対して，ブドウ球菌が原因の場合は急速に増悪する．

【症　状】

症状は，発熱，関節痛，筋肉痛などの感染症状がみられる．心症状として，心雑音がほとんどの例で聴取される（80～85%）．また，うっ血性心不全が弁の破壊・逆流・腱索断裂の結果として生じる．末梢血管塞栓症状は，眼瞼結膜・頬部粘膜・四肢に点状出血，爪下線状出血，Osler結節，Janeway発疹，ばち状指，Roth斑などの所見がある．さらに，全身性塞栓症状は，脾梗塞，腎梗塞，脳塞栓などがみられる．

【検 査】

血液検査で，白血球数の増加，赤沈，CRP 値の上昇，γ-グロブリン値，フィブリノゲン値の上昇がみられると，感染性心内膜炎を疑う．確定診断には，血液培養による原因菌の検出，心エコーによる弁周囲の疣腫や膿瘍，弁の新たな部分的裂開の検出を行う．

【治 療】

治療は，原因菌が同定されている場合，原因菌に感受性をもつ抗菌薬を高濃度で持続的に 4～6 週間投与する．緑色連鎖球菌に対しては，ペニシリン G またはアンピシリン，第 3 世代セフェム系薬（ペニシリンアレルギーの場合）を投与する．黄色ブドウ球菌に対しては，第 1～第 2 世代セフェム系薬，バンコマイシン（MRSA の場合）を投与する．腸球菌に対しては，アンピシリンとアミノグリコシド系薬の併用（ペニシリンアレルギーの場合，バンコマイシンとアミノグリコシド系薬の併用）投与を行う．グラム陰性菌に対しては，セフトリアキソンまたはセフォキシタムの投与，アンピシリン／スルバクタムとゲンタマイシンの併用を行う．真菌に対しては，相乗効果を期待してアムホテリシン B とフルシトシンを併用することもある．

一方，原因菌が同定できない場合（エンピリック治療）では，緑色連鎖球菌，黄色ブドウ球菌，腸球菌に感受性のある薬剤を用いる．アンピシリン，アミノグリコシド系薬および第 3（または第 4）世代セフェム系薬の併用を行うが，MRSA の可能性が高い場合は，バンコマイシンを選択する．うっ血性心不全，抵抗性感染，感染性塞栓症のリスクが高い場合は，外科的治療を考慮する．

b．胸膜炎

【概念・病態】

胸膜炎は，肺を取り囲んでいる胸膜に炎症が生じている状態である．多くは胸膜の中にある血管から血液中のタンパク質や水の成分が胸腔に浸み出して，胸水という病態をとる．原因が不明の特発性（原発性）胸膜炎と，隣接臓器の炎症の波及や遠隔臓器からの血行性転移による炎症である続発性（二次性）胸膜炎に分類される．また，胸膜に炎症を起こす原因によって，がん性，結核性，細菌性，膠原性胸膜炎に分けられる．がん性胸膜炎は，肺がんなどが胸膜に転移・播種したものであり，肺がん（特に肺腺がん）や悪性胸膜中皮腫が原因となる．高齢者に多い．また，肺がん患者の増加とともに増加している．結核性胸膜炎は，胸膜直下の初感染病巣が胸膜に直接浸潤したものであり，肺結核が原因となる．乳児には少ないが，若年者で初感染後一定期間後に発症する例が多い．最近では高齢者にみられる二次性胸膜炎も多い．細菌性胸膜炎は，細菌性肺炎や肺膿瘍の病変から炎症が胸膜に波及したものであり，肺炎や肺膿瘍が原因となる．胸水の中で細菌が増殖している状態の化膿性胸膜炎（膿胸）になる場合がある．膠原病性胸膜炎は，膠原病によって胸膜に炎症をきたしたものであり，間質性肺炎などが原因となる．

【症 状】

一般症状としては，発熱，乾性の咳，胸部圧迫感ないしは胸痛，呼吸困難，深呼吸時の痛みの増加などである．また，急性の腹痛を呈することがある．

【検査・診断】

検査は，胸部単純エックス線画像などで胸水貯留を確認する．胸水貯留が認められると胸腔穿刺を行い，穿刺液（胸水）の性状を調査する．がん性胸膜炎の胸水は，しばしば血性である．がん細胞が確認され，リンパ球の増加がみられる．糖が 60 mg/dL 未満に低下する．肺腺がんでは胸水中 CEA が，悪性胸膜中皮腫では胸水中ヒアルロン酸が上昇する．結核性胸膜炎の胸水は漿液性であり，リンパ球の増加がみられる．糖は 60 mg/dL 未満に低下するが，アデノシンデアミナーゼ値の上昇がみられる．細菌性胸膜炎の胸水は漿液性であるが，混濁する場合がある．好中球の増加，糖の低下（20 mg/dL 未満）がみられる．膠原病性胸膜炎の胸水は漿液性である．リンパ球の増加，糖の低下（20 mg/dL 未満）がみられる．また，聴診によって，胸膜摩擦音，呼吸音や音声振盪の減弱，やぎ音がみられる．

【治　療】

治療は原疾患に対する治療を優先する．がん性胸膜炎では，抗がん薬投与や胸腔ドレナージ，胸膜癒着術を行う．結核性胸膜炎では，抗結核薬投与や胸腔ドレナージを行う．細菌性胸膜炎では，抗菌薬を投与する．膿胸を合併した場合は，胸腔ドレナージを行う．膠原病性胸膜炎では，ステロイド薬や免疫抑制薬の投与，胸膜癒着術を行う．対症療法としては，安静，鎮痛薬や去痰薬，利尿薬の投与を行う．

8.1.9　薬剤耐性菌による院内感染

a．MRSA

【概念・病態】

黄色ブドウ球菌は，ヒトや動物の皮膚，消化管内などの体表面に常在するグラム陽性球菌である．通常は無害であるが，皮膚の切創や刺創などに伴う化膿症や膿痂疹，毛嚢炎などの皮膚軟部組織感染症，肺炎，敗血症，髄膜炎などの重症感染症の原因となる．一方，エンテロトキシンや毒素性ショック症候群毒素などの毒素を産生するため，食中毒や毒素性ショック症候群などの原因ともなる．**メチシリン耐性黄色ブドウ球菌（methicillin resistant *Staphylococcus aureus*：MRSA）**は，メチシリンを含むほとんどの β-ラクタム系薬やその他の抗菌薬に耐性となった多剤耐性の黄色ブドウ球菌のことである．MRSA は β-ラクタム系薬の作用部位である**ペニシリン結合タンパク質（PBP）**の構造が変化した **PBP2'** をもつことによって耐性を獲得した．PBP2' をコードする ***mecA* 遺伝子**は **SCC*mec*** という DNA 領域に存在し，**メチシリン感受性黄色ブドウ球菌（methicillin-susceptible *S. aureus*：MSSA）**が SCC*mec* を獲得すると MRSA になる．

現在，MRSA には，院内感染型 MRSA（HA-MRSA）と市中感染型 MRSA（CA-MRSA）があるが，院内感染の原因となるのは HA-MRSA である．MRSA 感染症の病態は，一般的な黄色ブドウ球菌感染症と同様であり，直接侵襲による病態と産生毒素による病態の 2 つに分類される．直接侵襲による病態として，皮膚軟部組織感染症（毛嚢炎，癤（せつ），癰（よう），瘭疽（ひょうそ），蜂窩織炎（ほうかしきえん））や肺炎，敗血症，骨髄炎，感染性心内膜炎などがある．

一方，産生毒素による病態として，食中毒，水疱性膿痂疹，ブドウ球菌性熱傷様皮膚症候群，毒素性ショック症候群などがある．

【検査・診断】

検査は，喀痰，尿，便，血液などから病原体を分離する．病原体が黄色ブドウ球菌で，メチシリン耐性菌であれば，MRSA と確定できる．メチシリン耐性菌の確認は，薬剤感受性試験や耐性遺伝子（*mecA* 遺伝子）の PCR 法による検出により行われる．

【治　療】

治療薬はグリコペプチド系薬のバンコマイシンやテイコプラニン，アミノグリコシド系薬のアルベカシン，オキサゾリジノン系薬のリネゾリド，ポリペプチド系薬のダプトマイシンを用いる．

b．VRE

【概念・病態】

腸球菌属は，健常者の腸管や口腔，女性生殖器などに常在するグラム陽性球菌であり，病原性が非常に弱い点が特徴である．バンコマイシン耐性腸球菌（vancomycin resistant *Enterococci*：VRE）は，バンコマイシンに耐性となった腸球菌のことであり，臨床で問題となるのは，主に *Enterococcus faecium* と *Enterococcus faecalis* である．健常人に対して病原性は乏しいが，院内感染の原因菌として重要となっている．VRE 感染症の起こりやすい患者は，手術後，慢性尿路疾患，腎疾患，糖尿病，がん，臓器移植，血液疾患，免疫不全などの患者である．VRE の多くはバンコマイシン以外にも感染治療のために先行使用したペニシリンやアミノグリコシド系薬などにも耐性があるため，その感染症に有効な抗菌薬が存在しないことも起こり得るので問題となっている．バンコマイシンはペプチドグリカン前駆体の D-alanyl-D-alanine 末端に結合して，細胞壁合成を阻害する．ところが，VRE では，バンコマイシンの標的部位となるペプチドグリカン前駆体末端が，バンコマイシンとの結合親和性の低下した D-alanyl-D-lactate または D-alanyl-D-serine に変化している．そして，VRE の PBP は末端が変化したペプチドグリカン前駆体も認識できるため，正常に細胞壁合成ができる．バンコマイシン耐性遺伝子型には，VanA 型（*van*A 遺伝子）〜VanG 型（*van*G 遺伝子）があるが，VanA 型が最も多く，次いで VanB 型が分離される．VRE が健常者や感染防御機構の正常な患者の腸管内に感染または定着しても，下痢や腹痛などの症状を呈することはなく，無症状である．易感染性宿主への日和見感染によって，心内膜炎や腹膜炎，敗血症，胆道感染症，尿路感染症などが生じる．

【検査・診断】

検査は，便などから病原体を分離する．病原体が腸球菌で，バンコマイシン耐性菌であれば VRE と確定できる．バンコマイシン耐性菌の確認は，薬剤感受性試験や耐性遺伝子（*van* 遺伝子）の PCR 法による検出により行われる．特に，*van*A 遺伝子を保有する VRE は，バンコマイシンと同系統のテイコプラニンに対しても耐性を示すので注意が必要である．

【治　療】

治療薬としては，オキサゾリジノン系薬のリネゾリドとストレプトグラミン系薬のキヌプリスチン・ダルホプリスチンがある．しかし，これらに耐性となったVREが海外にて報告されており，慎重な使用が望まれている．日本では，VRE感染症は5類感染症に指定されている．

c．セラチア

【概念・病態】

セラチア菌（*Serratia marcescens*）は，腸内細菌科に属するグラム陰性桿菌である．ヒトや動物の腸内の他，水や土壌など自然環境にも広く生息している．また，洗面台や排水溝など，湿潤した水回りの環境にも存在する．赤色色素を産生することが特徴であり，キリスト教の故事にちなんで「霊菌」とよばれることもある．ヒトに対しては弱毒性で，健常者の場合，セラチアが口から入っても，腸炎や肺炎，敗血症などの感染症になることはまれである．しかし，高齢者や抵抗力が落ちたヒトに感染すると病気を起こす日和見感染菌として重要である．院内感染の原因菌であり，尿路，呼吸器や手術創が感染の好発部位である．尿路感染症や呼吸器感染症が重症化すると，敗血症を引き起こす場合がある．感染経路は，医療従事者の手指の手洗い不足や消毒不良，医療器具の消毒不良や使い回し，留置カテーテルなどである．また，点滴薬剤の作り置きが原因となる場合もある．治療薬としては，第3世代および第4世代セフェム系薬が有効である．ただし，**IMP-1型メタロ-β-ラクタマーゼ**を産生する多剤耐性セラチア菌が分離（推定分離率は4%程度）されているので，注意が必要がある．

d．緑膿菌

【概念・病態】

緑膿菌（*Pseudomonas aeruginosa*）は，自然界に広く存在するグラム陰性桿菌である．健常者には通常，病原性を示さない弱毒細菌の一つであるが，感染防御能力の低下した患者に日和見感染を起こす原因菌として重要である．緑膿菌は，従来から各種の抗菌薬に耐性を示す傾向があるため，院内感染の原因菌として問題となる．

感染経路には，外因性感染と内因性感染がある．外因性感染は，医療従事者の手指や医療器具を介するものである．緑膿菌は，環境中に広く分布するため，輸液用の製剤や点滴回路が緑膿菌によって汚染された場合，人為的に血中に菌が送り込まれる可能性がある．内因性感染では，免疫能が低下した患者に対して，他の感染対策のために抗菌薬を投与すると，菌交代現象によって体内緑膿菌が増殖する場合がある．その結果，増殖した緑膿菌が各臓器を障害し，呼吸器感染症や尿路感染症，皮膚感染症，敗血症を引き起こす．また，気管挿管や中心静脈カテーテル，膀胱カテーテル，外科手術などの医療行為や，外傷，熱傷，尿路閉塞などによっても，呼吸器感染症や尿路感染症，皮膚感染症，敗血症を引き起こす．緑膿菌は，抗菌薬分解・修飾酵素の産生や抗菌薬標的部位の変異，抗菌薬の菌体内への透過性低下，または菌体外への排出ポンプの機能亢進，バイオフィルム形成などの複数の機構によって耐性を獲得するため，耐性化が進みやすい．そのため，患者から分離された緑膿菌の薬剤感受性成績を基に抗菌薬を選択する必要がある．また，多剤耐性株の出現を防止するため，緑膿菌感染症に限定した多剤併用療法によって，短期的かつ強力な抗菌薬治療を行う．

緑膿菌は，すでに各種の抗菌薬に耐性傾向を示すが，β-ラクタム系（第3世代および第4世代セフェム系，ピペラシン，モノバクタム系やカルバペネム系薬など），ニューキノロン系およびアミノグリコシド系薬は，抗菌活性を有している．しかし，カルバペネム系，ニューキノロン系およびアミノグリコシド系薬のすべてに耐性を獲得した株が報告されており，**多剤耐性緑膿菌**（multiple-drug resistant *Pseudomonas aeruginosa*：MDRP）として，その動向が警戒されている．日本では薬剤耐性緑膿菌感染症として，5類定点把握疾患に指定されている．

8.1.10 全身性細菌感染症

a．ジフテリア

【概念・病態】

グラム陽性無芽胞桿菌であるジフテリア菌（*Corynebacterium diphtheriae*）による感染症である．感染症法で2類感染症に指定されている．幼少児が罹患しやすく，経気道的に扁桃や咽喉頭，気管支の粘膜に感染し，潜伏期は2〜6日で，増殖してジフテリア毒素が産生される．**ジフテリア毒素**が産生されて上気道粘膜に偽膜が形成される．これによって呼吸困難に陥ることがある．毒素が血液を介して全身に広がると，麻痺症状によって死に至ることがある．ジフテリアトキソイドによって予防でき，百日咳不活化ワクチン，破傷風トキソイド，不活化ポリオウイルスワクチンと混合した4種混合ワクチンとして定期接種に定められている．

b．劇症型A群β溶血性連鎖球菌感染症

【概念・病態】

A群β溶血性連鎖球菌（*Streptococcus pyogenes*）の中で外毒素である発熱毒素（猩紅熱毒素，SpeA）などのスーパー抗原を産生する株によって引き起こされる重篤な全身性疾患である．免疫不全などの重篤な基礎疾患をもっていない場合でも発症し，小児から高齢者まで幅広い年齢層に発症する．四肢の疼痛や腫脹，発熱などの初期症状で発病するが，発病から数十時間で急速に進展し，軟部組織壊死，急性腎不全，急性呼吸窮迫症候群，播種性血管内凝固症候群，多臓器不全を引き起こし，ショック状態を経て死に至ることが多い．これにはSpeAなどのスーパー抗原が関与すると考えられている．早期診断，治療が必要であり，アンピシリン/クロキサシリン合剤のペニシリン系薬の高用量投与にクリンダマイシンを併用し，毒素産生抑制効果のあるポリグロビンをあわせて用いる．

c．新生児B群連鎖球菌感染症

【概念・病態】

B群β溶血性連鎖球菌（*Streptococcus agalactiae*）が分娩時に新生児に感染し，髄膜炎や敗血症，肺炎などが引き起こされる．生後1週間以内に発症する「早発型」と生後1週間から数か月に発症する「遅発型」があり，「早発型」の約90%は生後24時間以内に発症する．「早発型」では，敗血症，髄膜炎，肺炎や呼吸不全がみられる．一方，「遅発型」では，肺炎や呼吸不全がみられることは少なく，髄膜炎や敗血症がみられることが多い．妊婦が保菌者である場合，分娩時に抗菌薬を投与することに

よって新生児への感染を予防する．新生児で発症した場合には，ペニシリン系薬やエリスロマイシンなどの抗菌薬による治療を行う．

d．破傷風

【概念・病態】

嫌気性菌である**破傷風菌**（*Clostridium tetani*）が産生する外毒素である**神経毒素**（テタノスパスミン）によって引き起こされる全身の**強直性けいれん**や持続的緊張をきたす重篤な疾患である．土壌中に広く分布している破傷風菌の芽胞が創傷部から侵入し，密閉された嫌気的環境下で増殖することで感染する．外傷後，4 日～3 週間（平均 7 日）を経て発症する．発症すると，開口障害，嚥下・発語障害や痙笑が現れ，次いで，全身の強直性けいれんや弓なり反張がみられる．症状は下行性に出現する．発症時の致死率は 20～50％と極めて高い．

破傷風に対する処置は，対原因療法，対症療法，全身管理がある．対原因療法は，抗毒素として抗破傷風人免疫グロブリン投与，抗菌としてベンジルペニシリンカリウム投与・創傷の浄化を行う．また，対症療法として安静のため暗室へ収容する．全身管理として，呼吸・循環管理を行う．感染のリスクがある創傷時には，予防として洗浄，除去を行い，破傷風トキソイドを投与する．ワクチン未接種者や高リスクの場合は抗破傷風人免疫グロブリン注射も行う．破傷風トキソイドは，小児期の定期予防接種の一つである 4 種混合ワクチン（DPT-IPV）に含まれている．

e．敗血症

【概念・病態】

何らかの感染症が存在して比較的強い全身性炎症反応症候群（SIRS）がみられる場合をいう．さらに，循環不全（血圧低下）を伴うときは敗血症性ショックとなる．SIRS は，体温が＞ 38℃または＜ 36℃，脈拍が＞ 90 回/分，呼吸数が＞ 20 回/分，白血球数が＞ 12,000 個/μL または＜ 4,000 個/μL，または幼若白血球＞ 10％のうち 2 項目以上を満たす場合である．症状として，高熱または低体温，頻脈，頻呼吸，白血球数の増加または顕著な減少などがみられる．原因菌は，多い順にグラム陰性桿菌（大腸菌，クラブシエラ，緑膿菌など），グラム陽性球菌（肺炎球菌，黄色ブドウ球菌，表皮ブドウ球菌），真菌（カンジダ）などである．原因菌同定には必ず血液培養検査を行い，感染症の疑われる臓器由来の検体を採取し，塗沫・培養検査を行う．治療には，疑わしい感染臓器すべてに移行でき，推定される起因菌（群）をカバーし得る抗菌薬を経静脈的に，速やかに投与する．

（塚本喜久雄，細野哲司）

8.2　ウイルス感染症およびプリオン病の薬，病態，治療

8.2.1　ヘルペスウイルス感染症（単純ヘルペス，水痘・帯状疱疹）

【概念・病態】

単純ヘルペス（単純疱疹）は，ヒトヘルペスウイルス科の単純ヘルペスウイルス（HSV）が病原体であり，顔面や性器の皮膚症状などを呈する感染症である．HSV に

は，1 型（HSV-1 または HHV-1）と 2 型（HSV-2 または HHV-2）がある．

HSV-1 は口唇などの上半身に感染し，その初感染は乳幼児期に受けることが多い．たいていの場合，不顕性感染であるが，一部はヘルペス性歯肉口内炎を起こす．初感染後，HSV-1 は**三叉神経節**に潜伏感染し，免疫低下により再び活性化し，口唇ヘルペスやヘルペス性歯肉口内炎として再発を繰り返す（回帰感染）．また，回帰感染によって角膜ヘルペスが起こる場合がある．一方，HSV-2 は性感染症として，性行為により性器など下半身に感染し，性器ヘルペスを起こす．初感染後，HSV-2 は**腰仙髄神経節**に潜伏感染し，免疫低下により回帰感染する．

HSV の回帰感染は，ストレスや過労，日光による刺激により引き起こされる．妊婦が性器ヘルペスを発症している場合，産道感染により新生児ヘルペスをきたす可能性があるため，注意が必要である．

水痘および帯状疱疹は，ヒトヘルペスウイルス科の**水痘・帯状疱疹ウイルス（VZV または HHV-3）**が病原体である．水痘（水疱瘡）は，VZV が飛沫核感染により上気道から感染して発症する全身性の皮膚の水疱性発疹である．主に小児期にみられる予後良好な疾患であるが，成人が罹患すると重症化しやすい．水痘が治癒した後，一部のウイルスは神経節に潜伏感染する．成人になって免疫力が低下したときに回帰感染して発症するのが帯状疱疹であり，過労やストレス，悪性腫瘍とその治療（化学療法や放射線療法），副腎皮質ホルモン投与などによる免疫力の低下が引き金となる．

【症　状】

皮膚や粘膜症状を示すものに，**口唇ヘルペス**，**性器ヘルペス**，**ヘルペス性歯肉口内炎**や**角膜ヘルペス**などがある．一方，神経症状を示すものに，**単純ヘルペス髄膜炎**や**単純ヘルペス脳炎**がある．口唇ヘルペスは，口唇やその周辺に有痛性の水疱がみられ，細胞診にて，多核巨細胞，核内封入体が多く認められる．

性器ヘルペスは，外陰部に強い疼痛を伴う水疱，または，左右対称性の浅い潰瘍性病変がみられ，排尿困難，歩行困難を呈する．ヘルペス性歯肉口内炎は，発熱・咽頭痛とともに，口腔内粘膜や口唇周囲に有痛性の小水疱・びらんが多発する．

角膜ヘルペスでは，角膜の表層や実質に角膜炎を形成し，実質の角膜炎では，角膜の浮腫・混濁により失明に至ることも多い．単純ヘルペス髄膜炎は，持続する頭痛を主な症状とし，発熱，項部硬直などの髄膜刺激症状，髄液細胞増加などが認められる．単純ヘルペス脳炎は，1 週間以内の経過で，発熱，頭痛，嘔吐，項部硬直，それに伴う急速な意識障害，けいれんなどを発症する．

水痘は，14～17 日の潜伏期の後，発熱，全身倦怠感とともに体幹を中心に，紅斑→水疱→膿疱→痂皮形成の各段階の発疹が混在してみられる．時に，水痘髄膜脳炎や急性小脳失調症などを合併する．成人では，肺炎を合併する場合がある．一方，帯状疱疹は片側性の知覚神経（肋間神経や顔面神経，三叉神経，坐骨神経など）の走行に沿った紅暈を伴う水疱と神経痛様疼痛が生じる．年長者では，治療後も痛みが残りやすい．

【検査・診断】

HSV 感染症の診断法には，ウイルスを直接証明する抗原検査と血清抗体の上昇によって診断する抗体検査とがある．抗原検査ではウイルスの分離，ウイルス抗原の検出，遺伝子の検出が行われる．また，抗体検査としては，酵素免疫測定法（EIA 法）や中和試験が行われる．VZV 感染症の診断では，水痘の場合，EIA 法や免疫粘着赤血球凝集反応法が行われる．一方，帯状疱疹の場合，補体結合反応（CF 法）が一般的である．

【治　療】

単純疱疹および帯状疱疹の治療には，抗ヘルペスウイルス薬を用いる（表 8-2）．帯状疱疹の疼痛に対しては，ビタミン B_{12} や NSAIDs の内服や神経ブロックを行う．水痘患者の場合，小児では重症化するのはまれであるので，NSAIDs や抗ヒスタミン薬などを用いた対症療法が原則である．この際，小児の水痘患者へのアスピリンの投与は Reye（ライ）症候群を引き起こす危険性があるので，注意が必要である．水痘の予防には，弱毒生ワクチンによる予防接種を行う．

表 8-2　抗ヘルペスウイルス薬

薬物名	作用機序・特徴など
ビダラビン	ウイルス感染細胞内でウイルス由来のチミジンキナーゼにより一リン酸化体となり，さらに宿主細胞由来キナーゼにより三リン酸化体になって，ウイルスの DNA ポリメラーゼを阻害する．
アシクロビル	ウイルス感染細胞内でウイルス由来のチミジンキナーゼにより一リン酸化体となり，さらに宿主細胞由来キナーゼにより三リン酸化体になって，ウイルスの DNA ポリメラーゼを阻害する．
バラシクロビル	アシクロビルのプロドラッグである．
ファムシクロビル	服用後速やかに代謝を受け，活性代謝物ペンシクロビルに変換される．ペンシクロビルはウイルス感染細胞内でウイルス由来のチミジンキナーゼにより一リン酸化体となり，さらに宿主細胞由来キナーゼにより三リン酸化体になって，ウイルスの DNA ポリメラーゼを阻害する．

8.2.2　サイトメガロウイルス感染症

【概念･病態】

ヒトヘルペスウイルス科の**サイトメガロウイルス**（**CMV** または **HHV-5**）の初感染，再感染または再活性化によって起こる感染症である．感染すると owl's eye（ふくろうの眼）といわれる核内封入体を有する巨細胞がみられる．通常，幼小児期に不顕性感染の形で感染し，日本では成人の 90％以上が抗体陽性である．妊娠初期に妊婦が初感染すると胎内感染を起こし，胎児に**先天性巨細胞封入体症**を起こすことがあり，流産・先天性奇形・精神発育障害などの原因となる．CMV は血液，唾液，涙，母乳や尿などの体液から検出されるので，後天的にも様々な方法により感染する．臓器移植・骨髄移植のために免疫抑制薬を投与されている患者，あるいは悪性腫瘍や AIDS 患者などで免疫能が低下するとウイルスが再活性化して回帰感染を起こし，肺炎，肝炎をはじめとする重篤な全身感染症をきたすことがある．

【症　状】 妊娠初期に妊婦がCMVに初感染すると，ウイルスが胎盤を経由して胎児に感染する．発症すると，低出生体重，黄疸，肝脾腫，小頭症，脳内石灰化，発達遅延，感音性難聴，脈絡網膜炎などの重篤な症状を示す（**先天性巨細胞封入体症**）．新生児や乳児期での感染は，産道感染，母乳感染，尿や唾液を介した感染が主であるが，ほとんどの場合，母体からの移行抗体によって不顕性感染か軽症に経過する．思春期以降に初感染を受けた場合には，発熱，肝機能異常，頸部リンパ節腫脹，肝脾腫などを主症状とする**CMV単核症**となることが多い．

臓器移植では，免疫抑制薬の投与によりCMVが回帰感染すると，発熱，間質性肺炎，腸炎，肝炎，網膜炎，脳炎を発症し，移植臓器を失うことにつながるので，早期診断・早期治療が大切である．

一方，骨髄移植の場合，症状は同様であるが，骨髄抑制を認めることが多く，臓器移植よりも重篤である．また，HIV感染者では，網膜炎，腸炎，脳炎を発症することが多い．

【検査・診断】 検査には，生検による核内封入体を有する巨細胞の検出，ウイルス抗原の検出，ウイルスDNAの検出，ウイルスの分離，ウイルス特異的IgM抗体の測定などがある．

【治　療】 CMV感染症の治療には，ガンシクロビルやバルガンシクロビルを用いる（表8-3：p.326）．ホスカルネットも有効であるが，腎毒性に注意する必要がある．

表8-3　抗サイトメガロウイルス薬

薬物名	作用機序・特徴など
ガンシクロビル	ウイルス感染細胞内でウイルス由来のガンシクロビルキナーゼにより一リン酸化体となり，さらに宿主細胞由来キナーゼにより三リン酸化体になって，ウイルスのDNAポリメラーゼを阻害する．
バルガンシクロビル	ガンシクロビルのプロドラッグである．
ホスカルネットナトリウム	ウイルスのDNAポリメラーゼのピロリン酸結合部位に直接作用して，DNAポリメラーゼ活性を抑制する．

8.2.3 インフルエンザ

【概念・病態】 オルソミクソウイルス科の**インフルエンザウイルス**が病原体であり，日本では毎年冬から春先にかけて流行する季節性の感染症である．かぜ症候群の中で最も重症となる病型であり，普通感冒に比べて全身症状が強い．また，インフルエンザでは全身症状が上気道症状に先行するのに対し，普通感冒では上気道症状に続いて全身症状がみられる．小児，高齢者では合併症により死亡することもあるので，注意が必要である．

インフルエンザウイルスは，核タンパク質とマトリックスタンパク質の抗原性の違いにより，A型，B型およびC型の3つの型に分類されるが，インフルエンザの原因となるのはA型とB型である．また，エンベロープに**赤血球凝集素**（ヘマグルチニン，HA）と**ノイラミニダーゼ**（NA）の2種類のタンパク質をもつ．A型インフルエンザウイルスのHA抗原型には16種類（H1〜H16），NA抗原型には9種類（N1〜N9）の亜型があり，ウイルスの抗原型はHAとNAの亜型の組み合わせで多数できる．**連続抗原変異**によってわずかな抗原性の変異が起こり，A型とB型インフルエンザは1〜3年おきに小流行する．さらに，A型インフルエンザでは，数十年に一度の割合で，それまでヒトの間で流行していたものとは全く違う型のウイルスが出現（**不連続抗原変異**）し，これまで世界的な**大流行**（**パンデミック**）が引き起こされてきた（表8-4）．

表8-4 世界的な大流行

年	流行名
1918年	スペインかぜ〔A/H1N1〕
1957年	アジアかぜ〔A/H2N2〕
1968年	香港かぜ，A香港型〔A/H3N2〕
1977年	ソ連かぜ，Aソ連型〔A/H1N1〕
2009年	新型インフルエンザ，パンデミック（H1N1）2009〔A/H1N1〕

インフルエンザウイルスのB型とC型はヒトにのみ感染するが，A型はヒト以外に鳥，豚などに感染する．鳥に感染してインフルエンザを引き起こすウイルスが**鳥インフルエンザウイルス**である．中でも，感染した鳥が死亡するような重篤な症状をきたすものを**高病原性鳥インフルエンザ**という．これまで，鳥インフルエンザウイルスはヒトには感染しないと考えられていたが，ヒトの肺胞上皮に受容体があることがわかり，現在では大量の曝露によっては感染すると考えられている．

高病原性鳥インフルエンザのヒトへの感染事例は，1997年の香港において**高病原性鳥インフルエンザウイルスA（H5N1）**のヒトへの感染が世界で初めて報告された．また，2013年の中国において**高病原性鳥インフルエンザウイルスA（H7N9）**のヒトへの感染が確認されている．

【症　状】 典型的なインフルエンザは，A型またはB型インフルエンザウイルスの感染を受けてから1〜3日間の潜伏期間の後に，発熱（通常38℃以上の高熱），頭痛，全身倦怠感，筋肉痛・関節痛などの全身症状が突然現れる．続いて，咳，鼻汁などの上気道炎症状がみられるが，約1週間の経過で軽快する．慢性疾患を有することが多い高齢者では，容易に肺炎を合併するため，死亡率は高くなる．

また，高齢者がインフルエンザに罹患すると心疾患・肺疾患・腎疾患などの基礎疾患が悪化して，死に至ることも珍しくなく，インフルエンザ流行時には明らかにこれらによる死亡率が高くなる．小児の合併症としては**インフルエンザ脳症**の他，中耳炎やクループ（吸気性喘鳴，犬吠様咳嗽，嗄声など）がみられる．

【検査・診断】

鼻腔・咽頭ぬぐい液を検体として，EIA 法を用いた抗原迅速診断キットによって行い，15～25 分程度で診断が可能である．血清診断には，CF 法や赤血球凝集抑制反応があり，確定診断には 2～3 週間を要するが，ウイルス型の判別が可能である．逆転写ポリメラーゼ連鎖反応（RT-PCR）を用いた検査を行うと，ウイルスの亜型も正確に診断できる．

【治　療】

従来，対症療法が中心であったが，抗インフルエンザウイルス薬の投与が有効である（表 8-5）．現在，最も用いられているのはノイラミニダーゼ阻害薬であるが，有効な効果を得るためにはインフルエンザ様症状発症後 48 時間以内に投与を開始する必要がある．また，10 歳以上の未成年患者においては，因果関係は不明であるが，オセルタミビル（タミフル®）服用後に異常行動を発現し，転落などの事故に至った例が報告されているため，この年代の患者には，原則として抗インフルエンザウイルス薬の使用を差し控える．

表 8-5　抗インフルエンザウイルス薬

薬物名	作用機序・特徴など
アマンタジン	・ウイルスのエンベロープに存在する M_2 タンパク質に結合し，そのイオンチャネルとしての機能を阻害し，ウイルスの宿主細胞中での脱殻を阻害する． ・A 型に有効で，B 型には無効である．
オセルタミビル ザナミビル ラニナミビル ペラミビル	・ウイルスのエンベロープ表面に存在するノイラミニダーゼを選択的に阻害して，ウイルス粒子の出芽・放出の過程を阻害する． ・A 型，B 型に有効である．
ファビピラビル	・ウイルスの RNA 依存性 RNA ポリメラーゼを阻害して，ウイルス遺伝子の複製を阻害する． ・新型，または再興型インフルエンザウイルス感染症に有効である（ただし，他の抗インフルエンザウイルス薬が無効，または効果不十分なものに限る）．

対症療法として解熱薬を用いる場合，非ステロイド抗炎症薬（NSAIDs），特にジクロフェナクナトリウムとメフェナム酸はインフルエンザ脳炎・脳症，またアスピリンはライ症候群との関係が推測されているため，NSAIDs は小児に対して原則投与しない．解熱薬が必要な場合は，アセトアミノフェンを用いる．

予防には不活化ワクチンが用いられる．ワクチンの接種により罹患率は下がり，罹患した場合も軽症となる．インフルエンザワクチンは，接種からその効果が現れるまで通常約 2 週間程度かかり，その効果の持続期間は約 5 か月間とされる．

8.2.4 ウイルス性肝炎（HAV，HBV，HCV）：急性・慢性肝炎，肝硬変，肝細胞がん

【概念・病態】

ウイルス性肝炎は，ヒト肝炎ウイルスが原因となる肝臓の炎症性疾患である．病態として，急性に発症する急性肝炎と，肝臓の炎症が一定期間以上持続する慢性肝炎，急性肝炎の劇症化した劇症肝炎に分けられる．慢性肝炎の状態が継続すれば，徐々に肝臓の線維化が進行して肝硬変に移行する．さらに，肝硬変が進行すると肝細胞がんに進展する危険性がある．肝炎の進行は，ウイルス自体が肝臓に直接攻撃を加えるためではない．肝炎ウイルスは，ヒトに感染すると肝臓の細胞に侵入し，感染細胞内で増殖する．これに対して，生体側では細胞傷害性Tリンパ球がウイルス感染細胞を認識・攻撃する．この免疫細胞による攻撃によって細胞が壊れるとさらに炎症反応が起こり，次第に線維化が進行し，慢性肝炎から肝硬変へと進行していく．

日本人の肝臓疾患の約80％は，肝炎ウイルスが原因である．肝炎ウイルスには，A型～E型の5種類あるが，慢性肝炎や肝硬変，肝細胞がんといった重い肝臓疾患へ移行していくのはB型，C型およびD型である．ただし，日本に多いのはA型，B型，C型の3種類で，D型やE型はほとんどみられない．

A型肝炎ウイルス（HAV）はピコルナウイルス科のウイルスであり，A型肝炎の原因となる．HAVは糞便中に排泄され，糞口感染（経口感染）で伝播するので，患者の発生は衛生環境に影響されやすい．A型肝炎はHAVの一過性の感染であり，2～6週間の潜伏期間の後，急性肝炎を発症する．通常，慢性化することなく，1～2か月でほとんど治癒する．罹患するとHA抗体が産生され，通常10年以上にわたり体内に存在する（終生免疫を獲得することも多い）ため，再発はまれである．

B型肝炎ウイルス（HBV）はヘパドナウイルス科のウイルスであり，B型肝炎の原因となる．病態は，成人が輸血，針刺し事故や性行為などによりHBVに感染して急性肝炎を発症する一過性感染と，乳幼児がHBVに感染している母親からの垂直感染（母子感染）や小児期の水平感染などにより**無症候性キャリア**となる持続感染の2種類がある（図8-1）．

成人での初感染の場合，多くは一過性感染で自覚症状がないまま治癒し，20～30％の感染者が急性肝炎を発症する．急性肝炎発症者のうち劇症肝炎になるのは数%，慢

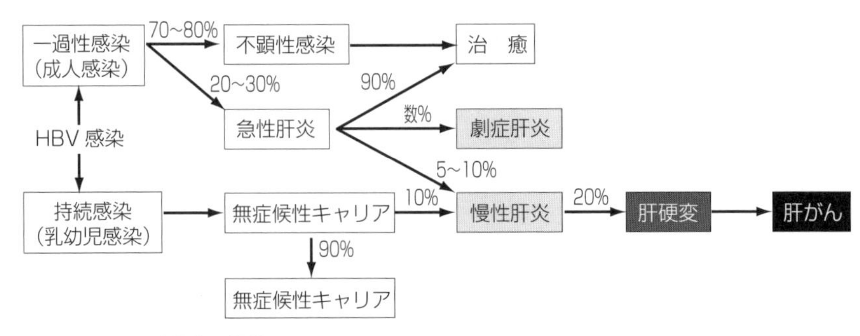

図8-1　HBV感染後の経過

性化するのは5～10％であり，一般に予後は良好である．治癒した場合は中和抗体であるHBs抗体陽性となり，終生免疫を獲得する．HBVの持続感染の多くは，出生時または乳幼児期の感染によって成立する．持続感染者の大部分はHBVを体内に保持しているが，感染早期の10～20代までの若年齢では宿主の免疫応答が乏しい（免疫寛容）ため，肝機能正常なHBe抗原陽性の無症候性キャリア（トランスアミナーゼ正常のHBs抗原陽性）となる．その後，免疫能が発達するに従い，顕性または不顕性の肝炎を発症する．この肝炎は一過性に終わり，そのうちの約90％はセロコンバージョン（HBe抗原の陰性化，HBe抗体の陽性化）を経て再び無症候性キャリアへと移行する．しかし，10％の人は慢性肝疾患（慢性肝炎，肝硬変，肝細胞がん）へ移行する．HBVは，日本の慢性肝炎の約20％，肝硬変の15％，肝細胞がんの15％の原因となっている．

C型肝炎ウイルス（HCV）はフラビウイルス科のウイルスであり，C型肝炎の原因となる．HCVの感染経路としては血液・体液感染であり，輸血（現在はほとんどない），経静脈的薬物乱用（覚醒剤の回し打ち），刺青，針治療，医療従事の際の針刺し事故などが考えられる．HCV感染に伴って急性肝炎を発症した後，30～40％ではウイルスが検出されなくなり，肝機能が正常化するが，残りの60～70％はHCVキャリアになり，多くの場合，急性肝炎からそのまま慢性肝炎へ移行する．HCV感染者の多くが10～30年という長期間を経て慢性肝炎から肝硬変へと進行し，高率（年率5％以上）に肝細胞がんを発症する．肝がん死亡数の約80％がC型肝炎を伴っている．

【症　状】

HAVは発症すると発熱，倦怠感などに続いて血清トランスアミナーゼ（ALT，AST）が上昇する．食欲不振，悪心，嘔吐などの消化器症状を伴うが，典型的な症例では黄疸，肝腫大，濃色尿，灰白色便などを認める．まれに劇症化して死亡する例を除き，1～2か月の経過の後に回復する．慢性化せず，予後は良好である．他の急性ウイルス性肝炎と比較して，A型肝炎の特徴として，発熱，頭痛，筋肉痛，腹痛などの肝炎症状が強く現れるが，臨床症状や肝障害の改善は早い．肝機能検査では，IgM抗体の増加，チモール混濁反応で判定される膠質反応の上昇が特徴的である．

急性B型肝炎は比較的緩徐に発病する．微熱程度の発熱，食欲不振，全身倦怠感，悪心，嘔吐，右季肋部痛，上腹部膨満感などの症状がみられ，引き続き黄疸が認められるようになる．黄疸が出現するのは成人例で30～50％，小児例では10％以下である．重症例を除いて，これらの症状は1か月程度で回復する．また，宿主の免疫能に異常がなければHBVは生体から排除され，キャリア化することはない．

C型肝炎では全身倦怠感に引き続き，比較的徐々に食欲不振，悪心，嘔吐，右季肋部痛，上腹部膨満感，濃色尿などがみられるようになる．これらに続いて黄疸が認められる例もある．一般的に，C型肝炎では劇症化することは少なく，黄疸などの症状も軽い．慢性肝炎ではほとんどが無症状で，倦怠感などの自覚症状を訴えるのは20～30％に過ぎない．肝硬変では倦怠感などの自覚症状の他に，クモ状血管腫，手掌紅斑，女性化乳房などの所見が認められることもある．さらに非代償期に至ると黄疸，腹水，浮腫，肝性脳症による症状である羽ばたき振戦，意識障害などが出現するようになる．

【検査･診断】　ウイルス性肝炎の診断には，肝炎ウイルスマーカーの測定が重要である．

A 型肝炎のウイルスマーカーには，HA 抗体や HAV RNA がある（図 8-2）．血中 IgM 型 HA 抗体は発症から約 1 か月後にピークに達し，3〜6 か月後には陰性となるため，急性 A 型肝炎の診断に重要である．一方，IgG 型 HA 抗体の検出は過去の感染，またはワクチン免疫を意味する．リアルタイム PCR 法による発症後 2 週間以内の糞便中や血中のウイルス RNA の検出は，発症早期の診断に有用である．

B 型肝炎のウイルスマーカーには，HBs 抗原・抗体，HBc 抗体，HBe 抗原・抗体，HBV DNA がある（図 8-3）．急性 B 型肝炎の診断は，初診時に HBs 抗原陽性および IgM 型 HBc 抗体高力価であり，1 か月後に HBs 抗原力価の急激な低下と陰性化の確認によって行われる．HBs 抗体は HBV に対する中和抗体と考えられており，この存

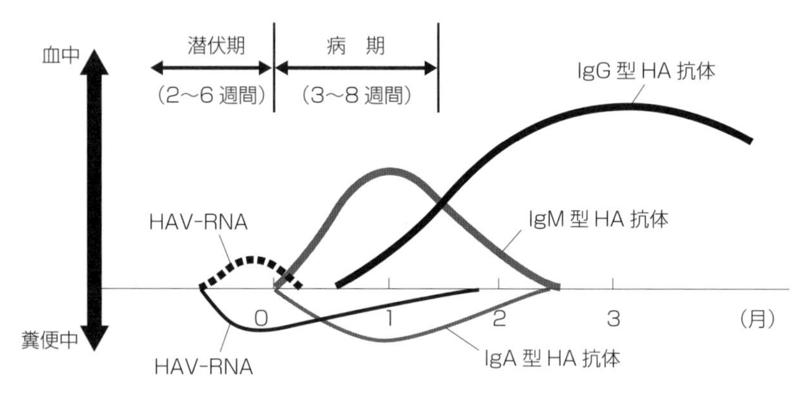

図 8-2　急性 A 型肝炎のウイルスマーカー

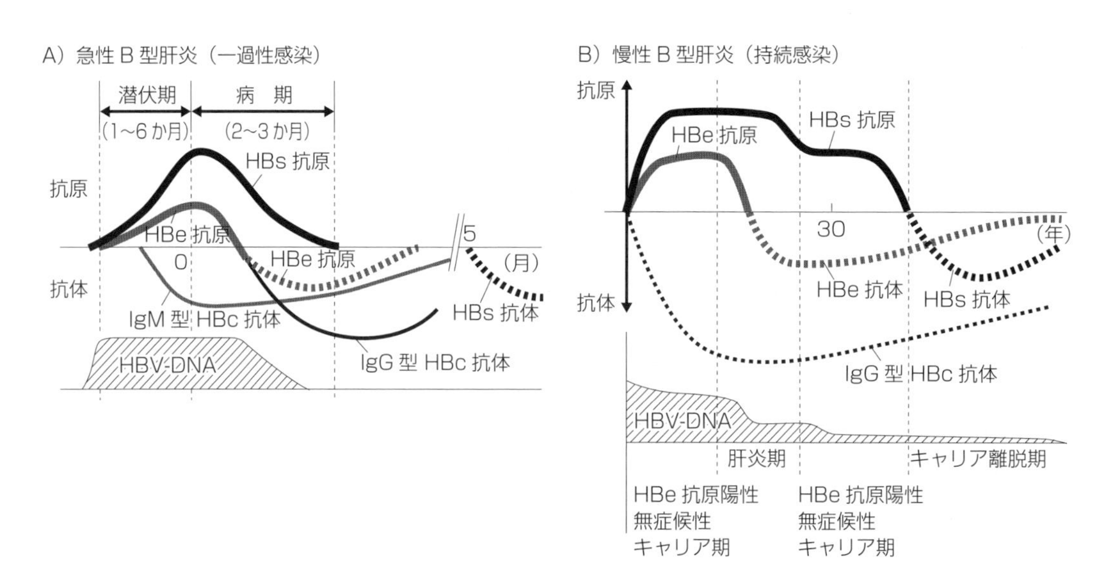

図 8-3　B 型肝炎のウイルスマーカー

在は，原則的にはHBVが排除され，治癒したことを示す．HBVの持続性感染は，HBs抗原とIgG型HBc抗体の持続的な陽性によって示される．

C型肝炎の診断には，HCV抗体陽性ないしHCV-RNA陽性の確認が重要である（図8-4）．急性C型肝炎で治癒する場合にはALT，ASTは1峰性であり，ALTが3峰性以上の多峰性を示す場合には慢性化しやすい．急性肝炎終了後もHCV-RNA陽性であれば，慢性化に移行する可能性が高い．通常，慢性化した場合には，感染より1〜6か月以降，HCV抗体陽性が続く．

A）急性C型肝炎（治癒例）

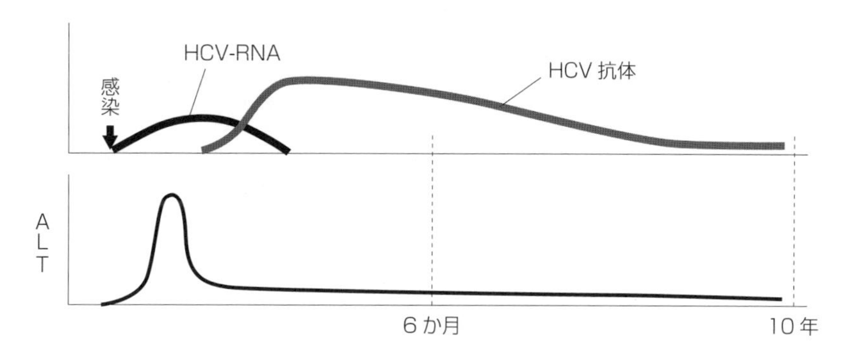

B）慢性C型肝炎（慢性化例）

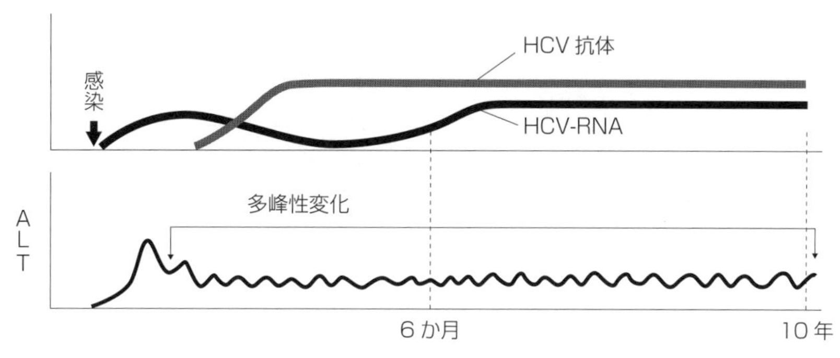

図8-4　C型肝炎のウイルスマーカー

【治　療】

A型肝炎の治療は，原則として急性期には入院し，安静臥床とする．入院中は血液検査などで重症化，劇症化，肝外症状の有無を観察して，対症療法を行う．予防にはA型肝炎ワクチン（不活化ワクチン）がある．

通常の急性B型肝炎の治療は対症的療法でよく，1〜2か月で治癒する．HBV持続感染者に対する治療方針は，日本肝臓学会のB型肝炎治療ガイドラインに定められており，治療薬としてインターフェロンやエンテカビル，テノホビルなどが用いられる（表8-6：p.334）．抗ウイルス療法が行えない場合には，グリチルリチン製剤やウルソデオキシコール酸を用いた肝庇護療法を行う．予防には，抗HBsヒト免疫グロブリンやB型肝炎ワクチン（不活化ワクチン）がある．

表 8-6　B 型肝炎，C 型肝炎の治療薬

薬物名	作用機序・特徴など
＜B 型，C 型肝炎治療薬＞	
インターフェロン ペグインターフェロン	・2',5'-オリゴアデニル酸合成酵素の活性化により，ウイルスの RNA 分解に関与する酵素を活性化する. ・細胞性免疫を賦活化させ，ウイルスの増殖を抑制する.
＜B 型肝炎治療薬＞	
ラミブジン	・細胞内でリン酸化されて活性体のラミブジン 5'-三リン酸に変換され，DNA ポリメラーゼによる DNA 鎖へのデオキシシチジン 5'-三リン酸（dCTP）の取り込みを競合的に阻害する. ・活性体（ラミブジン 5'-三リン酸）がウイルス DNA 鎖に取り込まれ，DNA 鎖伸長を停止させる. ・HBV の DNA ポリメラーゼが有する逆転写酵素活性を阻害する.
アデホビル ピボキシル	・細胞内でアデホビル二リン酸にリン酸化され，HBV 由来の DNA ポリメラーゼを選択的に阻害することにより，ウイルス DNA の複製を阻害する. ・基質として DNA に取り込まれ，DNA 鎖を遮断することによりウイルス DNA の複製を阻害する.
テノホビル	・細胞内でテノホビル二リン酸にリン酸化され，DNA ポリメラーゼによる DNA 鎖へのデオキシアデノシン 5'-三リン酸（dATP）の取り込みを競合的に阻害する. ・活性体（テノホビル二リン酸）がウイルス DNA 鎖に取り込まれ，DNA 鎖伸長を停止させる.
エンテカビル	・細胞内でリン酸化されて活性体のエンテカビル三リン酸に変化し，デオキシグアノシン三リン酸と競合することにより，HBV の DNA ポリメラーゼによるプライミング，mRNA からマイナス鎖 DNA 合成時の逆転写およびプラス鎖 DNA 合成を阻害する.
＜C 型肝炎治療薬＞	
リバビリン	・三リン酸化体となり，HCV 由来の RNA 依存性 RNA ポリメラーゼによるグアノシン三リン酸の RNA への取り込みを抑制する.
テラプレビル シメプレビル アスナプレビル バニプレビル	・ウイルス増殖に必要な HCV NS3/4A プロテアーゼを阻害する.
ダクラタスビル	・ウイルス増殖に必要な HCV NS5A 複製複合体の機能を阻害する.
ソホスブビル	・細胞内で活性を有するウリジン三リン酸型へ代謝され，HCV NS5B ポリメラーゼ（RNA 依存性 RNA ポリメラーゼ）によって RNA に取り込まれ，HCV RNA 鎖の伸長を阻害する.
レジパスビル・ソホスブビル配合剤	・レジパスビルとソホスブビル（上述）の配合剤である. ・レジパスビルは，C 型肝炎ウイルス（HCV）の複製および HCV 粒子の形成に必須である非構造タンパク質（NS）5A を標的とする HCV 阻害剤である.

C 型肝炎の治療薬として，これまでインターフェロンやリバビリンが用いられてきたが，近年，NS3/4A プロテアーゼ阻害薬，NS5A 複製複合体阻害薬や NS5B（RNA ポリメラーゼ）阻害薬が開発された（表 8-6）．治療方針は，ゲノムタイプ（1 型や 2 型），初回治療・再治療の別によって，日本肝臓学会の C 型肝炎治療ガイドラインに

定められている．治療待機でATL値異常例では，肝庇護療法（グリチルリチン製剤，ウルソデオキシコール酸）またはペグインターフェロン少量長期投与を行う．効果が得られない場合，瀉血療法を行うことがある．予防のためのワクチンはまだない．

8.2.5 後天性免疫不全症候群（AIDS）

【概念・病態】

ヒト免疫不全ウイルス（HIV）が病原体であり，重篤な全身性免疫不全によって特徴づけられる疾患である．HIVは**CD4陽性Tリンパ球に感染し**，感染細胞内で増殖し，増殖したウイルスは細胞外へ放出される．放出されたウイルスは，別のCD4陽性Tリンパ球に感染する．このようなHIVの持続感染によりCD4陽性Tリンパ球が減少し，免疫不全状態となった結果，日和見感染（ニューモシスチス症，サイトメガロウイルス感染症やカンジダ症）や日和見腫瘍（カポジ肉腫や悪性リンパ腫）などの様々な合併症が起きたものを**後天性免疫不全症候群（AIDS）**とよぶ．

HIVは，血清学的・遺伝学的性状の異なるHIV-1とHIV-2に大別される．HIV-1は現在の世界流行の主体となっているウイルスで，全世界に分布している．これに対して，HIV-2は主に西アフリカ地域に限局しており，フランス，ポルトガル，スペインなどの西アフリカ地域と関連をもつ散発例が報告されているに過ぎない．

感染経路は感染者との性交渉（異性間，同性間），汚染された注射針や血液製剤の使用，母子感染（垂直感染）がある．感染源はウイルスに汚染された血液，体液（精液，膣分泌物，母乳）に限られる．一方，通常の接触では，汗や尿，唾液を介して感染しない．

【症　状】

HIV感染の自然経過は**急性感染期，無症候期〜AIDS関連症候群期（ARC期），AIDS発症期**に分けられる（図8-5：p.336）．HIVの感染が成立すると2〜3週間後にウイルス血症は急速にピークに達する（100万コピー/mL以上）が，この時期には発熱，咽頭痛，筋肉痛，皮疹，リンパ節腫脹，頭痛などのインフルエンザ，あるいは伝染性単核症様の症状が出現する．症状は全く無自覚の程度から，無菌性髄膜炎に至るほどの強いものまで，その程度は様々である．初期症状は数日から10週間程度続き，多くの場合自然に軽快する．この期間を急性感染期とよぶ．感染後6〜8週で血中に抗体が産生されると，ピークに達していたウイルス量は6〜8か月後にある一定のレベル（セットポイント）まで減少し，定常状態となり，その後数年〜10年間ほどの無症候期に入る．無症候期を過ぎARC期になると，発熱，倦怠感，リンパ節腫脹などが出現し，帯状疱疹などを発症しやすくなる．CD4陽性Tリンパ球の破壊が進み，CD4陽性Tリンパ球数が200/μL以下になると細胞性免疫不全の状態を呈し，ニューモシスチス症などの日和見感染症を発症しやすくなる．この状態が，後天性免疫不全症候群（AIDS）である．

さらにCD4陽性Tリンパ球数が50/μLを切るとサイトメガロウイルス感染症，非定型抗酸菌症，中枢神経系の悪性リンパ腫などを発症する頻度が高くなり，食欲低下，下痢，低栄養状態，衰弱などが著明となる．AIDSを発症して未治療の場合の予

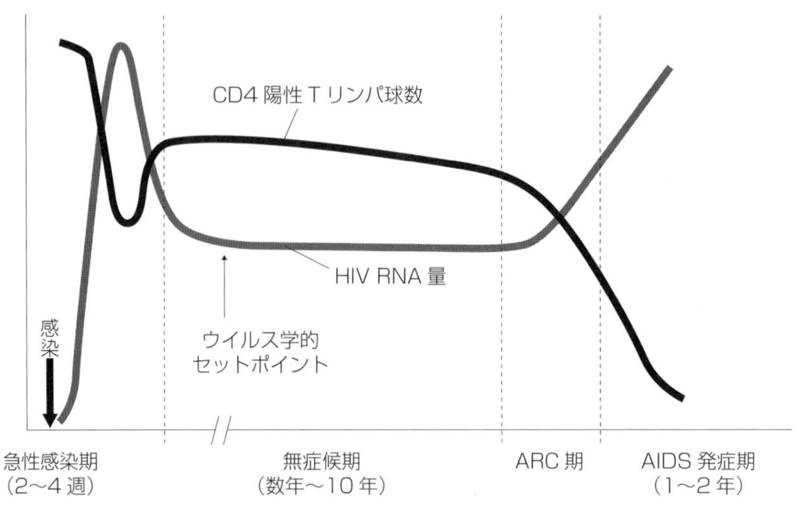

図 8-5　HIV 感染後の臨床経過

後は 2〜3 年である．

【検査・診断】 HIV 感染症の検査は，HIV の抗体スクリーニング検査法の結果が陽性であって，抗体確認検査または HIV 病原検査のいずれかが陽性の場合に HIV 感染症と診断する．ただし，周産期に母親が HIV に感染していたと考えられる生後 18 か月未満の児の場合は，少なくとも HIV の抗体スクリーニング法が陽性であり，HIV 病原検査が陽性または免疫学的検査所見（血清免疫グロブリンの高値に加え，リンパ球数の減少，CD4 陽性 T リンパ球数の減少，CD4 陽性 T リンパ球数 /CD8 陽性 T リンパ球数比の減少）のいずれかを満たす場合に HIV 感染症と診断する．AIDS と診断されるのは，HIV 感染症の診断基準を満たし，さらに指標疾患（表 8-7：p.337）を 1 つ以上認める場合である．

【治　療】 現在の HIV 感染症治療の基本は，抗 HIV 薬を 3 剤以上併用する強力な多剤併用療法であり，**HAART（highly active antiretroviral therapy）**とよばれる．この HARRT の目標は，血中ウイルス量（血中 HIV-RNA 量）を検出限界以下に抑制し，CD4 陽性 T リンパ球数を一定に保つことによって，患者の免疫能を維持し QOL の改善および HIV 関連疾患や死亡を減少することである．日本で承認されている抗 HIV 薬には，核酸系逆転写酵素阻害薬，非核酸系逆転写酵素阻害薬，プロテアーゼ阻害薬，インテグラーゼ阻害薬や CCR5 阻害薬がある（表 8-8：p.338）．また，抗 HIV 治療ガイドラインは，厚生労働省科学研究費補助金エイズ対策研究事業によって作成されている．現在，予防のためのワクチンはない．

表 8-7 AIDS 診断のための指標疾患

分　類	疾患名
真菌症	カンジダ症（食道，気管，気管支，肺） クリプトコッカス症（肺以外） コクシジオイデス症[1] ヒストプラズマ症[1] ニューモシスチス症
原虫感染症	トキソプラズマ脳症（生後 1 か月以上） クリプトスポリジウム症（1 か月以上続く下痢を伴ったもの） イソスポラ症（1 か月以上続く下痢を伴ったもの）
細菌感染症	化膿性細菌感染症[2] サルモネラ菌血症（再発を繰り返すもので，チフス菌によるものを除く） 活動性結核（肺結核または肺外結核）[1,3] 非結核性抗酸菌症[1]
ウイルス感染症	サイトメガロウイルス感染症（生後 1 か月以後で，肝，脾，リンパ節以外） 単純ヘルペスウイルス感染症[4] 進行性多巣性白質脳症
腫　瘍	カポジ肉腫 原発性脳リンパ腫 非ホジキンリンパ腫（a．大細胞型・免疫芽球型，b．Burkitt 型） 浸潤性子宮頸がん[3]
その他	反復性肺炎 リンパ性間質性肺炎／肺リンパ過形成：LIP/PLH complex（13 歳未満） HIV 脳症（認知症または亜急性脳炎） HIV 消耗性症候群（全身衰弱またはスリム病）

[1] a：全身に播種したもの，b：肺，頸部，肺門リンパ節以外の部位に起こったもの．

[2] 13 歳未満で，ヘモフィルス，連鎖球菌等の化膿性細菌により以下のいずれかが 2 年以内に，2 つ以上多発あるいは繰り返して起こったもの．a：敗血症，b：肺炎，c：髄膜炎，d：骨関節炎，e：中耳・皮膚粘膜以外の部位や深在臓器の膿瘍

[3] 活動性結核のうち肺結核，および浸潤性子宮頸癌については，HIV による免疫不全を示唆する症状，または所見がみられる場合に限る．

[4] a：1 か月以上持続する粘膜，皮膚の潰瘍を呈するもの，b：生後 1 か月以後で気管支炎，肺炎，食道炎を併発するもの．

表 8-8　抗 HIV 薬

薬物名	作用機序・特徴など
<核酸系逆転写酵素阻害薬（NRTI）>	
ジドブジン，ジダノシン，ラミブジン，サニルブジン，アバカビル，テノホビル，エムトリシタビン	・修飾ヌクレオシドであり，細胞内でリン酸化酵素により活性型であるヌクレオチド型になる．これが逆転写酵素により伸長しつつあるウイルスの DNA 鎖内に正常ヌクレオチドの代わりに組み込まれるが，修飾されているためにそれ以上のウイルス DNA が伸長できなくなる．
<非核酸系逆転写酵素阻害薬（NNRTI）>	
ネビラピン，エファビレンツ，エトラビリン，リルピビリン	・ヌクレオシドの基本骨格をもたず，逆転写酵素の活性中心の近傍に結合し，酵素活性化を阻害する．
<プロテアーゼ阻害薬（PI）>	
インジナビル，サキナビル，ネルフィナビル，リトナビル，ロピナビル，アタザナビル，ホスアンプレナビル，ダルナビル	・HIV の機能タンパク質は，まず複合タンパク質として産生され，HIV 自身のプロテアーゼによって切断されて機能を発揮する．このプロテアーゼの酵素活性部位に結合し活性を消失させる．
<インテグラーゼ阻害薬（INSTI）>	
ラルテグラビル エルビテグラビル ドルテグラビル	・HIV 感染初期段階において，HIV ゲノムの宿主細胞ゲノムへの共有結合的挿入または組込みを阻害する．
<CCR5 阻害薬>	
マラビロク	・HIV が細胞に侵入する際に利用する補受容体の CC ケモカイン受容体 5（CCR5）を阻害する．

8.2.6　ウイルス感染症（プリオン病を含む）

伝染性紅斑（リンゴ病），手足口病，伝染性単核球症，突発性発疹，咽頭結膜炎，ウイルス性下痢症，麻疹，風疹，流行性耳下腺炎，かぜ症候群，Creutzfeldt-Jakob（クロイツフェルト・ヤコブ）病

a．伝染性紅斑（リンゴ病）

【概念・病態】

ヒトパルボウイルス B19 が病原体であり，小児に好発する．感染後 10～20 日の潜伏期間の後，小児では顔面に蝶翼状の紅斑が現れ，続いて全身の網目状やレース状の皮疹がみられる．頬に発疹が現れる 7～10 日くらい前に，微熱や感冒様症状などがみられることが多い．両頬が赤くなるので「リンゴ病」とよばれる．成人では紅斑が現れないことが多いが，関節炎症状を呈することがある．健常者では予後良好であるため，治療は対症療法のみである．

b．手足口病

【概念・病態】

コクサッキーウイルス A 群（10 型，16 型）やエンテロウイルス 71 型が病原体で

ある．夏季に流行がみられ，主に4歳以下の乳幼児に好発する．3～5日の潜伏期をおいて，口腔内を中心に，水疱疹・びらん・潰瘍が現れる．その後，手・足・下腿に水疱疹がみられる．通常は3～7日の経過で消退し，瘢痕や色素沈着を残さず消失する．感染は主として咽頭から排泄されるウイルスによる飛沫感染で起こるが，便中に排泄されたウイルスによる経口感染，水疱内容物からの感染などもありうる．治療は対症療法のみ行う．

c．伝染性単核症

【概念・病態】

ヒトヘルペスウイルス科の *Epstein–Barr* ウイルス（EBV または HHV-4）が感染したBリンパ球を排除するために，免疫・炎症が惹起される疾患である．EBV は3歳までに約80%が初感染を受けるが，不顕性感染に終わることが多い．一方，思春期から若年青年層になってから初感染を起こすと伝染性単核症を発症しやすい．一般に唾液を介して感染するため「kissing disease」ともよばれる．4～6週間の潜伏期を経て，発熱（38℃以上の高熱で1～2週間持続する場合が多い），リンパ節腫大（特に頸部），咽頭痛（扁桃炎），発疹（皮膚，口蓋の紅斑），異形リンパ球の増加，肝脾腫がみられる．

【検査・診断】

診断は，血清診断であるポール-バンネル（Paul-Bunnel）反応が一般臨床では用いられるが，日本では成人の多くが不顕性感染をきたしているため，確定診断にはペア血清での測定が必要である．治療は重篤な合併症がない場合，安静と対症療法が主体となる．

d．突発性発疹

【概念・病態】

ヒトヘルペスウイルス科のヒトヘルペスウイルス６型（HHV-6）と，７型（HHV-7）が病原体である．乳児期に発症する熱性発疹性疾患であり，生後2歳までにほとんどの乳幼児が罹患する．カタル症状（咳や鼻水，鼻づまり，喉の痛みといった諸症状）のない高熱（38℃以上）が約3日間続いた後，解熱とともに斑状丘疹が体幹を中心に顔面，四肢に数日間現れる．診断は，通常臨床症状のみで行われることがほとんどである．

【治　療】

治療は，予後良好のため，対症療法にて経過観察を行う．

e．咽頭結膜熱（プール熱）

【概念・病態】

アデノウイルス３型と７型が主な病原体である．発熱，咽頭炎および結膜炎を主症状とする疾患であり，小児に好発する．5～7日の潜伏期の後，突発熱で発症し，頭痛，食欲不振，全身倦怠感とともに，咽頭炎による咽頭痛，結膜炎による結膜充血・眼痛・羞明・流涙・眼脂を伴い，3～5日間持続する．予後は良好である．まれに重症肺炎を合併することがある．

【検査･診断】 確定診断には，ラテックス凝集反応（PA 法）や EIA 法を用いた簡便な抗原検出キットが市販され，迅速診断が可能である．治療は対症療法が中心となる．

f．ウイルス性下痢症

【概念･病態】 **ロタウイルス**，**ノロウイルス**，サポウイルス，アストロウイルスやアデノウイルスなどが病原体の嘔吐・下痢症である．乳児下痢症を起こすウイルスの大半はロタウイルスであり，次いでノロウイルスである．食中毒の原因としてはノロウイルスが最も多い．

【治　療】 治療は，脱水症状に対する経口的な水分補給や輸液などの対症療法を行う．

g．麻疹（はしか）

【概念･病態】 パラミクソウイルス科の**麻疹ウイルス**が病原体であり，生後 6 か月以降の小児に好発する．感染経路は，飛沫核感染，飛沫感染，接触感染など様々である．不顕性感染は極めて少なく 95％以上が発症する．大人になってから初感染して発症すると，脳炎や肺炎を起こして重症になる．感染後は 10〜12 日の潜伏期を経て発症し，カタル期，発疹期，回復期と臨床症状が推移していく．カタル期では，38℃前後の発熱が 2〜4 日間続き，カタル症状が出現する．カタル期の終わり頃，口腔内の頬粘膜に顆粒状の**白色斑（コプリック斑）**が現れる．発疹期になると，いったん解熱した後，再び高熱（多くは 39.5℃以上）が出るとともに，特徴的な融合性発疹が出現する．発疹が全身に広がるまで，発熱（39.5℃以上）が 3〜4 日間続く．この間，カタル症状はさらに激しくなる．

一方，コプリック斑は発疹出現後 2 日目の終わりまでに急速に消失する．発疹期を経て回復期に入ると，色素沈着を残して，発疹は消退する．カタル症状も次第に軽快する．治療は対症療法を行う．予防には弱毒生ワクチンによる予防接種を行う．

h．風疹（三日はしか）

【概念･病態】 トガウイルス科の**風疹ウイルス**が病原体であり，発熱，発疹，リンパ節腫脹を特徴とするウイルス性発疹である．幼児や学童に好発するが，成人が罹患すると重症化しやすい．感染から 14〜21 日の潜伏期間の後，発熱，発疹，リンパ節腫脹が現れる．発疹は顔面に出現して全身に広がるが，発熱と同時に発疹が現れるのが特徴である．リンパ節腫脹は発疹の出現する数日前より始まり，約 3〜6 週間持続する．カタル症状を伴うが，これも麻疹に比べて軽症である．発疹は 2〜3 日で消退するが，風疹の発疹は麻疹のものと異なり，消退後に色素沈着を残さない．基本的には予後良好な疾患である．

妊娠初期（3〜4 か月）に感染すると，生まれた子どもに**先天性風疹症候群**の症状（白内障，心臓病，聴力障害など）が現れることがある．治療は対症療法を行う．予防には弱毒生ワクチンによる予防接種を行う．

i．流行性耳下腺炎（おたふくかぜ）

【概念・病態】

パラミクソウイルス科の**ムンプスウイルス**が病原体であり，急性耳下腺炎を伴う全身感染を生じる疾患である．3〜6歳の幼児に好発する．小児の1/3は不顕性感染であるが，成人では顕性のことが多い．2〜3週間の潜伏期を経て発症し，片側あるいは両側の唾液腺の腫脹を特徴とするウイルス感染症であり，通常1〜2週間で軽快する．最も多い合併症は無菌性髄膜炎（約10%）であり，その他，睾丸炎（思春期以降の男性の約20〜30%），卵巣炎（思春期以降の女性の約7%），難聴，膵炎などを認める場合がある．

【治　療】

治療は対症療法のみである．予防には弱毒生ワクチンによる予防接種を行う．

j．かぜ症候群

【概念・病態】

最も頻度の高い呼吸器感染症であり，鼻腔，咽頭，喉頭などの上気道粘膜の急性カタル性炎症の総称である．原因の80〜90%がウイルス感染によるもので，**ライノウイルス**が最も多く，これに続く**コロナウイルス**を合わせると約半数を占める．その他，一般細菌（A群β溶血性連鎖状球菌や百日咳菌など），肺炎マイコプラズマ，肺炎クラミジアなども原因としてあげられる．病原体の頻度として最も高いのは，成人ではライノウイルスであるが，小児では**RSウイルス**である．

【症　状】

症状としては，鼻粘膜症状（鼻汁，鼻閉，くしゃみ），上気道症状（咽頭痛，咽頭乾燥感，嗄声）や下気道症状（咳嗽，喀痰）がみられる．また，全身症状としては発熱，頭痛，全身倦怠感などがみられる．治療は自宅療養で自然治癒することがほとんどである．

k．Creutzfeldt-Jakob（クロイツフェルト・ヤコブ）病（CJD）

【概念・病態】

感染性タンパク質粒子の**プリオンタンパク質**が病原体のヒトのプリオン病であり，脳組織の海綿（スポンジ）状変性による進行性認知症・ミオクローヌスといった精神・神経症状を特徴とする致死性の疾患である．CJDは，孤発性，家族性，医原性および変異型に分類される．孤発性は，正常プリオンタンパク質生成過程における異常プリオンタンパク質への突然変異によるものと考えられている．家族性は，臨床的には孤発性と区別できないが，家族性に発病する．

一方，医原性は，乾燥脳硬膜移植や角膜移植，脳下垂体より抽出した成長ホルモン投与などの医療行為によって異常プリオンタンパク質が伝播し発症するものである．また，変異型は，牛海綿状脳症（BSE）に罹患した牛の経口摂取が原因と考えられるものである．

（細野哲司）

8.3 真菌感染症の薬，病態，治療

●真菌感染症

真菌感染症は，表在性と深在性真菌症に大別される．代表的な表在性真菌症は，白癬菌（*Trichophyton rubrum*）による皮膚糸状菌症（爪白癬症，水虫など）であり，前章で述べられている（p.288）．

ここでは代表的な深在性真菌症とその治療について述べる．深在性真菌症の原因となる主要な病原真菌は**カンジダ属菌**，**アスペルギルス属菌**，**クリプトコックス属菌**などであり，日本における感染ではこれらによる真菌感染症は，易感染性宿主における感染症が多い．真菌感染症は日本の高齢社会や易感染性宿主の増加を反映して，増加傾向にある．主な深在性抗真菌薬を表 8-9 にあげる．また，「皮膚真菌症」（p.288）も参照のこと．

表 8-9　主な深在性抗真菌薬

薬物名	作用機序・特徴など
①ポリエン系 ・アムホテリシン B ・ナイスタチン	・真菌細胞膜のエルゴステロール（ヒトの細胞にない）に結合して，細胞膜の透過性を亢進し，細胞内容物の漏出を起こす． ・広い抗真菌スペクトルを示し，カンジダ症，クリプトコックス症，アスペルギルス症，ムコール症，スポロトリックス症などの深在性真菌症の第一選択薬であり，点滴静注で用いる． ・重大な副作用として強い腎障害があるが，アムホテリシン B リポソーム製剤ではこの副作用が軽減されている．また，心停止や心不全，急性肝不全，皮膚粘膜眼症候群（スティーブンス・ジョンソン症候群）や中毒性表皮壊死融解症（ライエル症候群），無顆粒球症なども注意すべき副作用である．
②アゾール系 ・イトラコナゾール ・フルコナゾール ・ミコナゾール ・ボリコナゾール	・エルゴステロールの生合成経路のラノステロール 14 α-デメチラーゼ（ラノステロール C14 α-脱メチル化酵素；$P450_{14\text{-}DM}$）を競合的に阻害し，エルゴステロールの生合成を阻害する． ・ヒト肝の P450（CYP3A4，CYP2C9，CYP2C19 など）も阻害するため，肝障害の副作用や他の薬物との相互作用が起こる． ・経口深在性真菌症治療薬である．イトラコナゾールは爪白癬などの皮膚真菌症にも用いる．
③キャンディン系 ・ミカファンギン ・カスポファンギン	・真菌細胞壁に特有の β-1,3-D-グルカン結合（ヒトのグルカンにない結合）の形成を非競合的に阻害し，細胞壁合成を阻害する． ・主な副作用として，血液障害，ショック，アナフィラキシー，肝機能障害・黄疸などがある． ・肺アスペルギローマ，カンジダ血症などの深在性真菌症の治療に点滴静注で用いる．
④フルシトシン	・真菌細胞膜のシトシン透過酵素（ヒトの細胞膜にない）によって細胞内に取り込まれると，脱アミノ化されて 5-フルオロウラシル（5-FU）に転換される．これが三リン酸化されて UTP の代わりに RNA に取り込まれ，異常 RNA が形成されてタンパク質合成に異常が起こる．また 5-FU は 5-デオキシフルオロウリジン一リン酸に転換され，チミジル酸合成酵素を拮抗的に阻害してデオキシウリジン一リン酸からチミジン一リン酸への生合成を阻害し，結果として DNA 合成を阻害する． ・重大な副作用として，汎血球減少や無顆粒球症などの血液障害，腎不全がある． ・経口深在性真菌症治療薬である．

a．カンジダ症

【概念･病態】

表在性と深在性カンジダ症に分類される．ヒトに感染するカンジダ属菌の代表菌種は *Candida albicans* であり，健常人の口腔粘膜などに常在している．易感染性宿主に対して，病原性を示す日和見感染真菌である．皮膚や口腔，爪，膣カンジダ症に代表される表在性カンジダ症と，消化管，肺，心，肝，腎などの深部臓器に感染する深在性カンジダ症に大別される．皮膚病変では紅斑や小丘疹，小水疱，膿疱などの皮疹が生じる．また，口腔病変では，粘膜表面に白色調の偽膜（舌苔など）が生じる．皮膚カンジダ症にはルリコナゾール，ラノコナゾール，ケトコナゾールなどのアゾール系やアモロルフィンの外用薬，口腔カンジダ症や食道カンジダ症ではイトラコナゾールの内用液やミコナゾールの経口用ゲル，爪カンジダ症ではイトラコナゾールの内服，膣カンジダ症ではオキシコナゾールなどアゾール系薬の膣錠やミコナゾール膣坐薬を用いる．深在性カンジダ症では体内に侵入した菌が血行性に散布されることによって各種深部臓器に播種され，卵型の菌体から仮性菌糸の進展，あるいは菌糸性増殖によって感染巣を形成する．こうした深在性真菌症では，フルコナゾール，ホスフルコナゾールなどのトリアゾール系薬，ミカファンギンやカスポファンギンなどのキャンディン系薬，アムホテリシンリポソーム製剤などの注射薬を用いる．

b．ニューモシスチス肺炎

【概念･病態】

後天性免疫不全症候群（AIDS）の合併感染症の一つで，**ニューモシスチス・イロベジー**（Pneumocystis jirovecii）の感染による間質性肺炎として知られている．また，造血器腫瘍，造血幹細胞移植，臓器移植，膠原病患者，プリン誘導体・リツキシマブ併用化学療法治療，長期ステロイド薬治療中などでも発症することがある．単純エックス線またはCT像によって，AIDS患者では浸潤影，結節影，空洞形成，気胸，蜂巣肺形成などがみられ，非AIDS患者では，両側対称性びまん性すりガラス陰影がみられる．気管支洗浄液中に病原体が検出されると診断が確定診断する．また血清中の**β-1,3-Dグルカン**が上昇する．**スルファメトキサゾール・トリメトプリム（ST）合剤**が第一選択薬である．これにステロイド薬を併用する．AIDS患者では，CD4陽性T細胞数が200個/μLを下回ると，発症のリスクが高くなるので，ST合剤やペンタミジン，アトバコンなどの予防的投与を行う．

c．肺アスペルギルス症

【概念･病態】

代表的な病原性アスペルギルスはAspergillus fumigatusである．主な肺アスペルギルス症はその病因から，①ステロイド薬投与などによる高度の免疫不全による**侵襲性肺アスペルギルス症**，②肺結核遺残空洞などの肺の基質的病変に加えて軽度の免疫不全による**慢性壊死性肺アスペルギルス症**，③肺結核遺残空洞などにアスペルギルスの菌球が形成されて喀血を伴う**肺アスペルギローマ**，④アスペルギルスの菌体で誘発されるアレルギー疾患である**アレルギー性気管支肺アスペルギルス症**がある．侵襲性肺アスペルギルス症は，ステロイド薬投与など免疫不全となっている薬物の投与中止とボリコナゾールの投与，慢性壊死性肺アスペルギルス症はイトラコナゾール，またはボリコナゾールの投与，肺アスペルギローマは外科的切除，アレルギー性気管支肺アスペルギルス症喘息のコントロール薬とイトラコナゾールの投与を行う．

d．クリプトコックス症

【概念·病態】

肺クリプトコックスは，*Cryptococcus neoformans*（現在は *Filobasidiella neoformans* という菌種名となっている）がハトなど鳥類の消化管で増殖し，糞とともに排泄されて乾燥した菌体が風などによって経気道的に肺に吸入されて感染し，肉芽腫性病変を形成する．主として日和見感染によって発症するが，健常人での発症例もある．HIV 感染者などの易感染性宿主では，血行性播種によって髄膜炎や脳炎を起こすことがある．フルシトシンやアムホテリシンＢリポソーム製剤などが有効である．

e．ムコール症

【概念·病態】

環境中に広く分布する *Absidia* 属や *Rhizopus* 属のムコールグループ（接合菌）による日和見感染症で，肺ムコール症や消化管ムコール症を起こし，高度免疫不全患者では血行性播種による全身感染を起こす．アムホテリシンＢが有効である．

（塚本喜久雄）

8.4　原虫・寄生虫感染症の薬，病態，治療

8.4.1　原虫感染症

a．マラリア

【概念·病態】

熱帯，亜熱帯地域に分布するマラリア原虫による感染症である．主なマラリア原虫には，熱帯熱マラリア（*Plasmodium farciparum*），三日熱マラリア（*P. vivax*），四日熱マラリア（*P. malariae*），卵形マラリア（*P. ovale*）がある．ハマダラ蚊によって感染が媒介される．感染動物を吸血したハマダラ蚊の中腸では，マラリア原虫が有性生殖によって増殖し，そのオーシストから生じたスポロゾイトがハマダラ蚊の唾液腺に集積する．ハマダラ蚊がヒトなど動物を吸血する場合には，まず唾液を注入して血液凝固を防ぐ物質を注入する．その際，唾液と一緒にスポロゾイトが注入される．血液中に入ったスポロゾイトは血行性に肝臓に到達する．肝細胞に侵入したスポロゾイトは増殖し，1～3 週間で大量のメロゾイトが形成され，肝細胞を破壊して血中に放出される．放出されたメロゾイトは赤血球に侵入し，赤血球内でさらに増殖してメロゾイトが増えて赤血球を破壊するという無性生殖のサイクルが繰り返される．赤血球の破壊によって 40℃近い高熱に襲われるが，比較的短時間で熱は下がる．マラリア原虫の種類によって増殖による細胞破壊の間隔に違いがあり，三日熱マラリアでは約 48 時間，卵形マラリアでは約 50 時間，四日熱マラリアでは約 72 時間おきに発熱が起こるが，熱帯熱マラリアは発熱の周期性がなく，症状が重い．

b．トキソプラズマ症

【概念･病態】

胞子虫類トキソプラズマ（*Toxoplasma gondii*）による感染症である．最終宿主はネコ科動物で，ネコの消化管に寄生している．ネコの糞便に由来する経口感染が主である．その他，ブタ，ヒツジ，ヤギなどの家畜を含め，多くの哺乳類と鳥類にも認められており，加熱不十分な食肉からの感染も起こり得る．ネコの小腸上皮細胞内で有性生殖によって増殖し，ヒトへの感染型であるオーシストが形成され，糞便とともに外界に出る．感染動物の有核細胞内で増殖すると嚢子が糞便とともに外界に出て，これもヒトへの感染型となる．感染動物の糞便で汚染された草や土壌から経口感染する．HIV 感染者などの高度免疫不全者では，トキソプラズマ脳症や血行播種性の全身感染を起こすことがある．

また，妊婦が経口感染すると経胎盤的に胎児に移行し，胎児の先天性トキソプラズマ症になる．トキソプラズマ脳症ではピリメタミン，スルファジアジン，ロイコボリンを併用内服する．また，胎児への経胎盤感染予防には妊婦へのスピラマイシン予防投与を行い，胎児に感染がある場合は，ピリメタミン，スルファジアジン，ロイコボリンを分娩まで投与して胎児発症や重症化を予防し，出生後は新生児に重症化を予防する目的で，ピリメタミン，スルファジアジン，ロイコボリンを投与する．

c．トリコモナス症

【概念･病態】

腟トリコモナス（*Trichomonas vaginalis*）による性感染症である．女性では外陰や腟の灼熱感や瘙痒感があり，悪臭を伴う帯下が増加する．また，男性では自覚症状がないか，尿道分泌物の増加する軽度の尿道炎を呈する．HIV 感染のリスク因子の一つである．メトロニダゾールやチニダゾールの内服，メトロニダゾールの腟錠を用いる．

d．アメーバ赤痢

【概念･病態】

赤痢アメーバ（*Entamoeba histolytica*）による消化管感染症である．感染者の糞便中には感染型の嚢子型中体（シスト）が存在し，このシストを経口摂取することで感染する．感染したシストは小腸で脱嚢して栄養型細胞として増殖する．栄養型細胞は，大腸粘膜組織を傷害・融解して潰瘍性病変や大腸炎を引き起こす．このため，症状としてイチゴゼリー状の粘血便を典型とする下痢が起こる．近年は，男性同性愛者間の性感染症として増加傾向にある．治療にはメトロニダゾールが用いられ，糞便への虫体排出を阻止する目的でパロモマイシンが用いられる．

e．クリプトスポリジウム症

【概念･病態】

クリプトスポリジウム属原虫（*Cryptosporidium parvum, C. hominis* など）による消化管感染症である．クリプトスポリジウムのオーシストを経口摂取することによって感染する．オーシストから遊離したスポロゾイトが小腸上皮細胞の微絨毛内に侵入して増殖することで，激しい水様性下痢や腹痛などの症状を呈する．ヒトをはじめとしてウシなどの家畜も含め，多くの哺乳類に感染が知られている．オーシストは塩素系消毒薬に耐性をもつため，日本でも上水処理場を経由した水道水による集団感染が起こるなどの発生例が知られている．健常人では数日から10日程度で自然治癒するが，AIDSなどの免疫不全患者では感染の遷延が起こる．

8.4.2　寄生虫感染症

a．回虫症

【概念・病態】

回虫症は，回虫（*Ascaris lumbricoides*）の虫卵で汚染された野菜などを経口摂取することで感染が成立し，小腸で孵化して幼虫となり，肺を経由して小腸で成虫となる．日本では人糞肥料から化学肥料への転換で感染率は激減したが，近年の自然食ブームによる有機農法や減農薬農法による野菜や，輸入野菜に付着した虫卵の摂取での感染例が知られている．少数寄生の場合が多く，自覚症状が出ないことが多い．多数寄生例では腹痛や下痢などの腸炎症状があり，これに加えて腸閉塞や胆管，膵管への侵入による胆管炎，膵炎を起こすことがある．ピランテルやサントニンが駆虫薬として用いられる．

b．蟯虫症

【概念・病態】

蟯虫（*Enterobius vermicularis*）は，成熟卵が経口的に体内に入り感染する．雌成虫と雄成虫は盲腸で交尾し，雌成虫は夜間に肛門の周囲に産卵する．駆虫薬としてピランテルを用いる．

c．アニサキス症

【概念・病態】

Anisakis simplex などのアニサキス亜科の線虫による消化管感染症である．アニサキスはクジラやイルカなどの海生哺乳類を最終宿主とし，サバやイカを中間宿主とする．これら魚介類の生食によって虫体を摂取することで感染し，激痛を伴う急性腹症をきたす．胃への寄生では，内視鏡によって虫体を摘出する．

（塚本喜久雄）

8.5　悪性腫瘍の薬，病態，治療

8.5.1　白血病

8.5.1a　急性白血病（acute leukemia：AL）

【概念・病態】

造血前駆細胞に生じた遺伝子異常により，分化・成熟能が傷害された幼若芽球（白血病細胞）が単クローン性に増殖する造血腫瘍である．造血細胞［骨髄系細胞（myeloid cell）とリンパ系細胞（lymphoid cell）］の腫瘍増殖を特徴とする疾患群である．

- 急性前骨髄球性白血病：APL（Acute Promyelocytic Leukemia）
- 急性骨髄性白血病：AML（Acute Myeloid Leukemia）

・急性リンパ性白血病：ALL（Acute Myeloid Leukemia）

【疫　学】

①AML と ALL の比は，成人で 4：1，小児では 1：3 である．
②1985 年頃から，リンパ腫が増加し，白血病をはるかに超えている．
③7 割が急性白血病である．
④白血病は全がんの約 10％である．

【症　状】

①急性白血病では，白血球系芽球の腫瘍性増殖がある．
②白血球系芽球の無制限な増殖白血病裂孔*を伴う．
③骨髄機能障害（貧血，易感染性，出血傾向）
④腫瘍細胞の各種臓器への浸潤（肝・脾腫，歯肉腫脹，リンパ節腫大，皮下結節）
腫瘍細胞の崩壊（発熱，LDH 上昇，UA 上昇）
⑤骨膜下浸潤（胸骨叩打痛，骨痛）

＊**白血病裂孔**とは，末梢血において骨髄芽球と小数の成熟顆粒球を認めるのみで，中間成熟段階の細胞を認めない状態である．これに対して慢性骨髄性白血病では，各段階にある細胞を認める．

【分　類】

急性白血病は，増加している白血病細胞（芽球）の特徴により**急性骨髄性白血病（AML）**と**急性リンパ性白血病（ALL）**に分けられる．

【検査・診断】

a．血液検査
（血算）貧血，血小板減少，白血球数は増加する場合もあれば，逆に減少している場合もある．APL では，末梢血白血球数の増加はみられないことが多い．
（凝固）DIC があるとき PT ↑ APTT ↑，フィブリノゲン ↓，FDP ↑，D-ダイマー ↑
DIC は APL でよくみられる．LDH ↑，尿酸 ↑
b．各染色法による診断
①May-Giemsa 染色
骨髄中の芽球の割合：5％未満；正常，5～30％（骨髄異形成症候群，30％以上：急性白血病）
②ペルオキシダーゼ染色
芽球の陽性率：3％以上；骨髄性（陽性であれば少なくともリンパ性ではない）
3％未満；リンパ性ないし，巨核芽球性
③スダンブラック B 染色
芽球の陽性率：陽性；骨髄性，陰性；リンパ性

【治　療】

治療の基本は殺細胞性抗がん薬を用いての化学療法である．化学療法に伴う骨髄抑制は高度であり，重篤な感染症，貧血，出血傾向などに対する支持療法もあわせて行う．

地固め療法後の治療方針については，予後不良因子などから総合的に決定する（図8-6）.

寛解導入療法
地固め療法
維持強化療法
末梢血幹細胞移植

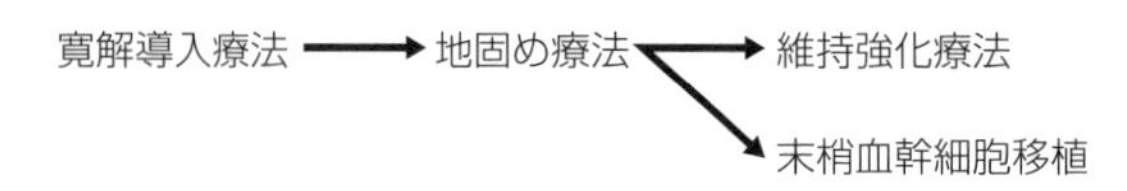

図 8-6　治療方法

a．寛解導入療法

複数の抗がん薬を併用する「**寛解導入療法**」を行い，白血病細胞の減少を図る．抗がん薬は，白血病細胞のみならず，正常造血細胞も傷害する．しかし，白血病細胞の再増殖スピードよりも正常造血の回復スピードのほうが速いために，休薬期間中に正常造血機能が先に回復する．治療後に正常の造血機能が回復し，末梢血に白血病細胞が存在せず，骨髄の芽球比率が5%未満の状態を完全寛解とよぶ．完全寛解でも，顕微鏡観察ではみえないが体内には多数の白血病細胞が残存している．ここで治療を終了すると必ず再発するため，寛解後療法が必要となる．

- CR（complete remission）：**完全寛解**
- PR（Partial Response）：腫瘍の 50%以上の縮小が 4 週間以上持続
- SD（Stable Disease）：安定．CR にも PR にも入らず，PD に相当する増大もない状態
- PD（Progressive Disease）：最も縮小した時点から 25%以上の増大，または新病巣の出現

b．寛解後療法

残存白血病細胞の根絶のための治療

◎**地固め療法**：寛解導入療法直後に行われる化学療法

◎**維持療法**：比較的長期にわたり間欠的に行われる化学療法．寛解導入療法，地固め療法と比べると弱い治療法である．ALL で行われることが多く，AML では基本的に行わない．

c．造血幹細胞移植療法

同種移植と自家移植がある．

8.5.1b　急性骨髄性白血病（acute myeloid leukemia：AML）

【概念·病態】

適切な治療を行わなければ，感染症や出血により数日から数週間の経過で死亡に至る．分化を傷害する遺伝子変異と，細胞増殖を促進する遺伝子変異の 2 種類の遺伝子変異により発症する．分化障害があるため，白血病裂孔が認められる．

【症　状】

正常造血の抑制による症状（貧血，白血球減少，易感染性，出血傾向）と白血病細胞の臓器浸潤（歯肉，肝臓，脾臓など）による症状が主である．APL では DIC を合併しやすい．

【検　査】

骨髄中の芽球増加（WHO 分類では 20％以上，FAB 分類では 30％以上）で AML と診断される．

【治　療】

APL とそれ以外の AML では治療が異なる．

a．AML の治療

血清ビリルビン＜2.0 mg/dL，血清クレアチニン＜2.0 mg/dL，PaO_2≧93％を目安として対象患者を選択する．

急性骨髄性白血病に対する化学療法の概念は，分裂期に入っている細胞に関しては，正常白血球，白血病細胞を問わず叩くというものであり，この概念を total cell kill という．その後，投薬を中止すると正常白血球が先に分裂期に入って回復するため，投薬・休薬を繰り返すことによって腫瘍細胞が漸減することが期待される．

①寛解導入療法

- ダウノルビシン 50 mg/m^2 30 分持続静注を 5 日間連続投与
  シタラビン 100 mg/m^2 24 時間-持続中心静脈注を 7 日間連続投与　　以上を 1 サイクル
- イダルビシン 12 mg/m^2 30 分持続静注を 3 日間連続投与
  シタラビン 100 mg/m^2 24 時間-持続中心静脈注を 7 日間連続投与　　以上を 1 サイクル

②寛解後療法

- シタラビン大量療法（3 サイクル）
  シタラビン 2,000 mg/m^2 3 時間-持続静注　12 時間ごと　3 日間連続投与，またはシタラビンとアントラサイクリン系薬剤が併用される．

通常は寛解後療法を強化するための維持療法は行っていない．

8.5.1c　急性前骨髄球性白血病 (acute promyelocytic leukemia：APL)

【診　断】

骨髄中の APL 細胞の増加により診断する．98％に病型特異的染色体転座 t（15：17）由来の（*PML/RARA* 融合遺伝子）を検出する．

播種性血管内凝固症候群（DIC）により出血傾向をきたす．

白血病細胞中の Azur 顆粒中に含まれる組織トロンボプラスチン様物質により，凝固系・線溶系がともに亢進し，DIC をきたしやすく，出血症状が著明である．フィブリノゲン↓，FDP↑

【治　療】

①適応年齢：15～70 歳の未治療患者

②トレチノイン：トレチノイン（ATRA：all-trans retinoic acid）により成熟顆粒球への分化を誘導する．t（15：17）を認めなくなった場合は，ATRA を中止し，他の AML として治療する．

表 8-10　寛解導入療法

WBC＜3,000/μL かつ APL 細胞（芽球＋前骨髄球）＜1,000/μL の場合
ベサノイド 45 mg/m^2　分 3　経口投与 8 日間連続投与
3,000 μL≦WBC＜10,000/μL あるいは APL 細胞（芽球＋前骨髄球）≧1,000/μL の場合
ベサノイド 45 mg/m^2　分 3　経口投与 8 日間連続投与 イダマイシン 12 mg/m^2　30 分持続静注 2 日間連続投与 キロサイド 80 mg/m^2　24 時間持続中心静脈注 5 日間連続投与　　以上を 1 サイクル
WBC≧1,0000/μL の場合
ベサノイド 45 mg/m^2　分 3　経口投与 8 日間連続投与 イダマイシン 12 mg/m^2　30 分持続静注 2 日間連続投与 キロサイド 100 mg/m^2　24 時間持続中心静脈注 5 日間連続投与　　以上を 1 サイクル 上記プロトコール実施中に APL 細胞≧1,000/μL の場合，イダマイシン 12 mg/m^2 30 分点滴静注 2 日間，キロサイド 80 mg/m^2 24 時間持続静注 5 日間追加投与.

8.5.1d　急性リンパ性白血病（acute lymphocytic leukemia：ALL）

【概念·病態】

①骨髄中にリンパ芽球を 25%以上認め，芽球のペルオキシダーゼ染色陽性率 3%未満
②リンパ芽球性増殖に伴う骨髄機能不全症状（貧血，発熱，出血傾向）
③白血病細胞の骨髄外臓器への浸潤を伴う．リンパ節腫大，肝腫大，脾腫大，横隔膜腫大，中枢神経系浸潤（頭痛，嘔吐など），皮膚浸潤
④成人 ALL の完全寛解率 70〜85%，寛解例の長期生存率 20〜40%と不良
⑤寛解期の延長とともに中枢神経系白血病（CNS 白血病）の頻度が高くなる．

【症　状】

頭痛，嘔吐，精神症状（ALL は AML に比べて中枢神経浸潤をきたしやすい）．時に触診可能なリンパ腫腫大を認める．

【検　査】

骨髄の芽球増加（25%以上で ALL と診断することが多い）

a．Ph 染色体陽性 ALL

成人 ALL の 30〜40%にフィラデルフィア染色体　t（9;22）がみられる（Ph 染色体陽性 ALL）．加齢に伴いその頻度も上がり，50 歳以上の ALL は約半数が Ph 染色体陽性である．

一方，小児 ALL では Ph 染色体はほとんどみられない．

◎適応年齢：15 歳以上 65 歳未満

◎患者の PS：0〜3，血清ビリルビン＜2.0 mg/dL，血清クレアチニン＜2.0 mg/dL

ALL の治療は，寛解導入療法に引き続いた地固め療法と中枢神経系白血病治療，その後に維持療法という全治療期間が 2〜3 年の治療が標準となっている．成人 ALL の場合，寛解率は 70〜90%であるが，再発率が高く長期無再発率は寛解例の 20〜40%といまだに満足できるものではない．

b．フィラデルフィア染色体陽性 ALL

イマチニブ 600 mg　1 日 1 回経口投与　連日　血液所見，年齢・症状により適宜減量

ダサチニブ 1 回 70 mg　1 日 2 回経口投与　連日　1 回 90 mg を 1 日 2 回まで増量

表 8-11　パフォーマンスステータス〈PS〉

グレード 0	無症状で社会活動ができ，制限を受けることなく，発症前と同様に振る舞える．
グレード 1	軽度の症状があり，肉体労働は制限を受けるが，歩行，軽労働，坐業はできる．例えば軽い家事，事務など．
グレード 2	歩行や身の回りのことはできるが，時に少し介助がいることもある．軽労働はできないが，日中の 50%以上は起居している．
グレード 3	身の回りのある程度のことはできるが，しばしば介助がいり，日中の 50%以上は就床している．
グレード 4	身の回りのこともできず，常に介助がいり，終日就床を必要としている．

8.5.1e　慢性骨髄性白血病（chronic myeloid leukemia：CML）

【概念・病態】

末梢血白血球数が増加し，骨髄芽球から成熟好中球まで各成熟段階の顆粒球系細胞が認められる白血病である．慢性期（3〜6 年），移行期（6 か月）を経て急性転化（3〜6 か月）に至る．急性期では，急性白血病と同様の症状，検査所見を示す．

【症　状】

著明な肝脾腫，微熱，全身倦怠感，体重減少，皮膚瘙痒感，胃潰瘍などを発症する．

【治　療】

①イマチニブ 400 mg/ 日経口投与　連日

3 か月後に血液学的完全寛解に達しない患者に対しては，600 mg に増量する．

②イマチニブ抵抗性の慢性期または移行期の CML

- ニロチニブ 800 mg/ 日経口投与　連日
  上記一日量を食事の 1 時間以上前，または食後 2 時間以降の 2 回に分けて，12 時間ごとを目安に経口投与．
- 慢性期：ダサチニブ 100 mg/1 回 / 日経口投与　連日
- 移行期または急性期：ダサチニブ 1 回 70 mg　1 日 2 回経口投与　連日 1 回 90 mg を 1 日 2 回まで増量

8.5.1f 慢性リンパ性白血病 (chronic lymphocytic leukemia：CLL)

【概念･病態】 がん化した小型リンパ球がリンパ節，骨髄および血液中で増加する病態であり，主に血液中で増加する場合において慢性リンパ性白血病と診断される．

【治　療】 フルダラビン 25 mg/m^2 30 分-持続静注　5 日間連続投与　以上を 1 サイクル

8.5.1g 成人 T 細胞／白血病リンパ腫 (adult T-cell leukemia ／ lymphoma：ATLL)

【概　念】 レトロウイルスである HTLV-1（human T-cell leukemia virus）による helper T 細胞の感染が原因で起こる単クローン性増殖による腫瘍である．小児のキャリアは，主に母乳による垂直感染で広がり，その他の感染経路は性交や輸血によると考えられる．ATLL 発症者のほとんどは垂直感染者であるため，HTLV-1 陽性の妊婦に対しては授乳を避けるような指導が行われる．

【症　状】
①腫瘍細胞の著しい増加，臓器浸潤
- リンパ節腫脹や肝脾腫などがみられる．
- 皮膚への浸潤（結節，紅斑，紅皮症，扁平苔癬様皮疹）を呈する．

②高カルシウム血症に伴う意識障害
③日和見感染
- 細胞性免疫不全によりニューモシスチス肺炎，カンジダ症，サイトメガロウイルス感染症などに罹患しやすくなる．

【検査･診断】
①末梢血中の異常リンパ球（ATLL 細胞）の出現
- 末梢血中に花弁様に分葉した特徴的な ATLL 細胞がみられる．

②抗 HTLV-1 抗体の検出
③ LDH，カルシウム，尿酸の上昇
④末梢血，または浸潤臓器に異常リンパ球（$CD4^+$，$CD25^+$）を認め，抗 HTLV-1 抗体陽性の場合，ATLL が強く疑われる．

【治　療】
①慢性型・くすぶり型
- 原則は経過観察である．慢性型の進行例においては，急性型やリンパ腫型に応じた治療を行う．

②急性型やリンパ腫型の場合は化学療法，同種造血幹細胞移植を行う．

表 8-12 CHOP-V-MMV 療法

・シクロホスファミド 400 mg/m^2 3 時間持続静注，ドキソルビシン 40 mg/m^2 1 時間持続静注，ビンクリスチン 1.5 mg/m^2 静注，各 1 日目投与. ・エトポシド 35 mg/m^2 2 時間-持続静注，1〜8 日まで連日投与 ・ラムスチン 50 mg/m^2 1 時間-持続静注，ミトキサントロン 7 mg/m^2 1 時間-持続静注，シビンデシン 2 mg/m^2 静注，各 8 日目投与. ・プレドニゾロン 40 mg/m^2 経口投与，1〜3 日目，8 日〜10 日目投与.
同種造血幹細胞移植
ATLL の一部の症例は，同種造血幹細胞移植により治癒する．3 年生存率は 40〜50%である.

8.5.1h 悪性リンパ腫

【概念・病態】 主にリンパ節を構成するリンパ組織原発性の腫瘍性増殖をきたすリンパ球の悪性腫瘍で，リンパ節もしくは臓器に腫瘤を形成する疾患の総称である．これに対し，血流中リンパ球の腫瘍性増殖はリンパ性白血病である.

【分 類】 悪性リンパ腫の病理組織分類

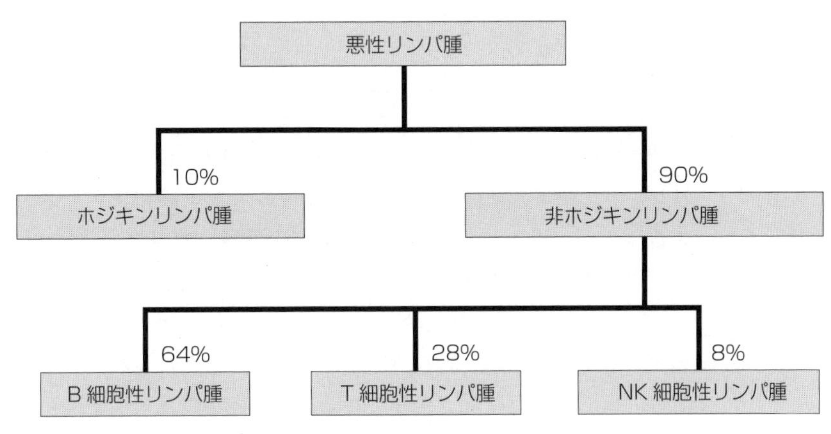

図 8-7 悪性リンパ腫の病理組織類

【症 状】 a．ホジキンリンパ腫（hodgkin's lymphoma：HL）

①約 70%は表在リンパ節腫大を訴え受診する.

②頸部原発が多い（胃，縦隔などからも発症）.

③リンパ節腫大：無痛，無動，弾性硬

④皮疹，皮膚瘙痒感

⑤貧血

⑥進行すると B 症状（38℃以上の不明熱，寝汗，6 か月以内に 10%以上の体重減少）を呈する.

【検　査】　①リンパ節生検によってHodgkin細胞およびReed-Sternberg（RS）細胞を認める.
②末梢血において，リンパ球減少，好酸球増多，好中球増多，貧血，LDH↑
③液性免疫の低下

【治　療】　化学療法と放射線療法が主体である．ホジキンリンパ腫の治療法選択は，病期分類に依存する．化学療法では，ABVD療法が標準的治療となっている.

表8-13　病期別治療法

病　期		治療法
ⅠA，ⅡA期	巨大腫瘤（−）	放射線療法，化学療法（ABVD療法）+放射線療法
	巨大腫瘤（+）	化学療法（ABVD療法）+放射線療法
ⅠB，ⅡB期		化学療法（ABVD療法）
Ⅲ，Ⅳ期（残存病変（+））		化学療法（ABVD療法）

表8-14　ABVD療法

アドリアマイシン，ブレオマイシン，ビンプラスチン，ダカルバジン		
ドキソルビシン25 mg/m^2 ブレオマイシン10 mg/m^{2}最大15 mg ビンブラスチン最大10 mg ダカルバジン375 mg/m^2	30分持続静注 30分持続静注 静注　6 mg/m^2 30分持続静注	1，15日目 1，15日目 1，15日目 1，15日目

b．非ホジキンリンパ腫（NHL：non-hodgkin lymphoma）

【概念·病態】　リンパ球の腫瘍性増殖性疾患で，ホジキンリンパ腫に属さない病態をいう.

【症　状】　①首，あご，腋下，鼠径部のリンパ節の腫脹（初発は頸部），②リンパ節腫大：無痛，③足のむくみ，④嚥下困難，⑤体重減少，⑥発熱

【検　査】　①確定診断はリンパ節，あるいは節外性腫瘤の生検による.
②病勢，病期の程度を決定するために各種画像診断，末梢血検査などを行う.

【分　類】
表8-15　非ホジキンリンパ腫の悪性度による分類

生物学的悪性度	B細胞型	T/NK細胞型
低悪性群 （平均生存期間年単位）	濾胞性リンパ腫，MALTリンパ腫，マントル細胞リンパ腫	菌状息肉腫
中悪性群（月単位）	びまん性大細胞型B細胞性リンパ腫	末梢性T細胞性リンパ腫 血管免疫芽球性T細胞リンパ腫 未分化大細胞リンパ腫
高悪性群（周単位）	Burkittリンパ腫	成人T細胞白血病/リンパ腫
	前駆型リンパ芽球性白血病/リンパ腫（B細胞性10%，T細胞性90%）	

【治　療】

表 8-16　R-CHOP 療法

リツキシマブ 375 mg/m² 持続静注	1 日目
シクロホスファミド 750 mg/m² 60 分持続静注	3 日目
ドキソルビシン 50 mg/m² 30 分持続静注	3 日目
ビンクリスチン 1.4 mg/m² 最大 2.0 mg 静注	3 日目
プレドニゾロン 100 mg/m² 経口投与	3 日目から 7 日目まで 以上 1 サイクル

8.5.1i　多発性骨髄腫（multiple myeloma：MM）

【概念・病態】

異型性をもった形質細胞が主に骨髄で増殖することによって発症する全身性腫瘍性疾患である．貧血，腎障害など様々な臓器障害を伴う**症候性骨髄腫**と，それらを伴わない**無症候性骨髄腫**に分けられる．

【症　状】

発症は緩徐であり，骨痛や腰痛を発症症状とすることが多い．また，腰椎圧迫骨折などの病的骨折で診断されることも多い．

高カルシウム血症，腎障害，貧血，骨病変

【検　査】

診断のための検査として骨髄穿刺（異型形質細胞の増殖），血液・尿検査（M タンパクの検出，形質細胞の単クローン性増殖の証明により診断確定）がある．

【治　療】

症候性骨髄腫には治療が行われるが，無症候性の場合には行わない．

a．初期治療

①化学療法または造血幹細胞移植を伴う大量化学療法

②一般的には 65 歳以上または移植適応のないものには化学療法，65 歳以下で移植適応のあるものには移植療法を行う．

■化学療法

- 従来の第一選択薬は MPA（メルファラン，プレドニゾロン）療法
- 近年，ボルテゾミブが第一選択薬として用いられつつある．また，サリドマイド，レナリドミドなどの新薬も承認され，治療成績の向上が期待されている．

表 8-17　ボルテゾミブ

a．未治療の多発性骨髄腫
他の抗悪性腫瘍薬との併用において，通常，成人に 1 日 1 回，ボルテゾミブとして 1.3 mg/m² を 1，4，8，11，22，25，29，32 日目に静脈内投与，または皮下投与し，10 日間休薬（33〜42 日目）する．この 6 週間を 1 サイクルとし，4 サイクルまで投与を繰り返す．
b．再発，または難治性の多発性骨髄腫
通常，成人に 1 日 1 回，ボルテゾミブとして 1.3 mg/m² を週 2 回，2 週間（1，4，8，11 日目）静脈内投与，または皮下投与した後，10 日間休薬（12〜21 日目）する．この 3 週間を 1 サイクルとし，投与を繰り返す．本剤は最低 72 時間空けて投与する．

b．サリドマイド

通常，成人にはサリドマイドとして1日1回100 mgを就寝前に経口投与する．なお，患者の状態により適宜増減するが，1日400 mgを超えない．

表8-18 レナリドミド

a. 再発，または難治性の多発性骨髄腫
デキサメタゾンとの併用において，通常，成人にはレナリドミドとして1日1回25 mgを21日間連日経口投与した後，7日間休薬する．これを1サイクルとして投与を繰り返す．なお，患者の状態により適宜減量する．
b. 5番染色体長腕部欠失を伴う骨髄異形成症候群
通常，成人にはレナリドミドとして1日1回10 mgを21日間連日経口投与した後，7日間休薬する．これを1サイクルとして投与を繰り返す．

①かつて用いられていたVAD（ビンクリスチン，ドキソルビシン，デキサメタゾン）療法は移植前の治療としてしか用いられない．
②造血幹細胞移植：65歳未満には，VAD療法・高用量デキサメタゾンで治療後，シクロホスファミドを用いて自己末梢血幹細胞採取を行い，その後，メルファランなどの大量化学療法を行ってから自己末梢血幹細胞移植を行う．

8.5.2 消化器系の悪性腫瘍

8.5.2a 胃がん（gastric cancer）

【概念・病態】

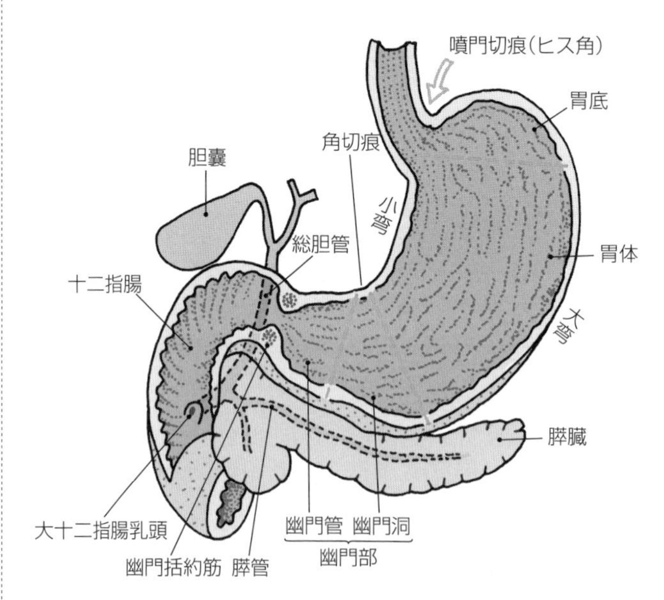

図8-8 胃の模式図

胃は消化管をなす管状の器官で，食道からの入り口部分を**噴門部**，十二指腸側への出口部分を**幽門部**，それ以外を**胃体部**とよぶ（図 8-8：p.356）．胃壁は，内側から粘膜上皮，粘膜筋板（粘膜），粘膜下層，固有筋層，漿膜からなる（図 8-9）．胃底部から胃体部にかけての胃全体の 2/3 の領域に胃底腺が分布し，胃液成分である胃酸を分泌する壁細胞，ペプシノーゲンを分泌する主細胞，粘液を産生する腺頸部粘液細胞からなる．また，胃の粘膜の表面を覆う細胞は，胃酸の酸性とペプシンによる消化から細胞自身を守るため，粘液を分泌している．粘膜下層には血管やリンパ管が多く集まり，筋層は平滑筋よりなる．

胃がんは胃粘膜上皮より発生する悪性腫瘍で大部分が腺がんである．胃原発性悪性腫瘍の 95％は胃がんである．胃がんは，日本において最も罹患率の高い癌腫である．また，死亡数は肺がんに次いで 2 番目である．胃癌取扱い規約では，胃の大弯および小弯を 3 等分し，それぞれの対応点を結んで，胃を Upper（上部），Middle（中部）および Low（下部）の 3 つの領域に分けている（図 8-8：p.356）．発がん部位は，下部が最も多く，次いで中部，上部と発生が少なくなる．危険因子は，喫煙，食塩および高塩分食品，*H.pylori* の持続感染などである．

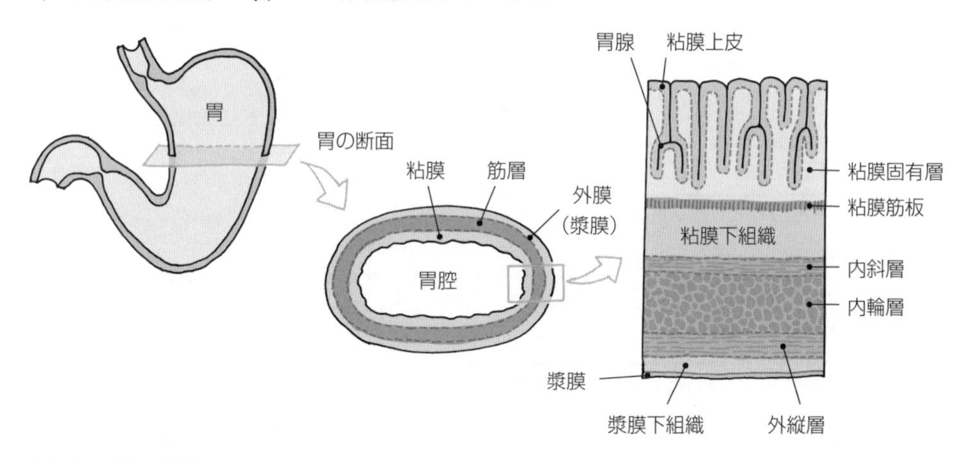

図 8-9　胃壁の模式図

【分　類】

表 8-19　胃腫瘍の分類

	良性腫瘍	悪性腫瘍
上皮性腫瘍	腺腫，過形成性ポリープ，胃底腺ポリープ	がん，カルチノイド
非上皮性腫瘍	消化管間質腫瘍，脂肪腫，平滑筋腫，血管腫，リンパ管腫など	消化管間質腫瘍，悪性リンパ腫，平滑筋肉腫，脂肪肉腫など

◎胃壁の構造

・早期胃がん：がんの浸潤が粘膜下層にとどまっているもの

・進行胃がん：がんの浸潤が固有筋層以上に進んだもの

肉眼型分類では 6 型に分類される．0 型は早期胃がんの肉眼分類（表 8-20：p.358），1〜4 型は Borrmann 分類に相当，5 型は分類不能（表 8-21：p.358）．

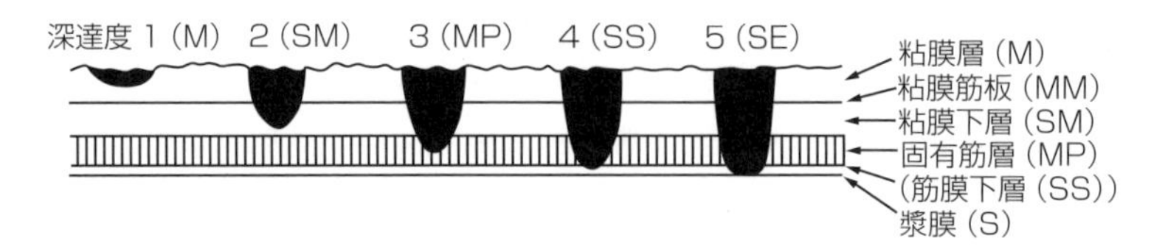

深達度（深部浸潤度）1，2 が早期癌，3，4，5 が進行癌。なお深達度 1 を "M の癌"，2 を "SM の癌"，3 を "MP の癌"，4 を "SS の癌"，5 を "SE の癌"，直接他臓器に癌が及ぶものを SI の癌と呼ぶ.

図 8-10　胃癌の深達度

表 8-20　0 型（表在型）の亜分類

0-Ⅰ型（隆起型）		明らかな隆起
0-Ⅱ型 （表面型） 表面凹凸の少ないもの	0-Ⅱa 型（表面隆起型）	軽度の隆起（2～3 mm）
	0-Ⅱb 型（表面平坦型）	平坦
	0-Ⅱc 型（表面陥凹型）	浅い陥凹
0-Ⅲ型（陥凹型）		潰瘍があり，その辺縁の一部に限局して癌がある

〔日本胃癌学会編（2010）：胃癌取扱い規約，第 14 版，金原出版，p.7〕

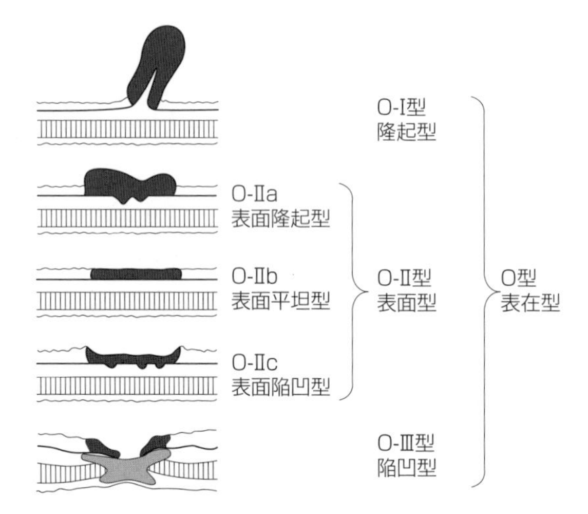

図 8-11　肉眼型分類①
〔日本胃癌学会編（2010）：胃癌取扱い規約，第 14 版，金原出版，p.8〕

表 8-21　基本分類

0 型（表在型）	癌が粘膜下層までにとどまる場合に多くみられる肉眼形態
1 型（腫瘤型）	明らかに隆起した形態を示し，周囲粘膜との境界が明瞭なもの
2 型（潰瘍限局型）	潰瘍を形成し，潰瘍をとりまく胃壁が肥厚し周囲粘膜との境界が比較的明瞭な周堤を形成する
3 型（潰瘍浸潤型）	潰瘍を形成し，潰瘍をとりまく胃壁が肥厚し周囲粘膜との境界が不明瞭な周堤を形成する
4 型（びまん浸潤型）	著明な潰瘍形成も周堤もなく，胃壁の肥厚・硬化を特徴とし，病巣と周囲粘膜との境界が不明瞭なもの
5 型（分類不能）	上記 0～4 型のいずれにも分類しにくいもの

〔日本胃癌学会編（2010）：胃癌取扱い規約，第 14 版，金原出版，p.7〕

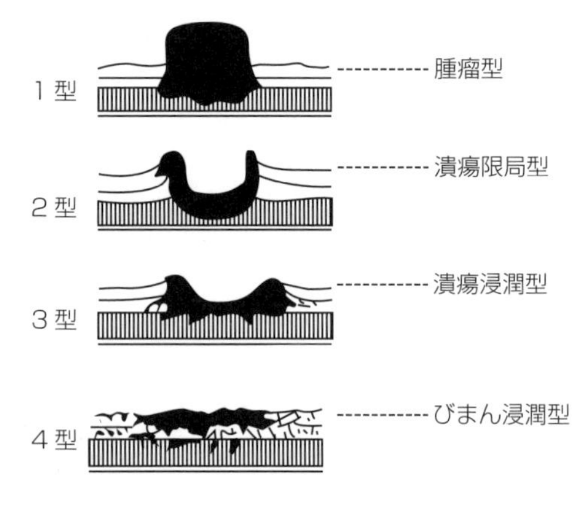

びまん浸潤型（スキルス，硬性癌）は癌浸潤が粘膜下に強いため，内視鏡で病変部位の決定が困難なことが多い．また，巨大皺襞がみられることがある.

図 8-12　肉眼型分類②
〔日本胃癌学会編（2010）：胃癌取扱い規約，第 14 版，金原出版，p.8〕

【症　状】

早期には症状がほとんどないので，自覚症状による胃がんの早期発見は困難である．胃がんで初期出現する症状は，上腹部の不快感，膨満感などが多い．また，がんと一緒に潰瘍があり，潰瘍による炎症が胃の漿膜に及んだ場合には痛みが現れる．しかし，これらの症状は胃がん以外の消化器疾患，胃潰瘍，慢性胃炎，十二指腸潰瘍などでもみられるので，注意が必要である．

【検　査】

①血液：貧血，低タンパク血症，腫瘍マーカー（CEA，CA19-9），血中ペプシノゲン値
②消化管造影
③内視鏡：悪性所見がみられれば，生検にて病理学的に胃がんと診断する．
④腹部超音波・CT：遠隔転移，周囲臓器への浸潤，再発の有無の検索

【治　療】

ａ．内視鏡治療

内視鏡的に胃の病巣部を切除し，切除組織を回収する治療法．

◎内視鏡治療の絶対的適応（胃癌治療ガイドライン，第４版）

・20 mm 以下の肉眼的粘膜癌
・組織型が分化型
・肉眼型は問わない．
・陥凹型では潰瘍のないものに限る．

ｂ．外科的治療

病巣を含めた胃切除＋所属リンパ節郭清＋再建術

ｃ．化学療法

①術後補助化学療法

• S-1（テガフール・ギメラシル・オテラシルカリウム配合剤）40 mg（$1.25m^2$ ＞ BSA）経口投与
  50 mg（$1.25m^2$ ≦ BSA ＜ $1.5m^2$）
  60 mg（$1.5m^2$ ＜ BSA）　1 日 2 回　　28 日投与 14 日間休薬
  BSA；患者の体表面積
• CapeOX 療法：カペシタビン 850〜1,000 mg/m^2 1 日 2 回経口投与，14 日間投与．オキサリプラチン 130 mg/m^2 2 時間持続静注 1 日目に投与．

②手術不能・進行再発胃がん

IHC 法を先行する場合：IHC 法で 0,1＋,2＋,3＋を判定し，IHC 法 2＋と判定された場合，FISH 法で再検査をすることが望ましいと考えられる．IHC 法 3＋および IHC 法 2＋/ 陽性（HER2/CEP17 比≧2.0）を投与対象とする．

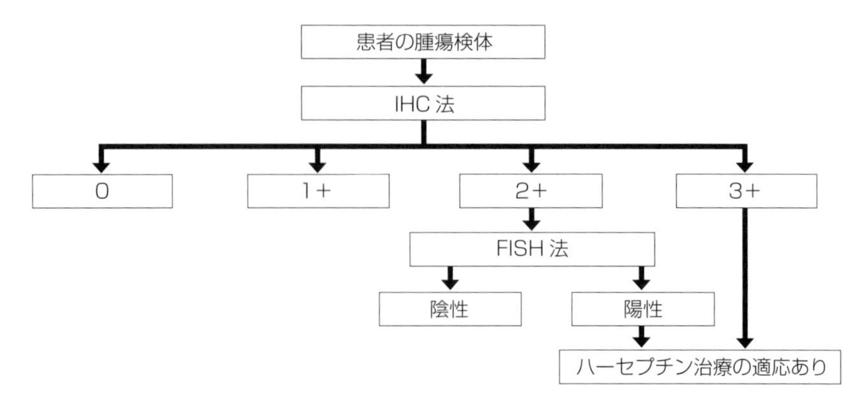

図 8-13　HER2 検査のフローチャート

表 8-22　代表的な処方例

a. S-1＋オキサリプラチン（SOX 療法）	
・S-1　60 mg　1 日 2 回経口投与　14 日投与 7 日間休薬	
・オキサリプラチン 2 時間以上　持続静注 130 mg/m^2	1 日目投与
b. カペシタビン＋オキサリプラチン（XELOX 療法）	
・カペシタビン　1,000 mg　1 日 2 回経口投与　14 日投与 7 日間休薬	
・オキサリプラチン 2 時間以上　持続静注 130 mg/m^2	1 日目投与
c. S-1＋CDDP（SP 療法）	
・S-1　60 mg　1 日 2 回経口投与　21 日投与 14 日間休薬	
・シスプラチン 2 時間以上　持続静注 60 mg/m^2	1 日目投与
d. カペシタビン＋CDDP（XP 療法）	
・カペシタビン　1,000 mg　1 日 2 回経口投与　14 日投与 7 日間休薬	
・シスプラチン 2 時間以上　持続静注 80 mg/m^2	1 日目
e. ラムシルマブ＋パクリタキセル	
・ラムシルマブ 8 mg/kg を 2 週間に 1 回およそ 60 分かけて点滴静注	
・パクリタキセル 80 mg/m^2 を 1，8，15，28 日毎に持続静注	

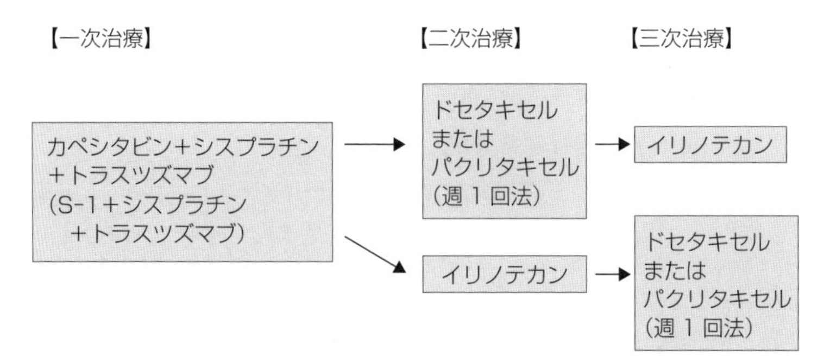

図 8-14　HER2 陽性胃癌の場合
〔日本胃癌学会編（2014）：胃癌治療ガイドライン 医師用，第 4 版，金原出版，p.25 より一部改変〕

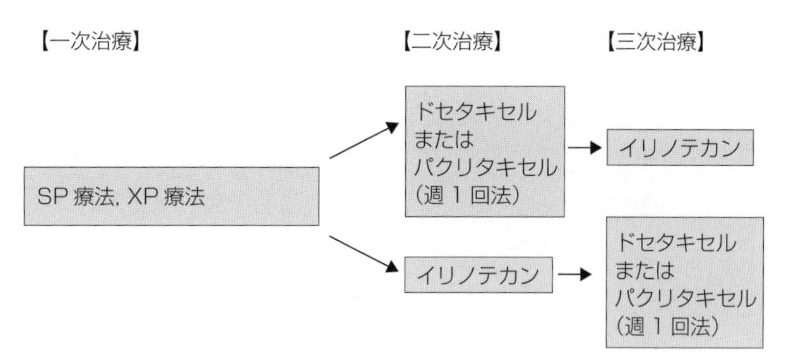

図 8-15　HER2 陰性胃癌の場合
〔日本胃癌学会編（2014）：胃癌治療ガイドライン 医師用，第 4 版，金原出版，p.25 より一部改変〕

8.5.2b　食道がん（esophageal cancer）

【概念・病態】

食道は，内側から順に粘膜上皮，粘膜固有層，粘膜筋板，粘膜下層，固有筋層，外膜から成り立っている．粘膜上皮は重層扁平上皮細胞よりなり，粘膜固有層に入り込む毛細血管より栄養が補給されている．また，粘膜筋板は平滑筋よりなり，固有筋層は食道上部が横紋筋で，下部は平滑筋で中間は両者が混合している．

食道壁の構成層が他の消化器官に比して薄く，胃には漿膜があってがん細胞の浸潤を防いでいるのに対し，食道は漿膜をもたない．周囲に血管やリンパ節が多数存在することから，早期にリンパ節転移をきたしやすく，各がん種の中でも治療が困難ながんの一つである．60 歳以上の男性に多い（男女比 5：1）．日本人の食道がんの 50％は食道の真ん中に，25％は食道の下 1/3 に発生する．90％以上が扁平上皮がんである（欧米では半数以上が腺がん）．

【分　類】

食道癌の病型分類（日本食道学会編（2015）：臨床・病理　食道癌取扱い規約，第 11 版，金原出版，p.8）

◎病型分類[*1)]

0 型	表在型	0	superficial type
1 型	隆起型	1	protruding type
2 型	潰瘍限局型	2	ulcerative and localized type
3 型	潰瘍浸潤型	3	ulcerative and infiltrative type
4 型	びまん浸潤型	4	diffusely infiltrative type
5 型	分類不能型	5	unclassified type
	5a 未治療	5a	unclassified type without treatment
	5b 治療後	5b	unclassified type after treatment[*1, 2)]

＊1）薬物療法や放射線療法前の病型を記載する．
前治療を受けた症例には記号を付け，変化が少なく 1-4 の基本型に分類可能なものは 1-4 の基本型に，効果が大きく分類不能な場合は分類不能型（5 型）とする．
＊2）前治療が行われている場合はその旨を記載し，病型を記載する．
［記載方法］CT-3 型，CRT-5b 型，EMR-0-Ⅱc

◎表在型（0 型）の亜分類

0－Ⅰ型　表在隆起型　0－Ⅰ　superficial and protruding type
　0－Ⅰp 有茎性　　0－Ⅰp　pedunculated type
　0－Ⅰs 無茎性（広基性）　0－Ⅰs　sessile（broad based）type
0－Ⅱ型　表面型　0－Ⅱ　superficial and flat type
　0－Ⅱa 表面隆起型　0－Ⅱa　slightly elevated type
　0－Ⅱb 表面平坦型　0－Ⅱb　flat type
　0－Ⅱc 表面陥凹型　0－Ⅱc　slightly depressed type
0－Ⅲ型　表在陥凹型　0－Ⅲ　superficial and excavated type

その他の表記法

＊1）混合型：複数の基本型が混在する場合，混合型と呼ぶ．面積の広い病型から先に記載し，＋でつなぐ．深達度が最も深い病型にダブルクォーテーション（“”）を付す．この場合，主たる病型とは深達度が最も深いものである．ただし，表在型と進行型が混在する場合は進行型を先に記し，ダブルクォーテーションは不要である．
例：0－Ⅱc＋“0－Ⅰs”，3＋0－Ⅱc

＊2）表層拡大病変 superficial spreading type：病変の最大径が5cm以上ひろがる0－Ⅱ型の表在型病変である．病型分類に付記してもよい．

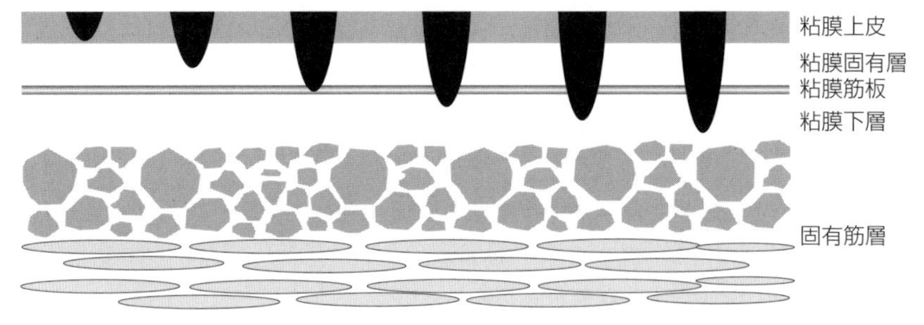

図8-16　食道表在癌の壁深達度亜分類
〔日本食道学会編（2015）：臨床・病理　食道癌取扱い規約，第11版，金原出版，p.10〕

がんの深達度によって「表在がん」と「進行がん」に分けられる．また，粘膜内のがんのうち，がん浸潤が上皮内に限局するものを上皮内がん（EPがん），粘膜固有層へ浸潤したものを粘膜固有層浸潤がん（LPMがん），粘膜筋板に達するものをMMがんとよぶ．

a．表在がん

がん浸潤が粘膜下層まで，リンパ節転移は問わない．（表在がんのうち，がん浸潤が粘膜層までのものを早期がんとよぶ）

b．進行がん

がん浸潤が固有筋層以深に達したものをいう．

【症　状】

健康診断などで，無症状の早期食道がんが20％近くもみつかる．また，食物を飲み込んだときに胸の奥に痛みを感じたり，熱い物を飲み込んだときにしみるように感じることなどががんの初期に認められ，早期発見の重要な症状である．一般に進行がんでは，食物がつかえるので食事量が減り，体重が減少する．

【検　査】

食道造影と，内視鏡検査および内視鏡検査時の生検によって診断される．

- 食道造影：食道に辺縁不整な陰影欠損がみられる．
- 内視鏡：ルゴール（ヨード）を用いた色素内視鏡検査において，食道がん領域はルゴールで茶褐色に染まらず，不染領域としてくっきり観察できる（正常粘膜は，グリコーゲンとヨードが反応して茶褐色に染まる）．トルイジンブルーを用いた染色法では，がん領域が青色に染まる．
- 生検・細胞診：内視鏡下で行われ，ルゴール染色を行い，ルゴール不染帯から狙撃生検を行う．
- 超音波内視鏡（EUS）：がん深達度やリンパ節転移に有用である．

【治　療】

a．内視鏡的切除術（ER: endoscopic resection）

①内視鏡的粘膜切除術（EMR）

- 絶対適応：壁深達度がEPないしLPMで周在性2/3以下のものである．

②内視鏡的粘膜下層剝離術（ESD: endoscopic submucosal dissection）：EMRより，広径の腫瘍に一括切除可能である．

b．手術療法

切除可能なら，手術が標準治療となる．病巣を含めた食道切除＋リンパ節郭清＋胃を用いた再建を行う．

c．化学療法

①術前化学療法：2つの臨床試験（手術単独vs術後補助化学療法，術前補助化学療法vs術後補助化学療法）の結果が報告され，これまでの標準治療である外科単独療法から手術＋化学療法へと標準療法が変わってきた．

次に補助化学療法をどの時期に施行するのがより有効かを検討するため，術前補助化学療法と術後補助化学療法の比較試験が行われた．その結果，5年生存率が術前補助化学療法群で60.1％，術後補助化学療法群で38.4％であり，術前補助化学療法群が有意に優れていた．したがって，今後術前補助化学療法は，標準治療の一つとなると考えられる．

■ **FP療法**：シスプラチン80 mg/m^2 2時間以上持続静注1日目投与，5-FU800 mg/m^2 持続中心静脈注1～5日目まで連続投与．

②化学療法：単独での適応は，遠隔転移を有する症例や術後の遠隔再発例に限られる．現在，日本では，5-FU・シスプラチンが最も汎用されているが，「NCCN2.ガイドライン（2012）」では，タキサン系＋プラチナ療法やフルオロピリミジン系を基本とした療法やECF療法を提示している．

表 8-23 各種化学療法

■ ECF 療法
エピルビシン 50 mg/m^2 急速静注 1 日目投与，シスプラチン 60 mg/m^2 2 時間以上持続静注 1 日目投与，5-FU200 mg/m^2 持続中心静脈注 1～21 日目まで連続投与.
■ ECX 療法
エピルビシン 50 mg/m^2 急速静注 1 日目投与，シスプラチン 60 mg/m^2 2 時間以上持続静注 1 日目投与，カペシタビン 625 mg/m^2 経口投与 1 日 3 回 1～21 日目まで連続投与.
■ EOF 療法
エピルビシン 50 mg/m^2 急速静注 1 日目投与，オキサプラチン 130 mg/m^2 2 時間以上持続静注 1 日目投与，5-FU200 mg/m^2 持続中心静脈注 1～21 日目まで連続投与.
■ EOX 療法
エピルビシン 50 mg/m^2 急速静注 1 日目投与，オキサプラチン 130 mg/m^2 2 時間以上持続静注 1 日目投与，カペシタビン 625 mg/m^2 経口投与 1 日 2 回 1～21 日目まで連続投与.

③化学放射線療法：化学療法を併用できる全身状態の良好な症例では，放射線単独療法よりも同時化学放射線療法が強く推奨される．

■ **FP+RT 療法**：シスプラチン 75 mg/m^2 2 時間以上持続静注 1 日目投与，5-FU1,000 mg/m^2 持続中心静脈 1～4 日目まで連続投与．放射線照射 1.8 Gy（最大 50.4 Gy）

8.5.2c 肝臓がん（liver cancer）

【概念・病態】

肝蔵がんは一般的に原発性と転移性が 1：3 の割合で発症する．原発性肝がんは，約 94％が肝細胞がん，約 4％が肝内胆管がんとほとんどが肝細胞がんである．肝細胞がんは，ほとんどが B 型肝炎および C 型肝炎の罹患があり，その肝炎が慢性化して線維化が進み，肝硬変に進展し再生結節が発症して腺腫様の過形成となり，早期の肝細胞がんへと進展していく．したがって，肝細胞がんの予防策は，患者の背景にある肝炎の根絶ともいえる．

8.5.2d 肝細胞がん（hepatocellular carcinoma, hepatoma：HCC）

【特　徴】

原因として HCV（+）は約 75％，HBV（+）は約 15％，HCV・HBV ともに（+）は約 3％，アルコール性が約 3～4％，最近は HCV が増加し，HBV が相対的に減少している．肝細胞がんの約 90％が，肝硬変を合併する．肝硬変例での年間当たりの肝発がん率は，C 型で約 5～7％，B 型で約 2.5～3％である．

【症　状】　肝細胞がん自体による症状は，通常進行するまで認められない．肝細胞がんの症状は，慢性肝炎や肝硬変などの慢性肝疾患による症状や症候とがん自体によるものである．全身倦怠感，右季肋部痛，腹部膨満，発熱（FUO：fever of unknown origin の原因の一つ），腹痛があげられる．

【診断・検査】　約 90％は肝硬変を母地として発症するので，肝硬変の肝機能所見をみる．

表 8-24　検　査

肝機能検査
・AST＞ALT，ALP の上昇，γ-GTP の上昇，LAP の上昇
腫瘍マーカー
・PIVKA-Ⅱ：高感度 PIVKA-Ⅱでは，径 2 cm 以下の微小肝がんでの陽性率は 25〜30％である． ・AFP：径 2 cm 以下の微小肝がんでの陽性率は約 30％である．
超音波検査（US）
・スクーリニングとして最もよく用いられる．時間分解能，空間分解能に優れるため，数 mm 程度の腫瘤の検出も可能である．
CT・MRI
・肝細胞がんは，動脈由来の豊富な腫瘍内新生血管が特徴であり，造影剤を用いて CT・MRI による造影パターンから診断が可能である．

【治　療】　肝障害度の評価は Child-Pugh 分類（表 5-6：p.223）と原発性肝癌取扱い規約の肝障害度があるが，最近では国際的な臨床試験も多く **Child-Pugh 分類**が多く用いられている．

肝細胞がんに対する治療選択はがんの進行度と肝障害度に応じて決められ，肝診療ガイドラインによる「肝細胞癌治療アルゴリズム」が示されている（図 8-17）．

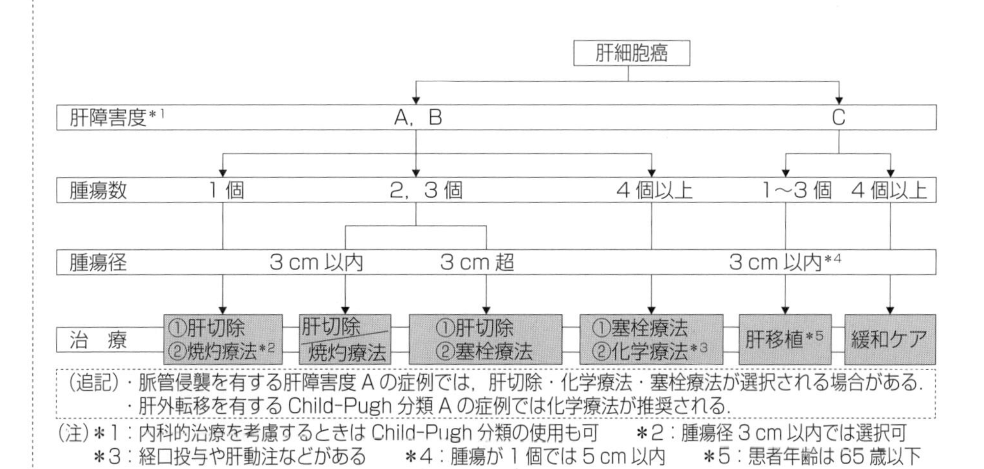

図 8-17　肝細胞癌治療アルゴリズム
〔日本肝臓学会編（2013）：科学的根拠に基づく肝癌診療ガイドライン 2013 年版，金原出版，p.15〕

a．外科手術

肝予備能が保たれており，単発あるいは3個までの多発例で行われることがあるが，全摘はできない．

◎手術適応

・肝臓がんが単発，ないし同一区域内に存在する．

・黄疸，腹水，肝性脳症がない．

・ICG15分値が30分以下（正常10%以下）

b．穿刺局所アブレーション療法

腫瘍径3 cm以下，腫瘍個数3個以下が適応である．

◎**ラジオ波焼灼療法（RFA）**：超音波ガイド下に凝固針を刺入し，ラジオ波を通電し腫瘍を焼灼する．局所療法の第一選択である．

◎**マイクロ波凝固療法（PMCT）**：RFAよりも短波長の高周波を用いて焼灼する．

◎**経皮的エタノール注入療法（PEIT）**：超音波ガイド下に細径針を用いて腫瘍を穿刺し，99%エタノールを注入し，凝固壊死させる方法である．

c．経カテーテル的化学塞栓療法（TACE）

油性造影剤（リピオドール®）は，腫瘍内に蓄積する性質を有するため，この性質を利用しリピオドール®と抗がん薬の混合物を注入する．その後，塞栓物質を注入することにより，抗がん薬の効果と阻血による効果を同時に期待するものである．

d．化学療法

薬物療法は，上記の局所治療が適応とならない例，および肝外転移例が適応となる．肝細胞がんに対する薬物療法は，肝動脈から注入する動注化学療法と経静脈，あるいは経口による全身薬物療法に分けられる．Child-Pugh Cの肝機能不良例では，薬物療法は原則として禁忌である．

①**動注化学療法（TAI）**：切除不能な巨大腫瘍や高度門脈腫瘍塞栓例，およびTACE無効例が適応となる．エピルビシン，5-FU，シスプラチンなどが用いられ，特に低用量5-FU＋シスプラチンや5-FU＋インターフェロンが汎用される．

②**経口化学療法**：分子標的治療薬であるソラフェニブがChild-Pugh Aの進行肝がんに対して用いられる．腫瘍縮小効果は乏しいが，予後延長効果があるとされる．基本的には肝外転移があれば，経口化学療法が選択される．

8.5.2e　大腸がん（colon cancer）

【概念・病態】

大腸粘膜に発生する悪性腫瘍で，大腸がんの90%以上は腺がんである．胃がん同様，壁深達度が粘膜層，粘膜下層に留まる早期がんと，固有筋層深部に浸潤した進行がんに分けられる．

【分　類】

大腸癌の病型分類（大腸癌研究会編（2013）：大腸癌取扱い規約，第８版，金原出版，p.9）

0型　表在型　　2型　潰瘍限局型　　4型　びまん浸潤型
1型　隆起腫瘤型　　3型　潰瘍浸潤型　　5型　分類不能

さらに0型は以下に分類されている.

0－Ⅰ　表在隆起型
- 0－Ⅰp　有茎性
- 0－Ⅰsp　亜有茎性
- 0－Ⅰs　無茎性

0－Ⅱ　表面型
- 0－Ⅱa　表面隆起型
- 0－Ⅱb　表面平坦型
- 0－Ⅱc　表面陥凹型

・大腸がんでは0－Ⅲ　表在陥凹型は削除された.

【症　状】

早期がんの場合は無症状で時に血便で発見されることがある．進行がんの場合も無症状のことが多く，検診で偶然発見されることが少なくない.

表8-25　部位による症状の相違

左側結腸	右側結腸	S状結腸・直腸
·イレウス症状が出やすい. 左下腹部痛 ·便が固形→便秘 通過障害	·一般に自覚症状に乏しい（貧血，腹部腫瘤）. ·便が液状→下痢 ·まれに腸重積 ·腹痛	·初期症状：血便または粘血便が多い. ·便通異常（便秘，下痢），腹部膨満感，しぶり腹，糞柱の狭小化

【検　査】

a．早期発見のスクリーニング

①免疫学的便潜血反応（抗ヒトヘモグロビン法）

②腫瘍マーカー：CEA，CA19-9

b．注腸検査

肛門からバリウムを注入し，大腸の粘膜や大腸全体の形を調べる．胃における胃透視と同じ原理で，粘膜の凹凸から病気を診断する方法である.

c．大腸内視鏡検査

肛門からファイバースコープを挿入し，大腸の粘膜を直接観察する．胃における胃カメラと同様に，粘膜の色の変化など詳細な診断が可能である．同時に組織生検を行えるため，最終的な診断方法として有用である.

d．腹部 MRI

CT のような輪切り像に加えて，縦切り像も得ることができる．大腸がんにおいては，肝臓やリンパ節への転移の有無や腫瘍の広がりを調べる.

【治　療】

a．内視鏡的切除術

- ポリペクトミー
- 内視鏡的粘膜切除術（EMR）
- 内視鏡的粘膜下層剝離術（ESD）

b．外科手術

- 根治術
- 姑息的手術

c．化学療法

①補助化学療法

◎適　応

・根治度 A，ステージⅢ，PS（Performance Status）：0～1

・骨髄：白血球＞ 4,000 μL，血小板＞ 100,000 μL，を原則とする．

・肝機能：総ビリルビン＜ 2.0 mg/dL，AST，ALT ＜ 100IU/L を原則とする．

・腎機能：血清クレアチニンが正常値の上限以下を原則とする．

表 8-26　術後補助化学療法

・5-FU ＋ロイコボリン療法（6 か月）
・FOLFOX4 療法
L-ロイコボリン 100 mg/m^2 2 時間持続静注，5-FU 400 mg/m^2 急速静注，5-FU 600 mg/m^2 22 時間持続静注，1 日目と 2 日目に投与．オキサリプラチン 85 mg/m^2 2 時間持続静注 1 日目に投与．
・mFOLFOX6 療法
L- ロイコボリン 200 mg/m^2 2 時間持続静注，5-FU 400 mg/m^2 急速静注 1 日目に投与，5-FU 2,400 mg/m^2 46 時間持続静注．オキサリプラチン 85 mg/m^2 2 時間持続静注 1 日目に投与．
・UFT ＋ロイコボリン療法
・カペシタビン単独投与療法
カペシタビン経口投与　1 日 2 回，14 日間，7 日間休薬
・CapeOX 療法
カペシタビン 850～1,000 mg/m^2 経口投与 1 日 2 回，14 日間投与．オキサリプラチン 130 mg/m^2 2 時間持続静注 1 日目に投与．

②手術不能転移・再発大腸がん

〔RAS〕

- Cmab，Pmab では EGFR 陽性で *KRAS* 野生型の患者のみが適応となる．ただし，2015 年 4 月より *RAS*（*KRAS/NRAS*）遺伝子の変異を考慮することとなった．
- *All RAS* には，*KRAS* ワイルド（野生型）60% KRAS　ミュウテーション（変異型）40%
- *KRAS* ワイルドラスワイルド（野生型）60%中→ *RAS* ミューテーション（ラスミューテーション）10%が含まれ，BRAF ミューテーションが 7%，その他が含まれ，抗 EGFR 製剤は効果がない．
- 純粋な *KRAS* ワイルドは 15%（レスポンダー）程しか無く，残りは抗 EGFR 製剤の効果がなく，他の抗がん剤の効果しか発揮していない．
- BRAF ミューテーションは，予後が悪く使用レジメンは FOLFOXIRI（3 剤）を使用する．

表 8-27　切除不能進行再発大腸がんに対する化学療法

①適　応
・PS：0〜2
・転移・再発巣が画像で確認可能
・骨髄：白血球＞ 4,000 μL，血小板＞ 100,000 μL，を原則とする．
・肝機能：総ビリルビン＜ 2.0 mg/dL，AST，ALT ＜ 100 IU/L を原則とする．
・腎機能：血清クレアチニンが正常値の上限以下を原則とする．
②化学療法
・FOLFOX（FOLFOX4，mFOLFOX6）±ベバシズマブ or セツキシマブ
・FOLFIRI 療法
L-ロイコボリン 200 mg/m^2 2 時間持続静注，5-FU 400 mg/m^2 急速静注 1 日目に投与，5-FU 24,00 mg/m^2 46 時間持続静注．イリノテカン 150〜180 mg/m^2 2 時間持続静注 1 日目に投与．
・FOLFIRI ±ベバシズマブ，FOLFIRI ±セツキシマブ，FOLFIRI ±パニツムマブ
・CapeOX 療法
・FOLFOXIRI 療法
L- ロイコボリン 200 mg/m^2 2 時間持続静注，オキサリプラチン 85 mg/m^2 2 時間持続静注，イリノテカン 165 mg/m^2 1 時間持続静注，5-FU 3,200 mg/m^2 48 時間持続静注

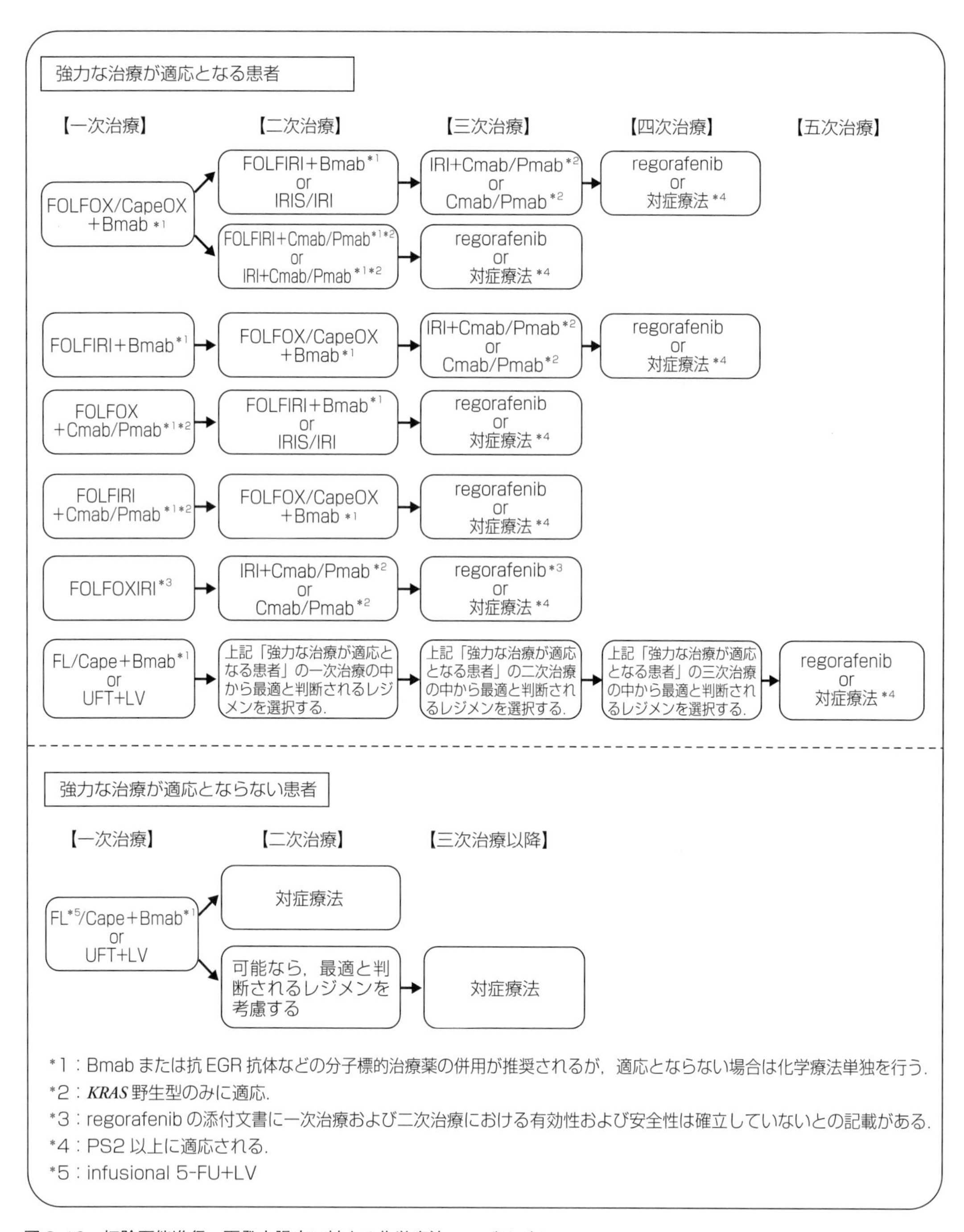

図 8-18　切除不能進行・再発大腸癌に対する化学療法アルゴリズム
〔大腸癌研究会編（2014）：大腸癌治療ガイドライン 医師用 2014 年版，金原出版，p.31〕

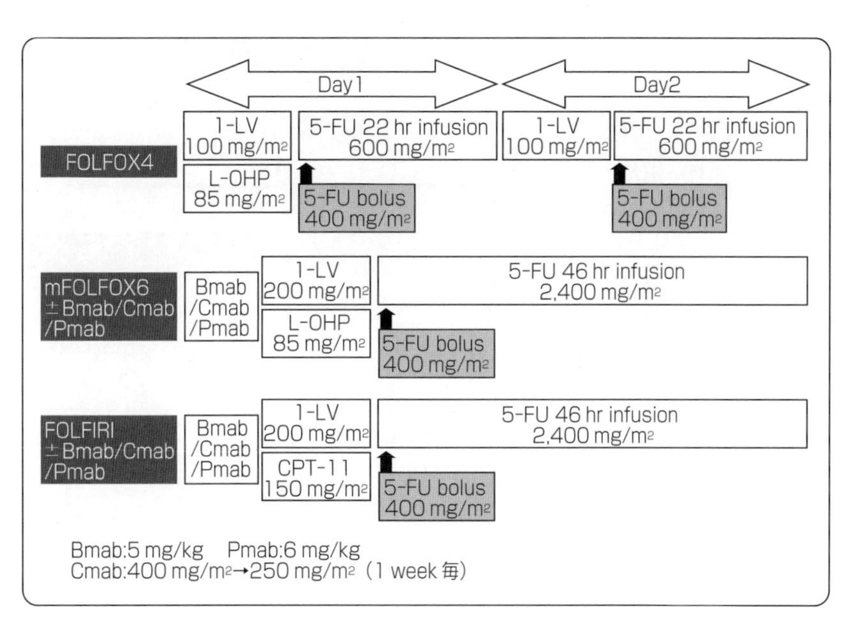

図 8-19　FOLFOX/FOLFIRI±Bmab/Cmab/Pmab 治療スケジュール

8.5.2f　胆囊がん（gallbladder cancer）

【概念・病態】

胆道系の悪性腫瘍のうち，胆囊に発生したものを指し，原発性腺がんが多い．早期胆囊がんは組織学的深達度が粘膜または固有筋層内に留まるものである．リンパ節転移の有無は問わない．ただし，がんの先進部が固有筋層あるいは粘膜下層内になっても，Rokitansky-Aschoff sinus 内に限局しているのは粘膜内がんとする．

【症　状】

胆囊がんの最も多い臨床症状は右上腹部痛で，79～89%に認められる．次いで，悪心・嘔吐が 52～53%である．その他，体重減少，黄疸，食欲不振，腹部膨満感，瘙痒感，黒色便があげられる．

【検　査】

超音波検査・CT：不均一な胆囊壁肥厚，辺縁不整の腫瘤を形成する．

超音波内視鏡：胆囊壁の不整が明瞭に描出される．深達度診断に有用である．

【治　療】

胆道癌治療アルゴリズムを図 8-20（p.372）に示す．

a．手　術

早期がんでは胆摘のみである．進行がんでも，手術可能なら拡大胆摘術を行う．

b．化学療法

胆囊がんにおける化学療法は切除不能の進行がんや切除後の再発例に適応される．ゲムシタビン塩酸塩，テガフール・ギメラシル・オテラシルカリウム配合剤が用いられる．ゲムシタビン単剤に対するゲムシタビン＋シスプラチン併用療法の生存の有用性が検証され，期待されている．

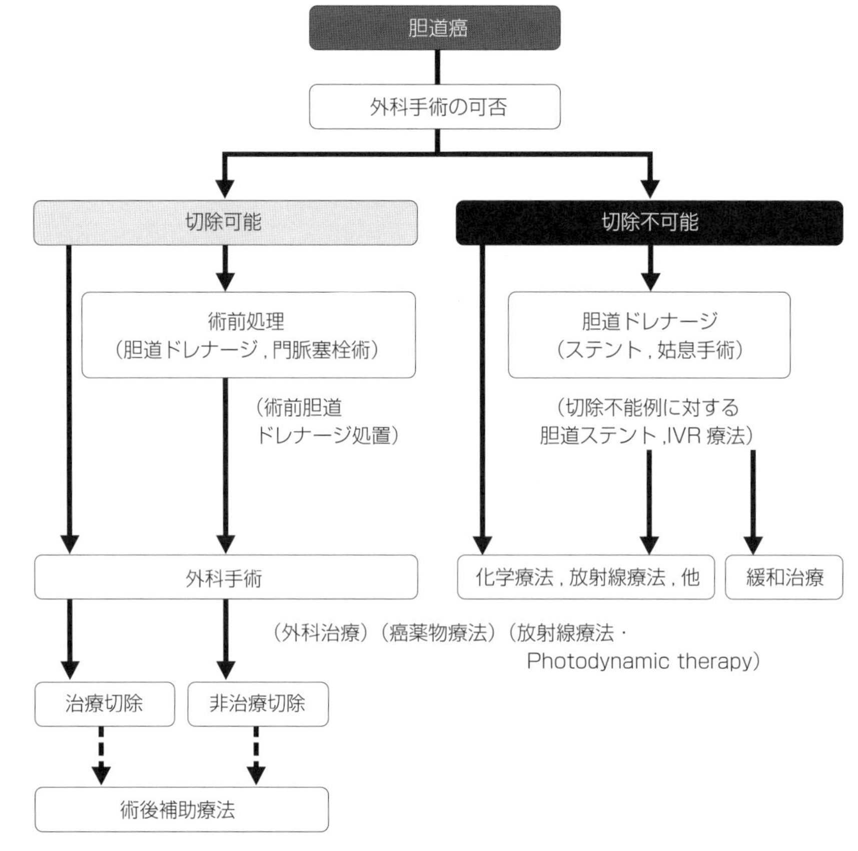

図 8-20　胆道癌治療アルゴリズム
〔日本肝胆膵外科学会編（2014）：胆道癌診療ガイドライン，第 2 版，医学図書出版，p.17 を参考に作成〕

8.5.2g　胆管がん（bile duct cancer）

【概念·病態】　通常，肝外胆管由来のがん腫を意味し，肝門部・上部と中下部に分類される．大部分が分化型腺がんである．

早期胆管がんは組織学的深達度が粘膜，または線維筋層内に留まるものである．リンパ節転移の有無は問わない．

【症　状】　胆管がんの初発症状は 90％が黄疸である．その他，軽度の上腹部痛，体重減少，瘙痒感などが半数以上の症例に認められる．黄疸を伴わない症例では，腹痛，発熱，食欲不振，全身倦怠感が初発症状として認められる．

【検　査】　超音波検査・CT：肝内胆管の拡張，閉塞部位の同定も可能である．

血液・尿：肝機能障害（ALP，γ-GTP，ビリルビンなどの上昇）を認める．

【治　療】　a．ドレナージ術

黄疸がみられ，肝内胆管の十分な拡張を伴った例では，胆汁ドレナージ術を施行する．

b．化学療法

胆嚢がんにおける化学療法は切除不能の進行がんや切除後の再発例に適応される．ゲムシタビン塩酸塩，テガフール・ギメラシル・オテラシルカリウム配合剤が用いられる．ゲムシタビン単剤に対するゲムシタビン＋シスプラチン併用療法の生存の有用性が検証され期待されている．

8.5.2h　膵臓がん（pancreatic cancer）

【概念・病態】

膵臓がんは，膵管上皮あるいは膵実質細胞から発症するがんであり，膵管上皮から発症する膵管がんが膵臓がんの大部分を占める．膵臓がんの検査や診断における最近の進歩はほとんどなく，画像診断が進歩した現在でも早期発見は困難であり，症状出現時にはすでに進行がんであることが多い．

また，外科手術を行っても，早期に再発することが多いがんでもある．しかし，薬物治療においては，ゲムシタビンとS-1など併用薬の組み合わせの工夫がなされ，全生存率やQOLが改善されてきている．

【症　状】

初期で比較的多いのは，腹部不定愁訴である．はっきりとした初発症状としては，腹痛（40%）と黄疸（15%）が主である．また，体重減少は他のがんに比して急速かつ早期より著しい．

a．腹痛（持続性の心窩部から背部痛）

体尾部がんで疼痛が著しい．体尾部がんでは固有被膜がないため，後腹膜脂肪組織に浸潤しやすく，神経を巻き込んで疼痛を生じる．

b．腫瘍の浸潤による総胆管狭窄・閉塞

閉塞性黄疸症状：黄疸，白色便，皮膚瘙痒感，発熱など．

c．膵外分泌機能低下症状

体重減少，脂肪性下痢など．

d．膵内分泌機能低下症状

二次性糖尿病症状（口渇，多飲，多尿）

【検　査】

a．血中膵酵素

血清アミラーゼ，エステラーゼⅠ（20～30%の症例で陽性を示す）

b．画像診断

- US（腹部超音波検査）：腫瘍の存在と広がりを検査する方法として有用である．
- CT：腫瘍の広がりなどを検査する方法として有用である．
- MRI：膵臓の形態，腫瘤の質的診断に有用な検査である．
- MRCP（MR膵胆管撮影）：主膵管の不整な閉塞・狭窄を検査する方法として有用である．

- EUS（超音波内視鏡検査）：腫瘍の広がりなどを検査する方法として有用である．
- ERCP（内視鏡的逆行性膵管胆管撮影）：主膵管の不整な閉塞・狭窄，同時に細胞診，膵管生検による病理学的診断が行われる．十二指腸からファーター乳頭を通して膵臓に逆方向に造影剤を注入するため，検査後，膵炎や胆管炎を起こすことがある．

【治　療】

a．放射線療法

放射線療法はこれまで5-FUとの併用が標準的であったが，最近ゲムシタビン併用放射線療法がほぼ同等の結果であるとされている．

b．化学療法

局所進行切除不能膵臓がんに対し，ゲムシタビン塩酸塩が一次化学療法として推奨される．

①ゲムシタビン標準療法：ゲムシタビン塩酸塩1,000 mg/m^2 30分持続静注

②ゲムシタビン＋シスプラチン療法：ゲムシタビン塩酸塩1,000 mg/m^2 30分持続静注，1，8，15日目に投与

③ **FOLFIRINOX**：オキサリプラチン85 mg/m^2 2時間持続静注，L-ロイコボリン200 mg/m^2 2時間持続静注，イリノテカン180 mg/m^2 1.5時間持続静注，5-FU400 mg/m^2 急速静注，5-FU2,400 mg/m^2 46時間持続静注

イリノテカンの活性代謝物であるSN-38をグルクロン酸抱合し解毒するUGT1A1には，多数の遺伝子多型が存在する．

・UGT1A1　ワイルド（野生型）

・UGT1A1　ミューテーション（遺伝子変異型）*28と*6

イリノテカン塩酸塩水和物はプロドラッグであり，生体内で活性体（SN-38）に変換され抗腫瘍作用を示すが，SN-38により骨髄機能抑制や高度な下痢などの重篤な副作用が発現する．SN-38は，主にUGT1A1により代謝され無毒化されるが，UGT1A1の遺伝子多型の中でも*UGT1A1*6*と*UGT1A1*28*のいずれかをホモ接合体あるいはいずれもヘテロ接合体としてもつ人は，UGT1A1の酵素活性が低下しSN-38の代謝が遅延するため，重篤な副作用が発現しやすくなる．

8.5.3　肺がん（lung cancer）

【概　念】

肺がんは難治がんの一つである．各がん腫の中でも，嗜好品であるタバコとの因果関係が最も明らかになっているがんであり，肺がんの85～90％が受動を含めた喫煙が原因であると考えられている．日本における喫煙率は年々減少しているが，肺がん死亡率はがん死亡率の中で第1位である．

【分 類】

表 8-28 肺がんの分類と特徴

	非小細胞がん			小細胞がん
	腺がん	扁平上皮がん	大細胞がん	
			未分化型	
頻 度	約 45%	約 35%	約 5%	約 15%
特徴的な症候	女性の肺がんの中で最も多い	Pancoast 症候群 無気肺	—	Lambert-Eaton 症候群 上大静脈症候群 増殖が速い
好発部位	肺野	肺門・肺野	肺野	肺門・肺野
喫煙との関係	因果関係あり	因果関係強い	因果関係あり	因果関係強い
第一選択の治療	手術	手術	手術	化学療法, 放射線療法
放射線・化学療法への感受性	小	多少あり	多少あり	最も大
腫瘍マーカー	CEA, SLX	SCC, CYFRA	—	NSE, Pro-GRP
産生しうるホルモン	—	PTH-rp	hCG （女性化乳房）	ACTH, ADH
転 移	中	小	中	最も多い
予 後	やや悪い	ややよい	やや悪い	最も悪い

【症 状】

小細胞肺がんは増殖が早く，早期に全身転移をきたすことが多いため，ほとんどが診断時に何らかの症状を示している．中枢気道に好発するため，咳嗽・呼吸困難などを生じることがある．症状の多くは，一般の呼吸器疾患と変わらないが，血痰のような肺がんに比較的多いものや，一方，発熱は少ないので呼吸器感染症との鑑別に役立つ．肺門や縦隔にリンパ節腫脹をきたす場合，圧迫により反回神経麻痺を起こし，嗄声を生じることがある．全身症状としては，全身倦怠感，食欲不振，体重減少がみられることが多い．非小細胞肺がんでは，まれな ADH 不適切分泌症候群，クッシング症候群，Lambert-Eaton 症候群が比較的多くみられる．

【検 査】

a．画像診断
- 胸部エックス線，胸部 CT
- 頭胸腹部 CT・MRI：局所浸潤，遠隔転移の評価
- PET：リンパ節転移および遠隔転移の評価
- 骨シンチ：骨への転移の評価

b．組織診断
- 気管支鏡：組織診断を行うために腫瘍の生検を行う．
- 胸腔鏡下生検：組織診断が確定できる．

c．腫瘍マーカー
- 扁平上皮がん：SCC，CYFRA
- 腺がん：SLX，CEA
- 小細胞がん：proGRP，NSE

〔肺門型肺がんと肺野（末梢）型肺がんの相違〕

①肺門型肺がん

- 組織型：扁平上皮がんが約70～80%を占める（次いで小細胞がん）.
- エックス線：陰影を示さないことがある.
- 診断：初期には喀痰細胞診が有効である.
- 症状：症状の出現が早く，しばしば肺炎を繰り返す.

②肺野（末梢）型肺がん

- 組織型：腺がんが約70～80%を占める（次いで大細胞がん，肺胞上皮がん）.
- エックス線：発見しやすい.
- 診断：針生検が有効である.
- 症状：早期には臨床症状が少なく，進行した段階で出現する.

【治　療】

a．非小細胞肺がん

①病期別治療

- Ⅰ期からⅢA期の一部までが外科療法の適応となる.
- ⅠB期は術後補助化学療法，ⅡAからⅢB期，Ⅳ期は化学療法，もしくは放射線療法を追加する.

表8-29　術後化学療法

a. シスプラチン50 mg/m^2 2時間以上持続静注1，8日目投与，ビノレルビン25 mg/m^2 静注，1，8，15，22日目投与.
b. シスプラチン80 mg/m^2 2時間以上持続静注1，22，43，64日目投与，ビンブラスチン4 mg/m^2 静注1，8，15，22，29，43，57日目投与.
c. パクリタキセル200 mg/m^2 3時間以上持続静注1日目投与，カルボプラチン持続静注AUC＝6（PTX終了後），1日目投与.
d. シスプラチン80 mg/m^2 2時間以上持続静注1，8日目投与，ゲムシタビン1,000 mg/m^2 30分以上持続静注1，8日目投与.
e. ドセタキセル60 mg/m^2 1時間持続静注1日目投与，シスプラチン80 mg/m^2 2時間持続静注（DTX終了後），1日目投与.

②治療変更となる要因

- 胸水が溜まると放射線療法は不可能となる（ⅢB期の一部とⅣ期）.
- 白金製剤が使用不能例の場合には単剤投与となる.
- 脳・骨転移例には，対症的に放射線療法を行う.

③治療不能例や再発例に対する化学療法

- 非扁平上皮がん（EGFR遺伝子変異陰性例）
- 第一選択薬：シスプラチン＋パクリタキセル±ベバシズマブ
カルボプラチン＋パクリタキセル±ベバシズマブ
- 非扁平上皮がん（EGFR遺伝子変異陽性例）

第一選択薬：腺がんでは，EGFR-TKI 単剤を使用する．

- 非扁平上皮がん（ALK 遺伝子変異陽性例）

腺がんでは，ALK 阻害剤（クリゾチニブ）単剤を使用する．

EGFR 遺伝子変異陽性例中には，ALK 遺伝子陽性例は存在しない．

- 扁平上皮がん

プラチナザブレッド：シスプラチン＋パクリタキセル

④肺がん分子標的薬の特徴

上皮成長因子（EGFR）は非小細胞肺がんをはじめ，乳がん，胃がんなど多くの固形がんで過剰発現している．上皮成長因子受容体チロシンキナーゼ阻害薬（EGFR-TKI）は，細胞内ドメインのチロシンキナーゼに結合し，ATP リン酸化の活性を低下させ，細胞のシグナル伝達を阻害することで，がん細胞の増殖を抑制する．

◎ゲフィチニブ（イレッサ®）：ゲフィチニブは「EGFR 遺伝子変異陽性の手術不能または再発・進行性でがん化学療法未治療および多剤無効例の非小細胞肺がん」に適応をもつ薬物である．本剤は 250 mg を 1 日 1 回食後に服用する．

◎エルロチニブ（タルセバ®）：エルロチニブは「切除不能な再発・進行性で，がん化学療法施行後に増悪した多剤無効例の非小細胞肺がん」に適応をもつ．EGFR 遺伝子変異陽性の切除不能な再発・進行性で，がん化学療法未治療および多剤無効例の非細胞肺がん．治療切除不能な膵がん．本剤は 150 mg を 1 日 1 回食事の 1 時間以上前または食後 2 時間以降に服用する．本剤は食事の影響により AUC が増加するため，空腹時の投与が望ましい．

◎アファチニブ（ジオトリフ®）：EGFR 遺伝子変異陽性の切除不能な再発・進行性で，多剤無効例の非小細胞肺がん．治癒切除不能な膵がん．本剤は 150 mg を 1 日 1 回食事の 1 時間以上前または食後 2 時間以降に服用する．

◎クリゾチニブ（ザーコリ®）：ALK 融合遺伝子陽性の切除不能な進行・再発の非小細胞肺がん．本剤は 1 回 250 mg を 1 日 2 回経口投与する．

〔副作用〕

EGFR-TKI 製剤

◎**急性肺障害・間質性肺炎**：最も重大な副作用として注意が必要である．発症時期は投与後 1 週～3 か月と幅広いが，投与開始後 2 週間頃が最も注意が必要であり，基本的に投与開始から 4 週間は入院，もしくは入院に準ずる環境で観察を行うことが望ましい．息切れ，乾性咳嗽，発熱などの初期症状を伴う．診断後は，直ちに内服を中止し，ステロイドパルス療法を行うことが多い．

◎**皮膚障害**：最も高頻度に現れる副作用である．主な症状は，痤瘡様皮疹，皮膚乾燥，瘙痒症，爪周囲炎である．投与後 1 週間頃から発症する．発症前より保湿をしっかり行う．発症後は速やかにステロイド外用薬の使用を開始する．痤瘡様皮疹にはミノサイクリン（ミノマイシン®）の内服が有用といわれている．

◎**下　痢**：市販後の全例調査では，高頻度に下痢を発症している．好発時期は内服後 1 週間頃である．下痢発症時にはロペラミド塩酸塩（ロペミン®）などの止瀉薬を使用する．

◎**肝機能障害**：市販後の全例調査では，肝機能障害が起こっている．発現の中央値は 13 日である．

ALK 阻害剤

◎間質性肺疾患：間質性肺疾患が現れることがあり，死亡に至った症例も報告されている．

◎劇症肝炎，肝不全，肝機能障害劇症肝炎（頻度不明注）：肝不全，ALT（GPT），AST（GOT），ビリルビン，Al-P などの上昇を伴う肝機能障害が現れることがあり，劇症肝炎，肝不全により死亡に至った症例も報告されている．

◎心不全：心不全が現れることがあるので，観察を十分に行い，体液貯留（肺水腫，胸水，心嚢液貯留など），急激な体重増加，心不全症状（息切れ，呼吸困難，浮腫など）が認められた場合には，休薬，減量または投与を中止する．

b．小細胞肺がん

発見時にはほとんどの症例で転移があり，抗がん薬と放射線に感受性が高いため，第一選択は化学療法＋放射線療法である．手術はⅠ期のみ施行され，術後化学療法が併用される．

①病期別治療

■限局型（LD：Limited Disease）

化学療法＋放射線療法

- PE 療法：シスプラチン 60 mg/m^2 2 時間以上持続静注　1 日目投与，エトポシド 120 mg/m^2 持続静注，1，2，3 日目投与．

■進展型（ED：Extensive Disease）

化学療法

- PE 療法：シスプラチン 80 mg/m^2 2 時間以上持続静注　1 日目投与，エトポシド 80 mg/m^2 持続静注，1，2，3 日目投与．
- PI 療法：シスプラチン 60 mg/m^2 2 時間以上持続静注　1 日目投与，イリノテカン 60 mg/m^2 持続静注，1，8，15 日目投与．

②予防的全脳照射

■限局型で，初期治療で完全奏効が得られた場合は，予防的全脳照射を行うことで生存延長する．

■進展型における予防的全脳照射を行うことで，脳転移の抑制及び生存延長が報告されている．

8.5.4　頭頸部・感覚器の悪性腫瘍

●頭頸部がん（head and neck cancers）

【概念・病態】

頭頸部がんは，頭頸部領域に存在する各種臓器から発症してくるがんで，組織学的には甲状腺を除くと扁平上皮がんが 80～90％を占める．頭頸部はおよそ頭蓋底より鎖骨上までの領域であり，解剖学的な部位としては篩骨洞，上顎洞，鼻・副鼻腔，唾液腺，口唇，口腔，上咽頭，中咽頭，下咽頭，喉頭，甲状腺，副甲状腺などがあり，これらの臓器から発症してきたがんの他に原発不明頸腫も含まれる．

a．口唇および口腔がん

【特　徴】 日本では口唇がんは少なく，口腔がんの大部分が舌がんである．
①男女比は2：1で，50〜60歳の男性に多い．
② 90％以上が扁平上皮がんである．
③舌がんの血行性遠隔転移はなく，早期に頸部リンパ節転移をきたしやすい．

【診　断】 視診・触診上がんと判断した部分の大きさを計測する．CT・MRIなどを用いて進展範囲を測定する．

【治　療】 ①外科的手術
②化学療法，放射線療法（※集学的治療）

b．鼻腔および副鼻腔がん

【特　徴】 ①発症する悪性腫瘍で最も頻度が高いのは，扁平上皮がんである．
②リンパ節転移の頻度は低い．

【診　断】 視診，神経学的検査，CT・MRIなどを行う．

【治　療】 ①外科的手術
②化学療法／放射線療法（※集学的治療）

c．上咽頭がん

【特　徴】 移行上皮がん，リンパ上皮がん，悪性リンパ腫，扁平上皮がんなどがみられる．

【症　状】 ①耳症状は滲出性中耳炎による難聴，耳管障害による喘鳴である．
②鼻症状は鼻出血，鼻閉，鼻漏である．
③頸部症状は，側首上部リンパ節腫脹である．

【診　断】 上咽頭内視鏡，後鼻鏡検査，CT・MRIなどを行う．

【治　療】 ①放射線療法
②化学療法
シスプラチン100 mg/m^2，1，22，43日目，放射線総線量70Gy以上（原発巣と肉眼的リンパ節転移に対して）さらに両側性の頸部に放射線総線量50Gy以上，その後，シスプラチン50 mg/m^2，1日，5-FU 1,000 mg/m^2，1〜4日目，4周ごと3サイクル

d．中咽頭がん

【特　徴】 発症する悪性腫瘍で最も頻度が高いのは，扁平上皮がんであり，男女比が5：1で男性に多い．

【診　断】　視診，触診，内視鏡，CT・MRI などを行う．

【治　療】
①外科的手術
②化学療法／放射線療法（※集学的治療）

e．下咽頭がん

【特　徴】
①高分化扁平上皮がんであることが多い．
②下咽頭がんがある場合は，食道・胃・結腸など消化器系にがんを重複することが多い．

【診　断】　視診，触診，内視鏡，CT・MRI などを行う．

【症　状】　早期には，魚の小骨が刺さったような痛み，酸・酒など刺激物がしみる．進行するにつれ，耳への放射痛，頸部腫瘤，嚥下障害などが生じる．

【治　療】
①外科的手術
②化学療法／放射線療法（※集学的治療）

f．喉頭がん

【特　徴】
①男女比が 10：1 で男性の喫煙者に多い．
②下咽頭がんがある場合は，食道・胃・結腸など消化器系にがんを重複することが多い．

【診　断】　視診，触診，内視鏡，CT・MRI などを行う．

【治　療】
①外科的手術
②化学療法／放射線療法（※集学的治療）

g．唾液腺がん

【特　徴】　頻度は，耳下腺＞顎下腺＞舌下腺．

【診　断】　視診，触診，内視鏡，CT・MRI などを行う．

【治　療】
①外科的手術
②化学療法／放射線療法（※集学的治療）

〔集学的治療〕

口唇・口腔，鼻腔・副鼻腔，中咽頭，下咽頭，喉頭，唾液腺に共通．

- ファーストライン化学放射線同時併用療法：放射線療法は，①～④まで共通して 1 日 2 Gy，総線量 70 Gy を 7 週間以上で照射．

①シスプラチン単独（最優先）：シスプラチン 100 mg/m^2，1，22，43 日目，3 週ごと 3 サイクル
② 5-FU/ヒドロキシウレア：5-FU800 mg/m^2/日　放射線照射と同時に毎日持続，ヒドロキシウレア 1g　12 時間ごと
③シスプラチン/パクリタキセル：パクリタキセル 30 mg/m^2，1 日目，シスプラチン 20 mg/m^2，2 日目，放射線照射前に投与 7 週間
④カルボプラチン/5-FU：5-FU600 mg/m^2/日　24 時間持続 1～4 日，カルボプラチン 70 mg/m^2/日　急速静注 1～4 日，3 週ごと 3 サイクル

8.5.5　生殖器の悪性腫瘍

8.5.5a　前立腺がん（prostatic cancer：PC）

【概　念】

前立腺がんは，前立腺に発症する男性固有のがんである．黒人，白人で多く，アジア人種では比較的少ないが，日本では近年その罹患率は増加傾向にある．

【症　状】

a．臨床症状

泌尿器系症状としては排尿困難，夜間頻尿，排尿痛，血尿，残尿感などがあげられるが，初期の場合はほとんど症状がみられないのが特徴である．転移による症状として，がん性疼痛，貧血，神経系の異常が認められる．

b．鑑別診断

前立腺肥大症との鑑別が重要である．前立腺肥大症と前立腺がんの比較を表 8-30 に示す．

表 8-30　前立腺肥大症と前立腺がんの比較

	前立腺肥大症	前立腺がん
発生部位	内　腺	外　腺
病　理　像 発生因子	良性腫瘍	悪性腫瘍
ホルモン依存性	あり	あり
年　齢	高齢者	高齢者
環境因子	関係は比較的少ない	生活様式，食生活などが関与 人種，国などにより発生率に差
症　状	初期：排尿障害 膀胱刺激症状 進行期：残尿，尿閉	初期：無症状 進行期：排尿障害 膀胱刺激症状 腰痛
転　移	しない	する
予　後	よい	悪い

・前立腺肥大とがんが同時に発症することがあるため，排尿症状を訴えて受診する症例には，前立腺がんの鑑別診断が必要である．

【検 査】

a．スクリーニング

①直腸内指診（DRE：Digital Rectal Examination）：前立腺肥大症でも腫大した前立腺を触れるが，前立腺がんでは石のように硬い表面に凹凸のある前立腺を触知する（表 8-31）．

表 8-31 直腸内指診による性状の違い

	正常前立腺	前立腺肥大症	前立腺がん
大きさ	クルミ大	クルミ大以上	クルミ大以上
表 面	平滑	平滑	結節～粗大顆粒状
硬 度	ゴム様弾性	弾性硬	石様硬（病巣部）
中心溝	鮮明	鮮明	明瞭
境 界	明瞭	明瞭	不明瞭

②腫瘍マーカー

• PSA（前立腺特異抗原：prostate specific antigen）

・年齢階層別 PSA

40 代：2.5 ng/mL　　50 代：3.5 ng/mL

60 代：4.5 ng/mL　　70 代：6.5 ng/mL

・生検陽性率

表 8-32 生検陽性率

PSA 値	陽性率
4～10 ng/mL	25～30%
10 ng/mL 以上	50～80%

③経直腸超音波検査（TRUS：transrectal ultrasonography）：早期においては，がん領域は前立腺内の周辺領域に低エコー域として左右非対称に認められる．

b．確定診断

経直腸超音波ガイド下において針生検を行う．

c．臨床病期決定

① CT：リンパ節転移と多臓器転移の確認

② MRI：前立腺被膜・精嚢への浸潤の確認

③尿道膀胱撮影および膀胱鏡検査：尿道・膀胱への浸潤の確認

④骨シンチグラフィ：骨転移の有無の確認

【治 療】

前立腺がんでは，病期，がんの悪性度（Gleason score），PSA 値，患者の年齢などを考慮して患者個々の治療方針を決定する．

a．待機療法

Gleason score≦6，前立腺針生検によるがん検出率が50％以下（病期T1c～T2bまでの病態），血清PSAが10～15 ng/mL以下の症例は臨床的に問題のないがんと考えられている．また，PSAダブリングタイプ（PSA値が倍になる時間）が2年以上と評価される場合には，そのまま経過観察でよいと考えられており，特に積極的な治療は行わない．

b．PSA監視療法

限局性前立腺がんに対して，PSAの時間的推移をモニタリングし，その値の変化に応じて根治的治療を開始する治療法である．今後，根治治療法の実施を前提とする点で待機療法と異なる．対象症例は，Gleason score≦6，血清PSA値≦10 ng/mL，腫瘍占拠割合が50％以下などである．

c．根治的前立腺全摘除術

70歳以下の場合など．

d．放射線療法

e．薬物療法

◎内分泌療法

表8-33　内分泌療法一覧

a）LH-RH療法
効果：精巣摘出術と同等 長所：精巣摘出術に比べて，患者に容認されやすい．4週間に1回の治療で済む． 短所：テストステロンの一過性上昇のため，症状が一時的に増悪する可能性がある． 副作用：性欲減退，勃起力低下，顔面紅潮 薬物：LH-RHアゴニスト，ゴセレリン酢酸塩，リュープロレリン酢酸塩
b）エストロゲン療法
効果：精巣摘出術とほぼ同等である． 短所：効果と副作用を鑑みた慎重な投与を要する． 副作用：心血管障害，浮腫，女性化乳房，肝機能障害 薬物：エチニルエストラジオール
c）抗アンドロゲン療法
①ステロイド性抗アンドロゲン薬 効果：他の去勢的治療に比べ弱い． 長所：副腎由来のアンドロゲンの作用も抑制する．副作用が比較的軽微である． 副作用：女性化乳房，肝機能障害 薬物：クロルマジノン酢酸塩 ②非ステロイド性抗アンドロゲン薬 効果：他の去勢的治療に比べ弱い． 長所：テストステロン分泌抑制作用がなく，性機能が低下しにくい．副腎由来のアンドロゲンの作用も抑制する． 副作用：女性化乳房，肝機能障害 薬物：フルタミド，ビカルタミド
d）CAB（combined androgen blockade）療法
前立腺細胞内に存在するアンドロゲンの40％は副腎に由来することから，LH-RHアゴニスト薬と非ステロイド性抗アンドロゲン薬との併用により，精巣および副腎療法のアンドロゲンを抑制する方法である． 抗アンドロゲン薬とLH-RHアゴニストとの併用 ①LH-RHアゴニストによる一過性上昇現象（ホルモンを押えるために体が抵抗する）を予防 ②精巣と副腎由来のアンドロゲンをともに抑制することを目的とする．

■化学療法：前立腺がんに対する抗がん薬による化学療法は，ホルモン療法の効果がなくなったホルモン抵抗性前立腺がんに対して，現在ではタキソテールをベースとしたレジメンが標準的レジメンとされている．

- ドセタキセル＋プレドニゾロン：ドセタキセル 75 mg/m^2 2 時間持続静注　4 日目投与，プレドニゾロン 5 mg 経口投与 1 回 1 錠　1 日 2 回 21 日間連続投与．

8.5.5b　子宮がん（uterine cancer：UC）

【概　念】

子宮がんは女性のがんの中では胃がん，乳がんについで罹患率の高いがんである．

子宮は大人のこぶし程度の大きさで，子宮上部の子宮体と，下部の細くなった子宮頸部に分かれる．頸部に発症するがんを子宮頸がん，子宮体に発症するがんを子宮体がんとよぶ．

子宮がんの発症率や死亡率は近年減少傾向にある．これは子宮がんの中で子宮頸がんの発症が減少したためで，これとは逆に子宮体がんの発症率は近年急増している．

子宮頸がんは 20〜40 代の女性に多く発症し，これに対して子宮体がんは 50〜60 代に多く発症している．この子宮体がんは乳がんと同様に，閉経後の肥満が大きく影響しているといわれている．

【子宮の構造】

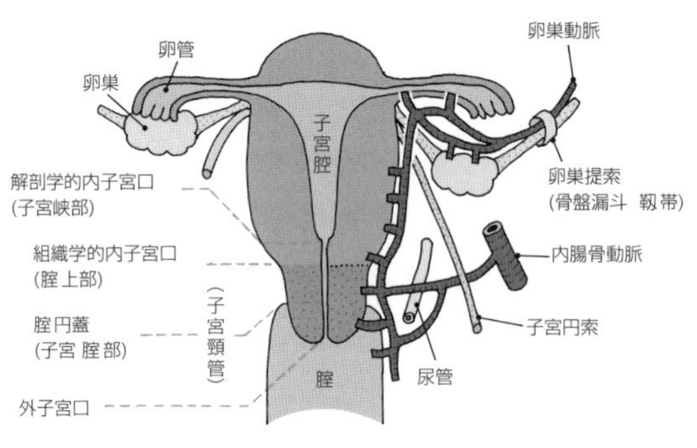

図 8-21　子宮の構造

8.5.5c　子宮頸がん（uterine cervical cancer）

【概　念】

子宮頸がんは，子宮の出口の子宮頸部に発症するがんであり，全子宮の約 70％を占める．子宮頸がんの危険因子として，ヒトパピローマウイルス（HPV：高危険型；16 型，18 型，52 型および 58 型）への感染があり，感染予防のためのワクチンが開発された．このことと，子宮頸がんは進行が遅いということや，子宮頸がんの集団検診が全国で行われることから，早期発見率が高くなり，死亡率が年々低下している．

子宮頸がんは，扁平円柱上皮境界（SC Junction）から生じる扁平上皮がん（Squamous cell carcinoma）が 85％を占める．

【原　因】 ヒトパピローマウイルス（HPV）への感染が原因とされる（扁平上皮がんの危険因子として確立されている）．HPV は性行為によって感染し，それ以外での感染は極めてまれである．

高危険型 HPV 感染者の約 20％が罹患する．

【危険因子】 子宮頸がんの危険因子を表 8-34 に示す．

表 8-34　子宮頸がんの高危険因子

- ヒトパピローマウイルスに感染している人
- 不特定多数の人と性交渉がある人
- ヘルペスウイルスに感染している人
- クラミジアやトリコモナスなど性感染症にかかっている人
- エイズなど免疫力が低下する病気にかかっている人
- 臓器移植を行って免疫抑制薬を使用している人
- ステロイド薬を服用している人
- 流産を防ぐ薬物ジエチルベストロールを使用した人やその子ども
- 20 歳代後半以上の人
- 家系に子宮頸がんを発症した人がいる人
- ビタミン A や C が不足している人
- 喫煙する人

【検　査】 子宮頸癌取扱い規約によれば，治療開始前に行う臨床進行期分類決定のために行う検査は，触診，視診，コルポスコピー，診査切除，頸管内掻爬，子宮鏡，直腸鏡，排泄性尿路造影，肺・骨のエックス線検査および子宮頸部円錐切除術である．

診断方法としては，細胞診が古くから行われている．子宮頸部の細胞診の実施方法としては，綿棒，スパーテル，サイトピック，サイトブラシなどの器具により直接粘膜を擦過し，細胞を採取する．

◎腫瘍マーカー

SCC（1.5 ng/mL 以下）

CEA（5 ng/mL 以下）

CYFRA（2 ng/mL 以下）

【症　状】 症状は，上皮内がんや初期がんと進行がんで異なる．初期がんでは不正性器出血や帯下が主症状であるが，上皮内がんでは症状がなく，集団検診や定期検診で偶然発見されることが多い．進行が進むと不正性器出血の他に，がん性疼痛，排尿あるいは排便障害なども出現してくる．

【治　療】 a．外科療法

①円錐切除術：子宮頸部を円錐状に切除する方法．進行を診るための検査としても行

われる．
②レーザー治療：上皮内がんに適応．
③単純子宮全摘出術：開腹する腹式と腟から摘出する腟式があり，腟式のほうが傷が小さく回復も早い．
④拡大子宮全摘出術：子宮とともに周囲の組織や腟の一部などを摘出．
⑤広汎子宮全摘出術：子宮とともに腟，卵巣，卵管などの周囲の組織も広範に摘出．
⑥骨盤内臓全摘出術：生殖器以外に広がっている場合，子宮・腟とともに下部結腸，直腸，膀胱も切除する．

b．化学療法

① CPT-11/CDDP 療法*：シスプラチン 60 mg/m^2（1 日目）静注，イリノテカン 60 mg/m^2（1，8，15 日目）静注　4 週ごと 6 コース
② TP 療法：パクリタキセル 135 mg/m^2（1 日目）静注　シスプラチン 50 mg/m^2（2 日目）静注，3 週ごと 6 コース
③ TC 療法：パクリタキセル 175〜180 mg/m^2（1 日目）静注，カルボプラチン [1] AUC：5〜6（1 日目）静注　3 週ごと 6 コース

＊：カルボプラチンの投与量は，腎機能から投与量を計算するカルバート（Calvert）の式を用いる．投与量（mg/body）= AUC ×（GFR + 25），により算出する．

【予　防】

a．HPV ワクチン

子宮頸がんの高危険因子は，ヒトパピローマウイルス（HPV）への感染，性交渉の相手が多いなどである．HPV は主に性交で感染し，多くの女性が一生のうちに 1 度は HPV に感染するといわれている．感染してもほとんどが自然消滅するが，持続感染で何年か経過することにより異形性を引き起こし，がんが発症すると考えられる．子宮頸がんワクチンにはガーダシル（Gardasil）とサーバリックス（Cervarix）の 2 種類がある．いずれも発がん性 HPV の中でも特に子宮頸がんの原因として最も多く報告されている HPV16 型と 18 型の感染を防ぐワクチンで，ガーダシルは尖圭コンジローマの原因とされる HPV6 型と 11 型の予防にも効果がある．

①**サーバリックス水性懸濁注射液（組換え沈降 2 価ヒトパピローマウイルス様粒子ワクチン）**：感染を防ぐために 3 回のワクチン接種が必要で，発がん性 HPV の感染から長期にわたって体を守ることが可能である．しかし，このワクチンは，すでに感染している HPV を排除したり，子宮頸部の前がん病変やがん細胞を治す効果はなく，あくまで接種後の HPV 感染を防ぐものである．

- 用法および用量：10 歳以上の女性に，通常，1 回 0.5mL を 0，1，6 か月後に 3 回，上腕の三角筋部に筋肉内注射する．
- 用法および用量に関連する接種上の注意
  - ・本剤の接種上，やむを得ず接種間隔の変更が必要な場合は，2 回目の接種は 1 回目の接種から 1〜2.5 か月の間で，3 回目の接種は 1 回目の接種から 5〜12 か月の間で調整する．
  - ・他のワクチン製剤との接種間隔：生ワクチンの接種を受けた者は，通常，27

日以上，また他の不活化ワクチンの接種を受けた者は，通常，6日以上間隔を置いて接種すること．

②ガーダシル水性懸濁注射液（組換え沈降4価ヒトパピローマウイルス様粒子ワクチン）：感染を防ぐために3回のワクチン接種が必要で，発がん性HPVの感染から長期にわたって体を守ることが可能．しかし，このワクチンは，すでに感染しているHPVを排除したり，子宮頸部の前がん病変やがん細胞を治す効果はなく，あくまで接種後のHPV感染を防ぐものである．

- 用法および用量：9歳以上の女性に，1回0.5mLを合計3回，筋肉内注射する．通常，2回目は初回接種の2か月後，3回目は6か月後に同様の用法で接種する．
- 用法および用量に関連する接種上の注意
  - ・接種間隔：1年以内に3回の接種を終了することが望ましい．2回目および3回目の接種が初回接種の2か月後および6か月後にできない場合，2回目接種は初回接種から少なくとも1か月以上，3回目接種は2回目接種から少なくとも3か月以上間隔を置いて実施する．
  - ・他のワクチン製剤との接種間隔：生ワクチンの接種を受けた者は，通常，27日以上，また他の不活化ワクチンの接種を受けた者は，通常，6日以上間隔を置いて接種する．ただし，医師が必要と認めた場合には，同時に接種することができる（なお，本剤を他のワクチンと混合して接種してはならない）．

8.5.5d　子宮体がん（endometrial cancer）

【概　念】

子宮体がんは，子宮の上部の子宮体部に発症するがんであり，全子宮の約30%を占める．また，子宮体がんは子宮内膜より生じる腺がん（Adenocarcinoma）が85%を占める．子宮体がんは，近年増加傾向にある．40代後半から増加し，50代から60代にピークを迎える．

【症　状】

子宮体がんは，エストロゲン依存性で比較的若年者に発症することが多いType1と，エストロゲン非依存性で高齢者に多いType2に分類される．

乳がん治療目的でタモキシフェンを投与されている患者では，子宮体がんの罹患率が高いといわれている．

症状は，初期がんでは不正出血がほとんどであるが，性交時痛や骨盤領域の痛みが出現する場合もある．

【危険因子】

①初潮が早い（12歳以下），②閉経が遅い（55歳以降），③初産が遅い（30歳以降），④タモキシフェンを服用している人，⑤肥満，⑥30歳以上，⑦乳がん，卵巣がんに罹患した人，⑧ホルモン補充療法を受けた人

【検　査】

診断方法としては，子宮内膜細胞診，子宮鏡診，CA125，CA19-9，CEAなどの腫瘍マーカーの上昇などがあるが，特異的な腫瘍マーカーは確立されていない．

【治　療】

子宮体がんには，薬物治療，ホルモン治療，外科的治療，放射線治療が行われる．

a．化学療法

子宮体がんにおける標準レジメンはない．しかし，CAP 療法，AP 療法，TAP 療法などの有効性が報告されている．

表 8-35　化学療法

1）CAP 療法
シクロホスファミド[1)]500 mg/m^2（1 日目）静注，ドキソルビシン 30～50 mg/m^2（1 日目）静注，シスプラチン 50～75 mg/m^2（1 日目）静注，3～4 週ごと 6 コース
2）AP 療法
ドキソルビシン 60 mg/m^2（1 日目）静注，シスプラチン 50 mg/m^2（1 日目）静注，3 週ごと 8 コース
3）TAP 療法
ドキソルビシン 45 mg/m^2（1 日目）静注，シスプラチン 50 mg/m^2（1 日目）静注，パクリタキセル 160 mg/m^2（2 日目）静注，3 週ごと 7 コース

1）シクロホスファミドの代表的な副作用に出血性膀胱炎がある．出血性膀胱炎の予防には，メスナ（ウロミテキサン®）注射剤が用いられる．
メスナ注射剤
・用法および用量：通常，メスナとして，シクロホスファミド 1 日量の 20%相当量を 1 回量とし，1 日 3 回（シクロホスファミド投与時，4，8 時間後）静脈内注射するが，メスナ 1 日量としてシクロホスファミド 1 日量の最大 100%相当量まで投与することができる．

b．ホルモン療法

黄体ホルモンのメドロキシプロゲステロンなどが用いられる．

c．放射線療法

外照射による全腹部照射・全骨盤照射が中心である．子宮頸がんに比べて放射線感受性は低い．

8.5.5e　卵巣がん（ovarian cancer）

【概　念】

卵巣が骨盤内臓器であることから，自覚症状が早期では乏しいため，診断時にすでに進行期（Ⅲ期，Ⅳ期）である症例も多く，女性生殖器系がんの中で年間死亡数が最も多いがん腫である．

90%以上が上皮性がんである．FIGO 分類を理解する．

成人のがんの中では，化学療法が比較的よく効くがんの一つである．

【疫　学】

a．罹患率

年齢別にみた罹患率は 40 代から増加し，50 代前半でピークを迎えてほぼ横ばいになり，80 歳以上でまた増加する．

b．危険因子

卵巣がんの家族歴，出産歴，子宮内膜症，肥満，排卵誘発薬の使用，ホルモン補充療法など．

【症　状】

自覚症状が乏しく（骨盤内臓器であるため），約半数がⅢ・Ⅳ期進行がんで発見される．

【検　査】

a．画像診断

超音波断層法，CT，MRIが有用である．

b．腫瘍マーカー

CA125が最も有用な腫瘍マーカーである．CA72-4やSTN，CA19-9，SLXなども有用でこれらを組み合わせて用いる．

【治　療】

a．化学療法

卵巣がんは，成人のがんの中では抗がん薬が比較的よく効くがんの一つである．現時点での初回化学療法の標準レジメンはTC療法，またはDC療法である．

卵巣がんの8割を占める上皮性卵巣がんには，TC療法が効き70％程度の高い奏効率が報告されている．

b．施行時期別治療法

卵巣がんにおける化学療法は目的別，もしくは施行時期別に4種類に分類されている．

◎術後化学療法

・寛解導入療法：初回手術後，残存病変を消失させることを目的とする．

・補助療法：初回手術後，完全摘出もしくは残存腫瘍径が1cm以下になった場合，根治手術成績の向上を目的とする．

TC療法が初期治療の標準的な第一選択の化学療法である．

表8-36　術後化学療法

TC療法
パクリタキセル 175～180 mg/m^2 3時間持続静注，カルボプラチン　1～2時間持続静注 AUC＝5～6　各1日目投与
DC療法
ドセタキセル 65～75 mg/m^2 1時間持続静注，カルボプラチン　1～2時間持続静注 AUC＝5～6　各1日目投与

◎術前化学療法：初回手術に先立ち，縮小手術を前提として，根治手術率の向上を目的とする．

◎維持化学療法

・寛解を長期間維持することを目的とする（Ⅰ，Ⅱ期の早期がんに対する有用性は示されていない）．

・寛解導入療法で寛解された後に行う維持療法（地固め療法）．

・補助療法後に行う維持化学療法.

◎サルベージ化学療法：標準的な化学療法に抵抗性を示した場合，二次的もしくは試験的に行うことを目的とする.

・ドセタキセル 70 mg/m^2　持続静注　1日目投与

・イリノテカン 300 mg/m^2　持続静注　1日目投与

8.5.6　腎・尿路系の悪性腫瘍

8.5.6a　腎臓がん（kidney cancer）

【概　念】

腎臓がんは，腎細胞がん，腎腺がんともいわれ，一般に近位尿細管由来の腎臓の上皮性悪性腫瘍である．腎臓がんは成人の約2%を占め，男女比は約2：1である．腺がんが腎臓の腫瘍全体の75〜80%を占める.

腎臓がんの治療に関しては，臨床病期第Ⅲ期までは，依然手術が第一選択であるが，分子標的治療薬が4剤承認され使用可能である．しかし，転移性腎臓がんには化学療法や放射線療法の有効性がほとんど認められていない.

【危険因子】

①肥満，②喫煙，③高血圧，④ Von Hippel-Lindau（VHL）病に腎臓がんが効率に合併する.

【症　状】

早期は無症状である．進行すると，肉眼的血尿，腹部腫瘤，腰背部痛（古典的三徴）などの局所症状．貧血，体重減少，発熱，高ハプトグロビン血症などの全身症状.

【検　査】

超音波検査を先に行い，確定診断としてCTを行う.

【治　療】

a．外科手術

T1aの場合，腎臓部分切除術が標準的な術式である．腎臓がん転移巣に対する外科的治療は，PSが良好で，転移巣が肺・副腎などでは生存率の延長が期待されている.

b．放射線療法

腎臓がんは，一般的に放射線感受性が低く，一般的には行われていない．しかし，脊椎転移や骨転移の症状緩和に有効である.

c．薬物療法

①サイトカイン療法

- 腎臓がんの転移巣に対するインターフェロンα単独療法は，近接効果，非進行性生存率，全生存率のすべてに関して有効性が示されている.
- インターフェロンαの副作用で使用できない，または効果が認められない場合，インターロイキン2が使用可能である.

②化学療法：再発または臨床病期Ⅳ期で切除不能な腎臓がんに対して分子標的治療薬

は，腫瘍縮小効果，生存期間の延長が期待できる．

表 8-37　化学療法

a. ソラフェニブ 400 mg/ 回　経口　1 日 2 回
b. スニチニブ 50 mg/ 日　経口　1 日 1 回，4 週間，2 週間休薬
c. ベバシズマブ 3 mg/kg　または 10 mg/kg　静注 2 週間間隔
d. テムシロリムス 25 mg/ 日　静注　週 1 回（予後不良な転移性腎臓がん）

8.5.6b　膀胱がん（bladder cancer）

【概　念】

膀胱がんの年齢調整罹患率は，男性が女性の約 4 倍であり，年齢階級別罹患率は男女とも 60 歳以降で増加する．膀胱がんは，主に膀胱の移行上皮（尿路上皮）から発症する悪性腫瘍である．組織学的には，90％以上が移行上皮がんで，扁平上皮がんが 5％．腺がんが 1％以下である．最も重要な危険因子は喫煙である．

【症　状】

無症候性肉眼的血尿または顕微鏡的血尿が多く，80％以上の症例で認められる．

膀胱刺激症状（頻尿，排尿痛，尿意切迫感など）は上皮内がんの 70〜80％に，また浸潤性膀胱がんでもしばしば認められるが，表在性乳頭状がんはまれである．

【検　査】

a．膀胱鏡

診断は内視鏡（膀胱鏡）でほぼ確定できる．

b．画像診断

CT は深達度，リンパ節転移，遠隔転移の評価に用いられ，浸潤性膀胱がんの病期評価に重要である．MRI は腫瘍の深達度の評価に優れ，筋層浸潤の判定に有用である．

c．生　検

経尿道的腫瘍生検は膀胱鏡下で腫瘍の一部または全部を切除し，異型度，深達度を評価する．

【治　療】

a．表在性がんに対する治療

①経尿道的腫瘍切除術（TUR-Bt）：膀胱がんの約 80％を占める Ta-T1 の表在がんに適応があり，浸潤性がんでは完全に切除することは困難である．

② BCG，抗がん薬の膀胱内注入療法

- BCG や抗がん薬の膀胱内注入療法の目的は，再発予防，腫瘍への直接効果および免疫を介しての間接効果である．
- 抗がん薬としてマイトマイシン C，ドキソルビシン，エピルビシンなどが用いられる．
- BCG 注入療法は，抗がん薬よりも再発予防効果に優れている．

b．転移のない浸潤がんに対する治療

①根治的膀胱全摘除術：根治的膀胱全摘除術が標準治療の一つである．膀胱の摘出と骨盤内リンパ節郭清を行うとともに，男性では前立腺および精嚢を，女性では子宮を摘出する．

②化学療法：M-VAC 療法

- メトトレキサート 30 mg/m^2 持続静注，1，15，22 日目投与
- ビンブラスチン 3 mg/m^2 静注，1，15，22 日目投与
- ドキソルビシン 30 mg/m^2 持続静注，2 日目投与
- シスプラチン 70 mg/m^2 持続静注，2 日目投与

③転移に対する治療：GC 療法

- ゲムシタビン 1,000 mg/m^2 持続静注，1，8，15 日目投与
- シスプラチン 70 mg/m^2 持続静注，2 日目投与

8.5.7 乳がん（breast cancer）

【概　念】

乳房は皮膚，皮下組織，脂肪組織，乳腺からなる器官である．乳腺は前胸壁の外側に位置し，厚い線維性の間質を伴った腺組織であり，乳頭から放射状に分布する 15～20 の腺葉により形成されている．腺葉は乳管と小葉より構成され，乳がんは小葉部分の細胞ががん化することによって発症し，時間の経過とともに小葉・乳管の周囲（間質）に浸潤していく．乳がんの約 90％は乳管から発症する「乳管がん」とよばれるものであり，小葉から発症する乳がんは「小葉がん」とよばれ，約 5～10％を占めている．

今日，マンモグラフィーなどの検診技術の進歩により，その早期発見率，根治率および生存率が著しく向上している．また，分子標的薬による治療効果も高いことから，適切な診断と治療によって高い治癒率を期待できるがんである．しかし，治療法としては乳房を切除する症例も少なくないため，乳房が女性の象徴的器官であることを考慮し，患者心理に配慮した治療が求められる．

【症　状】

臨床症状としては，乳房腫瘤，疼痛，異常乳頭分泌物，皮膚発赤，浮腫，乳房の変形などである．

【検　査】

a．視　診

①腫瘤（外側 1/4 円に好発：45％），②乳頭異常（血性分泌，陥没，びらん，かゆみ），③皮膚発赤，④陥凹（えくぼ症状），⑤潰瘍形成，⑥橙皮様皮膚，豚皮様皮膚は皮膚浸潤を示唆する，⑦浸潤が真皮層に達すると，その部位の血行障害やリンパ管の腫瘍細胞による閉塞のため，発赤，浮腫，光沢がみられ，局所進行性乳がんとされる．

b．触　診

表面不整，硬い，圧痛（－），可動性やや不良，えくぼ徴候

c．マンモグラフィー

①濃厚な腫瘤陰影辺縁不整，微細石灰化，辺縁放射状陰影，②真っ白に見える石灰化は，大きく目立って見えるものは良性で，小さなものが多く集積している場合は悪性を疑う．

【治　療】

a．外科的治療

①乳房温存療法：乳房温存療法の適応基準：腫瘍径が4 cm以下であり，広範な乳管内進展がなく，明らかな多発がんではない．広範な石灰化がないことである．

②乳房切除術：単純乳房切除術，胸筋温存乳房切除術など

b．放射線治療

放射線照射は，乳房温存術後のみならず乳房切除術後の場合も生存率を改善することが明らかとされている．したがって，リンパ節転移が4個以上の乳房切除術後患者では放射線照射が施行される．

表8-38　サブタイプ分類と推奨される治療

サブタイプ	臨床病理学的定義	治療
Luminal A	・ER and/or PgR 陽性 ・HER2 陰性 ・Ki67 低値（< 14%）	内分泌療法
Luminal B（HER2 陰性）	・ER and/or PgR 陽性 ・HER2 陰性 ・Ki67 高値（14%≦）	内分泌療法 ±化学療法
Luminal B（HER2 陽性）	・ER and/or PgR 陽性 ・HER2 過剰発現・増幅あり ・Ki67 低値～高値	化学療法 ＋抗 HER2 療法 ＋内分泌療法
HER2 陽性（non luminal）	・HER2 過剰発現・増幅あり ・ER and/or PgR 陰性	化学療法 ＋抗 HER2 療法
triple negative（ductal）	・ER and/or PgR 陰性 ・HER2 陰性	化学療法

c．内分泌療法

乳がん細胞の発生・増殖には女性ホルモンであるエストロゲンが重要な役割を果たしており，このエストロゲンは乳がん細胞のエストロゲン受容体（ER）を介して作用する．したがって，乳がん細胞がエストロゲン受容体を発現しているタイプであれば，抗エストロゲン薬などを用いてエストロゲンの作用を阻害することによって，腫瘍の縮小や再発の防止が期待できる．

このER発現は，全乳がんの60～70%であるが，そのすべてに内分泌療法が奏効するとは限らず，40～50%とされている．また，プロゲステロンはエストロゲンによって作られ，プロゲステロン受容体（PgR）陽性の場合も，ER陽性と同様に内分泌療法が有効であり，ERとPgRがともに陽性であれば内分泌療法の奏効率は，60～70%とされている．

① **LH-RH療法**：ゴセレリン酢酸塩，リュープロレリン酢酸塩

②抗エストロゲン薬：タモキシフェン，トレミフェンクエン酸塩
③アロマターゼ阻害薬
- ステロイド系：エキセメスタン
- 非ステロイド系：アナストロゾール，レトロゾール

ER，PR ともに陽性であれば，ホルモン感受性乳がんであり，ホルモン療法の効果が期待できる．閉経前であれば，① LH-RH アゴニスト製剤，②抗エストロゲン薬を用いることができる．

d．術前化学療法

初期の乳がんに対する術前化学療法群と術後化学療法群の比較試験が行われ，再発率・生存率の両群に差はなく，術前化学療法群において乳房温存率が向上した．この結果を基に，術前化学療法は標準治療の一つとして位置付けられるようになっている．

① **AC 療法**：ドキソルビシン 60 mg/m^2（1 日目）静注，シクロホスファミド 600 mg/m^2（1 日目）静注　21 日ごと 4 コース
② **EC100 療法**：シクロホスファミド 500 mg/m^2（1 日目）静注，エピルビシン 100 mg/m^2（1 日目）静注，フルオロウラシル 500 mg/m^2（1 日目）静注　21 日ごと 6 コース
③タキサン系薬剤：パクリタキセル，ドセタキセル，パクリタキセル注射剤（アルブミン懸濁型）

e．術後化学療法

再発抑制を目的に，再発リスク，年齢，閉経状況，ホルモン依存性などに応じて選択される．

表 8-39　術後化学療法

1）AC 療法
ドキソルビシン 60 mg/m^2（1 日目）静注，シクロホスファミド 600 mg/m^2（1 日目）静注　21 日ごと 4 コース
2）CAF 療法
シクロホスファミ 500 mg/m^2（1 日目）静注，ドキソルビシン 50 mg/m^2（1 日目）静注，フルオロウラシル 500 mg/m^2（1 日目）静注　21 日ごと 6 コース
3）CMF 療法
シクロホスファミド 100 mg/m^2（1，14 日目）経口，メトトレキサート 40 mg/m^2（1，8 日目）静注，フルオロウラシル 600 mg/m^2（1，8 日目）静注　28 日ごと 6 コース
4）TC 療法
ドセタキセル 75 mg/m^2（1 日目）静注，シクロホスファミド 600 mg/m^2 静注，1 日目　21 日ごと 4 コース
5）Weekly PTX 療法
パクリタキセル 80～100 mg/m^2（1，8，15 日目）静注，　28 日ごと
6）ハーセプチン療法
トラスツズマブ 8 mg/kg（初回投与時）静注，トラスツズマブ 6 mg/kg（2 回目以降投与時）静注

f．再発または転移性乳がんに対する化学療法

■転移・再発乳がんの化学療法

ホルトバギー（Hortobagyi）のアルゴリズムに示されるように，ホルモン感受性で生命の危機がない場合は，内分泌療法を優先し，無効時に化学療法を行う．広範囲な肝転移，がん性リンパ管症などの生命の危機が迫っている場合やホルモン感受性がない場合は化学療法を行う．さらに，HER2 過剰発現例の場合は抗 HER2 療法の適応となる．

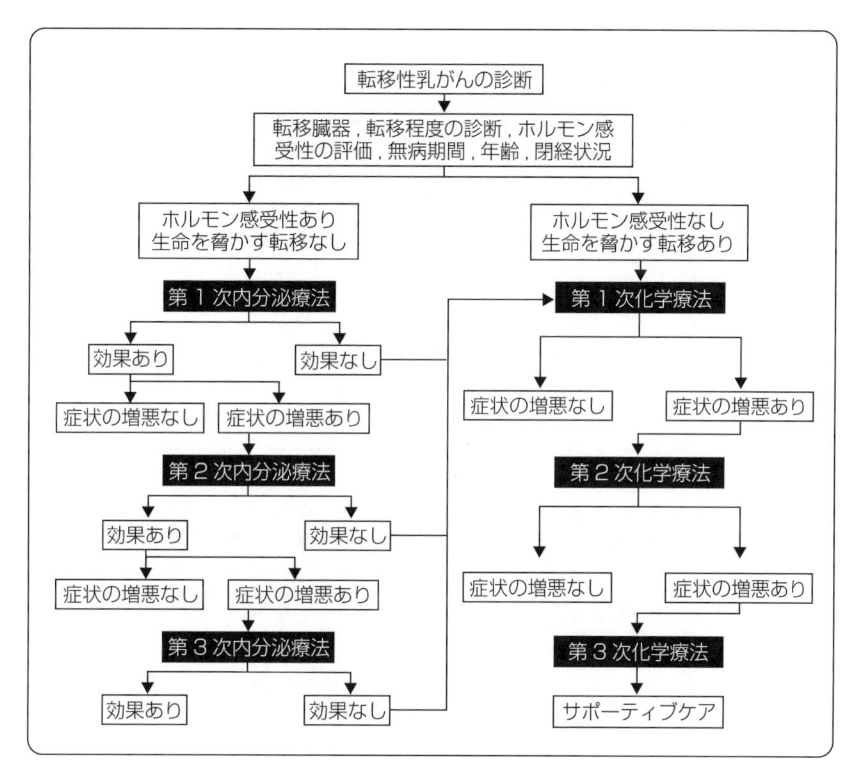

図 8-22　転移性乳がんに対する内分泌療法と化学療法の選択（ホルトバギーのアルゴリズム）

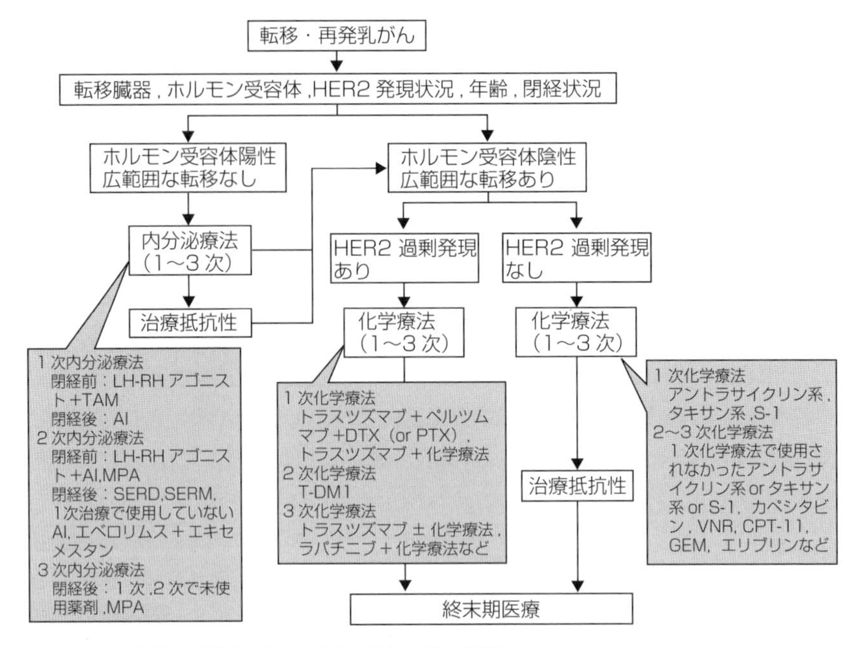

図 8-23 転移性・再発乳がんに対する薬物療法の選択

表 8-40 乳がんに対する化学療法（再発または転移性）

1）FEC 療法
シクロホスファミド 400 mg/m²（1，8 日目）60 分点滴静注，エピルビシン 50 mg/m²（1，8 日目）5〜30 分点滴静注，フルオロウラシル 500 mg/m²（1 日目）5 分静注　3 週間（1 サイクル期間）
2）ドセタキセル＋カペシタビン
ドセタキセル 75 mg/m²（1 日目）60 分点滴静注，カペシタビン 950 mg/m² 経口 朝夕　1〜14 日　3 週間（1 サイクル期間）
3）GT 療法
ゲムシタビン注) 1,250 mg/m²（1，8 日目）点滴静注，パクリタキセル 175 mg/m²（1 日目）3 時間点滴静注，3 週間（1 サイクル期間） 注) ゲムシタビル 1 日目はパクリタキセル投与後
4）ベバシズマブ＋パクリタキセル療法
ベバシズマブ 10 mg/kg（1，15，29 日目）点滴静注，パクリタキセル 90 mg/m²（1，8，15，29 日目）点滴静注

（重山昌人）

演習問題

次の記述のうち正しいものには○，誤っているものには×をつけよ．

問 1　破傷風では，原因細菌が中枢神経に到達し，呼吸困難やけいれんを惹起する．

問 2　百日咳は，発作性および連続性の咳を特徴とし，マクロライド系抗菌薬が用いられる．

問 3　結核菌感染者のほとんどが肺結核を発症する．

問 4　結核の病変は，血行性に広がる様式はとらない．

問 5　ヘリコバクター・ピロリは，胃粘膜以外の消化管にも広く分布する．

問 6　腸管出血性大腸菌は，ベロ毒素を産生する．

問 7　淋菌は，性感染症の原因菌として知られている．

問 8　レジオネラ菌（*Legionella pneumophila*）による肺炎は，市中肺炎の中で最も頻度が高い．

問 9　メチシリン耐性黄色ブドウ球菌（MRSA）は，症状のない医療従事者や患者の皮膚，鼻前庭，咽頭などでも検出されることがある．

問 10　緑膿菌は，院内感染の原因菌の一つとして問題となっている．

問 11　インフルエンザと普通感冒の見分け方について説明せよ．

問 12　HIV 感染症と AIDS の関係について説明せよ．

問 13　アデノウイルスが病原体の感染症はどれか．

1　伝染性単核症
2　咽頭結膜熱
3　帯状疱疹
4　流行性耳下腺炎
5　伝染性紅斑

問 14　成人で最も多いかぜ症候群の病原体はどれか.

1　RS ウイルス
2　インフルエンザウイルス
3　コロナウイルス
4　ライノウイルス
5　パラインフルエンザウイルス

次の記述のうち正しいものには○，誤っているものには×をつけよ.

問 15　単純ヘルペスウイルス 2 型は三叉神経節に潜伏し，回帰感染を繰り返す.

問 16　帯状疱疹は水痘・帯状疱疹ウイルスの回帰感染によって発症する病態である.

問 17　インフルエンザウイルスは A 型，B 型および C 型に分類される.

問 18　A 型，B 型および C 型肝炎ウイルスは慢性肝炎の原因となる.

問 19　AIDS 患者はサイトメガロウイルス感染症を合併する場合がある.

問 20　風疹にかかるとコプリック斑が現れる.

問 21　免疫能が正常な患者では，食道カンジダ症の発症はまれである.

問 22　爪白癬は皮膚表在性真菌症であるため，抗真菌薬の内服治療は適応とならない.

問 23　アスペルギルスは，経気道感染により肺感染症を起こす.

問 24　表在性真菌症の原因となるカンジダは，血中に侵入することはない.

問 25　肺アスペルギルス症は，好中球減少症患者で発症しやすい.

問 26　マラリア原虫は，蚊を介してヒトに感染する.

問 27　エキノコックス症は，クリプトスポリジウムによる感染症である.

問 28　赤痢アメーバは，栄養型とシストの 2 形態をとる.

問 29　マラリアの急性期治療にペンタミジンイセチオン酸塩を用いる.

問30 トキソプラズマは，ネコの糞便中に含まれるオーシストを介した経口感染が知られている．

問31 抗悪性腫瘍薬に関する記述のうち，正しいものはどれか．2つ選べ．

1 抗悪性腫瘍薬は，一般に増殖速度が速い腫瘍に効果的に作用する．
2 トレチノインは，急性前骨髄球性白血病の分化誘導療法に用いられる．
3 顆粒球コロニー刺激因子（G-CSF）は，抗悪性腫瘍薬による白血球減少には無効である．
4 寛解導入療法では，単剤の抗悪性腫瘍薬使用が一般的である．
5 抗悪性腫瘍薬による嘔吐には，ヒスタミン H_2 受容体遮断薬の投与が第一選択である．

問32 胃がんの記述として，間違っているものはどれか．2つ選べ．

1 進行・再発胃がんの化学療法である S-1+CDDP 療法は，S-1（80 mg/m^2）を 1〜21 日目まで服用し，CDDP（60 mg/m^2）を 8 日目に投与する方法である．
2 高分化型胃がんでは，萎縮性胃炎との関連が強く示唆されていることから，胃がんの予防策として，萎縮性胃炎の大きな要因とされる *Helicobacter pylori* の除菌が考えられる．
3 早期胃がんとは，がんの浸潤が粘膜下層までにとどまるものをいい，リンパ節転移は問わない．
4 進行胃がんとは，がんの浸潤が粘膜下層を越えて，漿膜以下に達したものをいう．
5 日本におけるリンパ節郭清は，D0/1 が標準である．

問33 次の記述のうち，間違っているものはどれか．2つ選べ．

1 テガフールを含む配合剤に UFT と S-1 がある．UFT と S-1 には 5-FU の分解酵素 DPD を阻害するウラシルとギメラシルがそれぞれ配合されており，5-FU の効果を増強する．
2 胃がんの切除不能・進行再発症例に対する化学療法は，S-1+CDDP 療法が推奨されている．
3 胃がんは，日本において悪性腫瘍による死亡の第 1 位であるが，死亡・罹患率は減少傾向である．
4 胃がんの代表的な腫瘍マーカーは，CEA，CA15-3 である．
5 Biochemical modulation とは，抗がん薬にある薬剤を併用し，抗がん薬の薬理学的動態を変化させることによって，抗腫瘍効果の増強あるいは毒性の軽減を図り治療成績の向上を目指すことである．

問34 58歳男性．体重55 kg．直腸がんの再発のため，オキサリプラチン，フルオロウラシル，レボホリナートカルシウム，薬物Xによる治療を受けた．治療開始10日頃より，顔面に痤瘡様皮膚炎が起こり，その後皮膚亀裂および爪周囲炎が見られた．薬物Xに当てはまるものはどれか．2つ選べ．

1 セツキシマブ
2 クリゾチニブ
3 テムシロリムス
4 イリノテカン硫酸塩水和物A
5 パニツムマブ

問35 非小細胞肺がんとその処方薬に関する記述のうち，誤っているのはどれか．1つ選べ．

1 非小細胞肺がんは，扁平上皮がん，腺がん，大細胞がん，その他に分類される．
2 非小細胞肺がんの腫瘍マーカーは，CYFRA 21-1，SCCなどである．
3 抗悪性腫瘍薬の嘔吐リスク分類において，シスプラチンはHigh（高度リスク）に分類される．
4 ゲムシタビン塩酸塩の副作用に，間質性肺炎などの肺毒性が報告されている．
5 非小細胞肺がんは，早期から血行性およびリンパ行性に転移し，手術不能で最も予後不良であり，肺がんの中では，化学療法や放射線療法の感受性が最も高い．

問36 肺がんとその治療とその治療薬に関する記述のうち，正しいのはどれか．3つ選べ．

1 小細胞がんと非小細胞肺がんでは，抗がん薬に対する感受性が異なる．
2 小細胞がんは，予後良好な症例が多い．
3 非小細胞がんは，放射線感受性が高いので，放射線療法が治療の主体となる．
4 小細胞がんの一般的な化学療法として，シスプラチンとエトポシドの併用療法がある．
5 イリノテカン塩酸塩の重大な副作用に，骨髄抑制と高度な下痢がある．

問 37　前立腺がんに関する記述のうち，正しいものはどれか．2 つ選べ．

1　LH-RH 療法は，薬剤としてゴセレリン酢酸塩などが使われ，投与方法は 3 週に 1 回の投与ですむ利点がある．

2　抗アンドロゲン療法には，ステロイド性アンドロゲン薬と非ステロイド性アンドロゲン薬があり，クロルマジノン酢酸エステルは非ステロイド性アンドロゲン薬である．

3　前立腺全摘出術は，がん病巣が前立腺に限局しており，全身状態が良好な 70 歳未満の症例である．

4　前立腺がん（再燃がん）の標準化学療法は，ドセタキセルとプレドニゾロンの併用療法である．

5　スクリーニングとして CT と PSA が重要であり，PSA の基準値は 4 ng/mL 未満である．

問 38　子宮がんとその治療に関する記述のうち，誤っているのはどれか．2 つ選べ．

1　日本では，子宮体がんの発症が増加している．

2　子宮頸がんは 60 代に発症のピークがある．

3　子宮頸がんの治療の主体は，手術療法と放射線療法である．

4　子宮体がん治療の第一選択は，化学療法である．

問 39　68 歳，女性．閉経後不正出血のため受診．CT，MRI および子宮内膜全面組織診にて，子宮体がんと診断された．

子宮体がんの診断に最も適した腫瘍マーカーはどれか．1 つ選べ．

1　CA-19-9

2　AFP

3　SCC

4　PIVKA-Ⅱ

5　CA-125

問 40　子宮体がんに関する記述のうち，正しいのはどれか．2 つ選べ．

1　子宮体がんの発症には，ヒトパピローマウイルスが関与する場合が多い．

2　子宮体がんは，腺がんより扁平上皮がんが多い．

3　子宮体がんは，子宮頸がんに比べて放射線感受性が低い．

4　エストロゲンは，子宮体がんの危険因子ではない．

5　子宮体がんのホルモン療法には，メドロキシプロゲステロン酢酸エステルを用いる．

問 41　乳がん治療薬とその副作用として，適切でないものはどれか．1 つ選べ．

1　アナストロゾール ―――――― 手足症候群
2　タモキシフェン ――――――― 性器出血
3　LH-RH アゴニスト製剤 ――― 更年期障害
4　トラスツズマブ ――――――― 心障害

問 42　60 歳女性で，乳がん術後の患者である．閉経．
ホルモン受容体：ER（+），PgR（+）
HER2：陰性
リンパ節：転移なし
この患者に薬物療法を開始する場合，適切な薬剤はどれか．1 つ選べ．

1　アナストロゾール
2　タモキシフェン
3　LH-RH アゴニスト製剤
4　トラスツズマブ
5　カペシタビン

問 43　乳がんの術後患者に対するカペシタビンの正しい投与スケジュールはどれか．1 つ選べ．

1　連日投与
2　28 日間連日投与 14 日間休薬
3　21 日間連日投与 7 日間休薬
4　7 日間連日投与 21 日間休薬
5　5 日間連日投与 2 日間休薬

問 44　乳がんに使用される薬剤に関する記述のうち，誤っているのはどれか．1 つ選べ．

1　トラスツズマブは，HER2（human epidermal growth factor receptor type 2）が過剰発現している転移性乳がんに用いられる．
2　ゴセレリン酢酸塩は，骨塩量の低下を引き起こす．
3　アナストロゾールは，閉経前乳がんの治療に用いられる．
4　タモキシフェンクエン酸塩は，子宮体がんのリスクを増大させる．
5　パミドロン酸ニナトリウム水和物は，骨転移をきたした場合に用いられる．

演習問題解答

第2章　神経系の疾患と薬

問1　3，5

×1　破瓜型は人格荒廃を伴い，最も予後が悪い．

×2　10代〜30代に好発し，発症には遺伝的要因の関与が認められる．

×4　リハビリテーションを併用した薬物治療効果は高い．

問2　2，4，6

×1　双極性障害の罹患率には，男女差はない．

×3　うつ病の発症には，ノルアドレナリン神経とセロトニン神経の両方の機能異常が関与していると考えられている．

×5　双極性障害の薬物治療には，炭酸リチウムが第一選択薬である．

問3　1，4

×2　パニック障害では，扁桃体の過活動によりノルアドレナリン神経が活性化している．

×3　タンドスピロンは抗けいれん作用がほとんどないが，効果発現に1〜2週間を要する．

×5　ラメルテオンは，メラトニン受容体を刺激して睡眠を促す．

問4　1

×1　エトスクシミドは欠神発作に有効であるが，強直間代発作を悪化させる．

問5　3，5

×3　被殻出血は脳内出血で最も多く，片麻痺や共同偏視，意識障害などが現れる．

×5　くも膜下出血の亜急性期の髄液穿刺によりキサントクロミーが認められる．急性期おいては赤色を示す．

問6　1，3

×2　黒質と青斑核にレビー小体が認められる．

×4　ビタミンB_6製剤は，ドパ脱炭酸酵素の補酵素であり，末梢でレボドパからドパミンへの変換を促進するため，治療効果を減弱する．

×5　ドパミンアゴニストを十分量投与しても効果が期待できない場合，ジスキネジアがなければ，エンタカポンを併用する．ジスキネジアがある場合は，レボドパ1回量を減量し，エンタカポンを併用する．

問7　1，4

×1　アルツハイマー病では，βおよびγ-セクレターゼにより生成したアミロイドβ42の沈着が，病因となる．

× 4　脳血管性認知症の認知機能は梗塞が起こる度に段階的に悪化し，まだら認知症が特徴的にみられる．

問 8　3，4

× 1　片頭痛の発症には体質と環境や生活習慣が関与している．

× 2　脳動脈が一時的に収縮し，その後血管が異常拡張することにより生じる発作性頭痛である．

× 5　ロメリジンは頭痛発作の予防を目的に投与される．

問 9　1，5

問 10　4

第 3 章　免疫・炎症・アレルギーおよび骨・関節の疾患と薬

問 1　骨粗鬆症は，破骨細胞による骨吸収と骨芽細胞による骨形成のバランスが崩れ，骨量・骨密度の減少により骨折しやすくなった疾患である．閉経期を過ぎた女性に有病率が高い．治療としては，Ca やビタミン D 摂取による食事療法，適度な運動，治療薬としてはエストラジオール，ラロキシフェン，ビスホスホネート製剤の骨吸収抑制薬や，アルファカルシドールなどの活性型ビタミン D_3 製剤，ビタミン K 製剤の骨形成促進薬を用いる．

問 2　関節リウマチは，慢性かつ進行性の多発性関節炎を特徴とする全身性炎症疾患であり，リウマトイド因子などの自己抗体を認める自己免疫疾患である．朝のこわばりが初期症状の特徴である．治療の主体は薬物療法であり，サラゾスルファピリジン，メトトレキサート，タクロリムス，インフリキシマブなどの免疫抑制薬やモノクローナル抗体製剤が用いられる．

問 3　3，4

全身性エリテマトーデスと関節リウマチはⅢ型アレルギー反応，特発性血小板減性紫斑病はⅡ型アレルギー反応である．

問 4　1，5

関節リウマチはⅢ型アレルギー反応による関節滑膜の慢性炎症性疾患である．発症は女性に多い（男女比は約 1：4）．

問 5　○

問 6　×　変形性関節症は非炎症性の疾患である．初発関節には炎症所見を認めないが，病態の進行に伴って二次的に関節炎を呈するようになる．

問 7　○

問 8　×　アジソン病患者には皮膚・粘膜の色素沈着が認められる．蝶形紅斑は全身性エリテマトーデス患者に多く認められる．

問 9　○　眼の乾燥（ドライアイ），口腔の乾燥（ドライマウス）の症状がみられる．

問 10　○

問 11　○　ベーチェット病は全身性の自己免疫疾患である．治療抵抗性の場合や難治性網膜ブドウ膜炎にはインフリキシマブ（抗ヒト TNF α モノクローナル抗体）を用いる.

問 12　×　顎骨壊死・顎骨骨髄炎に注意する必要がある.

問 13　×　Stevens-Johnson 症候群は，医薬品（薬物）が原因で発現する症状の重いアレルギー性疾患（薬疹）である．重症化すると失明することもある.

問 14　×　Ⅳ型アレルギー反応による.

問 15　○　抗ヒスタミン薬，抗菌薬，NSAIDs など多くの薬物が引き起こす.

第 4 章　循環器系・血液系・造血器系・泌尿器系・生殖器系の疾患と薬

問 1　5

QT 間隔とは心室の活動電位の持続時間を示す．心室筋の活動電位の発生（脱分極）は Q 波に示され，心室筋が静止膜電位に戻る過程（再分極）は T 波によって示される．Q 波の立ち上がりから T 波の終結点までの時間を QT 間隔という.

問 2　4

心房細動では，心房において血液が滞留するために血栓が発生しやすくなる．形成された血栓が心室から排出された場合，塞栓症を生じる危険性があるため，抗凝固療法が必要となる場合がある．そのリスクを評価したものが CHADS2 スコアである．CHADS2 スコアの「CHADS」とは，心不全（Congestive heart failure），高血圧（Hypertension），高齢（Age>75），糖尿病の罹患（Diabetes mellitus），脳梗塞（Stroke）の頭文字をとったものである．脳梗塞以外の各リスク因子をもっていれば 1 点，脳梗塞の既往があれば 2 点付与し，合計が 2 点以上であれば抗凝固療法の適応が強く勧められるというものである．貧血はリスク因子の中に含まれていないため，選択肢の 5 つの中では最も重要性が低いと考えられる.

問 3　3

アテノロールは，β 遮断薬であり，徐脈を悪化させる可能性があるため，高度な徐脈を認める高血圧症患者には使用すべきではない.

問 4　3

本症例は，胸痛という自覚症状と心電図検査の ST 上昇という結果から急性心筋梗塞の可能性が濃厚である.

○ 1　筋肉注射をすると筋組織の破壊が生じるので，筋細胞由来の酵素である CK の総活性が上昇することがある.

○ 2　心筋梗塞では心筋の破壊が生じるので，発症後速やかに心筋の構造タンパク質であるトロポニン T が血清中に検出される．トロポニン T が高値を示すのは，発症後 4 時間以降である.

× 3　心筋梗塞の発症により，心室筋の破壊が生じるので，心室の動きが低下する．左心室は筋量が多く，影響を受けやすい.

○ 4　心筋梗塞の治療の第一選択は経皮的冠動脈インターベンション（PCI）であるが，この患者は発症から 6 時間以内であるので，アルテプラーゼやモンテプラーゼを用いたPTCRを行うことも可能である.

○5 心筋梗塞に伴って心室性期外収縮が発生している場合に第一選択として行われる薬物治療はニフェカラントやアミオダロンの静脈内投与であるが,これらの薬物がない場合にはリドカインの静脈内投与が行われる.血清カリウム値や血清マグネシウム値の管理も厳格に行う.

問5 2

慢性心不全の重症度の指標として用いられるのはBNPである.BNPは,心室筋の伸展によって分泌される.重症度の指標に加えて,予後の評価にも使うことができる.

問6 3, 5

本症例は,心拡大,心内腔の拡大,全周性の壁運動の低下と血漿BNP値の軽度の上昇という所見から,拡張型心筋症に伴う軽度の心不全である可能性が高い.血圧,脈拍数,心電図に異常がなく自覚症状もないことから,軽度の心不全の治療薬を選択する.軽度の心不全に対しては,ACE阻害薬と低用量のカルベジロールかビソプロロールが第一選択薬となるので,正答はエナラプリルマレイン酸塩とビソプロロールフマル酸塩になる.

問7 3

○1 H^+の排泄が低下して代謝性アシドーシスを呈する.

○2 急性腎不全時の尿量を増加させることにより過剰な体液量を減少させ,浮腫を改善するためフロセミドなどのループ性利尿薬を用いる.

×3 ポリスチレンスルホン酸ナトリウムは,高カリウム治療薬である.高リン酸血症の治療には,消化管内で食物由来のリン酸イオンと結合してリンの吸収を抑制するカルシウム塩(炭酸カルシウムまたは酢酸カルシウム)セベラマーなどのリン酸結合性制酸薬を用いる.

○4 急性腎不全は病因の違いにより腎前性,腎性,腎後性に分類される.

○5 両薬物は,急性腎性腎不全の原因となることがある.

問8 2, 4

×1 腎臓機能が低下に伴いエリスロポエチンの産生が減り,貧血を起こすので腎性貧血にはエリスロポエチン製剤を用いる.タンパク同化ステロイド薬であるメテノロンは再生不良性貧血の治療薬である

○2 腎性骨異栄養症は,ビタミンDの活性化が阻害や二次性副甲状腺機能亢進症で生じる.

×3 ポリスチレンスルホン酸ナトリウムは消化管内でカリウムを吸着し,吸収を抑制する高カリウム血症の治療薬である.代謝性アシドーシスの治療には炭酸水素ナトリウムなどアルカリ化薬を使用してpHを正常に戻す.

○4 尿酸生合成阻害薬のアロプリノールが使用される.

×5 プロタミン硫酸塩はヘパリン過剰投与時に用いる.高カリウム血症では,消化管内でカリウムを吸着してカリウムの吸収を抑制する目的で

ポリスチレンスルホン酸ナトリウムの経口投与を行う.

問9　1，4

○1　タンパク尿（3.5 g/日以上）と低タンパク血症（血清総タンパク質量6.0 g/dL 以下，血清アルブミン量 3.0 g/dL 以下）となった場合をネフローゼ症候群という.

×2　低タンパク血症を改善するために，肝臓におけるアルブミン生成能は亢進する

×3　微小変化型は，小児から若年に発症することが多い.

○4　低アルブミン血症により肝機能が亢進し，リポタンパク質の合成も増進するため血液中のコレステロール値が上昇する.

×5　ネフローゼ症候群の治療には，副腎皮質ステロイド薬が第一選択薬として使用される．免疫抑制薬は副作用が強力なため，初期からは積極的に使われない.

問10　5

○1　過活動膀胱の病因は，脳と膀胱を結ぶ神経の障害に起因する神経因性と，そのほかの排尿筋過活動による非神経因性とに区分される.

○2　神経因性膀胱による過活動膀胱と診断された場合，プロピベリン塩酸塩，オキシブチニン塩酸塩などによる抗コリン薬による薬物療法が行われる

○3　過活動膀胱の症状を評価する問診には，日本では過活動膀胱症状質問票（Overactive Bladder Symptom Score；OABSS）が推奨されている.

○4　末梢神経障害による低活動性膀胱に対してコリンエステラーゼ阻害薬を中心として薬物治療を行う.

×5　低活動性膀胱は，下位ニューロン障害により排尿時の膀胱排尿筋の収縮力の低下し，膀胱に尿が十分たまっても尿意切迫感をもたない排尿困難を呈する病態をいう.

問11　4，5

×1　最も多いのはシュウ酸カルシウム結石で，約 90%以上ある.

×2　上部尿路結石が尿管に下降し，尿路の閉塞をきたし，尿の通過障害が起きた場合，疼痛といわれる激しい痛みや血尿が起こる.

×3　尿アルカリ化を図る目的で炭酸水素ナトリウム，クエン酸カリウムなどを用いる.

○4　体外衝撃波結石破砕術（extracorporeal shock wave lithotripsy：ESWL）による砕石が行われ，尿路結石の非侵襲治療の第一選択となっている.

○5　薬物の服用によって溶解するのは，尿路結石は，尿酸結石，シスチン結石のみである．尿酸結石の場合はアロプリノールをシスチン結石の場合はチオプロニンを用いる

第5章　呼吸器系・消化器系の疾患と薬

問1　気管支喘息は好酸球浸潤性の慢性気道炎症である．そのため，薬物治療は抗炎症作用が強く副作用の少ない吸入ステロイド薬へと治療方針がシフトしてきている．気道狭窄に対しては，発作寛解薬として，今でも気管支拡張薬（β_2 刺激薬）の吸入薬が有用である．ほかに，従来から使用されている徐放性テオフィリン，経口 β_2 刺激薬，抗アレルギー薬も，吸入ステロイド薬を補助する治療薬として用いる．

問2　慢性閉塞性肺疾患は，従来，慢性気管支炎や肺気腫とよばれてきた病気の総称である．タバコ煙を主とする有害物質を長期に吸入曝露することで生じた肺の炎症性疾患であり，喫煙習慣を背景に中高年に発症する生活習慣病といえる．薬物療法の中心は気管支拡張薬（抗コリン薬・β_2 刺激薬・テオフィリン）である．効果や副作用の面から吸入薬が推奨されており，主として長時間気管支を拡張する吸入抗コリン薬や吸入 β_2 刺激薬が使用されている．気管閉塞が重症で増悪を繰り返す場合は，吸入ステロイド薬を使用する．

問3　呼吸器疾患は，FEV1/FVC が低下する閉塞性肺疾患（気管支喘息，慢性閉塞性肺疾患）と肺活量が低下する拘束性肺疾患（間質性肺炎など）に分類される．

問4　ニコチン依存症の治療は禁煙外来にて行う．主に精神面で禁煙支援をするカウンセリング療法と，身体的ニコチンの依存状態からニコチンを抜くニコチン置換療法（ニコチンガム・ニコチンパッチを使用）または非ニコチン製剤（バレニクリン）などによる禁煙法を併用する．

問5　間質性肺炎（interstitial pneumonia）は肺に間質組織の線維化が起こる疾患の総称である．進行して炎症組織が線維化したものは肺線維症とよぶ．特発性肺線維症（IPF）および急性間質性肺炎（AIP）については難治性である．炎症の抑制を目的としてステロイド薬や免疫抑制薬が使用される．感染が原因である場合，これらは増悪を招くおそれがある．2008年より，日本ではピルフェニドン（ピレスパ錠 200 mg®）が発売された．現在，日本でのみ承認されている．

問6　逆流性食道炎は，胃の内容物（主に胃酸）が食道に逆流するために起こる食道の炎症である．薬物療法としては，胃・十二指腸潰瘍で用いる胃酸分泌抑制薬が有効である．胃酸分泌抑制薬のほかには，噴門部の緊張や胃の運動を強め，逆流を抑える薬も併用可能である．

問7　消化性潰瘍は，胃・十二指腸潰瘍の総称であり，胃や十二指腸に発生する粘膜下まで達する組織の欠損である．薬物療法は，攻撃因子を抑制する薬と防御因子を増強する薬がある．攻撃因子抑制薬は，胃液分泌抑制薬（抗コリン薬，抗ガストリン薬，抗ヒスタミン薬），抗ペプシン薬，強力に胃酸分泌を抑制するヒスタミン H_2 受容体拮抗薬やプロトンポンプ阻害薬がある．防御因子増強薬には，粘膜増強薬や組織再生促進薬などがあり，胃酸分泌抑制薬との併用により潰瘍治療の促進および治癒の質を高めると報告されている．

一方，ヘリコバクター・ピロリ菌の除菌には，プロトンポンプ阻害薬とペニシリン系のアモキシリンとマクロライド系のクラリスロマイシンの三者併用の1週間投与が行われ，良好な除菌成績が得られている．

問8　胃炎は，様々な原因で胃粘膜に発赤，浮腫，びらんなどが生じた状態をいい，急性と慢性に分類される．薬物療法が効果的であり，ヒスタミンH_2受容体拮抗薬，抗コリン薬，制酸薬，胃粘膜保護薬，粘膜防御因子増強薬の単独または併用療法を行う．萎縮性胃炎は，器質的には腺萎縮による酸分泌の低下がある．薬物療法は，消化管機能調整薬をベースに消化酵素薬および少量の鎮静薬（精神安定薬）の併用がよいと考えられている．

問9　クローン病は，食物の通過する器官（口腔，食道，胃，小腸，大腸，肛門）に起こる全層性の慢性炎症性疾患である．食物に対する組織の過敏反応が病態の本質であると考えられている．薬物療法は，サルファ剤，副腎皮質ステロイド薬，免疫抑制薬（アザチオプリン，シクロスポリン，インフリキシマブ），メサラジンなどを使用する．重症例や腸管外合併症を有する患者では，インフリキシマブが著効する．これにプレドニゾロン，メトロニダゾール，アザチオプリンなどを適宜併用する．

問10　潰瘍性大腸炎は，大腸の粘膜および粘膜下層がびまん性，連続的に侵される原因不明の非特異性炎症性疾患であり，ほとんどの症例で直腸より上行性・連続性にびらん，潰瘍，浮腫，充血，炎症性ポリープなどを形成する．軽症・中等症では，サラゾスルファピリジン，メサラジン，副腎皮質ステロイド薬が中心となる．これらで効果のないときは，免疫抑制薬のアザチオプリンやシクロスポリンが試みられることもある．難治例ではメトロニダゾールや広域スペクトラムの抗菌薬が効くこともある．重症例では，当初よりプレドニゾロンの経口投与さらには注腸を併用する．

問11　ウイルス性肝炎とは肝炎ウイルスが原因の肝臓の炎症性疾患のことを指す．病態として，急性に発症する急性肝炎と，肝臓の炎症が一定期間以上持続する慢性肝炎および急性肝炎の劇症化した劇症肝炎に分けられる．薬物治療は，抗ウイルス薬や抗炎症薬，肝庇護薬が主体となっている．

問12　肝性脳症は肝疾患に伴う精神神経症状のことで，意識障害が昏睡に進行した場合を肝性昏睡という．その他，性格変化や知能低下などがみられる場合もある．肝性脳症の治療は，高アンモニア血症対策が中心となり，誘因（高タンパク食，便秘，消化管出血，低カリウム血症に伴うアルカローシス，向精神薬など）を除去したうえで，便秘の回避（浣腸，下剤），非吸収性の抗菌薬（フラジオマイシン，ポリミキシンB，バンコマイシンなど），合成二糖類（ラクツロース，ラクチトール）の経口投与もしくは浣腸，さらに分岐鎖アミノ酸（BCAA）を主体とした特殊組成アミノ酸製剤（輸液または内服）などで，総合的に治療する．

問13　薬剤性肝障害は，薬剤が原因となる肝障害のことである．アレルギー性機序により起こる薬剤過敏性肝障害と，肝毒性機序により起こる薬剤中毒性肝障害に大別される．前者は過敏性機序であり肝障害を予知できないが，後者は用量依存性であり肝障害を予知できる．薬剤過敏性肝障害は血液中の肝機能所見により，肝細胞障害型（肝炎型，肝壊死型），胆汁うっ滞型，混合型の3型に分類されている．薬剤過敏性肝障害は，①少数のヒトに起こる，②動物で同様の変化を起こすことができない，③投与量と障害とが並行しない，④潜伏期が一定しない，⑤肝組織障害像が個体により異なる，⑥過敏性反応として，⑦しばしば発熱，発疹，好酸球増多を伴うなどの特徴を示す．薬剤過敏性肝障害の発症には，個体の細胞性免疫能が深くかかわっている．多くの薬物は，肝臓で代謝を受ける過程で，最初に肝ミクロソームの薬物代謝酵素（P-450）で修飾を受けるが，薬物自身またはその中間代謝物が肝組織成分と結合し，ハプテン-キャリア複合体を形成して抗原性を獲得する可能性がある．しかし，たとえハプテン-キャリア複合体が形成されても，免疫応答は個体の免疫応答遺伝子によって規定されているので，直ちに薬物過敏性の発症に結びつくわけではない．したがって，特定のヒトのみが薬物過敏性障害を発症する．薬物中毒性肝障害は，医薬品の場合には十分な毒性試験が行われているので，起こっても比較的軽度である．

問14　急性膵炎は，種々の原因により膵臓自体の防御機構が破壊されて，リパーゼ，ホスホリパーゼ，エラスターゼなどの膵酵素が，膵臓の細胞周囲の組織に漏れ出して，膵臓の自己消化を起こし，膵実質の破壊，脂肪壊死，膵出血をきたす疾患である．膵臓のみならず，周囲の消化管，腎臓や肝臓，心臓，肺，脳などにも及び，ショック，腎不全，呼吸不全などを引き起こし，死亡率50～80%と高い，極めて重篤な疾患である．慢性膵炎は，長期間にわたって炎症が続き，膵臓の線維化や石灰化が起こり，膵臓全体が固くなって萎縮する疾患である．慢性膵炎では，外分泌機能と内分泌機能が徐々に低下し，全身に大きな影響を与えることになる．

問15　胆道炎とは，胆道感染症のことである．細菌が胆道（胆囊と胆管）内に侵入して炎症を起こすのが基本的な病態である．細菌として最も多いのが大腸菌である．この感染が起こる部位によって胆囊炎と胆管炎とに分類されるが，両方同時に起こることもあり胆道感染症とよばれている．細菌感染のほかに，胆囊頸部，胆囊の出口，総胆管などに胆石が嵌頓して閉塞したときも，胆囊炎は起こりやすくなる．急性胆管炎の診断がついたすべての症例に対しては，絶食，輸液，抗菌薬投与など初期治療を開始するとともに重症度評価を行う．抗菌薬は広域ペニシリン，セフェム系やニューキノロン系に加えて，第3世代，第4世代のセフェム系やカルバペネム系薬物の中から使用薬物が選択される．

第6章　代謝系・内分泌系の疾患と薬

問1　1

問2　4

問3　4

問4　1

問5　3

問6　1

顆粒球減少，重症肝機能障害が出現した場合には速やかに薬物治療を中止する．じんま疹は軽症副作用である．奇形児は妊娠初期にチアマゾールを内服した場合，発症頻度が上昇するといわれている．意識障害は薬物では一般に起こらない．

問7　頻脈，びまん性甲状腺腫大，眼球突出は忘れてはならない重要な症状である．

問8　2，5

橋本病（慢性甲状腺炎）では，甲状腺機能低下症がなければ経過観察を行う．無痛性甲状腺炎は橋本病を基礎疾患と有している患者や分娩後，インターフェロン治療中に発症することが多い．無痛性甲状腺炎や亜急性甲状腺炎といった破壊性甲状腺炎の中毒症期は，通常1～3か月で自然寛解するため，チアマゾールなどの抗甲状腺薬は用いない．亜急性甲状腺は先行感染が特徴であり，ステロイド薬の投与が有効である．

問9　レボチロキシン（チラーヂンS®）はT_4製剤であり，ホルモン活性はT_3と比較して弱く（約1/4），半減期も約1週間（T_3は1日）と安定しているため使いやすい．

問10　5

デスモプレシンの過剰投与は体内への水の貯留の過剰を引き起こす．高カリウム血症にはならない．水中毒や点鼻製剤では鼻粘膜刺激が起こることも念頭に置く必要がある．

問11　突発的な口渇・多尿・多飲により発症する．多尿は3L/日以上，多くは6～10L/日に達する．夜間排尿回数の増加，不眠をきたす．強い口渇感のために飲水量は増加し，特に冷水を好む傾向が強い．渇中枢は保たれており，飲水により体液量は保持されるので脱水をきたすことは少ない．

問12　1

副腎皮質ホルモンの欠乏では慢性副腎皮質機能定価症を引き起こす．全身倦怠感，易疲労性，食欲不振，意識障害（低血糖や低ナトリウム血症），低血圧，体重減少などがみられる．その他の組み合わせは各ホルモンの過剰症状である．

問13　3

先端巨大症の治療第一選択は経蝶形骨洞的下垂体腫瘍摘出術である．ソマトスタチン誘導体はソマトスタチン受容体を阻害することで成長ホルモン産生を抑制する．ペグビソマントは成長ホルモン受容体に直接作用し，過剰に分泌されている成長ホルモンの作用を拮抗阻害する．ドパミン作動薬はソマトスタチン誘導体と比較してその有効性は低いが，成長ホルモン産生を抑制する．

問14　急性副腎皮質機能不全では，可及的速やかに低血糖とショックの治療を行うとともに経静脈的に副腎皮質ホルモンの大量投与を行う．急性副腎皮質機能不全の治療で重要なことはコルチゾール値の確認ができなくても病歴，症状から本症を疑った場合には，速やかに治療を開始する必要がある．

第7章　感覚器・皮膚の疾患と薬

問1　○

問2　×　眼圧が正常範囲内（正常 10〜21 mmHg）にあっても緑内障を発症することがある（正常眼圧緑内障）．

問3　×　白内障の原因である．

問4　×　緑内障は，急性発作以外は一般的に痛みを伴うことはない．

問5　×　房水は，毛様体で産生される．

問6　○

問7　○

問8　×　閉塞隅角緑内障の治療は，手術が第一選択である．

問9　○

問10　×　緑内障は家族性といわれており，身内に緑内障患者がいるということは，緑内障発症の危険因子の一つである．

問11　○

問12　眼房水の主な排泄経路は，線維柱帯経路である．

問13　1，2

×1　正常眼圧緑内障では，治療を行わないと視野障害が進行する．

×2　緑内障は，眼圧により視神経乳頭が圧迫される疾患である．

問14　1，3

×1　閉塞隅角緑内障の患者に禁忌である．

×3　緑内障に適応がある．

問15　1，3

×2　副交感神経遮断薬，緑内障に適応がある．

×4　副腎皮質ステロイド薬，外眼部の炎症性疾患に適応がある．

×5　炭酸脱水酵素阻害薬，緑内障に適応がある．

問16　1

問17　5

×1　アデノウィルスが原因で，流行性角結膜炎が生じる．

×2　水晶体混濁が原因で発症するのは白内障である．

×3　緑内障で起こる網膜の変化の一つである．

×4　ブドウ膜炎などの原因となる．

○5　糖尿病網膜症も眼内血管新生疾患である．

問18　4

×1　上皮成長因子．がんなどにかかわる．

×2　塩基性線維芽細胞増殖因子．褥瘡の治療に使用される．
×3　欠乏により糖尿病が発症する．
○4　血管内皮増殖因子．糖尿病網膜症にもかかわっている．
×5　腫瘍壊死因子-α．炎症，リウマチなどに関わる．

問19　4
×1　視神経乳頭が障害部位
×2　黄斑部に血管新生，浮腫が起こる．
×3　前房，硝子体に炎症細胞が浸潤する．
×5　網膜，硝子体への血管新生が起こる．

問20　5
×1　副腎皮質ステロイド薬の過量投与により発症する．
×2　副腎皮質ステロイド薬の過量投与により発症する．
×3　有効な薬物治療はない．
×4　抗血管内皮増殖因子抗体が用いられる．

問21　×　内耳にある．
問22　×　めまいは三半規管の異常により起こる．
問23　×　蝸牛の機能異常は主に耳鳴りである．
問24　×　メニエール病でみられるめまいは，末梢前庭性めまいである．
問25　○
問26　×　内リンパ水腫であり，内リンパ液が増加する．
問27　×　難聴が代表的な症状である．
問28　○
問29　○
問30　2，4
1×　末梢前庭性めまいである．
3×　中枢前庭性めまいである．
5×　末梢前庭性めまいである．

問31　1
○1　最も高頻度で発症するのは，原因不明の「アフタ性口内炎」である．
×2～5

問32　○
問33　×　一般的に短期間である．
問34　×　原因の除去と外用薬，かゆみ止めの内服で対症療法．
問35　○　エピペン®の適応である．
問36　○
問37　○
問38　×　非免疫学的機序も介在する．
問39　○
問40　×　症状と部位にあわせて強力なものから弱いものまで選択する．禁忌ではない．

問 41　×　皮膚症状が改善したら，スキンケアに努める．無用な長期使用は避ける．

問 42　○

問 43　×　使用部位を考えて使用する．

問 44　×　数日使用すると，刺激感が消失することが多いので，直ちにやめることはない．

問 45　○　妊婦へも禁忌である．

問 46　×　皮膚は常に清潔に保つよう指導する．

問 47　○

問 48　2，4

×2　バリア機能は低下する．

×4　かゆみは主症状の一つである．

第 8 章　病原微生物（感染症）・悪性新生物（がん）と薬

問 1　×　破傷風は，破傷風菌が産生した毒素テタノスパスミンによって神経が障害され，筋緊張の亢進やれん縮などを生じる疾患である．

問 2　○

問 3　×　結核菌感染者の多くは不顕性感染である．

問 4　×　結核菌は経気道的に飛沫核感染し，肺結核を引き起こす．また，初感染巣の結核菌は血行性に広がって，髄膜炎，腎結核や骨結核などを引き起こす．

問 5　×　ヘリコバクター・ピロリは，消化性潰瘍や胃がん発症に関与する細菌であり，主に胃の幽門部に生息する．

問 6　○

問 7　○

問 8　×　市中肺炎の中で最も頻度が高いのは，肺炎球菌による肺炎である．

問 9　○

問 10　○

問 11　インフルエンザは普通感冒に比べて全身症状が強い．また，インフルエンザでは全身症状が上気道症状に先行するのに対し，普通感冒では上気道症状に続いて全身症状がみられる．

問 12　HIV が CD4 陽性 T リンパ球に感染し，HIV の持続感染により CD4 陽性 T リンパ球数が減少する疾患を HIV 感染症とよぶ．HIV 感染症が進行して免疫不全状態となり，様々な日和見感染や日和見腫瘍が起こる病態を AIDS とよぶ．

問 13　2

伝染性単核症の病原体は *Epstein-Barr* ウイルス，帯状疱疹の病原体は水痘・帯状疱疹ウイルス，流行性耳下腺炎の病原体はムンプスウイルス，伝染性紅斑の病原体はヒトパルボウイルス B19 である．

問14　4

かぜ症候群の原因の80〜90%がウイルス感染によるものであり，ライノウイルスが最も多く，これに続くコロナウイルスを合わせると約半数を占める．病原体の頻度は，成人ではライノウイルス，小児ではRSウイルスが最も高い．

問15　×　腰仙髄神経節に潜伏する．

問16　○

問17　○

問18　×　A型肝炎ウイルスは慢性肝炎を引き起こさない．

問19　○

問20　×　コプリック斑が現れるのは麻疹である．

問21　○　食道カンジダ症は日和見感染症として重要で，HIV感染者や副腎皮質ステロイド薬投与中などの免疫能低下者で好発する．

問22　×　白癬菌による感染は皮膚表在性真菌症の一つであるが，頭部白癬・爪白癬・角質増殖型手足白癬などは外用薬のみで完治させることが困難であり，内服治療が必要となる．

問23　○

問24　×　カンジダは，皮膚カンジダ症，腟カンジダ症などの表在性真菌症を起こすだけでなく，血中に侵入することで全身性カンジダ症を起こす．

問25　○　肺アスペルギルス症は，免疫不全や基礎疾患をもつ，好中球が減少しやすい患者で発症しやすい，日和見感染症である．

問26　○

問27　×　エキノコックス症の病原体は，多包条虫エキノコックスの幼虫である．

問28　○

問29　×　三日熱マラリア，卵形マラリア，四日熱マラリアの急性期治療にはクロロキンが投与される．ただし，近年，クロロキン耐性も出現している．

問30　○

問31　1，2

×3　G-CSFは，抗悪性腫瘍薬による白血球減少の改善に用いられる．

×4　耐性化の防止や，副作用回避の観点から，多剤併用が一般的である．

×5　抗悪性腫瘍薬による嘔吐には，セロトニン5-HT3受容体遮断薬が有効である．

問32　4，5

×4　漿膜ではなく固有筋層以下に達したものをいう．

×5　日本におけるリンパ節郭清は，D2が標準である．

問33　3，4

×3　悪性腫瘍による死亡の第1位は肺がんで，胃がんは第2位である．

×4　胃がんの代表的な腫瘍マーカーは，CEA，CA19-9である．

問34　1，5

×2　未分化リンパ腫キナーゼ（ALK）の受容体チロシンキナーゼなどを阻害する抗悪性腫瘍薬で，*ALK* 融合遺伝子陽性の切除不能な進行・再発の非小細胞がんに使用.

×3　ラパマイシン標的タンパク質（mTOR）の阻害薬．切除不能，または転移性の腎細胞がんに使用.

×4　Ⅰ型トポイソメラーゼを阻害する抗悪性腫瘍薬.

問35　5

○1　非小細胞肺がんは，扁平上皮がん，腺がん，大細胞がん，その他に分類される.

○2　非小細胞肺がん，とりわけ扁平上皮がん（SCC，CYFRA）や肺腺がん（SLX）で多量に産生される.

○3　シスプラチン（≧ 50 mg/m^2）は，ほぼ全患者（>90%）に嘔吐のリスクがあり，High（高度リスク）に分類される.

○4　ゲムシタビン塩酸塩の副作用に，間質性肺炎などの重篤な肺毒性が報告されている.

×5　小細胞肺がんの記載である.

問36　1，4，5

×2　小細胞肺がんは，早期より遠隔臓器に転移している症例が多く，予後は不良である.

×3　非小細胞肺がんは放射線感受性が比較的低いため，末期の非小細胞肺がんおよび手術不能進行例を除き，外科手術が基本.

問37　3，4

×1　ゴセレリン酢酸塩の投与方法は，4 週に 1 回の投与である.

×2　クロルマジノン酢酸エステルは，ステロイド性アンドロゲン薬である.

×5　スクリーニングは，触診と PSA が重要である.

問38　2，4

×2　本症例の好発年齢は 40 代である.

×4　子宮体がん治療の第一選択は，手術療法である.

問39　5

×1　胆管がん，大腸がんなどのマーカー.

×2　肝細胞がんのマーカー.

×3　食道がん，子宮頸がんなどのマーカー.

×4　肝細胞がんのマーカー.

問40　3，5

×1　子宮頸がんの高リスクファクターは，ヒトパピローマウイルス（HPV：高危険型：16 型，18 型，52 型および 58 型）への感染，性交渉の相手が多いなどである.

×2　子宮体がんの多くは（85%），病理組織学的に腺がんである.

○3　子宮体がんは腺がんのため，扁平上皮がんである子宮頸がんに比べ，放射線感受性が低い．

×4　子宮体がんは，ホルモン依存性のがんの一つである．危険因子に，初潮が早く，閉経が遅いなどエストロゲンに曝露されている時間が長いことが上げられる．

○5　メドロキシプロゲステロン酢酸エステルは，乳がんや子宮体がんに有効でDNA合成抑制作用や抗エストロゲン作用などにより抗腫瘍作用を現す．

問41　1

×1　手足症候群は，カペシタビン．

○2　性器出血など婦人科の副作用は，タモキシフェンにみられやすい．

○3　リュープリン投与により，エストロゲンが低下し更年期様症状が現れることがある．更年期様症状は，ホルモン療法薬による共通の副作用である．

○4　トラスツズマブの投与により，心不全などの重篤な心障害が現れ，死亡に至った例も報告されている．

問42　1

術後，リンパ節転移がないため，一般的には術後化学療法は行わない．閉経で，ホルモン受容体：ER（+），PgR（+）のためアナストロゾールが投与される．

問43　3

21日間連日投与7日間休薬（A法）と14日間連日投与7日間休薬（B法）の2法がある．

問44　3

○1　記述通り．

○2　ゴセレリン酢酸塩は，副作用として骨塩量の低下や高カルシウム血症，肝機能障害，間質性肺炎などを起こすことがある．

×3　アナストロゾールは，アロマターゼ阻害薬であり，アンドロゲンからエストロゲン合成を抑制することで，閉経後乳がんの治療に用いられる．

○4　タモキシフェンクエン酸塩は，乳がん細胞のエストロゲン受容体を遮断するため，乳がん治療薬として用いられるが，子宮内膜のエストロゲン受容体に対しては，アゴニストとして作用するため，子宮体がんのリスクを増大させる．

○5　骨転移をきたすと高カルシウム血症や骨痛，骨折などを起こすことがある（溶骨性骨転移）．パミドロン酸ニナトリウム水和物はビスホスホネート製剤であり，骨吸収を抑制するため，乳がんの溶骨性骨転移に用いられる．

参　考　書

第2章　神経系の疾患と薬

日本精神神経学会（2010）:「統合失調症の生物学的基礎」，精神経誌 112（4）
統合失調症ナビ，ヤンセンファーマ，http://www.mental-navi.net/togoshichosho/
日本薬理学会（2009）:「うつ病と副腎皮質ステロイド受容体」，日本薬理雑誌，134，304〜308
山脇成人，うつ病の脳科学的研究：最近の話題，第129回日本医学会シンポジウム
うつ病，メンタルナビ，http://www.mental-navinet
Kato T, Kato N（2000）: Mitochondrial dysfunction in bipolar disorder. Bipolar Disorder 2：180-190
日本うつ病学会（2013）:双極性障害（躁うつ病）とつきあうために
志水彰，他編（1989）:新精神医学入門，第2版，金芳堂
Crowe RR, Noyes R Jr, Pauls DL, *et al*（1983）: A family study of panic disorder, Arch Gen Psychiatry 40：1065-1069
穐吉條太郎（1999）:不安障害の脳科学，臨床科学 35：96-101
厚生労働科学研究班・日本睡眠学会ワーキンググループ編（2013）:睡眠薬の適正な使用と休薬のための診療ガイドライン
山寺，他著（2008）:睡眠医療 vol.2，ライフサイエンス
米国睡眠医学会編（2010）:睡眠障害国際分類，第2版，医学書院
医療情報科学研究所編（2011）:病気がみえる vol.7，脳・神経，メディックメディア
日本脳卒中学会（2009）:脳卒中治療ガイドライン 2009
小林祥泰編（2015）:脳卒中データバンク 2015，中山書店
日本神経学会：パーキンソン病の病態：分子生物学からわかったこと，臨床神経，48，984-985（2006）
日本神経学会（2011）:パーキンソン病治療ガイドライン 2011
日本神経学会（2010）:認知症疾患治療ガイドライン 2010
伏木信次，アルツハイマー病の分子病態――メタロバイオロジー的視点を含む最近の進歩――，松仁会医学誌，42（2）:97-109, 2003
スプリングマインド編（2012）:血管性認知症の診断・治療・予防，スプリングマインド，2012（No.9），小野薬品工業
清水利彦編（2011）:頭痛の病態研究および治療に関する最近の知見，臨床神経学，51（2）
日本頭痛学会（2013）:慢性頭痛の診療ガイドライン 2013
日本頭痛学会（2003）:国際頭痛分類，第2版
百瀬弥寿徳，橋本敬太郎編（2007）:疾病薬学，テコム
赤池昭紀，石井邦雄，越前宏俊，金子周司編（2008）:最新薬物治療学，廣川書店

星恵子，大野勲，他編（2014）：やさしい臨床医学テキスト，第3版，薬事日報社
南山堂医学大辞典，第19版（2006），南山堂
大内尉義，伊賀立二，小瀧一編（2010）：疾患と治療薬 —— 医師・薬剤師のためのマニュアル，南江堂
亀井淳三，齋藤英胤編（2012）：Pharmacotherapy，改訂2版，ネオメディカル

第3章　免疫・炎症・アレルギーおよび骨・関節の疾患と薬

小野寺憲治編（2013）：イラストでみる疾病の成り立ちと薬物療法，テコム
星恵子，大野勲他編（2014）：やさしい臨床医学テキスト，第3版，薬事日報社
赤池昭紀，石井邦雄，越前宏俊，金子周司編（2008）：最新薬物治療学，廣川書店
南山堂医学大辞典，第19版（2006），南山堂
亀井淳三，齋藤英胤編（2012）：Pharmacotherapy，改訂2版，ネオメディカル
平井みどり，三木知博編（2009）：薬物治療学，化学同人
大内尉義，伊賀立二，小瀧一編（2010）：疾患と治療薬 —— 医師・薬剤師のためのマニュアル，南江堂
百瀬弥寿徳，橋本敬太郎編（2007）：疾病薬学，テコム
三浦雅一編（2014）：薬学生のための病態検査学，第2版，南江堂

第4章　循環器系・血液系・造血器系・泌尿器系・生殖器系の疾患と薬

日本循環器学会，日本小児循環器学会，日本心臓病学会，日本心電学会，日本不整脈学会合同研究班（2009）：不整脈薬物治療に関するガイドライン（2009年改訂版）
日本循環器学会，日本胸部外科学会，日本人工臓器学会，日本心臓血管外科学会，日本心臓病学会，日本心電学会，日本心不全学会，日本不整脈学会合同研究班（2011）：不整脈の非薬物治療に関するガイドライン（2011年改訂版）
日本循環器学会，日本心臓病学会，日本心電学会，日本不整脈学会合同研究班（2013）：心房細動治療（薬物）ガイドライン（2013年改訂版）
日本循環器学会，日本心臓病学会，日本心電学会，日本不整脈学会合同研究班（2012）：QT延長症候群（先天性・二次性）とBrugada症候群の診療に関するガイドライン（2012年改訂版）
日本循環器学会，日本胸部外科学会，日本高血圧学会，日本小児循環器学会，日本心臓血管外科学会，日本心臓病学会，日本心臓リハビリテーション学会，日本心電学会，日本心不全学会，日本超音波医学会，日本不整脈学会合同研究班（2011）：急性心不全治療ガイドライン（2011年改訂版）
日本循環器学会，日本移植学会，日本胸部外科学会，日本高血圧学会，日本小児循環器学会，日本心臓血管外科学会，日本心臓病学会，日本心臓リハビリテーション学会，日本心電学会，日本心不全学会，日本超音波医学会，日本内分泌学会，日本不整脈学会合同研究班（2010）：慢性心不全治療ガイドライン（2010年改訂版）
日本循環器学会，日本冠疾患学会，日本救急医学会，日本胸部外科学会，日本集中治療医学会，日本心血管インターベンション治療学会，日本心臓血管外科学会，日本

心臓病学会，日本心臓リハビリテーション学会，日本心電学会，日本動脈硬化学会合同研究班（2013）：ST 上昇型急性心筋梗塞の診療に関するガイドライン（2013年改訂版）
日本循環器学会，日本冠疾患学会，日本胸部外科学会，日本心血管インターベンション治療学会，日本心臓血管外科学会，日本心臓血管内視鏡学会，日本心臓病学会合同研究班（2013）：冠攣縮性狭心症の診断と治療に関するガイドライン（2013年改訂版）
日本循環器学会，日本冠疾患学会，日本胸部外科学会，日本集中治療医学会，日本心血管インターベンション治療学会，日本心臓血管外科学会，日本心臓病学会合同研究班（2012）：非 ST 上昇型急性冠症候群の診療に関するガイドライン（2012年改訂版）
日本循環器学会，日本冠疾患学会，日本救急医学会，日本集中治療医学会，日本心血管インターベンション学会，日本心臓血管内視鏡学会，日本心臓病学会，日本心臓リハビリテーション学会，日本心不全学会，日本動脈硬化学会，日本不整脈学会，日本脈管学会合同研究班（2011）：心筋梗塞二次予防に関するガイドライン（2011年改訂版）
日本高血圧学会（2014）：高血圧治療ガイドライン 2014
日本循環器学会，日本血管外科学会，日本血管内治療学会，日本血栓止血学会，日本心臓血管外科学会，日本心臓病学会，日本糖尿病学会，日本脈管学会，日本老年医学会合同研究班（2009）：末梢閉塞性動脈疾患の治療ガイドライン
日本循環器学会，日本胸部外科学会，日本心臓血管外科学会，日本心臓病学会合同研究班（2012）：弁膜疾患の非薬物治療に関するガイドライン（2012年改訂版）
日本循環器学会，日本胸部外科学会，日本外科学会，日本小児科学会，日本小児循環器学会，日本心臓血管外科学会，日本心臓病学会，日本心電学会，日本超音波医学会合同研究班（2009）：先天性心疾患の診断，病態把握，治療選択のための検査法の選択ガイドライン
日本循環器学会，日本胸部外科学会，日本産科婦人科学会，日本小児循環器学会，日本心臓病学会合同研究班（2011）：成人先天性心疾患診療ガイドライン（2011年改訂版）
浦部晶夫，島田和幸，川合眞一編（2016）：今日の治療薬 2016，南江堂
高久史麿，矢崎義雄監（2016）：治療薬マニュアル 2016，医学書院
山口徹，北原光夫監（2016）：今日の治療指針 2016年版，医学書院
日本排尿機能学会過活動膀胱診療ガイドライン編（2015）：過活動膀胱診療ガイドライン，第2版，リッチヒルメディカル
日本腎臓学会編（2012）：CKD 診療ガイド 2012，東京医学社

第5章　呼吸器系・消化器系の疾患と薬

日本アレルギー学会（2015）：喘息予防・管理ガイドライン 2015
日本呼吸器学会（2014）：COPD（慢性閉塞性肺疾患）診断と治療のためのガイドラ

イン第4版
日本消化器病学会（2015）：胃食道逆流症（GERD）診療ガイドライン2015改訂第2版
胃潰瘍ガイドラインの適用と評価に関する研究班編：EBMに基づく胃潰瘍診療ガイドライン第2版
難治性炎症性腸管障害に関する調査研究班（2014）：潰瘍性大腸炎・クローン病　診断基準・治療指針平成27年度改訂版
日本肝臓学会（2016）：慢性肝炎の治療ガイド2016
日本肝臓学会（2015）：C型肝炎治療ガイドライン
日本消化器病学会（2010）：患者さんと家族のための慢性膵炎ガイドブック

第6章　代謝系・内分泌系の疾患と薬

日本糖尿病学会編著：糖尿病治療ガイド2014-2015，文光堂
日本糖尿病療養指導士認定機構：糖尿病療養指導ガイドブック2013，メディカルレビュー社
医療情報科学研究所編（2012）：病気がみえるVol.3，糖尿病・代謝・内分泌，メディックメディア
日本動脈硬化学会編著：動脈硬化性疾患予防のための脂質異常症治療ガイド，2013年版，杏林舎
日本痛風・核酸代謝学会編（2010）：高尿酸血症・痛風の治療ガイドライン，第2版，メディカルレビュー社
浜田昇編（2014）：甲状腺疾患診療パーフェクトガイド，第3版，診断と治療社
日本甲状腺学会編（2011）：バセドウ病薬物治療のガイドライン2011，南江堂
日本甲状腺学会（2007）：バセドウ病^{131}I内用療法の手引き
日本甲状腺学会編（2013）：甲状腺疾患診断ガイドライン2013，南江堂
寺本民生他編（2005）：講義録 内分泌・代謝学，メジカルビュー社
矢崎義雄監（2013）：内科学，第10版，朝倉書店

第8章　病原微生物（感染症）・悪性新生物（がん）と薬

百瀬弥寿徳，橋本敬太郎編（2007）：疾病薬学，テコム
医療情報科学研究所編（2009）：病気がみえるvol.6，免疫・膠原病・感染症，メディックメディア
髙田賢藏編（2009）：医科ウイルス学，第3版，南江堂
有森和彦，監他（2012），がん治療と化学療法，第3版，じほう
吉尾隆，他編（2013），薬物治療学，第2版，南山堂
岡庭豊編（2013），イヤーノート内科・外科編，第22版，メディックメディア

索　　引

欧　文

ア　行

カ　行

サ　行

タ　行

ナ　行

ハ　行

マ 行

ヤ 行

ラ 行

ワ 行

〈医歯薬アカデミクス〉

あたらしい疾病薬学

定価はカバーに表示

2016年9月29日　初版第1刷発行

監修者　小野寺憲治

編　者　澤木康平　篠塚達雄　弓田長彦
松田佳和　小佐野博史　重山昌人

発　行　株式会社テコム出版事業部
〒169-0073
東京都新宿区百人町1-22-23　新宿ノモスビル2F
（営業）TEL：03-5330-2441
FAX：03-5389-6452
（編集）TEL：03-5330-2442
http://www.tecomgroup.jp/books/

印刷・製本：大日本法令印刷　／　装丁：安孫子正浩

ISBN　978-4-86399-372-3　C3047